精编临床疾病护理精要

苏爱萍等主编

吉林科学技术出版社

图书在版编目（CIP）数据

精编临床疾病护理精要 / 苏爱萍等主编. -- 长
春 : 吉林科学技术出版社, 2020.10
ISBN 978-7-5578-7711-8

Ⅰ. ①精… Ⅱ. ①苏… Ⅲ. ①护理学 Ⅳ. ①R47

中国版本图书馆 CIP 数据核字(2020)第 198837 号

精编临床疾病护理精要

主　　编	苏爱萍等	
出 版 人	宛　霞	
责任编辑	王聪慧　　郝沛龙	
书籍装帧	田　博	
开　　本	185mm×260mm　　1/16	
字　　数	813 千字	
页　　数	524	
印　　张	32.75	
印　　数	1-1500 册	
版　　次	2020 年 10 月第 1 版	
印　　次	2021 年 5 月第 2 次印刷	

出　　版	吉林科学技术出版社
发　　行	吉林科学技术出版社
地　　址	长春市南关区福祉大路 5788 号出版集团 A 座
邮　　编	130118
网　　址	www.jlstp.net
电　　话	0431-81629511
印　　刷	保定市铭泰达印刷有限公司

书　　号	ISBN 978-7-5578-7711-8
定　　价	128.00 元

编 委 会

前　言

随着社会经济的飞速发展和物质文化生活的不断提高,人类对珍惜生命、追求健康也不断提出新的要求。护理人员是卫生战线上的主力军,是推动健康新概念的中坚力量,是人类健康的捍卫者。护理学作为医学的一个分支,其概念和实质上都有了新的变化,而且现代医学模式逐渐重视专病专治专护。因此为了适应新世纪对护理工作更新更高的要求,使护士掌握的知识更加全面具体,我们组织编写了本书,旨在为广大护理工作者及医学爱好者,获得更全面的有关护理方面的知识提供一些帮助。

本书系统全面的对心血管内科、消化内科、神经外科、普外科、骨外科等常见疾病的临床表现、护理措施、健康指导及各种护理操作知识等作了详细的介绍。力求内容全面精炼、资料丰富、重点突出、通俗易懂、实用性强,可供广大护理工作者以及患者、亲属和医学爱好者阅读。使广大读者能够获得理论知识的同时有更重要的临床实践经验可供参考。

本书编写:主编苏爱萍编写了前言、第一章,第三章第二节,共41.95千字;主编李玉编写了第八章,共31.97千字;主编丁会编写了第三章第三节到第五节,共21.80千字;主编肖爱民编写了第十八章第六节到第八节,第十九章,共101.32千字;主编程红群编写了第十八章第二节到第五节,共20.77千字;主编张祎炜编写了第二章,共10.63千字;副主编汪秀红编写了第五章,共100.68千字;副主编贾春燕编写了第三章第六节到第八节,共16.53千字;副主编张晓英编写了第十五章,共100.39千字;副主编张媛媛编写了第十二章,共10.51千字;副主编高红艳编写了第十章第一节到第六节,共45.24千字;副主编宋爱萍编写了第十四章,共50.79千字;副主编陶如英编写了第十一章第一节到第三节,共10.39千字;副主编张丽娜编写了第九章第七节到第九节,共10.28千字;副主编孟晓姣编写了第十一章第四节到第五节,共5.99千字;副主编谭文秀编写了第十八章第九节,共5.86千字;副主编罗万英编写了第十章第七节,共7.50千字;副主编樊建芳编写了第十七章第一节到第二节,共5.79千字;副主编马媛编写了第三章第一节,共5.61千字;副主编于时雨编写了第十一章第六节,共5.55千字;副主编陈芳编写了第十七章第三节,共5.39千字;副主编杨霖编写了第九章第一节到第五节,共20.59千字;副主编栾瑞编写了第四章,共10.16千字;副主编钱海波编写了第六章第一节到第五节,共30.28千字;副主编薛晓萍编写了第十六章第一节,共5.30千字;副主编魏桃桃编写了第十六章第二节到第三节,共5.25千字;副主编张昆彦编写了第十六章第四节到第五节,共5.18千字;编委刘辉编写了第九章第十节,共5.13千字;编委杨燕编写了第七章,共5.10千字;编委闫英编写了第十三章第二节,共2.69千字;编委李平平编写了第十三章第一节,共3.78千字;编委杨舒雯编写了第十八章第一节,共3.53千字;编委师洋编写了第九章第十一节,共2.58千字;编委周小英编写了第六章第六节,共2.33千字;编委王万芬编写了第九章第六节,共3.29千字;编委张岩编写了第六章第七节,共2.28千字;编委李春燕编写了第十六章第十节,共3.15千字;编委高娟编写了第十六章第六节到第七节,共5.07千字;编委刘新侠编写了第十六章第八节到第九节,共5.03千字。

由于编者水平及时间有限,不足之处在所难免,敬请专家同行及读者以批评指正,我们愿与大家一道为广大患者的身心健康作出贡献。

《精编临床疾病护理精要》编委会

目　录

第一章 肝胆外科疾病护理

第一节 肝脓肿

肝脓肿(liver abscess)是肝受感染后形成的脓肿,属于继发感染性疾病。根据病原菌不同可分为细菌性肝脓肿和阿米巴性肝脓肿,临床上前者较后者多见。

一、细菌性肝脓肿

细菌性肝脓肿(bacterial liver abscess)指化脓性细菌引起的肝内化脓性感染。以男性多见,中年患者约占70%。

(一)病因

肝有肝动脉和门静脉双重血液供应,又通过胆道与肠道相通,因而易受细菌感染。最常见的致病菌为大肠埃希菌和金黄色葡萄球菌,其次为链球菌、类杆菌属等。近年来出现混合感染的病例较多。当全身细菌性感染,特别是腹腔内感染时,细菌侵入肝脏,如患者抵抗力弱,即可发生肝脓肿。细菌入侵肝的常见途径如下。

1. 胆道系统

胆道系统是最主要的入侵途径和最常见的病因。胆管结石、胆道蛔虫症等并发急性化脓性胆管炎累及胆总管时,细菌沿胆管上行,感染肝而形成肝脓肿。近年来,胆道结石和癌性胆道梗阻成为细菌性肝脓肿最主要的致病原因,发病率已超过半数。胆道疾病所致肝脓肿常为多发性,以左外叶最多见。

2. 肝动脉

体内任何部位的化脓性病变,如化脓性骨髓炎、肺炎、中耳炎、亚急性细菌性心内膜炎、痈等并发菌血症时,细菌随肝动脉入侵而在肝内形成多发性脓肿,多见于右肝或累及全肝。

3. 门静脉系统

化脓或坏疽性阑尾炎、化脓性盆腔炎等腹腔感染,菌痢、溃疡性结肠炎等肠道感染及痔核感染等可引起门静脉属支血栓性静脉炎及脓毒栓子脱落经门静脉系统入肝引起肝脓肿。随着抗生素的广泛应用,此途径的感染已少见。

4. 淋巴系统

肝批邻部位化脓性感染,如胆囊炎、膈下脓肿或肾周脓肿,以及化脓性腹膜炎等,细菌可经淋巴系统入侵肝。

5. 直接入侵

肝开放性损伤时,细菌直接从伤口入侵;肝闭合性损伤伴有肝内小胆管破裂或肝内血肿形成均可使细菌入侵而引起肝脓肿。

6. 隐匿性感染

由于抗生素的广泛应用和耐药,隐匿性肝脓肿的发病率呈上升趋势。该类患者常伴有免疫功能低下和全身代谢性疾病,如目前大部分细菌性肝脓肿常伴有糖尿病。

(二)病理生理

化脓性细菌侵入肝后,引起肝的炎症反应,有的自愈,有的形成许多小脓肿。在合理治疗下小脓肿多能吸收机化;但当机体抵抗力低下或治疗不及时,炎症加重,随着肝组织的感染和破坏可形成单发或多发脓肿;多发小脓肿也可逐渐扩大并相互融合成为较大脓肿。因此,细菌性肝脓肿可以是单发性,也可以是多发性,但以后者多见。

由于肝血供丰富,一旦脓肿形成,大量毒素被吸收入血,临床出现严重的毒血症表现。当脓肿进入慢性期,脓肿壁肉芽组织生长及纤维化形成,临床症状便逐渐减轻或消失。肝脓肿如未能得到适当控制,感染可向周围扩散引起严重并发症。

(三)临床表现

1. 症状

(1)寒战和高热:最常见的早期症状,往往反复发作。体温可高达 39~40℃,多为弛张热,伴大量出汗,脉率增快。

(2)肝区疼痛:由于肝大、肝包膜急性膨胀和炎性渗出物的局部刺激而引起。多数患者出现肝区持续性胀痛或钝痛,有时可伴有右肩牵涉痛。

(3)消化道及全身症状:因脓毒症反应及全身消耗而引起,患者常有乏力、食欲减退、恶心、呕吐;少数患者可有腹泻、腹胀、呃逆等症状;炎症累及胸部可致刺激性咳嗽或呼吸困难等。

2. 体征

患者呈急性面容。最常见体征为肝区压痛、肝大伴触痛、右下胸部和肝区叩击痛。若脓肿位于右肝前缘比较表浅部位,可伴有右上腹肌紧张和局部明显触痛。巨大肝脓肿,可使右季肋呈饱满状态,出现压痛甚至局限性隆起和凹陷性水肿。严重者或并发胆道梗阻可出现黄疸。病程较长者,常有贫血、消瘦、恶病质等表现。

(四)并发症

细菌性肝脓肿可向周围脏器穿透引起严重并发症。

(1)脓肿自发性穿破入游离腹腔引起急性化脓性腹膜炎。

(2)右肝脓肿向上穿破可形成膈下脓肿,向右胸内破溃时形成脓胸。

(3)左肝脓肿偶尔可穿破心包,发生化脓性心包炎,严重者致心脏压塞。

(4)少数肝脓肿可穿破血管壁引起上消化道大出血。

(五)辅助检查

1. 实验室检查

(1)血白细胞计数明显升高,常大于 $20 \times 10^9 / L$,中性粒细胞可高达90%以上,有核左移现象和中毒颗粒。

(2)血清转氨酶升高。

2. 影像学检查

(1)X 线检查:肝阴影增大;右肝脓肿显示右膈肌抬高、局限性隆起和活动受限;有时示胸腔积液;X 线钡餐造影有时可见胃小弯受压和推移。

(2)B 超:首选方法,能分辨肝内直径 1~2cm 的液性病灶,并明确其部位和大小。

(3)CT、MRI、放射性核素扫描:对肝脓肿的定位与定性有很大诊断价值。

3. 诊断性肝穿刺

必要时可在 B 超定位下或肝区压痛最剧烈处行诊断性穿刺,抽出脓液即可证实,脓液送细菌培养。

(六)手术治疗

1. 脓肿切开引流术

脓肿切开引流术适用于脓肿较大有穿破可能或已并发腹膜炎、脓胸及胆源性肝脓肿或慢性肝脓肿者。

在抗生素治疗同时行脓肿切开引流术,放置 2 条引流管以便术后冲洗。常用的手术途径有经腹腔、经前侧腹膜外和经后侧腹膜外脓肿切开引流术。如果脓肿破入腹腔、胸腔或胆源性肝脓肿,应同时行腹腔、胸腔或胆道引流。

2. 肝叶切除术

肝叶切除术适用于慢性厚壁肝脓肿切开引流术后长期不愈,或肝内胆管结石合并左外叶多发性肝脓肿致肝叶严重破坏者。

(七)常见护理诊断/问题

1. 体温过高

体温过高与肝脓肿及其产生的毒素吸收有关。

2. 营养失调

低于机体需要量与进食减少、感染、高热引起分解代谢增加有关。

3. 体液不足

体液不足与高热致大量出汗、进食减少等有关。

4. 潜在并发症

腹膜炎、膈下脓肿、胸腔内感染、休克。

(八)护理措施

1. 术前护理

(1)高热护理

1)保持病室内温度和湿度适宜:病室定时通风,保持空气新鲜,维持室内温度在 18 ~ 22℃,湿度在 50% ~70% 。

2)保持舒适:患者衣着适量,床褥勿盖过多,及时更换汗湿的衣裤和床单,保持清洁和舒适。当体温高于 39.5℃时,首先给予物理降温;如无效则遵医嘱给予药物降温。降温过程中注意观察出汗情况、保暖等。

3)加强观察:动态观察体温,特别是当患者发生寒战后或体温高于 39℃时,应每 2 小时测定 1 次体温(最好测口温或肛温),并适时抽血做血培养。注意观察患者有无因大量出汗引起虚脱或高热惊厥等并发症。

4)增加摄水量:除须控制入水量者外,高热患者每日至少摄入 2000mL 液体,以防高渗性缺水,口服不足者应注意加强静脉补液、补钠,纠正体液失衡。

(2)用药护理

1)遵医嘱尽早合理使用抗生素,把握给药间隔时间与药物配伍禁忌,并注意观察药物不良反应。

2)长期应用抗生素者,应注意观察口腔黏膜,观察有无腹泻、腹胀等,警惕假膜性肠炎及继发双重感染,必要时作咽拭子、大小便等真菌培养。

（3）营养支持:鼓励患者多食高蛋白、高热量、富含维生素和膳食纤维的食物;保证足够的液体摄入量;贫血、低蛋白血症者应输注血液制品;进食较差、营养不良者,提供肠内、外营养支持。

（4）病情观察:加强生命体征、腹部及胸部症状与体征的观察,特别注意有无脓肿破溃引起的腹膜炎、膈下脓肿、胸腔内感染、心脏压塞等严重并发症。

肝脓肿若继发脓毒血症、急性化脓性胆管炎、心脏压塞或中毒性休克时,可危及生命,应立即通知医师并协助抢救。

（5）经皮肝穿刺抽脓或脓肿置管引流术的护理

1）穿刺后护理:除送脓液培养外,穿刺后应注意:①严密监测生命体征,腹痛与腹部体征,注意观察有无脓液流入游离腹腔和出血等表现;②位置较高的肝脓肿穿刺后注意呼吸、胸痛和胸部体征,以防发生气胸、脓胸等并发症;③观察发热、肝区疼痛等肝脓肿症状及改善情况;④适时复查 B 超,了解脓肿好转情况。

2）引流管护理:①妥善固定:防止滑脱;②体位:取半卧位,以利引流和呼吸;③冲洗脓腔:严格无菌原则,每日用生理盐水或含甲硝唑盐水多次或持续冲洗脓腔,注意出入量,观察和记录脓腔引流液的颜色、性状和量;④防止感染:每日更换引流袋并严格执行无菌操作;⑤拔管:当脓腔引流量少于 10mL/d 时,可逐步退出并拔除引流管,适时换药,直至脓腔闭合。

2. 术后护理

手术行脓肿切开引流术或肝叶切除术者,除以上护理措施外,还应注意观察术后有无腹腔创面出血、胆汁漏;右肝后叶、膈顶部脓肿引流时,观察有无损伤膈肌或误入胸腔;术后早期一般不冲洗,以免脓液流入腹腔,术后 1 周左右开始冲洗脓腔。

3. 健康教育

嘱患者出院后多进食高热量、高蛋白、富含维生素和纤维素的食物,多饮水;遵医嘱服药,不得擅自改变剂量或停药;若出现发热、肝区疼痛等症状,及时就诊。

二、阿米巴性肝脓肿

阿米巴性肝脓肿(amebic liver abscess)是肠道阿米巴病最常见的并发症,发生率1.8%~20%。其中70%~95%为男性,年龄多在30~50岁。约半数在肠阿米巴急性期并发。

（一）病因与病理

阿米巴原虫从结肠溃疡处肠壁小静脉经门静脉、淋巴管或直接侵入肝内。进入肝脏的滋养体可能被消灭,也可能阻塞门静脉小分支末梢引起缺血性肝细胞坏死,同时产生溶组织酶,溶解肝组织而形成肝脓肿,其内为液化的肝组织和血液。典型的阿米巴性肝脓肿是单发性的,容积较大,有时达 1000~2000mL;80% 见于肝右叶,以右叶顶部最多,仅 1% 同时分布在左右两叶。

（二）临床表现

起病可较急也可较缓,病程一般较长,病情较细菌性肝脓肿轻。成年男子如有持续或间歇性高热、食欲不佳、体质虚弱、肝大伴触痛等症状,应怀疑发生阿米巴性肝脓肿。如上述症状发生在阿米巴痢疾急性期或既往有阿米巴痢疾史者,可初步诊断为阿米巴性肝脓肿。但是,有时容易误诊,应注意鉴别诊断。

（三）手术治疗

阿米巴肝脓肿切开引流会引起继发细菌感染而增加病死率。但如果出现下列情况,应在严格无菌原则下手术切开排脓并采用持续负压闭式引流。

（1）经抗阿米巴治疗及穿刺吸脓,脓肿未见缩小、高热不退者。

（2）脓肿伴继发细菌感染,经综合治疗不能控制者。

（3）脓肿已穿破入胸腹腔或邻近器官。

（4）直径在10cm以上巨大脓肿或较浅表脓肿。

（5）脓肿位于左肝外叶,有穿入心包危险者。

（四）常见护理诊断/问题

1. 体温过高

体温过高与阿米巴性肝脓肿有关。

2. 营养失调

低于机体需要量与分解代谢增加、进食减少、肠道功能紊乱等有关。

3. 潜在并发症

继发细菌感染、腹膜炎、膈下脓肿、胸腔内感染、心脏压塞。

（五）护理措施

（1）遵医嘱使用抗阿米巴药物,注意观察患者药物不良反应;同时,在"临床治愈"后如脓腔仍存在,嘱患者继续服用1个疗程甲硝唑。

（2）加强营养支持,鼓励患者多食富含营养的食物,多饮水。做好发热患者的护理。

（3）密切观察病情变化,及时发现继发细菌感染征象。

（4）做好脓腔引流的护理,严格无菌操作,防止继发细菌感染。

（苏爱萍）

第二节　胆石症

一、概述

胆石症(cholelithiasis)包括发生在胆囊和胆管内的结石,是胆道系统常见病和多发病。在我国,胆石症的患病率为0.9%～10.1%,平均5.6%;女性与男性的比例为2.57∶1。随着生活水平的提高、饮食习惯的改变及卫生条件的改善,我国胆石症已由以胆管的胆色素结石为主转变为胆囊的胆固醇结石为主。

（一）胆石的分类

可按胆结石的化学成分或结石所在部位的不同进行分类。

1. 按化学成分分类

（1）胆固醇结石:以胆固醇为主要成分,外观呈白黄、灰黄或黄色,质硬,单发或多发,形状和大小不一,呈多面体、圆形或椭圆形,表面多光滑,剖面呈放射状排列的条纹,X线检查多不显影。

（2）胆色素结石：以胆色素为主要成分，形状及大小不一，呈粒状、长条状或铸管形，一般为多发。可分为：①黑色胆色素结石：无胆汁酸、无细菌、质硬，几乎均发生在胆囊内；②棕色胆色素结石：有胆汁酸、有细菌、质软易碎，主要发生在肝内、外胆管内。

（3）混合型结石：由胆红素、胆固醇、钙盐等多种成分混合而成。根据所含成分比例的不同，呈现不同的形状、颜色和剖面结构。

2.按结石所在部位分类

可分为：①胆囊结石；②肝外胆管结石；③肝内胆管结石。

（二）胆石的成因

胆石的成因十分复杂，是多因素综合作用的结果。

1.胆道感染

胆汁淤滞、细菌或寄生虫入侵等引起胆道感染，细菌产生的 β - 葡萄糖醛酸酶和磷脂酶能水解胆汁中的脂质，使可溶性的结合性胆红素水解为非结合性胆红素，后者与钙盐结合，成为胆色素结石的起源。

2.胆道异物

蛔虫、华支睾吸虫等虫卵或成虫的尸体可成为结石的核心，促发结石形成；胆道手术后的手术线结或 Oddi 括约肌功能紊乱时食物残渣随肠内容物反流入胆道成为结石形成的核心。

3.胆道梗阻

胆道梗阻引起胆汁滞留，滞留胆汁中的胆色素在细菌作用下分解为非结合性胆红素，形成胆色素结石。

4.代谢因素

胆汁中胆固醇浓度明显增高，胆汁酸盐和卵磷脂含量相对减少，不足以转运胆汁中的胆固醇，使胆汁中的胆固醇呈过饱和状态并析出、沉淀、结晶，从而形成结石。此外，胆汁中的某些成核因子（糖蛋白、黏蛋白和 Ca^{2+} 等）有明显的促成核作用，缩短了成核时间，促进了结石的生长。

5.胆囊功能异常

胆囊收缩功能减退，胆囊内胆汁淤滞亦有利于结石形成。胃大部或全胃切除、迷走神经干切断术后、长期禁食或完全肠外营养治疗的患者，可因胆囊收缩减少，胆汁排空延迟而增加发生结石的可能。

6.其他

雌激素可促进胆汁中胆固醇过饱和，与胆固醇结石成因有关；遗传因素亦与胆结石的成因有关。

二、胆囊结石

胆囊结石（cholecystdithiasis）指发生在胆囊内的结石，主要为胆固醇结石或以胆固醇为主的混合型结石，常与急性胆囊炎并存，为常见病和多发病。主要见于成年人，40 岁以后发病率随年龄增长呈增高的趋势，女性多见。

（一）病因

胆囊结石是综合性因素作用的结果，主要与胆汁中胆固醇过饱和、胆固醇成核过程异常及胆囊功能异常有关。这些因素引起胆汁的成分和理化性质发生变化，使胆汁中的胆固醇呈过饱和状态,沉淀析出、结晶而形成结石。

（二）病理生理

饱餐、进食油腻食物后胆囊收缩,或睡眠时体位改变致结石移位并嵌顿于胆囊颈部,导致胆汁排出受阻,胆囊强烈收缩而发生胆绞痛。结石长时间持续嵌顿和压迫胆囊颈部,或排入并嵌顿于胆总管,临床可出现胆囊炎、胆管炎或梗阻性黄疸。小结石可经过胆囊管排入胆总管,通过胆总管下端时可损伤 Oddi 括约肌或嵌顿于壶腹部引起胆源性胰腺炎。此外,结石及炎症反复刺激胆囊黏膜可诱发胆囊癌。

（三）临床表现

单纯性胆囊结石,未合并梗阻或感染时,常无临床症状或仅有轻微的消化系统症状。当结石嵌顿时,则可出现明显症状和体征。

1. 症状

（1）胆绞痛:是胆囊结石的典型症状,表现为右上腹或上腹部阵发性疼痛,或持续性疼痛阵发性加剧,可向右肩胛部或背部放射。常发生于饱餐、进食油腻食物或睡眠中体位改变时。

（2）上腹隐痛:多数患者仅在进食油腻食物、工作紧张或疲劳时感觉上腹部或右上腹隐痛,或者有饱胀不适、嗳气、呃逆等,常被误诊为"胃病"。

2. 体征

（1）腹部体征:有时可在右上腹触及肿大的胆囊。若合并感染,右上腹可有明显压痛、反跳痛或肌紧张。

（2）黄疸:多见于胆囊炎症反复发作合并 Mirizzi 综合征的患者。Mirizzi 综合征是特殊类型的胆囊结石,由于胆囊管与肝总管伴行过长或胆囊管与肝总管汇合位置过低,持续嵌顿于胆囊颈部的结石或胆囊管结石压迫肝总管,引起肝总管狭窄;炎症反复发作导致胆囊肝总管瘘管,胆囊管消失、结石部分或全部堵塞肝总管。

（四）辅助检查

首选 B 超,其诊断胆囊结石的准确率接近 100%。CT、MRI 也可显示胆囊结石,但不作为常规检查。

（五）处理原则

手术治疗:胆囊切除术是治疗胆囊结石的最佳选择。无症状的胆囊结石不需积极手术治疗,可观察和随访。

（六）常见护理诊断/问题

1. 急性疼痛

急性疼痛与胆囊结石突然嵌顿、胆汁排空受阻致胆囊强烈收缩有关。

2. 知识缺乏

缺乏胆石症和腹腔镜手术的相关知识。

3. 潜在并发症

胆瘘。

（七）护理措施

1. 术前护理

（1）疼痛护理:评估疼痛的程度,观察疼痛的部位、性质、发作时间、诱因及缓解的相关因素,评估疼痛与饮食、体位、睡眠的关系,为进一步治疗和护理提供依据。对诊断明确且剧烈疼痛者,遵医嘱予消炎利胆、解痉镇痛药物,以缓解疼痛。

(2)合理饮食:进食低脂饮食,以防诱发急性胆囊炎而影响手术治疗。

(3)LC 术前的特殊准备:①皮肤准备:腹腔镜手术进路多在脐部附近,嘱患者用肥皂水清洗脐部,脐部污垢可用松节油或液状石蜡清洁;②呼吸道准备:LC 术中需将 CO_2 注入腹腔形成气腹,达到术野清晰并保证腹腔镜手术操作所需空间的目的。CO_2 弥散入血可致高碳酸血症及呼吸抑制,故术前患者应进行呼吸功能锻炼;避免感冒,戒烟,以减少呼吸道分泌物,利于术后早日康复。

2. 术后护理

(1)体位:协助患者取舒适体位,有节律地深呼吸,达到放松和减轻疼痛的效果。

(2)LC 术后的护理

1)饮食指导:术后禁食6小时。术后24小时内饮食以无脂流质、半流质为主,逐渐过渡至低脂饮食。

2)高碳酸血症的护理:表现为呼吸浅慢、$PaCO_2$ 升高。为避免高碳酸血症的发生,LC 术后常规予低流量吸氧,鼓励患者深呼吸,有效咳嗽,促进机体内 CO_2 排出。

3)肩背部酸痛的护理:腹腔中 CO_2 可聚集在膈下产生碳酸,刺激膈肌及胆囊床创面,引起术后不同程度的腰背部、肩部不适或疼痛等。一般无须特殊处理,可自行缓解。

(3)并发症的观察与护理:观察生命体征、腹部体征及引流液情况。若患者出现发热、腹胀和腹痛等腹膜炎表现,或腹腔引流液呈黄绿色胆汁样,常提示发生胆瘘。一旦发现,及时报告医师并协助处理。

3. 健康教育

(1)合理饮食:少量多餐,进食低脂、高维生素、富含膳食纤维饮食;少吃含脂肪多的食品,如花生、核桃、芝麻等。

(2)疾病指导:告知患者胆囊切除后出现消化不良、脂肪性腹泻等原因,解除其焦虑情绪;出院后如果出现黄疸、陶土样大便等情况应及时就诊。

(3)定期复查:中年以上未行手术治疗的胆囊结石患者应定期复查或尽早手术治疗,以防结石及炎症的长期刺激诱发胆囊癌。

三、胆管结石

胆管结石为发生在肝内、外胆管的结石。

(一)病因

肝外胆管结石分为继发性和原发性结石。继发性结石主要是胆囊结石排入胆总管内引起,也可因肝内胆管结石排入胆总管引起。

原发性结石的成因与胆汁淤滞、胆道感染、胆道异物(包括蛔虫残体、虫卵、华支睾吸虫、缝线线结等)、胆管解剖变异等因素有关。

肝内胆管结石病因复杂,主要与胆道感染、胆道寄生虫(蛔虫、华支睾吸虫)、胆汁淤滞、胆道解剖变异、营养不良等有关。肝内胆管结石常呈肝段、肝叶分布,由于胆管解剖位置的原因,左侧结石比右侧多见,左侧最常见的部位为左外叶,右侧为右后叶,可双侧同时存在,也可多肝段、肝叶分布。

（二）病理生理

胆管结石所致的病理生理改变与结石的部位、大小及病史长短有关。结石主要导致如下。

1. 肝胆管梗阻

胆管结石可引起胆道不同程度的梗阻,阻塞近段的胆管扩张、胆汁淤滞、结石积聚。长时间的梗阻导致梗阻以上的肝段或肝叶纤维化和萎缩,最终引起胆汁性肝硬化及门静脉高压症。

2. 胆管炎

结石导致胆汁引流不畅,容易引起胆管内感染,反复感染加重胆管的炎性狭窄;急性感染可引起化脓性胆管炎、肝脓肿、胆道出血及全身脓毒症。

3. 胆源性胰腺炎

结石嵌顿于壶腹时可引起胰腺的急性和(或)慢性炎症。

4. 肝胆管癌

肝胆管长期受结石、炎症及胆汁中致癌物质的刺激,可发生癌变。

（三）临床表现

1. 肝外胆管结石

平时无症状或仅有上腹不适,当结石阻塞胆道并继发感染时,可表现为典型的 Charcot 三联征,即腹痛、寒战与高热及黄疸。

（1）腹痛:发生在剑突下或右上腹,呈阵发性绞痛或持续性疼痛阵发性加剧,疼痛可向右肩背部放射,常伴恶心、呕吐。系结石嵌顿于胆总管下端或壶腹部刺激胆管平滑肌或 Oddi 括约肌痉挛所致。

（2）寒战、高热:胆管梗阻并继发感染后引起全身中毒症状,多发生于剧烈腹痛后,体温可高达 39～40℃,呈弛张热。

（3）黄疸:胆管梗阻后胆红素逆流入血所致。黄疸的程度取决于梗阻的程度、部位和是否继发感染。部分梗阻时黄疸较轻,完全性梗阻时黄疸较重;合并胆管炎时,胆管黏膜与结石的间隙随炎症的发作及控制而变化,黄疸呈现间歇性和波动性。出现黄疸时,患者可有尿色变黄、大便颜色变浅和皮肤瘙痒等症状。

2. 肝内胆管结石

肝内胆管结石可多年无症状或仅有上腹部和胸背部胀痛不适。绝大多数患者因寒战、高热和腹痛就诊。梗阻和感染仅发生在某肝叶、肝段胆管时,患者可无黄疸;结石位于肝管汇合处时可出现黄疸。体格检查可有肝大、肝区压痛和叩击痛等体征。并发肝脓肿、肝硬化、肝胆管癌时则出现相应的症状和体征。

（四）辅助检查

1. 实验室检查

血常规检查白细胞计数及中性粒细胞比例明显升高;血清胆红素升高,其中直接胆红素升高明显,转氨酶、碱性磷酸酶升高。尿胆红素升高,尿胆原降低或消失。糖链抗原(CA19-9)明显升高时需进一步检查排除胆管癌的可能。

2. 影像学检查

B 超可发现结石并明确其大小和部位,作为首选检查。CT、MRI 或 MRCP 等可显示梗阻部位、程度及结石大小、数量等,并能发现胆管癌。PTC、ERCP 为有创性检查,仅用于诊断困难及准备手术的患者。

（五）处理原则

胆管结石以手术治疗为主。原则为尽量取尽结石,解除胆道梗阻,去除感染病灶,通畅引流胆汁,预防结石复发。

（六）护理评估

1. 术前评估

（1）健康史:①一般情况:了解患者的年龄、性别、劳动强度、妊娠史等;②既往史:有无反酸、嗳气、餐后饱胀等消化道症状;有无呕吐蛔虫或粪便排出蛔虫史;有无胆囊结石、胆囊炎和黄疸病史;有无过敏史及其他腹部手术史。

（2）身体状况:①局部:了解腹痛的诱因、部位、性质及有无肩背部放射痛等;有无肝大、肝区压痛和叩痛等,是否触及肿大的胆囊,有无腹膜刺激征等;②全身:有无神志淡漠、烦躁、谵妄、昏迷等;有无食欲减退、恶心、呕吐、体重减轻、贫血、黄疸、寒战、高热、腹腔积液等症状;③辅助检查:白细胞计数及中性粒细胞比例是否明显升高;肝功能是否异常,凝血酶原时间有无延长;B超及其他影像学检查结果是否提示肝内外胆管扩张和结石。

（3）心理－社会状况:了解患者及家属对疾病的认识;患者的社会支持系统情况、家庭经济状况等。

2. 术后评估

（1）手术情况:了解麻醉、手术方式;术中梗阻解除及引流情况;各引流管放置的位置及目的等。

（2）身体情况:动态评估生命体征,引流管是否通畅,引流液的颜色、量和性状等;手术切口愈合情况,有无并发症发生。

（3）认知－心理状况:了解患者及家属对术后康复知识的掌握程度;是否担心并发症及预后等。

（七）常见护理诊断/问题

1. 急性疼痛

急性疼痛与结石嵌顿致胆道梗阻、感染及 Oddi 括约肌痉挛有关。

2. 体温过高

体温过高与胆管结石梗阻导致急性胆管炎有关。

3. 营养失调:低于机体需要量

营养失调:低于机体需要量与疾病消耗、摄入不足及手术创伤等有关。

4. 有皮肤完整性受损的危险

有皮肤完整性受损的危险与胆汁酸盐淤积于皮下,刺激感觉神经末梢导致皮肤瘙痒有关。

5. 潜在并发症

出血、胆瘘、感染等。

（八）护理目标

（1）患者自诉疼痛缓解或得到控制。

（2）患者感染得到有效控制,体温恢复正常。

（3）患者营养状况得到改善。

（4）患者皮肤黏膜无破损和感染。

（5）患者并发症得到预防或被及时发现和处理。

（九）护理措施

1. 术前护理

（1）病情观察：若患者出现寒战、高热、腹痛、黄疸等情况，应考虑发生急性胆管炎，及时报告医师，积极处理。

（2）缓解疼痛：观察疼痛的部位、性质、发作的时间、诱因及缓解的相关因素，对诊断明确且剧烈疼痛者，可给予消炎利胆、解痉镇痛药物。禁用吗啡，以免引起 Oddi 括约肌痉挛。

（3）降低体温：根据患者的体温情况，采取物理降温和（或）药物降温；遵医嘱应用足量有效的抗生素，以控制感染，恢复正常体温。

（4）营养支持：给予低脂、高蛋白、高糖类、高维生素的普通饮食或半流质饮食。禁食、不能经口进食或进食不足者，通过肠外营养途径给予补充。

（5）纠正凝血功能障碍：肝功能受损者肌内注射维生素 K 110mg，每日 2 次，纠正凝血功能，预防术后出血。

（6）保护皮肤完整性：指导患者修剪指甲，不可用手抓挠皮肤，防止破损。保持皮肤清洁，用温水擦浴，穿棉质衣裤。瘙痒剧烈者，遵医嘱使用外用药物和（或）其他药物治疗。

2. 术后护理

（1）病情观察：观察生命体征、腹部体征及引流情况，评估有无出血及胆汁渗漏。对术前有黄疸的患者，观察和记录大便颜色并监测血清胆红素变化。

（2）营养支持：术后禁食、胃肠减压期间通过肠外营养途径补充足够的热量、氨基酸、维生素、水、电解质等，维持患者良好的营养状态。胃管拔除后根据患者胃肠功能恢复情况，由无脂流质逐渐过渡至低脂饮食。

（3）T 管引流的护理

1）妥善固定：将 T 管妥善固定于腹壁，不可固定于床单，以防翻身、活动时牵拉造成管道脱出。

2）加强观察：观察并记录 T 管引流出胆汁的颜色、量和性状。正常成人每日分泌胆汁 800～1200mL，呈黄绿色、清亮、无沉渣、有一定黏性。术后 24 小时内引流量 300～500mL，恢复饮食后可增至每日 600～700mL，以后逐渐减少至每日 200mL 左右。如胆汁过多，提示胆道下端有梗阻的可能；如胆汁混浊，应考虑结石残留或胆管炎症未被控制。

3）保持引流通畅：防止引流管扭曲、折叠、受压。引流液中有血凝块、絮状物、泥沙样结石时要经常挤捏，防止管道堵塞。必要时用生理盐水低压冲洗或用 50mL 注射器负压抽吸，用力要适宜，以防引起胆管出血。

4）预防感染：长期带管者，定期更换引流袋，更换时严格执行无菌操作。引流管口周围皮肤以无菌纱布覆盖，保持局部干燥，防止胆汁浸润皮肤引起炎症反应。平卧时引流管的远端不可高于腋中线，坐位、站立或行走时不可高于腹部手术切口，以防胆汁逆流引起感染。

5）拔管：若 T 管引流出的胆汁色泽正常，且引流量逐渐减少，可在术后 10～14 日，试行夹管 1～2 日；夹管期间注意观察病情，若无发热、腹痛、黄疸等症状，可经 T 管作胆道造影，造影后持续引流 24 小时以上。如胆道通畅无结石或其他病变，再次夹闭 T 管 24～48 小时，患者无不适可予拔管。拔管后，残留窦道用凡士林纱布填塞，1～2 日内可自行闭合。若胆道造影发现有结石残留，则需保留 T 管 6 周以上，再作取石或其他处理。

（4）并发症的预防和护理

1）出血：可能发生在腹腔或胆管内。腹腔内出血，多发生于术后24～48小时内，可能与术中血管结扎线脱落、肝断面渗血及凝血功能障碍有关。胆管内出血，术后早期或后期均可发生，多为结石、炎症引起血管壁糜烂、溃疡或术中操作不慎引起。胆肠吻合口术后早期可发生吻合口出血，与胆管内出血的临床表现相似。护理措施：①严密观察生命体征及腹部体征：腹腔引流管引流大量血性液体超过100mL/h、持续3小时以上并伴有心率增快、血压波动时，提示腹腔内出血；胆管内出血表现为T管引流出血性胆汁或鲜血，粪便呈柏油样，可伴有心率增快、血压下降等休克表现。及时报告医师，防止发生低血容量性休克。②改善和纠正凝血功能：遵医嘱予以维生素 K_1 10mg 肌内注射，每日2次。

2）胆瘘：胆管损伤、胆总管下端梗阻、T管脱出所致。患者若出现发热、腹胀和腹痛等腹膜炎表现，或腹腔引流液呈黄绿色胆汁样，常提示发生胆瘘。护理措施：①引流胆汁：将漏出的胆汁充分引流至体外是治疗胆瘘最重要的原则；②维持水、电解质平衡：长期大量胆瘘者应补液并维持水、电解质平衡；③防止胆汁刺激和损伤皮肤：及时更换引流管周围被胆汁浸湿的敷料，给予氧化锌软膏涂敷局部皮肤。

3.健康教育

（1）饮食指导：注意饮食卫生，定期驱除肠道蛔虫。

（2）定期复查：非手术治疗患者定期复查，出现腹痛、黄疸、发热、厌油等症状时，及时就诊。

（3）带T管出院患者的指导：穿宽松柔软的衣服，以防管道受压；淋浴时，可用塑料薄膜覆盖引流管处，以防感染；避免提举重物或过度活动，以免牵拉T管导致管道脱出。出现引流异常或管道脱出时，及时就诊。

（十）护理评价

通过治疗与护理，患者是否：①疼痛得到缓解或控制；②感染得到有效控制，体温恢复正常；③营养需要得到满足，体重得以维持或增加；④皮肤黏膜无破损和感染；⑤未发生出血、胆瘘等并发症，或发生后得到及时发现和处理。

（苏爱萍）

第三节　急性胆囊炎

急性胆囊炎（acute cholecystitis）是一种常见急腹症，女性多见。根据胆囊内有无结石，将胆囊炎分为结石性胆囊炎和非结石性胆囊炎，后者较少见。

一、病因

（一）急性结石性胆囊炎

1.胆囊管梗阻

结石阻塞或嵌顿于胆囊管或胆囊颈，直接损伤黏膜，以致胆汁排出受阻，胆汁淤滞、浓缩；高浓度胆汁酸盐具有细胞毒性，引起细胞损害，加重黏膜的炎症、水肿甚至坏死。

2.细菌感染

细菌通过胆道逆行进入胆囊,或经血液循环或淋巴途径进入,在胆汁流出不畅时造成感染。主要致病菌是革兰阴性杆菌,常合并厌氧菌感染。

(二)急性非结石性胆囊炎

急性非结石性胆囊炎病因不清楚,胆囊内胆汁淤滞和缺血可能是发病的原因。多见于严重创伤、烧伤、长期胃肠外营养、大手术(如腹主动脉瘤或心肺旁路手术)后的患者。

二、病理生理

(一)急性结石性胆囊炎

结石致胆囊管梗阻,胆囊内压升高,黏膜充血水肿、渗出增多,此时为急性单纯性胆囊炎。如病因未解除,炎症发展,病变可累及胆囊壁全层,白细胞弥散浸润,浆膜层有纤维性和脓性渗出物覆盖,成为急性化脓性胆囊炎。如胆囊内压持续增高,导致胆囊壁血液循环障碍,引起胆囊壁组织坏疽,则为急性坏疽性胆囊炎。坏疽性胆囊炎常并发胆囊穿孔,多发生于底部和颈部。急性胆囊炎因周围炎症浸润至邻近器官,也可穿破至十二指肠、结肠等形成胆囊胃肠道内瘘。

(二)急性非结石性胆囊炎

病理过程与急性结石性胆囊炎基本相同,急性非结石性胆囊炎更易出现胆囊坏疽、穿孔。

三、临床表现

(一)症状

1.腹痛

腹痛为右上腹阵发性绞痛或胀痛,常在饱餐、进食油腻食物后或夜间发作,疼痛可放射至右肩、肩胛、右背部。

2.消化道症状

腹痛发作时常伴有恶心、呕吐、厌食、便秘等消化道症状。

3.发热

根据胆囊炎症反应程度不同,可有轻度至中度发热。如出现寒战、高热,提示病变严重,可能出现胆囊化脓、坏疽、穿孔或合并急性胆管炎。

(二)体征

右上腹可有不同程度的压痛或叩痛,炎症波及浆膜时可出现反跳痛和肌紧张。将左手压于右上肋缘下,嘱患者腹式呼吸,如出现突然吸气暂停称为 Murphy 征阳性,是急性胆囊炎的典型体征。

四、辅助检查

(一)实验室检查

血常规检查可见白细胞计数及中性粒细胞比例升高,部分患者可有血清胆红素、转氨酶或淀粉酶升高。

(二)影像学检查

B 超可胆囊增大,胆囊壁增厚,并可探及胆囊内结石影。CT、MRI 均能协助诊断。

五、处理原则

主要为手术治疗。手术时机和手术方式取决于患者的病情。

六、常见护理诊断/问题

1.急性疼痛

急性疼痛与结石突然嵌顿、胆汁排空受阻致胆囊强烈收缩或继发感染有关。

2.营养失调

低于机体需要量与不能进食和手术前后禁食有关。

3.潜在并发症

胆囊穿孔、出血、胆瘘等。

七、护理措施

（一）术前护理

1.病情观察

严密监测生命体征,观察腹部体征变化。若出现寒战、高热、腹痛加重、腹痛范围扩大等,应考虑病情加重,及时报告医师,积极处理。

2.缓解疼痛

嘱患者卧床休息,取舒适体位;指导患者进行有节律的深呼吸,达到放松和减轻疼痛的目的。对诊断明确且疼痛剧烈者,给予消炎利胆、解痉镇痛药物,以缓解疼痛。

3.控制感染

遵医嘱合理运用抗生素,选用对革兰阴性细菌及厌氧菌有效的抗生素并联合用药。

4.改善和维持营养状况

对非手术治疗的患者,根据病情决定饮食种类,病情较轻者可予清淡饮食;病情严重者需禁食和(或)胃肠减压。不能经口进食或进食不足者,可经肠外营养途径补充和改善营养状况。拟行急诊手术的患者应禁食,经静脉补充足够的水、电解质、热量和维生素等,维持水、电解质及酸碱平衡。

（二）健康教育

1.合理作息

合理安排作息时间,劳逸结合,避免过度劳累及精神高度紧张。

2.合理饮食

进食低脂饮食,忌油腻食物;宜少量多餐,避免暴饮暴食。

3.定期复查

非手术治疗或行胆囊造口术的患者,遵医嘱服用消炎利胆药物;按时复查,以确定是否行胆囊切除手术。出现腹痛、发热和黄疸等症状时,及时就诊。

（苏爱萍）

第四节　急性梗阻性化脓性胆管炎

急性梗阻性化脓性胆管炎(acute obstructive suppurative cholangitis,AOSC)是胆道感染疾病中的严重类型,又称急性重症胆管炎。急性胆管炎和 AOSC 是胆管感染发生和发展的不同阶段和程度。

一、病因

(一)胆道梗阻

引起胆道梗阻最常见的原因为胆总管结石,此外还有胆道蛔虫、胆管狭窄、胆肠吻合口狭窄、恶性肿瘤、先天性胆道解剖异常等。胆道发生梗阻时,胆盐不能进入肠道,易造成细菌移位致急性化脓性炎症。

(二)细菌感染

细菌感染途径为经十二指肠逆行进入胆道或经门静脉系统入肝到达胆道。致病菌大多为肠道细菌,以大肠埃希菌、变形杆菌、克雷伯杆菌、铜绿假单胞菌等革兰阴性杆菌多见,常合并厌氧菌感染。

二、病理生理

AOSC 的基本病理变化是胆管梗阻和胆管内化脓性感染。胆管梗阻及随之而来的胆道感染造成梗阻以上胆管扩张、胆管壁黏膜肿胀,梗阻进一步加重并趋向完全性;胆管内压力升高,胆管壁充血、水肿、炎症细胞浸润及溃疡形成,管腔内逐渐充满脓性胆汁或脓液,使胆管内压力继续升高,当胆管内压力超过 30cmH$_2$O 时,肝细胞停止分泌胆汁,胆管内细菌和毒素逆行进入肝窦,产生严重的脓毒血症,大量的细菌毒素可引起全身炎症反应、血流动力学改变和 MODS。

三、临床表现

本病发病急,病情进展迅速,除了具有急性胆管炎的 Charcot 三联征外,还有休克及中枢神经系统受抑制的表现,称为 Reynolds 五联征。

(一)症状

1.腹痛

腹痛表现为突发剑突下或右上腹持续性疼痛,阵发性加重,并向右肩胛下及腰背部放射。肝内梗阻者疼痛较轻,肝外梗阻时腹痛明显。

2.寒战、高热

体温持续升高达 39~40℃或更高,呈弛张热。

3.黄疸

多数患者可出现不同程度的黄疸,肝内梗阻者黄疸较轻,肝外梗阻者黄疸较明显。

4.神经系统症状

神志淡漠、嗜睡、神志不清,甚至昏迷;合并休克者可表现为烦躁不安、谵妄等。

5.休克

口唇发绀,呼吸浅快,脉搏细速达 120~140 次/分钟,血压在短时间内迅速下降,可出现全身出血点或皮下淤斑。

6. 胃肠道症状

多数患者伴恶心、呕吐等消化道症状。

（二）体征

剑突下或右上腹部不同程度压痛,可出现腹膜刺激征;肝常肿大并有压痛和叩击痛,肝外梗阻者可触及肿大的胆囊。

四、辅助检查

（一）实验室检查

白细胞计数升高,可超过 $20 \times 10^9/L$,中性粒细胞比例明显升高,细胞质内可出现中毒颗粒。肝功能出现不同程度损害,凝血酶原时间延长。动脉血气分析示 PaO_2 下降、氧饱和度降低。常伴有代谢性酸中毒、低钠血症等。

（二）影像学检查

B 超可在床旁进行,以便及时了解胆道梗阻部位、肝内外胆管扩张情况及病变性质,对诊断很有帮助。如病情稳定,可行 CT 或 MRCP 检查。

五、处理原则

立即解除胆道梗阻并引流。当胆管内压降低后,患者情况能暂时改善,利于争取时间进一步治疗。

六、常见护理诊断/问题

（一）体液不足

体液不足与呕吐、禁食、胃肠减压和感染性休克等有关。

（二）体温过高

体温过高与胆管梗阻并继发感染有关。

（三）低效性呼吸型态

低效性呼吸型态与感染中毒有关。

（四）潜在并发症

胆道出血、胆瘘、多器官功能障碍或衰竭。

七、护理措施

（一）病情观察

观察神志、生命体征、腹部体征及皮肤黏膜情况,监测血常规、电解质、血气分析等结果的变化。

若患者出现神志淡漠、黄疸加深、少尿或无尿、肝功能异常、PaO_2 降低、代谢性酸中毒及凝血酶原时间延长等,提示发生 MODS,及时报告医师,协助处理。

（二）维持体液平衡

1. 观察指标

严密监测生命体征,特别是体温和血压的变化;准确记录 24 小时出入液量,必要时监测中心静脉压及每小时尿量,为补液提供可靠依据。

2. 补液扩容

迅速建立静脉通路,使用晶体液和胶体液扩容,尽快恢复有效循环血量;必要时使用肾上腺皮质激素和血管活性药物,改善组织器官的血流灌注及氧供。

3. 纠正水、电解质及酸碱平衡失调

监测电解质、酸碱平衡情况,确定补液的种类和量,合理安排补液的顺序和速度。

（三）维持正常体温

1. 降温

根据体温升高的程度,采用温水擦浴、冰敷等物理降温方法,必要时使用药物降温。

2. 控制感染

联合应用足量有效的抗生素,有效控制感染,使体温恢复正常。

（四）维持有效气体交换

1. 呼吸功能监测

密切观察呼吸频率、节律和幅度;动态监测 PaO_2 和血氧饱和度,了解患者的呼吸功能状况,若患者出现呼吸急促、PaO_2 下降、血氧饱和度降低,提示呼吸功能受损。

2. 改善缺氧状况

非休克患者采取半卧位,使腹肌放松,膈肌下降,利于改善呼吸状况;休克患者取仰卧中凹位。根据患者呼吸型态及血气分析结果选择给氧方式和确定氧气流量或浓度,可经鼻导管、面罩、呼吸机辅助等方法给氧,改善缺氧症状。

（五）营养支持

禁食和胃肠减压期间,通过肠外营养途径补充能量、氨基酸、维生素、水及电解质,维持和改善营养状况。凝血功能障碍者,遵医嘱予维生素 K_1 肌内注射。

（六）完善术前检查及准备

积极完善术前相关检查,如心电图、B 超、血常规、凝血时间、肝肾功能等。准备术中用药,更换清洁病员服,按上腹部手术要求进行皮肤准备。待术前准备完善后,送入手术室。

（苏爱萍）

第二章 胃肠外科疾病护理

第一节 胃十二指肠溃疡

一、概念及临床表现

胃十二指肠黏膜的局限性圆形或椭圆形的全层黏膜缺损,称为胃十二指肠溃疡。主要临床表现为,胃溃疡:上腹部或剑突下的疼痛,进食后不能很好止痛,餐后 0.5～1h 疼痛开始,持续 1～2h。十二指肠溃疡:上腹部或剑突下疼痛,疼痛与进食密切相关,多于进食后 3～4h 发作。

二、护理诊断

(一)疼痛

疼痛与炎症刺激、手术切口有关。

(二)体液不足

体液不足与溃疡、穿孔、出血、幽门梗阻不能进食有关。

(三)活动无耐力

活动无耐力与手术后处于负氮平衡期,体力未恢复有关。

(四)潜在并发症

吻合口出血、梗阻、空肠的输入或输出伴梗阻、十二指肠残端瘘、倾倒综合征。

(五)营养失调,低于机体需要量

营养失调,低于机体需要量与疼痛不能摄入充足的食物有关。

(六)焦虑

焦虑与担心手术及预后有关。

三、护理目标

减轻焦虑,保持体液平衡和血容量充足,术后疼痛减轻,接受饮食调养知识,避免感染及并发症。

四、护理措施

(一)术前护理

(1)心理护理:手术前要安慰患者,耐心解答患者提出的问题。

(2)饮食:给予高蛋白、高热量、高维生素易消化饮食,注意少量多餐。

(3)手术日晨留置胃管,便于手术操作,减少手术时对腹腔的污染。

(4)有幽门梗阻者禁饮食,并给予高渗盐水洗胃以减轻水肿。

（二）术后护理

（1）病情观察：生命体征观察，病情较重或有休克者应及时观察患者神志、尿量、体温等。

（2）体位：患者神志清楚、血压平稳后给予半卧位。

（3）鼓励患者深呼吸，有效咳嗽排痰，预防术后并发症。

（4）禁食，做好胃肠减压的护理。

（5）静脉补液禁食期间应补液，并记录出入量，防止水电解质失衡。

（6）饮食：胃肠功能恢复后，拔出胃管当日可少量饮水，第二日进半量流食，每次50～80mL，第三天进全量流食，无不适逐渐过渡到流食、软食。

（7）鼓励患者早期下床活动。

（三）术后并发症的观察及护理

1. 术后胃出血

术后短期内从胃管内流出大量鲜血，甚至呕血或黑便，持续不止，趋向休克情况，应积极保守治疗（包括禁食、止血药物、输新鲜血），若症状未缓解，血压逐渐下降，应立即再次手术。

2. 十二指肠残段破裂

术后3～6d，右上腹突发剧痛和局部明显压痛、腹紧张等急性弥散性腹膜炎症状，酷似溃疡穿孔，需立即手术治疗。

（四）急危重症的观察及处理

1. 胃十二指肠溃疡急性穿孔

（1）观察：突然剑突下、上腹部剧烈疼痛，呈撕裂或刀割样疼痛，伴面色苍白、出冷汗、脉搏细速等表现，常伴有恶心、呕吐，疼痛很快波及全腹。

（2）处理：终止胃内容物漏入腹腔，改善急性腹膜炎症状以挽救生命。

2. 胃十二指肠溃疡大出血

（1）观察：突然大呕血或解柏油样大便，伴有乏力、心慌、口渴甚至昏厥、休克现象。

（2）处理：止血、输血、补充血容量和防止复发，必要时手术。

3. 胃十二指肠溃疡瘢痕性幽门梗阻

（1）观察：表现为呕吐和腹痛，呕吐量大时常呕吐带有臭味的宿食，腹痛多为阵发性收缩痛。

（2）处理：经充分术前准备后行胃大部切除术以彻底解除梗阻。

五、健康教育

（1）普及宣传，饮食定时、定量、细嚼慢咽的良好习惯，少食过冷、过烫、过辛辣及油煎炸食物，忌吸烟饮酒。

（2）注意劳逸结合，行为规律的健康生活方式，加强自我情绪调整，保持乐观进取的精神风貌。

（3）确诊需手术治疗时，及时手术以防并发症的发生。

（4）胃大部切除术后胃容积受限，宜少量多餐进高营养饮食。

（张祎炜）

第二节　结肠癌

一、概念及临床表现

结肠癌是我国常见的恶性肿瘤之一,其好发部位依次为乙状结肠、盲肠、结肠肝、脾曲、降结肠、升结肠、横结肠,以41~51岁发病最高。主要临床表现为,排便习惯与粪便性质的改变:常为最早出现的症状,多表现为排便次数的增加、腹泻、便秘、粪便中带血、脓或黏液、腹痛、腹部肿块、肠梗阻症状及贫血。

二、护理诊断

(一)疼痛

疼痛与癌细胞侵犯神经有关。

(二)排泄型态的改变

排泄型态的改变与疾病本身和术后肠麻痹有关。

(三)营养失调,低于机体需要量

营养失调,低于机体需要量与腹泻、禁食有关。

三、护理目标

减轻对疾病的焦虑及恐惧,建立信心,能主动配合治疗和护理,身体营养状况得到改善,有关并发症及时发现及时处理,获得有关疾病的医疗保健知识。

四、护理措施

(一)术前护理

(1)观察大便性状及有无脱水症状,发现问题及时与医生联系处理。

(2)术前给予高蛋白、高热量、高维生素及少渣饮食。

(3)肠道准备:结肠内细菌种类和数量多,充分的肠道准备可减少手术并发症,促进伤口愈合。

1)控制饮食:术前2~3d进流食并酌情补液。有肠梗阻症状的禁食补液。

2)药物准备:一般术前2~3d口服肠道不易吸收的药物,以清洁肠道细菌如灭滴灵0.2mg Tid,新霉素1g Qid。

3)清洁肠道:术前一天口服甘露醇或术前二天开始每晚口服硫酸镁30mL,术前一天清洁灌肠。

(二)术后护理

(1)病情观察。

1)排便的性状、次数及量和腹部体征、伤口愈合情况。

2)对便秘、腹泻者遵医嘱服用缓泻剂、止泻剂,术后7~10d不可灌肠,以免影响伤口愈合。

(2)饮食护理:患者无并发症一般术后3~4d可进流食,1周后可进软食,2周后普通饮食,宜进易消化少渣食物,避免产气刺激食品。

（3）鼓励患者多翻身并早期坐起及下地活动以促进肠蠕动恢复。

五、健康教育

（1）饮食调理。

1）多食种子类的植物,如谷类、黄豆、豆芽、绿豆、豌豆、扁豆、马铃薯等这些种子类的植物均含有阻止肿瘤因子活动的化合物。

2）营养均衡,增加纤维素的摄入,多食有色蔬菜,如胡萝卜、红薯、油菜等,这些蔬菜能增加机体抗癌能力。

3）多食海带、紫菜,因其中含有大量碘、钙及胡萝卜素等,能将人体内的一些有毒有机物转化为无毒物,并且有清热、润肠、通便,防治肠癌的效果。

（2）劳逸结合,注意全身情况,定期门诊复查,发现癌肿复发的症状及时就诊。

（3）对需要放、化疗者,做好相应知识宣教,建议其家人也要定期体检。

（张祎炜）

第三节　直肠癌

一、概念及临床表现

直肠癌是乙状结肠直肠交界处至尺状线之间的癌,是消化道常见的恶性肿瘤,占消化道癌的第二位。主要临床表现为,排便习惯的改变:出现腹泻或便秘,有里急后重、排便不尽,随着肿瘤的增大,肠腔狭窄,大便逐渐变细;便血:为直肠癌常见的症状,在癌肿浸润至黏膜下血管时开始有出血,开始出血量少,见于粪便表面,有时出血呈间歇性,癌肿侵及大血管时,偶见大出血,出现休克症状,癌肿溃烂感染后有黏液排出;腹部不适:病变在直肠上段,随着肠腔的逐渐狭小出现梗阻症状,如腹部膨胀、肠鸣音亢进和阵发性腹痛;全身恶病质:癌肿晚期,癌细胞已侵及其他脏器,患者出现食欲减退、消瘦、乏力、贫血、黄疸、腹腔积液及排尿不畅,骶部、腰部有剧烈疼痛。

二、护理诊断

（一）自我形象紊乱

自我形象紊乱与人工肛门有关。

（二）有皮肤完整性受损的危险

有皮肤完整性受损的危险与卧床时间长、躯体活动受限、骨隆突处皮肤受压和人工肛门流出的肠液、粪便对周围皮肤的刺激有关。

（三）潜在并发症

感染。

（四）知识缺乏

识缺乏与术前胃肠道准备知识与术后人工肛门护理知识缺乏有关。

三、护理目标

减轻精神负担,正确面对生活,对健康有现实的认识,学会人工肛门的处理,注意饮食调节,按时复查。

四、护理措施

(一)术前护理

1.心理护理

对低位的直肠癌患者需要做永久性人工肛门,护士应耐心解释人工肛门的必要性,并说明术后只要经过一段时间的训练可自主排便,不会影响正常的生活,帮助患者树立自信心,使之积极配合手术前后的治疗。

2.维持足够的营养

术前应尽量多给高蛋白、高热量、高维生素、易消化的少渣饮食,必要时静脉输液纠正水电酸碱平衡,以提高患者手术的耐受性。

3.肠道准备

(1)饮食要求:无肠梗阻者,术前3d进少渣半流质,术前2d进流食,术前1d禁食,以减少肠道内有形成分的形成。

(2)术前1d给予口服泻药(中药泻剂或20%甘露醇)清洁肠道,及时了解其导泻效果。

(3)遵医嘱术前3d给予肠道不吸收抗生素,同时肌内注射维生素K,向患者讲解药物作用,抑制肠道细菌,预防术后感染,补充肠道因使用抑菌剂对维生素K的吸收障碍。

(4)患者有肠梗阻症状时,术前肠道准备应延长。肠腔有狭窄时,灌肠应选择粗细合适的肛管轻轻通过狭窄部位,禁用高压洗肠,防止癌细胞扩散。

(5)女患者如肿瘤已侵犯阴道后壁,术前3d每晚冲洗阴道。

(6)手术当日晨禁食,留置胃管、尿管,由于直肠癌切除直肠后,膀胱后倾或骶前神经损伤易导致尿潴留,术后导尿管需保持的时间较长,可留置气囊尿管,以防尿管脱出。

(二)术后护理

1.饮食护理

患者术后禁食,保持胃肠减压通畅,待肠蠕动恢复后拔除胃管,进流质饮食。保留肛门的患者术后1周进半流食,2周进普通饮食,术后7~10d内不可灌肠,以免影响吻合口的愈合。施行人工肛门的患者,人工肛门排气后即可进半流质及普食。

2.会阴部伤口的护理

(1)保持敷料的清洁干燥,如被污染或血液渗透,应及时更换,观察有无出血征象,如有异常及时与医生联系。

(2)换药:创口内填塞纱条于术后5d开始慢慢拔除,并观察无出血后再全部拔除,每日1次至伤口全部愈合。

(3)负压吸引护理:若会阴部切口做一期缝合时,由于残腔大,渗出液易潴留,给予留置引流管并持续负压吸引,保持引流管通畅,防止堵塞、弯曲、折叠,观察记录引流液的量和性质。引流管一般术后5~7d待引流液量减少后方可拔除。

(4)会阴部的开放伤口:因伤口闭合需较长时间,应向患者说明其目的意义以取得合作。

注意观察无效腔内部的情况,如有凝血块应除去,用碘酒消毒并填塞碘仿纱布,上面覆盖纱布包扎。

3.导尿管的护理

(1)留置导尿管一般在2周左右,做好尿道口的护理。

(2)拔除尿管,患者术后从5~7d起训练膀胱功能,每4h开放尿管1次,防止出现排尿困难。

4.人工肛门的护理

(1)人工肛门用钳夹或暂时封闭者,术后2~3d待肠蠕动恢复后开放。

(2)卧位因最初排便时粪便稀薄、次数多,患者行侧卧位。

(3)皮肤护理,初期粪便稀薄,不断流出对腹壁周围皮肤刺激大,极易引起皮肤糜烂并污染切口,需用塑料薄膜纸将切口与人工肛门隔开,用凡士林纱布在瘘口周围绕成圆圈,周围皮肤涂以氧化锌软膏保护。

(4)勤换粪袋保持腹部清洁。

(5)训练定时排便:患者术后1周应下床活动并教会患者使用粪袋的方法,训练定时排便,定期经造瘘口灌肠以建立定时排便的习惯。

(6)防止腹泻或便秘:患者术后容易腹泻或便秘,应注意饮食调节,进少渣半流或软食。当进食后3~4d未排便或因粪块堵塞发生便秘可插入导尿管,常用液状石蜡油或肥皂水灌肠,但注意压力不能过大,以防肠穿孔。为防止便秘,鼓励患者平时多吃新鲜蔬菜水果以及多运动。

(7)防止瘘口狭窄:观察患者造瘘口有无水肿、缺血、坏死情况,术后1周用手指扩张瘘口,每周2次,每次5~10min,持续3个月,以免瘘口狭窄。

五、健康教育

(1)指导患者正确使用人工肛门袋。

(2)会阴部创面未愈合者,应持续每日坐浴,教会其清洁伤口更换敷料,直到创面完全愈合。

(3)出院后一般3~6个月复查。对化疗者,讲解相关知识,定期复查血白细胞总数及血小板计数。

(张祎炜)

第四节 肠 瘘

一、概念及临床表现

肠腔内容物经过肠管中任何部位的不正常孔管流出,统称为肠瘘。一般分为肠内瘘和肠外瘘。主要临床表现为,肠内容物进入其他脏器、体腔、体外并引起感染、体液丧失、内稳态失衡、器官功能受损及营养不良。

二、护理诊断

（一）体液不足

体液不足与大量消化液丢失有关。

（二）营养失调

低于机体需要量。

（三）自我形象紊乱

自我形象紊乱与瘘口有臭味、人工肛门所致有关。

（四）有皮肤完整性受损的危险

有皮肤完整性受损的危险与营养不良、机体抵抗力下降，肠分泌物与皮肤接触、长时间卧床所致有关。

（五）有感染的危险

有感染的危险与机体抵抗力下降，消化液刺激皮肤等因素所致有关。

三、护理目标

使患者能健康、现实的认识自我，能正确掌握人工肛门的护理，积极配合治疗，有能力参与各项社会活动。

四、护理措施

（一）非手术治疗护理

（1）取半卧位，瘘口内放置双套管和滴水管，采用腹腔持续负压吸引的方法充分引流，准确记录冲洗液和肠液量，并注意观察病情变化。

（2）观察瘘口周围皮肤与组织情况，保持瘘口周围皮肤清洁干燥，用温水擦净，然后用氧化锌软膏涂抹。

（3）及时更换潮湿敷料、被褥，加用护架，以避免管腔及皮肤受压。

（4）遵医嘱予以营养支持，增强机体抵抗能力，促进机体康复。

（二）术前护理

1. 肠道准备

应用抗生素，做好肠瘘口及旷置肠祥的灌洗。

2. 皮肤准备

术前暴露瘘口周围皮肤并保持清洁干燥。

3. 加强营养

提高患者对手术的耐受性和术后恢复能力。

（三）术后护理

（1）肠瘘患者手术剥离面大，术后可能出现弥散性渗血，要严密观察血压、脉搏、面色的变化，伤口负压引流液和敷料的渗血情况。

（2）患者术后和腹腔内均有潜在感染的机会，应注意观察体温、腹痛、腹胀、恶心等腹腔内感染的体征。

（3）术后放置的各种引流管应妥善固定，保持通畅，严密观察，准确记录。

（4）早期下床活动,待腹部伤口愈合,无发热和其他因素的情况下逐渐增加活动范围及时间。

（5）了解各管道的通向及作用,严格无菌操作,位置合适防止逆流感染。

五、健康教育

（1）告知患者及家属溢出肠液及时清除的重要性,协助做好皮肤护理。

（2）注意保暖,防止着凉。

（3）由于卧床时间长,应指导患者进行被动、主动活动以减轻肌肉萎缩。

（4）注意各种引流管的保护,若引流不畅时要及时处理。

（5）口服营养的饮食指导:开始进食时应低脂、适量蛋白、高糖类食物,宜低渣、切细、煮烂,量逐渐增加,防止消化不良。

（张祎炜）

第三章　神经外科疾病护理

第一节　先天性脑积水

先天性脑积水(congenital hydrocephalus)又称婴儿脑积水(infantile hydrocephalus),是指婴幼儿时期脑室系统或蛛网膜下隙积聚大量脑脊液,导致脑室或蛛网膜下隙扩大并出现颅内压增高和脑功能障碍,是最常见的先天性神经系统畸形疾病之一。多见于2岁以内的婴幼儿。

一、病因

常见原因是产伤引起的蛛网膜下隙出血和各种类型感染所致的脑膜炎,由于血液或炎性渗出物造成蛛网膜粘连,致脑脊液流通障碍。因中脑导水管狭窄、第四脑室中孔和侧孔闭锁、小脑扁桃体下疝畸形等先天性畸形造成的脑积水约占1/4。此外,肿瘤也可造成脑积水,但较少见。

二、病理生理

脑脊液是存在于脑室和蛛网膜下隙内的一种无色透明的液体,其分泌和吸收处于动态平衡状态。脑脊液的总量为130~150mL,比重1.005。人体每天分泌脑脊液约500mL(21mL/h),因此,脑脊液每天要循环更换3~4次。正常人的脑脊液约2/3由脑室内的脉络丛产生,其余来源于室管膜和脑实质的毛细血管。正常脑脊液的循环通路为从侧脑室经室间孔流入第三脑室,再经中脑导水管进入第四脑室,然后经第四脑室的正中孔和侧孔到达脑干及小脑周围的蛛网膜下隙,向上通过小脑幕切迹到达大脑半球的蛛网膜下隙,由上矢状窦两旁的蛛网膜颗粒吸收而进入上矢状窦的静脉血中。任何引起脑脊液分泌过多、循环通路受阻或吸收障碍的病变都可以引起脑积水。由于脑脊液循环受阻、脑脊液大量积聚,使脑室扩大,婴幼儿表现为头颅增大、脑实质变薄、脑回平坦、脑沟变浅。

三、分类

按病因可分为以下几类。

(一)交通性脑积水(也称非阻塞性脑积水)

其特点是脑室系统普遍扩大,且与蛛网膜下隙相交通。

(二)阻塞性脑积水

阻塞性脑积水指脑室系统某一通道上发生狭窄和阻塞,使脑脊液全部或部分不能流至脑池和蛛网膜下隙,并出现梗阻部位以上脑室系统扩大。

四、临床表现

(1)呈大头状,为出生后数周或数月内出现头颅快速增大,少数出生时头颅就明显大于正常。

（2）前囟扩大、隆起、张力较高，患儿直立时仍不凹陷，严重时枕囟甚至侧囟门均扩大。

（3）颅缝分开、头形变圆、颅骨变薄变软，甚至透明。头部叩诊呈"破壶音"（MaCewen 征阳性），重症者叩诊时有振动感。

（4）头发稀疏，头皮薄而亮，额部头皮静脉怒张。

（5）脑颅大而面颅较小。严重时，因眶顶受压、眼球下移、巩膜外露，形成所谓的"落日征"。

（6）神经系统体征有眼球震颤、共济失调、四肢肌张力增强或轻瘫等，虽然头颅增大，但视神经盘水肿及视网膜出血少见。

（7）其他：如极度扩大的侧脑室或第三脑室损伤枕叶或压迫视交叉时，可引起视力减退，甚至失明，眼底可见视神经萎缩。中脑顶盖受压，可引起分离性斜视及上视障碍。引起下脑干功能障碍，表现为吮吸和进食困难，有时可出现特征性的高音调啼哭。如外展神经受牵拉时，可引起眼内斜；迷走神经受牵拉时，常出现喉鸣音。当病情进展迅速时，患者可出现精神不振、迟钝、易激惹、抬头困难、痉挛性瘫痪、智力发育障碍，甚至出现抽搐发作或嗜睡、惊厥。如病情继续进展，可发生脑疝而死亡。也可死于营养不良、全身衰竭、呼吸道感染等并发症。长期颅内高压所致的脑功能障碍，以及脑室壁突然破裂，或因大量的脑脊液由嗅丝脑膜裂口经鼻腔流失而引起的颅内低压或出血等，也可引起死亡。

五、辅助检查

1. 头围的动态观察

正常新生儿头周围径（额、枕）为 33～35cm，出生后头 6 个月内增长较快，每月增加 1.2～1.3cm，前半年可达 8～10cm，后半年增加 2～4cm，1 岁时头围平均约 46cm。第 2 年增加 2cm，第 3～4 年增加 2cm，5 岁时达 50cm，15 岁时接近成人头围，为 54～58cm。脑积水患儿，头围可达正常值的 2～3 倍。

2. 颅骨 X 线片

颅骨 X 线片可见头颅增大、颅骨变薄、板障结构稀少甚至完全消失，血管沟变浅或消失，颅缝分离、囟门扩大及颅面骨的比例失调等。

3. CT 和 MRI 检查

CT 和 MRI 检查是诊断脑积水的主要和可靠方法，有助于明确病因、分类和区别其他原因引起的脑室扩大，且可观察分流术后脑室变化情况，以追踪分流术的效果。

六、治疗要点

无论何种原因引起的脑积水，都必须及时治疗。可分为药物治疗和手术治疗两种。药物治疗主要是减少脑脊液分泌和增加机体水分排出，一般常用的利尿药物有呋塞米（速尿）、醋氮酰胺、氨苯蝶啶等，尤以醋氮酰胺抑制脑脊液分泌作用最强，主要用于轻型患者以及作为术前的临时用药。本病应以手术治疗为主，可分为病因治疗、脑脊液分流术等。早期手术效果较好，晚期因大脑皮质萎缩或出现严重神经功能障碍，手术效果较差。

（一）病因治疗

对阻塞性脑积水，解除阻塞病因是最理想的方法，如中脑导水管成形术或扩张术、第四脑室正中孔切开或成形术、枕大孔先天畸形者做颅后窝及上颈椎椎扳减压术，并切除阻塞脑脊液流通的肿瘤、囊肿等。

（二）脑脊液分流术

脑脊液分流术是将脑室或腰椎管腔的脑脊液分流至其他体腔,可用于治疗交通性和阻塞性脑积水。目前临床上常用脑室腹腔分流术及脑室心房分流术。

七、护理

（一）护理评估

(1)给予护理体检,向患者家长了解患者的基本资料、既往史、家族史、过敏史、生活状态、营养状态、有无大小便异常等一般情况。

(2)评估患者的生命体征、意识状态、瞳孔。

(3)患儿不能自我表达感受,需向家长询问患者的起病方式,患者是否出现易激惹、拒食、持续高调短促的异常哭泣等。了解患儿是否为早产儿。

(4)评估神经系统体征,小儿患者颅内压增高症状明显时,骨缝增宽、前囟饱满、头皮变薄和头皮静脉清晰可见并有怒张,使用强灯光照射时头颅透光,叩诊呈"破壶音",头颅异常增大,双眼"落日征",智力发育异常。评估患儿是否存在以下肢为主的肢体痉挛性瘫痪,轻者表现为双足跟紧张、足下垂,严重时出现痉挛步态,即剪刀步态。

(5)了解辅助检查结果:主要为 CT 和 MRI,表现为脑室扩大。

(6)心理和社会状况评估:了解患者家庭经济状况及费用支付方式等。

（二）护理问题

1. 有受伤的危险

有受伤的危险与脑积水有关。

2. 潜在并发症

如颅内压增高、分流管堵塞、感染。

（三）护理措施

1. 术前护理

(1)心理护理:与患者交流时语言简洁,并使用非医学术语,使患者能够理解和接受。向患儿家长详细解释诊断、检查、治疗的过程,使患者及家长能配合治疗和护理。

(2)饮食:应顺从小儿患者的饮食习惯,避免患儿进食时哭闹。

(3)术前按医嘱定时观察患者的意识、瞳孔、生命体征的变化,并及时记录。呕吐时,头应偏向一侧,防止呕吐物的误吸。观察并记录呕吐物的色、质和量,以及呕吐的时间、特点等。遵医嘱按时、按量准确使用脱水剂。

(4)手术前除常规剃头外,还应检查腹部皮肤有无感染、疖、痈,并术前备皮。

2. 术中护理

(1)麻醉:全身麻醉。

(2)体位:仰卧位,头侧向健侧,头圈固定,患侧肩下垫一小枕或小沙袋。

(3)术中配合:①消毒头部,以及颈、胸、腹部皮肤,铺无菌巾,贴无菌保护膜。②辅助护士将分流装置拆封前需再次确认分流管的型号,洗手护士应将分流管和阀门浸泡于含有庆大霉素溶液的生理盐水中。③在形成皮下隧道时,辅助护士应将垫在肩部的小沙袋取出。④安装分流管前,护士先检查分流管装置是否通畅,以及阀门内要充满液体。如使用可调压的分流管,应事先调节好阀门的压力。

3.术后护理

(1)心理护理:向患者及家长讲述手术过程,提供确切的临床信息,减轻其焦虑、担忧心理。询问患者的主观感受,指导患者不可抓挠伤口,不合作的小儿患者予以肢体约束。

(2)体位:麻醉清醒、血压平稳后,抬高床头30°左右,以利于颅内静脉回流,降低颅内压。

(3)饮食:手术当天禁食,第2天起酌情给予流质饮食。术后腹胀常因脑脊液对腹腔刺激引起肠蠕动减弱所致,早期不进食易产气的食物如牛奶等,如无腹胀、腹泻等不良反应可逐渐过渡到普食。

(4)术后并发症的观察和护理。

1)感染:感染是分流术后严重的并发症,主要是脑室炎或腹膜炎。患者可出现发热、头痛或腹痛、分流管皮下红肿等,严重者出现癫痫和意识障碍;抽取脑脊液进行常规、生化检查和细菌培养,可得阳性结果。一旦确诊,应立即去除分流装置,改做脑室外引流,或经腰穿引流,并全身抗感染治疗,或抗生素脑室内、鞘内用药。手术中严格无菌操作是预防感染的重要环节。护理过程中应注意:保持室内空气的新鲜,尽量减少探视人员;密切观察患者的体温变化;指导患者不要触摸切口,必要时适当约束肢体。

2)分流系统阻塞:为分流术后最常见的并发症。主要原因有:分流管近端(脑室端)阻塞;分流管远端(腹腔端或心房端)阻塞;脑室炎、脑室内出血和脑手术后的脑脊液蛋白或纤维素成分增高,可使分流管阀门阻塞;操作不当可致导管连接脱落等也是分流系统阻塞的常见原因。一旦发生分流阻塞,患者的脑积水症状、体征就会复发,CT检查示脑室再度扩大。此时应先判断引流管阻塞部位,再酌情做矫正或更换分流装置。手术后应密切观察患者的意识、瞳孔、生命体征的变化,观察有无头痛、呕吐等颅内压增高的表现,如发现病情变化或术前的症状和体征复发,应及时通知医生,给予相应的处理。

3)分流过度或不足:过度分流综合征:儿童多见,患者出现典型的体位性头痛,直立时加重而平躺后缓解,为过度分流颅压过低引起。CT扫描显示脑室小。慢性硬膜下血肿或积液:多为脑脊液过度引流颅内低压所致,CT或MRI显示皮质塌陷和硬膜下血肿或积液。轻度硬膜下血肿或积液,可保守治疗;明显的或有症状的硬膜下血肿或积液,应进行手术治疗,前者可行钻洞引流,后者可行积液——腹腔分流术。脑脊液分流不足:表现为患者术后症状不改善,检查发现脑室扩大依然存在或改变不明显。手术后应加强病情观察,准确判断头痛是由于颅内低压还是颅内高压所致,并按医嘱给予相应的处理。

(四)护理评价

(1)患者和家长是否掌握与疾病有关的知识,能否主动配合治疗和护理工作。

(2)患者日常生活需求是否得到满足,有无意外发生。

(3)患者的生命体征是否平稳。

(4)术后并发症是否得到预防,若发生并发症是否被及时发现和处理。

八、健康教育

(1)小脑室综合征(slit ventricle syndrome)通常是指分流手术后数年(平均4.5~6.5年)出现颅内压增高的症状,如头痛、恶心、呕吐,以及共济失调、反应迟缓、昏睡等,但CT扫描却发现脑室形态小于正常,多见于2岁之前进行分流手术者及行脑室腹腔分流术者。应告知患者及家长如出现上述症状应及时就诊。

（2）鼓励患者保持乐观的情绪,症状缓解后可正常的学习和生活。避免过度劳累,提醒适当锻炼,增强机体抵抗力。

（马　媛）

第二节　脑损伤

一、脑震荡

脑震荡是指头部受到撞击后,立即发生一过性脑功能障碍,无肉眼可见的神经病理改变,但在显微镜下可见神经组织结构紊乱。

（一）临床表现

患者在伤后立即出现短暂的意识障碍,持续数秒或数分钟,一般不超过30分钟。同时可伴有皮肤苍白、出汗、血压下降、心动徐缓、呼吸浅慢、肌张力降低、各生理反射迟钝或消失等自主神经和脑干功能紊乱的表现。清醒后大多不能回忆受伤当时及伤前近期的情况,而对往事记忆清楚,称为逆行性遗忘(retrograde amnesia)。常有头痛、头昏、失眠、耳鸣、恶心、呕吐、情绪不稳、记忆力减退等症状,一般可持续数日或数周。神经系统检查无阳性体征。

（二）辅助检查

脑脊液检查无红细胞,CT检查颅内亦无异常发现。

（三）处理原则

一般卧床休息1~2周,可适当给予镇痛、镇静药物。多数患者2周内恢复正常。

（四）常见护理诊断/问题

1. 焦虑

焦虑与缺乏脑震荡相关知识、担心疾病预后有关。

2. 急性疼痛

急性疼痛与脑震荡有关。

（五）护理措施

1. 缓解患者焦虑情绪

讲解疾病相关知识,缓解其紧张情绪。对少数症状迁延者,加强心理护理,帮助其正确认识疾病。

2. 镇痛、镇静

疼痛明显者遵医嘱适当给予镇静、镇痛药物。

3. 病情观察

少数患者可能合并存在颅内血肿,故应密切观察其意识状态、生命体征及神经系统体征。

4. 健康教育

嘱患者保证充足睡眠,适当进行体能锻炼(气功、太极拳等),避免过度用脑和劳累。解除思想上对所谓"后遗症"的紧张和忧虑,保持心情愉快。加强营养,多食健脑食品(如动物脑、栗子、核桃等）。

二、脑挫裂伤

脑挫裂伤是常见的原发性脑损伤，既可发生于着力部位，也可在对冲部位。脑挫裂伤包括脑挫伤及脑裂伤，前者指脑组织遭受破坏较轻，软脑膜完整；后者指软脑膜、血管和脑组织同时有破裂，伴有外伤性蛛网膜下隙出血（traumatic subarachnoid hemorrhage）。由于两者常同时存在，合称为脑挫裂伤。

（一）病理生理

脑挫裂伤指主要发生于大脑皮层的损伤，可单发，也可多发，好发于额极、颞极及其基底。脑挫裂伤轻者软脑膜下有散在的点状或片状出血灶。重者有软脑膜撕裂，脑皮质和深部的白质广泛挫碎、破裂、坏死，局部出血，甚至形成血肿，在显微镜下，伤灶中央为血块，四周是碎烂或坏死的皮质组织及出血灶。脑挫裂伤的继发性改变脑水肿和血肿形成具有更为重要的临床意义。

早期的脑水肿多属血管源性，一般伤后3～7日内发展到高峰，期间易发生颅内压增高甚至脑疝。伤情较轻者，脑水肿可逐渐消退，病灶区日后可形成瘢痕、囊肿或与硬脑膜粘连，成为外伤性癫痫（traumatic epilepsy）的原因之一；若蛛网膜与软脑膜粘连影响脑脊液循环，可形成外伤性脑积水（traumatic hydrocephalus）；广泛的脑挫裂伤在数周后可形成外伤性脑萎缩（traumatic brain atrophy）。

（二）临床表现

因损伤部位和程度不同，临床表现差异很大。轻者仅有轻微症状，重者昏迷，甚至迅速死亡。

1. 意识障碍

意识障碍是脑挫裂伤最突出的症状之一。患者伤后立即出现昏迷，其程度和持续时间与损伤程度、范围直接相关。绝大多数超过半小时，持续数小时、数日不等，严重者长期持续昏迷。

2. 局灶症状和体征

依损伤的部位和程度不同而异。若伤及脑皮质功能区，伤后立即出现相应的神经功能障碍症状或体征，如语言中枢损伤出现失语，运动区损伤出现锥体束征、肢体抽搐、偏瘫等。但发生在额、颞叶前端"哑区"的损伤，可无神经系统受损的症状和体征。

3. 头痛、呕吐

头痛、呕吐与颅内压增高、自主神经功能紊乱或外伤性蛛网膜下隙出血等有关。后者还可出现脑膜刺激征，脑脊液检查有红细胞。

4. 颅内压增高和脑疝

颅内压增高和脑疝因继发脑水肿和颅内出血所致。可使早期的意识障碍或偏瘫程度加重，或意识障碍好转后又加重。

原发性脑干损伤是脑挫裂伤中最严重的特殊类型，常与弥散性脑损伤并存。患者常因脑干网状结构受损、上行激活系统功能障碍而持久昏迷。伤后早期出现严重的生命体征紊乱，表现为呼吸节律紊乱、心率及血压波动明显；双侧瞳孔时大时小，对光反应无常，眼球位置歪斜或同向凝视；也可四肢肌张力增高，伴单侧或双侧锥体束征，严重者去大脑强直。

(三)辅助检查

1. 影像学检查

CT 检查是首选项目,可了解脑挫裂伤的部位、范围及周围脑水肿的程度,还可了解脑室受压及中线结构移位等。MRI 检查有助于明确诊断。

2. 腰椎穿刺检查

腰椎穿刺脑脊液中含大量红细胞,同时可测量颅内压或引流血性脑脊液,以减轻症状。但颅内压明显增高者禁忌腰穿。

(四)处理原则

以非手术治疗为主,防治脑水肿,减轻脑损伤后的病理生理反应,预防并发症。经非手术治疗无效或颅内压增高明显,甚至出现脑疝迹象时,应及时手术去除颅内压增高的病因,以解除脑受压。手术方法包括脑挫裂伤灶清除、额极或颞极切除、去骨瓣减压术或颞肌下减压术。

(五)护理评估

1. 健康史

(1)受伤史及现场情况:详细了解受伤过程,如暴力大小、方向、性质、速度;患者受伤后有无意识障碍,其程度及持续时间,有无逆行性遗忘;受伤当时有无口鼻、外耳道出血或脑脊液漏发生;是否出现头痛、恶心、呕吐、呼吸困难等情况;了解现场急救和转送过程。

(2)既往史:了解患者既往健康状况。

2. 身体状况

(1)局部:患者头部有无破损、出血,呼吸道是否通畅。

(2)全身:检查患者生命体征、意识状态、瞳孔及神经系统体征的变化,了解患者有无颅内压增高和脑疝症状。了解患者营养状况,如体重、氮平衡、血浆蛋白、血糖、血电解质等,以及时调整营养素的种类和量。

(3)辅助检查:了解 X 线、CT 及 MRI 的检查结果,以判断脑损伤的严重程度及类型。

3. 心理-社会状况

了解患者及家属的心理反应;了解家属对患者的支持能力和程度。

(六)常见护理诊断/问题

1. 清理呼吸道无效

清理呼吸道无效与脑损伤后意识障碍有关。

2. 营养失调:低于机体需要量

营养失调:低于机体需要量与脑损伤后高代谢、呕吐、高热等有关。

3. 有失用综合征的危险

与脑损伤后意识和肢体功能障碍及长期卧床有关。

4. 潜在并发症

颅内压增高、脑疝、蛛网膜下隙出血、癫痫发作、消化道出血。

(七)护理目标

(1)患者呼吸道保持通畅,呼吸平稳,未发生误吸。

(2)患者营养状态维持良好。

(3)患者未出现因活动受限引起的功能障碍。

（4）患者未发生并发症,或并发症得到及时发现和处理。

（八）护理措施

1. 保持呼吸道通畅

（1）体位:意识清醒者取斜坡卧位,以利于颅内静脉回流。昏迷或吞咽功能障碍者取侧卧位或侧俯卧位,以免呕吐物、分泌物误吸。

（2）及时清除呼吸道分泌物:颅脑损伤患者常有不同程度的意识障碍,丧失正常的咳嗽反射和吞咽功能,不能有效排除呼吸道分泌物、血液、脑脊液及呕吐物。因此,应及时清除口腔和咽部血块或呕吐物,定时吸痰。呕吐时将头转向一侧以免误吸。

（3）开放气道:深昏迷者,抬起下颌或放置口咽通气道,以免舌根后坠阻碍呼吸。短期不能清醒者,必要时行气管插管或气管切开。呼吸减弱并潮气量不足不能维持正常血氧者,及早使用呼吸机辅助呼吸。

（4）加强气管插管、气管切开患者的护理:保持室内适宜的温度和湿度,湿化气道,避免呼吸道分泌物黏稠,利于排痰。

（5）预防感染:使用抗生素防治呼吸道感染。

2. 加强营养

创伤后的应激反应可产生严重分解代谢,使血糖增高、乳酸堆积,后者可加重脑水肿。因此,必须及时、有效补充能量和蛋白质以减轻机体损耗。早期可采用肠外营养,待肠蠕动恢复后,无消化道出血者尽早行肠内营养支持,以利于胃肠功能恢复和营养吸收。昏迷患者通过鼻胃管或鼻肠管给予每日所需营养,成人每日补充总热量约8400kJ和10g氮。当患者肌张力增高或癫痫发作时,应预防肠内营养液反流导致误吸。

3. 病情观察

（1）意识:意识障碍是脑损伤患者最常见的变化之一。观察患者意识状态,不仅应了解有无意识障碍,还应注意意识障碍程度及变化。意识障碍的程度可辨别脑损伤的轻重。意识障碍出现的迟早和有无继续加重可作为区别原发性和继发性脑损伤的重要依据。

（2）生命体征:为避免患者躁动影响结果的准确性,应先测呼吸,再测脉搏,最后测血压。

1）体温:伤后早期,由于组织创伤反应,可出现中等程度发热;若损伤累及间脑或脑干,可导致体温调节紊乱,出现体温不升或中枢性高热;伤后即发生高热,多系视丘下部或脑干损伤;伤后数日体温升高,常提示有感染性并发症。

2）脉搏、呼吸、血压:注意呼吸节律和深度、脉搏快慢和强弱以及血压和脉压变化。若伤后血压上升、脉搏缓慢有力、呼吸深慢,提示颅内压升高,警惕颅内血肿或脑疝发生;枕骨大孔疝患者可突然发生呼吸心跳停止;闭合性脑损伤呈现休克征象时,应检查有无内脏出血,如迟发性脾破裂、应激性溃疡出血等。

（3）瞳孔变化:可因动眼神经、视神经及脑干部位的损伤引起。观察两侧睑裂大小是否相等,有无上睑下垂,注意对比两侧瞳孔的形状、大小及对光反应。伤后一侧瞳孔进行性散大、对侧肢体瘫痪、意识障碍,提示脑受压或脑疝;双侧瞳孔散大、对光反应消失、眼球固定伴深昏迷或去皮质强直,多为原发性脑干损伤或临终表现;双侧瞳孔大小形状多变、对光反应消失,伴眼球分离或异位,常是中脑损伤的表现;眼球不能外展且有复视者,多为展神经受损;眼球震颤常见于小脑或脑干损伤。

有无间接对光反应可以鉴别视神经损伤与动眼神经损伤。观察瞳孔时应注意某些药物、剧痛、惊骇等也会影响瞳孔变化,如吗啡、氯丙嗪可使瞳孔缩小,阿托品、麻黄碱可使瞳孔散大。

(4)神经系统体征:原发性脑损伤引起的偏瘫等局灶症状,在受伤当时已出现,且不再继续加重;伤后一段时间才出现一侧肢体运动障碍且进行性加重,同时伴有意识障碍和瞳孔变化,多为小脑幕切迹疝压迫中脑的大脑脚,损害其中的锥体束纤维所致。

(5)其他:观察有无脑脊液漏,有无剧烈头痛、呕吐、烦躁不安等颅内压增高表现或脑疝先兆。注意 CT 和 MRI 扫描结果及颅内压监测情况。

4.并发症的观察与护理

(1)昏迷患者易发生的并发症:昏迷患者生理反应减弱或消失,全身抵抗力下降,易发生多种并发症。

1)压疮:保持皮肤清洁干燥,定时翻身,尤应注意骶尾部、足跟、耳郭等骨隆突部位,不可忽视敷料覆盖部位。消瘦者伤后初期及高热者常需每小时翻身 1 次,长期昏迷、一般情况较好者可每 3~4 小时翻身 1 次。

2)呼吸道感染:加强呼吸道护理,定期翻身叩背,保持呼吸道通畅,防止呕吐物误吸引起窒息和呼吸道感染。

3)失用综合征:脑损伤患者因意识或肢体功能障碍,可发生关节挛缩和肌萎缩。保持患者肢体于功能位,防止足下垂。每日四肢关节被动活动及肌按摩 2~3 次,防止肢体挛缩和畸形。

4)泌尿系感染:昏迷患者常有排尿功能紊乱,短暂尿潴留后继以尿失禁。长期留置导尿管是引起泌尿系感染的主要原因。必须导尿时,严格执行无菌操作;留置尿管过程中,加强会阴部护理,夹闭导尿管并定时放尿以训练膀胱贮尿功能;尿管留置时间不宜超过 3~5 日;需长期导尿者,宜行耻骨上膀胱造瘘术,以减少泌尿系感染。

5)暴露性角膜炎:眼睑闭合不全者,角膜涂眼药膏保护;无须随时观察瞳孔时,可用纱布遮盖上眼睑,甚至行眼睑缝合术。

(2)蛛网膜下隙出血:因脑裂伤所致,患者可有头痛、发热、颈项强直表现。可遵医嘱给予解热镇痛药物对症处理。病情稳定,排除颅内血肿及颅内压增高、脑疝后,为解除头痛可以协助医师行腰椎穿刺,放出血性脑脊液。

(3)消化道出血:多因下丘脑或脑干损伤引起的应激性溃疡所致,大量使用皮质激素也可诱发。除遵医嘱补充血容量、停用激素外,还应使用止血药和抑制胃酸分泌的药物,如奥美拉唑、雷尼替丁等。及时清理呕吐物,避免消化道出血发生误吸。

(4)外伤性癫痫:任何部位的脑损伤均可能导致癫痫,尤其是大脑皮层运动区受损。早期癫痫发作的原因是颅内血肿、脑挫裂伤、蛛网膜下隙出血等;晚期癫痫发作主要是脑的瘢痕、脑萎缩、感染、异物等引起。可采用苯妥英钠预防发作。癫痫发作时使用地西泮 10~30mg 静脉缓慢注射,直至控制抽搐为止。

5.健康教育

(1)心理指导:对恢复过程中出现头痛、耳鸣、记忆力减退的患者,给予适当解释和宽慰,使其树立信心,帮助患者尽早自理生活。

(2)控制外伤性癫痫:坚持服用抗癫痫药物至症状完全控制后 1~2 年,逐步减量后才能停药,不可突然中断服药。癫痫患者不能单独外出、登高、游泳等,以防意外。

(3)康复训练:脑损伤后遗留语言、运动或智力障碍,在伤后 1~2 年内有部分恢复的可能。提高患者自信心,协助患者制订康复计划,进行语言、运动、记忆力等方面的训练,以提高生活自理能力及社会适应能力。

（九）护理评价

通过治疗与护理,患者是否出现如下。

(1)呼吸道保持通畅,呼吸平稳,未发生误吸。

(2)营养状态维持良好。

(3)未出现因活动受限引起的并发症。

(4)未发生并发症,或并发症得到及时发现和处理。

三、颅内血肿

颅内血肿(intracranial hematoma)是颅脑损伤中最多见、最严重、可逆性的继发性病变。由于血肿直接压迫脑组织,引起局部脑功能障碍及颅内压增高,若未及时处理,可导致脑疝危及生命。早期发现并及时处理可在很大程度上改善预后。

（一）分类

颅内血肿按血肿所在部位分为硬脑膜外血肿(epidural hematoma,EDH)、硬脑膜下血肿(subdural hematoma,SDH)及脑内血肿(intracerebral hematoma,ICH);按出现颅高压或早期脑疝症状所需时间分为急性型(3日内)、亚急性型(3日~3周)、慢性型(3周以上)。

（二）病因与病理

不同部位的颅内血肿其病因有所不同。

1.硬脑膜外血肿

硬脑膜外血肿与颅骨损伤有密切关系,可因骨折或颅骨的短暂变形撕破位于骨沟内的硬脑膜中动脉或静脉窦而引起出血,或骨折的板障出血。血液积聚使硬脑膜与颅骨分离过程中也可撕破一些小血管,使血肿增大。

由于颅盖部的硬脑膜与颅骨附着较松,易于分离,而颅底部硬脑膜附着紧密,故硬膜外血肿多见于颅盖骨折,以颞部多见。

2.硬脑膜下血肿

出血积聚于硬脑膜下腔,是颅内血肿中最为常见的类型。急性和亚急性硬脑膜下血肿多见于额颞部,常继发于对冲性脑挫裂伤,出血多来自挫裂的脑实质血管。慢性硬脑膜下血肿好发于老年人,有轻微或无明显外伤史,其出血来源及发病机制尚不完全清楚,可能是老年性脑萎缩的颅腔空间相对较大,遇到轻微惯性力作用时,脑与颅骨产生相对运动,使进入上矢状窦的桥静脉撕裂出血所致。慢性硬脑膜下血肿形成完整包膜,缓慢增大,出现脑受压和颅内压增高症状。

3.脑内血肿

浅部血肿多因脑挫裂伤致脑实质内血管破裂引起,常与硬脑膜下血肿同时存在,多伴有颅骨凹陷性骨折;深部血肿多见于老年人,由脑受力变形或剪力作用使深部血管撕裂导致,血肿位于白质深处,脑表面可无明显挫伤。

（三）临床表现

1.硬脑膜外血肿

(1)意识障碍:进行性意识障碍是颅内血肿的主要症状,可因原发性脑损伤直接导致,也可由颅内血肿形成导致颅内压增高和脑疝引起,后者常发生于伤后数小时至1~2日。意识障碍有以下3种类型。

1)典型的意识障碍是伤后昏迷有"中间清醒期",即原发性脑损伤的意识障碍清醒后,经过一段时间因颅内血肿形成,颅内压增高使患者再度出现昏迷,并进行性加重。

2)原发性脑损伤较严重或血肿形成较迅速,可不出现中间清醒期,伤后持续昏迷并进行性加重。

3)原发性脑损伤轻,伤后无原发性昏迷,至血肿形成后始出现昏迷。

(2)颅内压增高及脑疝表现:一般成人幕上血肿大于20mL、幕下血肿大于10mL,即可引起颅内压增高症状,常有头痛、恶心、剧烈呕吐等,伴有血压升高、呼吸和心率减慢、体温升高。当发生小脑幕切迹疝时,患侧瞳孔先短暂缩小,随后进行性散大、对光反应消失,对侧肢体偏瘫进行性加重。幕上血肿者大多先经历小脑幕切迹疝,然后合并枕骨大孔疝,故严重的呼吸循环障碍常发生在意识障碍和瞳孔改变之后。幕下血肿者可直接发生枕骨大孔疝,较早发生呼吸骤停。

2.硬脑膜下血肿

(1)急性和亚急性硬脑膜下血肿:症状类似硬脑膜外血肿,脑实质损伤较重,原发性昏迷时间长,少有"中间清醒期",颅内压增高和脑疝症状多在1~3日内进行性加重。

(2)慢性硬脑膜下血肿:由于致伤外力小,出血缓慢,病程较长,患者表现如下。

1)慢性颅内压增高症状:头痛、呕吐和视盘水肿等。

2)血肿压迫所致局灶症状和体征:偏瘫、失语和局限性癫痫等。

3)脑供血不足、脑萎缩症状:智力下降、记忆力减退和精神失常等。

3.脑内血肿

脑内血肿以进行性加重的意识障碍为主,若血肿累及重要脑功能后,可能出现偏瘫、失语、癫痫等症状。

(四)辅助检查

CT检查可助诊断。

1.硬脑膜外血肿

示颅骨内板与脑表面之间有双凸镜形或弓形密度增高影,常伴颅骨骨折和颅内积气。

2.硬脑膜下血肿

(1)急性或亚急性硬脑膜下血肿:示颅骨内板与脑组织表面之间有高密度、等密度或混合密度的新月形或半月形影,多伴有脑挫裂伤和脑受压。

(2)慢性硬脑膜下血肿:示颅骨内板下低密度的新月形、半月形或双凸镜形影。

3.脑内血肿

示脑挫裂伤灶附近或脑深部白质内见到圆形或不规则高密度血肿影,周围有低密度水肿区。

(五)常见护理诊断/问题

1.意识障碍

意识障碍与颅内血肿、颅内压增高有关。

2.潜在并发症

颅内压增高、脑疝、术后血肿复发。

（六）护理措施

颅内血肿为继发性脑损伤,护理中除需执行原发性脑损伤相关护理措施之外,还应注意以下几点。

1. 密切观察病情

严密观察患者意识状态、生命体征、瞳孔、神经系统病症等变化,及时发现颅内压增高迹象。

一旦发现,应积极采取措施降低颅内压,同时做好术前准备。术后注意病情变化,判断颅内血肿清除效果并及时发现术后血肿复发迹象。

2. 引流管的护理

慢性硬脑膜下血肿术后患者取平卧位或头低脚高患侧卧位,以便充分引流。引流瓶(袋)应低于创腔30cm,保持引流管通畅,注意观察引流液的性质和量。术后不使用强力脱水剂,亦不严格限制水分摄入,以免颅内压过低影响脑膨出。术后3日左右行CT检查,证实血肿消失后拔管。

四、开放性脑损伤

头颅损伤后脑组织与外界相通称为开放性脑损伤。按致伤原因分为非火器性或火器性开放性脑损伤,皆伴有头皮裂伤、颅骨骨折、硬脑膜破裂和脑脊液漏,可发生失血性休克、颅内感染。

（一）病因与病理

非火器所致开放性脑损伤致伤物有以下2类。

1. 锐器

如刀、钉、锥、针等,容易切过或穿透头皮、颅骨和脑膜进入脑组织,伤道较整齐、光滑,脑挫裂伤和血肿局限于着力点部位,对周围影响小。

2. 钝器

如棍棒、石块等击中头部,除着力点的开放性脑损伤外,尚有因惯性力所致的对冲性脑挫裂伤和血肿存在。

火器所致开放性脑损伤的致伤物以枪弹和弹片多见。致伤物由颅骨或颜面射入,停留于颅腔内称为非贯通伤(盲管伤);致伤物贯通颅腔,有入口和出口,入口脑组织内有许多碎骨片,出口骨缺损较大称为贯通伤;致伤物与颅骨和脑呈切线性擦过,脑内无致伤物称为切线伤。现代枪弹速度快,穿透力强,易造成贯通伤;弹片不规则,穿透力弱,易造成非贯通伤。

（二）临床表现

1. 头部伤口

非火器所致开放性脑损伤,伤口往往掺杂有大量异物如头发、布片、泥沙和碎骨片等,有脑脊液和脑组织从伤口溢出,或脑组织由硬脑膜和颅骨缺损处向外膨出。火器所致开放性脑损伤可见弹片或弹头所形成的伤道。

2. 脑损伤症状

脑损伤症状与闭合性脑损伤区别不大,患者出现意识障碍、生命体征改变。伤及皮质功能区或其邻近部位时,局灶症状和体征明显,如瘫痪、感觉障碍、失语、偏盲等。外伤性癫痫发生率较高。

3.颅内压增高与脑疝

开放性脑损伤在一定程度上缓和了颅内压增高,但大部分合并存在凹陷性骨折,骨折片相嵌重叠和硬脑膜裂口较小时,仍然会出现明显颅内压增高甚至脑疝。

4.失血性休克

伤口大量出血者,可出现休克征象。

(三)辅助检查

1.头颅 X 线片

头颅 X 线片可以了解颅骨骨折的类型、范围,颅内有无碎骨片和异物及其分布情况。

2.CT

CT 可确定脑损伤的部位和范围,以及是否有继发颅内血肿和脑水肿,对存留的骨折片和异物做出精确定位。

(四)常见护理诊断/问题

1.意识障碍

意识障碍与脑损伤、颅内压增高有关。

2.潜在并发症

颅内压增高、脑疝、颅内感染、失血性休克。

(五)急救护理

1.紧急救治

首先争分夺秒地抢救心跳呼吸骤停、开放性气胸、大出血等危及患者生命的伤情。无外出血表现而有休克征象者,应查明有无头部以外部位损伤,如合并内脏破裂等,并及时补充血容量。

2.保持呼吸道通畅

及时清除口、鼻腔分泌物。禁用吗啡止痛,以防抑制呼吸。

3.伤口处理

有脑组织从伤口膨出时,外露的脑组织周围用消毒纱布卷保护,再用纱布架空包扎,避免脑组织受压。

对插入颅腔的致伤物不可贸然撼动或拔出,以免引起颅内大出血。遵医嘱使用抗生素和 TAT。

4.病情观察

密切观察病情变化,及时发现和处理并发症。如患者意识障碍进行性加重,出现喷射性呕吐、瞳孔散大,应警惕脑疝可能。

(六)手术前后护理

1.术前护理

(1)止血及补充血容量:创伤部位出血过多易造成失血性休克,应迅速控制出血,补充血容量。

(2)病情观察:严密观察患者意识状态、生命体征、瞳孔、神经系统病症等,结合其他临床表现评估颅内血肿或脑水肿的进展情况。

(3)完善术前准备:除按闭合性脑挫裂伤患者护理外,还应做好紧急手术准备。

2. 术后护理

（1）术后送 ICU 病房严密监护。

（2）保持呼吸道通畅。

（3）继续实施降低颅内压的措施。

（4）做好创口和引流管的护理,注意有无颅内再出血和感染迹象。

（5）加强基础护理。

（七）健康教育

1. 康复指导

加强营养,进食高热量、高蛋白、富含纤维素、维生素的饮食,发热时多饮水。神经功能缺损者应继续坚持功能锻炼,进行辅助治疗（高压氧、针灸、理疗、按摩、中医药、助听器等）。避免搔抓伤口,可用75%乙醇或络合碘消毒伤口周围,待伤口痊愈后方可洗头。颅骨缺损者注意保护骨窗局部,外出戴防护帽,尽量少去公共场所。

2. 复诊指导

3~6 个月门诊复查,如出现原有症状加重、头痛、呕吐、抽搐、不明原因发热、手术部位发红、积液、渗液等应及时就诊。一般术后半年可行颅骨修补。

（苏爱萍）

第三节　颅骨骨折

一、概述

颅骨（skull）是类似球形的骨壳,容纳和保护颅腔内容物。颅骨骨折（fracture of the skull）是指受暴力作用所致颅骨结构改变,在闭合性颅脑损伤中,颅骨骨折占30%～40%。

颅骨骨折的重要性不在于骨折本身,而在于颅腔内容物的并发损伤。骨折所造成的继发性损伤比骨折本身严重得多,由于骨折常同时并发脑、脑膜、颅内血管及脑神经的损伤,并可能导致脑脊液漏（cerebrospinal fluid leakage）,因此必须予以及时处理。

二、病因

颅骨骨折的发生是多为暴力作用于头颅所产生的反作用力的结果,当颅骨变形的作用力超出其承受力时即产生骨折,此外还有儿童生长性颅骨骨折（growing skull fracture childhood, GSF）,即婴幼儿时期颅骨线形骨折后,由于多种原因骨折不愈合,骨折区不断护大,形成颅骨缺损所致,但较为少见。

三、病理

颅骨骨折可按以下方法分类。

按骨折与外界是否相通可分为闭合性骨折和开放性骨折。

按骨折型态可分为:①线形骨折;②凹陷性骨折;③粉碎性骨折;④儿童生长性骨折。

按骨折发生部位可分为颅盖骨折与颅底骨折。

四、诊断要点

（一）临床表现

1. 颅盖骨折

（1）线性骨折几乎均为颅骨全层骨折，骨折线多为单一，也可为多发，表面常出现头皮挫伤和头皮血肿。形状呈线条状，也有的呈放射状，触诊有时可发现颅骨骨折线。

（2）凹陷骨折绝大多数为颅骨全层凹陷骨折，个别情况下亦有内板单独向颅内凹陷入者。头部触诊可及局部凹陷，多伴有头皮损伤。

（3）粉碎性骨折者头颅 X 线片显示受伤处颅骨有多条骨折线，可纵横交错状，并分裂为数块。多同时合并头皮裂伤及局部脑挫裂伤。

2. 颅底骨折

（1）颅前窝（anterior cranial fossa）骨折后，可见球结合膜下出血及迟发性眼睑皮下淤血，呈紫蓝色，俗称"熊猫眼"。出血因受眶筋膜限制，较少扩散到眶缘以外，且常为双侧性，可与眼眶部直接软组织挫伤相鉴别。常伴有嗅神经损伤，少数可发生视神经在视神经管部损伤。累及筛窦或筛板时，可致脑脊液鼻漏，早期多呈血性。

（2）颅中窝（middle cranial fossa）外伤后有不同程度的外耳道出血，骨折可见耳后迟发性淤斑，常伴听力障碍和面神经周围性瘫痪，以及脑脊液耳漏。脑脊液常与血液相混，呈淡红色，滴在吸水纸或纱布上，可见在血迹外有黄色浸渍圈。

被脑脊液浸湿的纱布或手帕，不像被鼻涕或组织渗出液浸湿干后会变硬的现象，可作为鉴别脑脊液鼻漏的一种简单方法。

（3）颅后窝（posterior cranial fossa）常有枕部直接承受外力的外伤史，枕部头皮可有挫裂伤。骨折可见乳突和枕下部皮下淤血，前者又称 Battle 征，有时可见咽喉壁黏膜下淤血，偶见舌咽神经、迷走神经、副神经和舌下神经损伤以及延髓损伤的表现。

（二）辅助检查

①头颅 X 线片检查；②CT；③MRI；④漏出液做葡萄糖定量检测。

五、治疗

（一）颅盖骨折

1. 线形骨折

本身不须特殊治疗，应着重处理骨折可能引起的硬膜外血肿、脑脊液漏。

2. 凹陷骨折

（1）凹陷程度轻、陷入深度 <1cm 又无临床症状者不需手术治疗。

（2）凹陷1cm 以上或出现压迫症状者，行骨折片复位术。

（3）有颅内高压者应对症处理。

3. 粉碎性骨折

行骨片摘除，必要时于 3~6 月后行颅骨成形术。

（二）颅底骨折

1. 颅前窝骨折

本身无须特殊处理，以防止感染为主。

若发生脑脊液漏,应按开放性损伤处理,不可堵塞,适当取头高位并予抗感染治疗;经处理后,鼻漏多可在 2 周内自行封闭愈合,对经久不愈长期漏液长达 4 周以上,或反复引发脑膜炎及大量溢液的患者,则应实施手术。

2. 颅中窝骨折

处理同上。

若伴海绵窦动静脉瘘,早期可采用 Mata 试验,即于颈部压迫患侧颈总动脉,每日 4 ~ 6 次,每次 15 ~ 30min,对部分瘘孔较小者有一定效果。但对为时较久、症状有所加重或迟发的动静脉瘘,则应及早手术治疗。

3. 颅后窝骨折

急性期主要是针对枕骨大孔区及高位颈椎的骨折或脱位。

若有呼吸功能紊乱或颈脊髓受压时,应及早行气管切开,颅骨牵引,必要时作辅助呼吸或人工呼吸,甚至施行颅后窝及颈椎椎板减压术。

六、主要护理问题

1. 潜在并发症

(1)癫痫与颅骨骨折致脑损伤有关。

(2)颅内低压与颅骨骨折致脑脊液漏出过多有关。

(3)颅内高压与颅骨骨折致继发性颅内出血或脑水肿有关。

(4)感染与颅骨骨折致颅底开放性损伤有关。

2. 有受伤的危险

这与脑损伤引起癫痫、意识障碍、视力障碍等有关。

3. 知识缺乏

缺乏疾病相关知识。

4. 焦虑/恐惧

这与患者对骨折的恐惧,担心预后有关。

七、护理目标

1. 患者未发生癫痫、颅内压过低/过高、出血、感染等相关并发症,或并发症发生后能得到及时治疗与处理。

2. 患者的安全得到保障,未发生受伤。

3. 患者能掌握相关疾病知识以及相关注意事项。

4. 患者焦虑/恐惧程度减轻,配合治疗及护理。

八、非手术治疗护理措施

(一)病情观察

(1)严密观察生命体征,及时发现病情变化。

(2)有癫痫发作的患者应注意观察发作前的先兆持续时间及发作类型。

(3)注意观察有无颅内低压症状。

(4)早期发现继发性颅内出血和颅内高压,及时进行手术治疗。

(5)早期发现继发脑神经损害,及时处理。

（二）保护患者安全

（1）对于癫痫和躁动不安的患者，给予专人护理。

（2）在癫痫发作时应注意保护患者。

（3）烦躁患者床旁加床挡，在取得家属同意后，适当约束防止患者受伤，注意观察约束肢体的肢端循环。

（三）颅底骨折合并脑脊液漏患者的护理

（1）绝对卧床休息，脑脊液鼻漏者应半坐卧位，脑脊液耳漏者应患侧卧位，避免漏出的脑脊液回流入颅内引起逆行性颅内感染，且有利于脑脊液漏口愈合。

（2）按无菌伤口处理，头部垫无菌小巾或无菌棉垫，并随时更换。

（3）禁止鼻饲、鼻内滴液和鼻腔吸痰等操作，以免引起颅内感染。鼻漏未停止，不能从鼻腔插各种管道。颅底骨折患者禁止做腰穿，已有颅内感染者例外。

（4）保持耳、鼻的局部清洁，每日用过氧化氢或盐水棉球清洁局部。

（5）注意观察有无颅内感染。①密切观察体温变化，若体温在38℃以上持续不降，且有脑膜刺激征（头痛、呕吐、颈项强直），应及时通知医生处理；②注意观察漏出液的颜色性状、量等。正常脑脊液应无色、无味、透明，否则视为异常。遇到此类情况应立即报告医师，同时以无菌试管直接接取滴出液送检；在患者床旁备无菌盘，盘内放置无菌干棉球，在鼻前庭或外耳道处放一干棉球，脑脊液浸透后及时更换，最后根据浸湿棉球数估算每日漏出液的量。

（6）遵医嘱予抗生素预防感染。

（四）心理护理

做好心理护理，稳定患者情绪。有脑神经损伤导致视力、听力、嗅觉损害，以及面部周围性瘫痪者，护理人员要关心、体贴患者，加强生活护理和健康指导。

（五）健康宣教

1.脑脊液漏者

①说服患者禁止手掏、堵塞鼻腔和耳道；②要尽量减少用力咳嗽、打喷嚏等动作，防止发生颅内感染和积气。

2.癫痫的预防和处理

①颅脑外伤后发生癫痫极为常见，外伤后2年内，发生最多，以后逐减；②遵医嘱服用抗癫痫药物，切勿漏服；③发作时要注意患者安全，注意保护头部及四肢，保持呼吸通畅，观察发作时有无意识障碍及肢体抽搐情况以及持续时间，以便就诊时为医生提供疾病信息。

3.合并脑神经损伤的指导

①视神经损伤：卧床休息，勿下地单独活动；②生活上细心照顾，予眼罩保护角膜；③定期到医院检查视力、视野情况；④家属平时用玩具、水果等训练患者，促进视力视野改善；⑤嘱患者勿用手揉眼、按压眼球；⑥尽量不看书、不写字，使双眼得到充分休息；⑦面神经损伤：颜面神经麻痹时，患侧眼睛无法闭合或闭合不全，日间应戴太阳镜或眼罩保护，夜间睡觉时可用干净湿纱布覆盖。不能用手揉擦、接触眼睛；眼睛感觉干燥时，可用眼药水。进食要避免误吸，进食后注意清除口腔内食物，做好口腔护理；⑧嗅神经损伤：一般不会影响日常工作与学习，应积极进行原发疾病治疗和康复。保持生活、工作环境的空气新鲜流通，远离有刺激性的化学气体。保持口腔清洁，禁烟酒及一切辛辣、辛热食物；⑨听神经损伤：进行有目的有计划的听觉

功能训练。

4.语言交流训练

①语言交流障碍患者,可采用渐进教学法;②根据失语不同类型及程度,给予正确指导。

5.饮食指导

①卧位患者进食时,头应偏向一侧,食物不宜过稀,也不宜过硬过稠;②指导患者吞咽动作和正确的咳嗽方法,以防误吸。

6.心理指导

针对患者的性格特点帮助他们树立战胜疾病的信心,正确面对,积极配合康复训练,争早日康复。

7.出院宣教

①根据体力,适当活动;②根据康复医生的指导,循序渐进进行各种功能锻炼及康复,充分发挥患者主动性,锻炼日常生活能力;③术后3个月门诊随访。

九、手术治疗护理措施

(一)术前护理措施

1.心理护理

①解释手术的必要性、手术方式、注意事项;②鼓励患者表达自身感受;③教会患者自我放松的方法;④针对个体情况进行针对性心理护理;⑤鼓励患者家属和朋友给予患者关心和支持。

2.饮食护理

急诊手术者立即禁食禁饮,积极准备手术。

3.术前检查

协助完善相关术前检查:血常规、尿常规、肝肾功检查、心肺功能、磁共振、CT 等。

4.术前准备

①合血或自体采血,以备术中用血;②行抗生素皮试,以备术中、术后用药;③剃头、备皮、剪指甲、更换清洁病员服。遵医嘱带入中用药;④测生命体征,如有异常或患者发生其他情况,及时与医生联系遵医嘱予术前用药;⑤准备好病历、CT、MRI 片等以便带入手术室;⑥与手术室人员进行患者、药物核对后,送入手术室。

(二)术后护理措施

1.神经外科术后护理常规

(1)全麻术后护理常规:①了解麻醉和手术方式、术中情况、切口和引流情况;②持续吸氧2～3L/min;③持续心电监护;④床挡保护防坠床,必要时行四肢约束;⑤严密监测生命体征。

(2)伤口观察及护理。①观察伤口有无渗血渗液,若有,应及时通知医生并更换敷料;②观察头部体征,有无头痛、呕吐等。

(3)饮食护理:术后6h 内禁食禁饮,6h 后普食。

(4)各管道观察及护理:①输液管保持通畅,留置针妥善固定,注意观察穿刺部位皮肤;②尿管按照尿管护理常规进行,一般清醒患者术后第1d 可拔除尿管,拔管后注意关注患者自行排尿情况;③气管插管/切开按气管插管/切开护理常规进行。

(5)疼痛护理:①评估患者疼痛情况,注意头痛的部位、性质,结合生命体征等综合判断;

②遵医嘱给予镇痛药物或非药物治疗;③提供安静舒适的环境。

(6)基础护理:做好口腔护理、尿管护理、定时翻身雾化、患者清洁等工作。

2.体位与活动

①全麻清醒前去枕平卧位,头偏向一侧;②全麻清醒后手术当日,低半卧位或斜坡卧位,床头抬高15°~30°;③术后第1~3d,半卧位为主,适当增加床上运动;④3d后,半卧位为主,可在搀扶下适当屋内活动。

十、并发症的处理及护理

（一）颅内感染

1.表现

发热,体温高于38.5℃。脑脊液病原学检查显示有病原菌感染。

2.措施

合并脑脊液漏者按脑脊液护理措施。根据药敏试验选用合适的抗生素。

（二）颅内低压

1.表现

(1)头部挤压性疼痛,可伴有头昏、恶心、呕吐、乏力、虚弱、厌食、脉搏细弱、血压偏低等,严重时有精神萎靡、脱水和电解质紊乱等表现。

(2)上述表现与体位有关,卧位或头低位时症状减轻或消失,坐位或立起时症状加重。

(3)临床表现与颅内高压相似,要注意鉴别。

2.措施

(1)平卧或头低脚高位。

(2)鼓励患者多饮水,静脉补充平衡液或5%葡萄糖溶液3500~4000mL/d。

(3)脑脊液漏经久不愈者,应予手术修补。

十一、特别关注

1.观察有无继发颅内出血和脑神经损伤。

2.脑脊液漏的护理。

3.预防感染。

（丁　会）

第四节　颅内动脉瘤

一、概述

颅内动脉瘤是由于多种原因造成的脑动脉血管壁上的异常膨出,是发生蛛网膜下隙出血最常见的原因。

颅内动脉瘤主要发生在颅底Willis环附近,多位于动脉的分叉部位。发生率最高者为前交通动脉瘤(25%~28%),其次为后交通动脉瘤(25%),再次为大脑中动脉瘤(15%~20%)。

颅内动脉瘤主要见于成年人(30～60 岁),青年人较少。

动脉瘤破裂出血病死率很高,初次出血病死率为 15%,再次出血病死率为 40%～65%,再次出血最常出现在 3d 之内。

二、病因

目前认为主要与以下因素有关。

(1)感染因素。

(2)先天性因素。

(3)动脉硬化。

(4)其他:创伤、肿瘤颅内合并动静脉畸形。

三、病理

组织学检查发现动脉瘤壁仅存一层内膜,缺乏中层平滑肌组织,弹性纤维断裂或消失。瘤壁内有炎性细胞浸润。

动脉瘤为囊性,呈球形或浆果状,外观紫红色,瘤壁极薄,98% 的动脉瘤出血位于瘤顶。破裂的动脉瘤周围被血肿包裹,瘤顶破口处与周围组织粘连。

四、诊断要点

(一)临床表现

1. 蛛网膜下隙出血

颅内动脉瘤最常见临床表现为蛛网膜下隙出血。表现为突发头疼、呕吐、意识障碍、癫痫样发作及脑膜刺激征。

2. 局灶体征

巨大动脉瘤常产生压迫症状,可出现偏瘫、动眼神经麻痹及梗阻性脑积水。

3. 脑缺血及脑血管痉挛

脑血管痉挛是颅内动脉瘤破裂后造成缺血性脑损伤的重要原因,患者可出现不同程度的神经功能障碍、偏瘫、失语、深浅感觉减退、失明、精神症状等。

4. 全身性症状

破裂出血后可出现一系列的全身性症状。

(1)血压升高:起病后患者血压多突然升高,常为暂时性的,一般于数天到 3 周后恢复正常。

(2)体温升高:多数患者不超过 39℃,多在 38℃左右,体温升高常发生在起病后 24～96h,一般于 5d～2 周内恢复正常。

(3)脑心综合征:临床表现为发病后 1～2d 内,一过性高血压、意识障碍、呼吸困难、急性肺水肿、癫痫,严重者可出现急性心肌梗死(多在发病后第 1 周内发生)。意识障碍越重,出现心电图异常的概率越高。

(4)胃肠出血:少数患者可出现上消化道出血征象,表现为呕吐咖啡样物或柏油样便。

(二)辅助检查

1. CT

CT 可明确有无 SAH,确诊 SAH 首选。

2. 腰穿

腰椎穿刺可能诱发动脉瘤破裂出血,故不再作为确诊 SAH 的首选。

3. MRI

对于大或巨大的动脉瘤,MRI 可以进一步了解动脉瘤瘤腔的大小及与周围结构的关系。

4. CT 血管造影(CTA)

随着影像技术的进步,高质量 CTA 已经逐渐取代传统的脑血管造影(DSA),成为诊断颅内动脉瘤的首选。如果 CTA 查出动脉瘤,该检查可以指导动脉瘤治疗方式的选择,如果 CTA 未能查出,建议行 DSA 检查。

5. 脑血管造影(DSA)

脑血管造影是确诊颅内动脉瘤的金标准,对判明动脉瘤的准确位置形态、内径、数目、血管痉挛和确定手术方案都十分重要。

6. 其他

TCD、MRA 等。

(三)鉴别诊断

1. 星形细胞瘤

下丘脑或视交叉星形细胞瘤为鞍上占位,但形态不像动脉瘤规则,而且强化不如动脉瘤明显。

2. 垂体瘤

向鞍上生长,常呈葫芦状,动脉瘤可有类似表现。但动脉瘤一般无鞍底下陷,正常垂体结构亦保存。

3. 颅咽管瘤

颅咽管瘤以青少年多见。当为实质性肿块时,与动脉瘤可有类似改变,但其钙化多见,强化常不及动脉瘤明显。

五、手术治疗

(1)开颅夹闭术:开颅夹闭动脉瘤颈是最理想的方法,为首选。

(2)血管内栓塞术。

(3)孤立术(侧支循环充分时采用)等。

(4)杂交手术(针对颅内复杂动脉瘤)。

六、主要护理问题

1. 舒适改变与疼痛有关。

2. 焦虑/恐惧与患者对疾病的恐惧、担心预后有关。

3. 缺乏疾病相关知识。

4. 潜在并发症:颅内再出血、感染。

七、护理目标

1. 患者疼痛减轻,主诉不适感减轻或消失。

2. 患者焦虑/恐惧程度减轻,配合治疗及护理。

3. 患者及家属了解相关知识。

4.术后未发生相关并发症,或并发症发生后能得到及时治疗与处理。

八、术前护理措施

1.心理护理

(1)向患者或家属解释手术的必要性、手术方式、注意事项。

(2)鼓励患者表达自身感受。

(3)对个体情况进行有针对性地心理护理。

(4)鼓励患者家属和朋友给予患者关心和支持。

2.营养

(1)根据情况给予高蛋白、高维生素、低脂、清淡易消化食物。

(2)不能进食者遵医嘱静脉补充热量及管喂营养。

(3)针对患者的具体情况,如合并糖尿病、心功能不全、肾功能不全等,给予相应的饮食。

3.胃肠道准备

术前8h禁食禁饮。

4.病情观察及护理

(1)观察并记录患者血压情况。

(2)观察患者意识、瞳孔、生命体征、尿量和肢体活动情况。

(3)昏迷患者注意观察皮肤状况并加强护理。

(4)绝对卧床休息,保持病室安静,减少探视,尽量减少不良的声、光刺激。

(5)避免各种不良刺激,如用力排便、咳嗽、情绪激动、烦躁等易引起再出血的诱因。

(6)保持大便通畅。保证充分的睡眠和休息;保持情绪稳定。

(7)脑血管造影后的护理。①严密观察股动脉伤口敷料情况;②拔管后按压局部伤口4~6h,先用手压2h,再用沙袋压4h压力要适度,以不影响下肢血液循环为宜,或者用动脉压迫器压迫穿刺点,压迫2h后逆时针松解一圈,再压迫6h后拔除压迫器;③注意观察双侧足背动脉搏动;④密切观察患侧足背皮肤温度及末梢血运情况;⑤嘱患者穿刺侧肢体伸直,24h制动,不可弯曲。

5.术前常规准备

(1)术前行抗生素皮试,术晨遵医嘱带入中用药。

(2)协助完善相关术前检查:心电图、B超、出凝血试验等。

(3)术晨更换清洁病员服。

(4)术前2d洗发剂洗头后氯己定消毒手术部位,检查术区皮肤情况、剪指甲,在手术室用医用专用备皮器推除手术切口周围3cm毛发。

(5)术晨建立静脉通道。

(6)术晨与手术室人员进行患者、药物核对后,送入手术室。

(7)麻醉后置尿管。

九、术后护理措施

1.神经外科术后护理常规

(1)全麻术后护理常规:①了解麻醉和手术方式、术中情况、切口和引流情况;②持续低流量吸氧;③持续心电监护;④床档保护防坠床;⑤严密监测生命体征。

（2）伤口观察及护理:观察伤口有无渗血渗液,若有,应及时通知医生并更换敷料。

（3）各管道观察及护理:①输液管保持通畅,留置针妥善固定,注意观察穿刺部位皮肤;②尿管按照尿管护理常规进行,一般术后第2d可拔除尿管,拔管后注意观察患者自行排尿情况;③创腔、硬膜外、硬膜下、皮下、脑室、腰穿持续引流等引流管参照引流管护理相关要求。

（4）疼痛护理:①评估患者疼痛情况:伤口、颅内高压;②遵医嘱给予镇痛药物或降压药物;③提供安静舒适的环境。

（5）基础护理:做好口腔护理、尿管护理、定时翻身、雾化、患者清洁等工作。

2. 神经外科引流管护理

（1）保持通畅:勿折叠、扭曲、压迫管道。

（2）妥善固定:①颅内引流管与外接引流瓶或引流袋接头应连接牢固,外用纱布包裹,胶布分别将纱布两端与引流管固定,避免纱布滑落;②躁动患者在征得家属同意后适当约束四肢;③告知患者及家属引流管的重要性,切勿自行拔出;④根据引流管的种类和安置目的调整放置高度;⑤引流管不慎脱出,应检查引流管头端是否完整拔出,并立即通知主管医生处理。

（3）观察并记录:①严密观察引流液性状、颜色、量;②正常情况下手术后1~2d引流液为淡血性液,颜色逐渐变淡,若为引流出大量新鲜血液或术后血性液逐渐加深,常提示有出血,应通知医生积极处理;③引流量过少应考虑引流管阻塞的可能,采用自近端向远端轻轻挤压、旋转引流管方向、适当降低引流管高度等方法进行处理;④采用以上方法处理后引流管仍未通畅时应严密观察患者意识或瞳孔变化,警惕颅内再出血的发生;⑤观察患者伤口敷料情况。

（4）拔管:根据引流量的多少、引流液的颜色、颅内压、引流目的等考虑拔管时间。

3. 饮食护理

术后清醒后6h可进温开水及流质,第2d可进半流质饮食,以后逐渐过渡到普食。昏迷患者则于第2d安置保留胃管,给予管喂流质饮食。饮食以高蛋白、高维生素、低糖、清淡易消化为宜。

4. 体位与活动

患者清醒后抬高床头30°,能改善颈静脉回流和降低ICP,头部应处于中间位,避免转向两侧。患者术后活动应循序渐进,首先在床上坐,后在床边坐,再在陪护搀扶下下地活动,避免突然改变体位引起脑部供血不足致头晕或昏倒。

5. 健康宣教

（1）饮食:清淡易消化饮食。

（2）复查:3个月后复查。

（3）功能锻炼:①肢体瘫痪者,保持肢体功能位,由被动锻炼到主动锻炼;②失语者,教患者锻炼发音,由简单的字到词组,再到简单的句子。

（4）自我保健:①保持稳定的情绪;②保持大便通畅;③保持良好的生活习惯:活动规律,睡眠充足,劳逸结合等。

（5）心理护理:根据患者不同的心理情况进行不同的心理护理。

十、并发症的处理及护理

1. 术后颅内出血

（1）临床表现:①患者意识加深;②双瞳不等大;③引流液颜色逐渐加深;④伤口敷料有新

鲜血液渗出;⑤神经功能废损加重。

（2）处理:①保守治疗:使用脱水药、止血药;②保守治疗无效者应及时行再次手术。

2.脑血管痉挛

（1）临床表现:①意识加深;②神经功能废损加重。

（2）处理:①使用钙离子拮抗剂:如尼莫同;②3H 疗法:扩容、升压、血液稀释。

3.颅内感染

（1）临床表现:①术后 3d 体温持续性高热;②腰穿脑脊液白细胞升高;③脑膜刺激征阳性行。

（2）处理:①行药敏试验;②调整抗生素使用;③物理降温;④持续腰穿引流脑脊液。

十一、特别关注

1.出血的观察、急救与护理。

2.癫痫发作的预防和处理。

（丁　会）

第五节　脑动静脉畸形

一、概述

脑动静脉畸形(arteriovenous malformations,AVM),亦称脑血管瘤,是脑血管畸形中最为常见的一种,是先天性发育异常,其动脉与静脉之间没有毛细血管网,动脉血管与静脉血管直接沟通,形成本质为动静脉短路的血管团块。

二、病因病理

脑动静脉畸形是一种先天性疾患。是胚胎第 4～8 周胚胎发育过程中脑血管发生异常分化而形成。

脑动静脉畸形大小不等,小的呈粟粒状,直径仅几毫米,大的直径可至 10cm。因为动脉血没有经过毛细血管床而直接进入静脉,因而引流静脉通常较粗大,同时颜色偏红,压力较高。由于高流量、低阻力,AVM 分流"盗"走周围组织的血供,病灶周围可见明显神经胶质增生。

三、诊断要点

1.临床表现

可见于任何年龄,约 72% 的患者在 40 岁以前发病,男性多于女性。其临床表现与部位、大小、是否破裂有关。

（1）出血:一般多发生于青年人。患者剧烈头痛、呕吐。严重者出现意识障碍,脑膜刺激征阳性。深部的脑血管瘤出血可有压迫症状,出现偏瘫、言语障碍、痴呆等。

（2）癫痫:为脑血管畸形的常见症状,占 40%～50%,可为单纯部分性发作,也可为全面性发作。患者可有发作性局部肢体的抽动,发作性肢体麻木或发作性视觉障碍,额顶叶的脑血管畸形患者中86%有癫痫发作。可作为首发症状,也可发生于出血或伴有脑积水时。

(3)头痛:半数以上患者有长期头痛史。疼痛性质类似偏头痛,疼痛部位多位于病变处。如果头痛伴视盘水肿,要考虑颅内压增高,亦为本病的常见症状,约占26%,这是因为动静脉畸形有一定的扩张能力,引起脑脊液流通阻塞所致。出血时头痛较平时剧烈,多伴呕吐。

(4)进行性神经障碍:病变对侧的偏瘫多见,也可有偏身感觉障碍。痴呆多见于较大的动静脉畸形,这是由于脑发育障碍及脑部弥散性缺血所致。

(5)颅内杂音:10%~15%的患者会出现颅内杂音。如果病变较大并且位于脑表浅部位,可在病变处听到杂音。

2.辅助检查

(1)DSA:对诊断有重要价值,可清晰显示异常的血管团,可显示供血动脉及引流静脉。但并非所有的 AVM 在血管造影上都可以显影,隐匿性血管畸形 DSA 为阴性。

(2)头颅 CT 扫描:显示多数有脑内及脑室内出血,或蛛网膜下隙出血。

(3)头颅 MRL 显示蜂窝状或葡萄状血管流空低信号影。

(4)经颅多普勒超声:供血动脉的血流速度加快。

四、治疗

治疗目的是完全闭塞异常的动静脉连接和恢复正常的脑血流,防止和杜绝病灶破裂出血,减轻或纠正"脑盗血"现象,改善脑组织的血供,缓解神经功能障碍,减少癫痫的发作,提高患者的生活质量。

1.手术

手术是最根本的治疗方法。手术基本原则是在保护正常脑组织和血管的前提下,尽可能完整切除脑 AVM 血管团。常见手术方式有两种:①动静脉畸形切除术;②供血动脉结扎术。目前动静脉畸形血管切除术仍是最可靠的治疗方法。

2.介入治疗

对血流丰富体积较大者可行血管内栓塞术。Onyx 液态栓塞剂的出现使单独应用血管内介入栓塞治愈脑动静脉畸形的可能性及比率增加。现在常用人工栓塞作为切除术前的辅助手段。

3.放射治疗

其主要适用于:①病灶直径 <3cm 或体积 <10mL;②病灶位于脑深部或功能区;③手术切除术后或血管内栓塞治疗后病灶残余;④全身情况不能耐受开颅手术者,也用于手术后残留病灶的补充治疗。

4.综合治疗

对于大型、高级别、位于功能区及结构复杂的脑 AVM,综合治疗可结合各种治疗方案的优点,避开单一治疗方案的缺点,扩展了可治疗病例的范围,明显提高治愈率,降低致残率和病死率。

五、主要护理问题

1.舒适程度改变头痛。

2.受伤的危险与癫痫发作有关。

3.潜在并发症:颅内出血、颅内压增高、意识障碍、脑疝、癫痫发作、术后血肿。

六、护理措施

（一）常见症状护理

1.癫痫

（1）保持良好的环境：安静，光线柔和，适宜的温度和湿度。

（2）保持呼吸道通畅：立即松解衣领、裤带，取下义齿。取头低侧卧或平卧头侧位，必要时置口咽通气道或气管插管/切开。

（3）病情观察：应注意观察发作类型，记录发作时间与频率，以及患者发作停止后意识的恢复有无头痛乏力行为异常等。

（4）作好安全防护：告知患者有前驱症状时立即平卧，发作时应注意防舌咬伤、防骨折、防关节脱臼、防坠床或跌伤。

（5）遵医嘱予以抗癫痫药物的使用。

（6）健康指导：指导患者建立良好的生活习惯，注意劳逸结合，保持睡眠充足，减少精神刺激，禁止从事危险工作，如高空作业或司机，忌游泳蒸汽浴等。按时服药，禁止随意增减药物剂量或停药。避免诱因，如疲劳、饥饿、便秘、经期、饮酒等。定期复查。

2.颅内压增高

（1）体位：抬高床头 15°～30°。

（2）给氧：持续或间断给氧，使脑血管收缩，降低脑血流量。

（3）维持正常体温：高热可使机体代谢率增高，加重脑缺氧。

（4）防止颅内压骤然增高：避免情绪激动。保持呼吸道通畅。避免剧烈咳嗽和便秘。处理躁动。

3.头痛

（1）头痛的观察：应观察患者头痛部位、性质、持续时间及发作频率，以及有无伴随症状。并做好详细的观察记录。

（2）健康教育：指导患者写头痛日记，包括头痛时间、部位、诱因等，教育患者配合规范治疗的重要性，指导正确给药，讲解过量和经常使用某些药物可能产生的不良反应。

（二）术前准备常规

1.心理护理

①解释手术的必要性、手术方式、注意事项；②了解患者的心理状态，鼓励患者表达自身感受；③根据患者心理状态进行针对性心理护理；④鼓励患者家属和朋友给予患者关心和支持。

2.营养及胃肠道准备

（1）鼓励患者进食高蛋白、高热量、高维生素、易消化食物。

（2）不能进食者遵医嘱静脉补充热量及其他营养。

（3）术前 8h 禁食禁饮。

3.病情观察及护理

观察并记录患者生命体征、神志、瞳孔、肌力、肌张力等情况，以及患者有无癫痫发作，发作类型等。

4.术前常规准备

（1）术前行抗生素皮试，术晨遵医嘱带入中用药。

（2）协助完善相关术前检查：心电图、CT、MRI、DSA、出凝血试验等。

（3）术前医护共同核查术前准备是否完善并书面记录，如有遗漏及时通知医生整改。

（4）术晨更换清洁病员服。

（5）备皮：术前2d用洗发剂洗头待干后，用氯己定揉搓头皮5min，手术当日入手术室后，根据手术标记推剪去手术部位头发。

（6）术晨建立静脉通道。

（7）术晨与手术室人员进行患者、药物核对后，送入手术室。

（8）麻醉后置尿管。

（三）术后护理措施

1.全麻术后护理常规

①了解麻醉和手术方式、术中情况、切口和引流情况；②持续低流量吸氧；③持续心电监护；④床档保护防坠床；⑤严密监测生命体征。

2.伤口观察及护理

观察伤口有无渗血渗液，若有，应及时通知医生并更换敷料。

3.各管道观察及护理

（1）输液管保持通畅，留置针妥善固定，注意观察穿刺部位皮肤。

（2）尿管按照尿管护理常规进行，一般术后第1d可拔除尿管。拔管后注意关注患者自行排尿情况。

（3）保持引流管通畅，观察引流量及颜色性状。

4.疼痛护理

（1）评估患者疼痛情况。

（2）遵医嘱给予镇痛药物。

（3）提供安静舒适的环境。

5.基础护理

做好口腔护理、尿管护理、定时翻身、雾化、患者清洁等工作。

（四）介入手术护理

1.术前护理

（1）评估患者心理状态，做好心理护理及术前健康宣教。

（2）术前禁饮禁食8h。

（3）术区备皮（腹股沟及会阴部）。

（4）术前1～2d要让患者练习在床上大小便，防止患者因为术后不习惯在床上解小便而导致充盈性尿失禁。

（5）术晨建立静脉通道时最好能选择左侧上肢，以免影响医生术中操作。

（6）术前应记录患者肌力和足背动脉搏动情况，作为术后观察对照，便于及早判断是否有并发症发生。

2.术后护理

（1）术后观察：神志、瞳孔、生命体征、四肢活动度，以及穿刺点出血征象。

（2）术后患者需平卧24h。穿刺肢体伸直，避免术肢屈曲，防止活动过早引起局部血肿。制动期间避免喝牛奶，以免引发腹胀。

（3）穿刺部位护理：术中全身肝素化导致穿刺点和全身出血风险的增加，局部加压是防止穿刺部位出血最为简便有效的方法。可选择用术后2h手指强压，术后2h后2kg盐袋/沙袋压迫6h（压迫期间前2h每15min扪足背动脉1次，压迫期间每2h测血压，记录生命体征）或术后即用动脉压迫止血器压迫穿刺处，2h后逆时针旋转360°放松压迫器，继续压迫6h后去除压迫器。

（4）注意观察穿刺肢体动脉搏动及色泽，询问患者有无下肢疼痛、麻木现象。若术侧足背动脉搏动较对侧明显减弱和（或）下肢疼痛明显，皮肤色泽发绀，提示有下肢栓塞可能。穿刺点加压包扎过度也可致动脉血运不良，应迅速松解加压包扎绷带。

（5）嘱清醒患者多饮水，昏迷患者适当加快输液速度，利于造影剂排出，观察小便量的变化。

（6）术后使用抗凝药物的患者应观察有无出血倾向：皮下出血点、牙龈出血、胃溃疡等，加强凝血机制及血生化的检测。

七、并发症的处理及护理

1. 脑血管痉挛

（1）尼莫地平的应用：术后通常会应用尼莫地平以防止脑血管痉挛。尼莫地平为酒精溶媒，使用前首先询问患者有无过敏史。输注时应注意速度（常规微量泵泵入）并随时观察血压，防止出现低血压甚至休克。并应避光输注。

（2）密切警惕有无肢体瘫痪程度加重和出现新的瘫痪，注意患者有无头痛、呕吐、失语及癫痫等神经系统症状。

（3）血压调控：血压变化可引起脑灌注流量改变，从而诱发脑血管痉挛，术后应根据患者情况调控血压予稳定、适中水平。

2. 再出血

（1）术后动态观察患者的意识、瞳孔、生命体征，观察有无新增神经功能缺损表现或原有神经症状的恶化。

（2）应注意保护头部，防止外力作用引起出血。

（3）头部引流管一般于术后24～48h拔除，在此期间，应密切观察并记录引流液的颜色、性质及量。如引流液颜色由浅变深，提示有再出血的可能，需及时报告医生。

（4）遵医嘱应用镇静剂和抗癫痫药物，防止患者躁动和癫痫发作。

（5）采用护理干预手段，避免一切引起血压和颅内压增高的因素，如用力咳嗽、排便、情绪激动等。

3. 神经功能障碍：偏瘫

（1）术后严密观察患者肢体活动情况，及时汇报医生、及时处理。

（2）做好晨晚间护理，保持床单元整洁。

（3）防压疮、跌倒/坠床的发生。

（4）保持肢体功能位。

（5）病情稳定后根据肢体功能状况循序渐进性功能锻炼。

（丁　会）

第六节　颈动脉海绵窦瘘

一、概述

　　颈动脉海绵窦瘘(CCF)是指颅内海绵窦段的颈内动脉本身或其在海绵窦段内的分支破裂,与海绵窦之间形成异常的动、静脉沟通,导致海绵窦内的压力增高而出现一系列表现,少数颈动脉海绵窦瘘由颈外动脉供血,特称颈外动脉海绵窦瘘。颈动脉海绵窦瘘按发生原因分为外伤性、自发性和先天性3种情况;按血流动力学分为直接型和间接型按瘘口流速分为高流速和低流速。

二、病因病理

　　直接型颈动脉海绵窦瘘最多见的原因是外伤,外伤引起者占3/4,颅底骨折时可引起颈内动脉窦内段及其分支的撕裂或横断;少数直接型颈动脉海绵窦瘘是自发性的,多为颈内动脉海绵窦段的动脉瘤破裂所致,少数由动脉血管壁异常(肌纤维发育不良)引起。间接型的病因和发病机制仍不清楚。

　　由于高压动脉血直接注入窦内,导致海绵窦内压剧增,向眼静脉引流,眶区静脉回流不畅,也可使动静脉瘘远端的动脉血流减少。CCF向皮层静脉引流时,皮层静脉淤血,皮层静脉高压还可以造成脑出血或蛛网膜下隙出血。

三、诊断要点

　　1. 临床表现

　　(1)搏动性突眼:患侧眼球向前突出,指压患侧颈总动脉,搏动减弱或消失。

　　(2)震颤与杂音:夜晚及安静时尤为明显,指压患侧颈总动脉,杂音减弱或消失。

　　(3)球结膜水肿和充血。

　　(4)眼球运动受限(不多见):第Ⅲ、第Ⅳ、第Ⅵ脑神经麻痹。

　　(5)视力障碍:患侧视力下降甚至失明。

　　(6)神经功能障碍及蛛网膜下隙出血。

　　(7)鼻出血,可能与假性动脉瘤有关。

　　(8)头痛:多见于早期,位于眼眶部位。

　　(9)眼底征象:视盘水肿,视网膜出典。

　　(10)三叉神经第一支受侵犯:额部、眼部疼痛和角膜感觉减退。

　　2. 辅助检查

　　(1)全脑血管造影:诊断颈动脉海绵窦瘘最可靠的方法。

　　(2)CT检查:眼肌肥大、眼静脉和海绵窦扩张;可发现颅内出血。

　　(3)经颅多普勒检查:了解颈动脉海绵窦瘘的血流动力学参数。

　　(4)MRI检查、超声波检查。

四、治疗

　　(1)若瘘孔不大,行颈动脉压迫疗法可能自愈。

（2）血管内介入治疗是首选治疗。

（3）手术治疗：多数需结扎颈总动脉颈内动脉或颈外动脉，堵塞瘘口，消除颅内杂音，保存视力，改善血供。

（4）放射治疗。

五、主要护理问题

1. 自我形象紊乱与眼球突出有关。

2. 焦虑/恐惧与患者担心疾病预后有关。

3. 舒适的改变与搏动性头痛有关。

4. 患者和家属缺乏对相关疾病的了解。

5. 潜在并发症：出血、感染。

六、护理目标

1. 患者眼球突出得到改善；焦虑/恐惧程度减轻，配合治疗及护理；患者主诉不适感减轻或消失。

2. 患者及家属对相关疾病有一定的了解，对战胜疾病有一定的信心。

3. 术后未发生相关并发症，或并发症发生后能得到及时治疗与处理。

七、术前护理措施

1. 心理护理

（1）解释颈动脉海绵窦瘘手术的必要性、手术方式、注意事项。

（2）鼓励患者表达自身感受。

（3）教会患者自我放松的方法。

（4）对个体情况进行有针对性的心理护理。

（5）鼓励患者家属和朋友给予患者关心和支持。

2. 营养

根据情况给予高蛋白、高热量、高维生素、低脂、易消化食物，患者在手术前后都应该以清淡为主，可以多食用对眼部有益的食材，即维生素 A，富含维生素 A 的食材是胡萝卜和动物肝脏，多吃新鲜蔬菜也具有保护眼睛的功效。

3. 胃肠道准备

术前 8h 禁食禁饮。

4. 眼部护理

（1）观察并记录患者眼部体征：眼球突出情况；球结膜充血；眼球活动。

（2）观察视力情况，如有视力下降或失明，要加强安全护理。

（3）加强眼部护理，以防角膜溃疡和结膜炎。白天用眼药水滴眼，晚上涂红霉素眼药膏并覆盖湿盐水纱布，用消毒棉签擦拭眼内分泌物。对眼结膜感染患者，先用生理盐水清洗眼内分泌物，然后再滴药。

（4）球结膜充血水肿严重者可请眼科医师给予眼睑缝合。

（5）Matas 试验：其目的是评估患者对脑缺血的耐受力，在刚开始治疗前，患者需要行心电监护，以防因压迫而出现心动过缓，一定要告诉患者，如果出现肢体无力、感觉异常或精神状态异常等脑缺血症状则迅速停止压迫。

5.脑血管造影后的护理

(1)严密观察股动脉伤口敷料有无渗血情况。

(2)拔管后按压局部伤口4~6h,先用手压2h,再用沙袋压4h压力要适度,也可采用动脉压迫器压迫穿刺点,2h后反时针松压迫器一圈,再过6h后取下压迫器,以不影响下肢血液循环为宜。

(3)注意观察双侧足背动脉搏动情况。

(4)密切观察患侧足背皮肤温度及末梢血运情况。

(5)嘱患者尽量避免穿刺侧肢体弯曲,卧床休息24h。

(6)密切观察患者有无头痛,有无恶心呕吐,有无尿潴留。

6.术前常规准备

(1)术前行抗生素皮试,术晨遵医嘱带入手术室以备术中用药。

(2)协助完善相关术前检查:心电图、B超、出凝血试验,合血等。

(3)术前医护共同核查术前准备是否完善并书面记录,如有遗漏及时通知医生整改。

(4)术前2d用洗发剂洗头吹干后用氯己定揉搓头皮5min,手术当日入手术室后根据手术标记推剪去手术部头发。

(5)术晨更换清洁病员服。

(6)术晨建立静脉通道。

(7)术晨与手术室人员进行患者CT、MRI和药物核对后,送入手术室。

(8)送患者入手术室前,打印手术患者术前护理评估及交接记录单核对无误后签字送入手术室。

(9)麻醉后置尿管。

八、术后护理措施

(一)外科术后护理常规

1.全麻术后护理常规

(1)了解麻醉和手术方式、术中情况、切口和引流情况。

(2)持续低流量吸氧2~3L/min。

(3)持续心电监护。

(4)全麻未清醒者,予去枕平卧位,头偏向一侧。床挡保护防坠床,必要时行保护性约束。

2.病情观察

动态观察患者的意识、瞳孔、生命体征、神经系统体征等,有异常变化,应高度重视,随时CT复查,排除是否有颅内出血。

3.伤口观察及护理

观察伤口或穿刺点敷料有无渗血渗液,若有,应及时通知医生并更换敷料。

4.各管道观察及护理

(1)输液管保持通畅,留置针妥善固定,注意观察穿刺部位皮肤有无红肿、渗液。

(2)尿管按照尿管护理常规进行,开颅术后患者清醒后,一般术后第2d可拔除尿管,拔管后注意观察患者自行排尿情况。

5. 疼痛护理

(1)观察头部体征,有无头痛、呕吐等。

(2)手术危患者如诉头痛,应分析头痛的原因。切口疼痛:发生在手术后 24h 内。颅内压增高引起头痛:发生在脑水肿高潮期,即术后 2~4d。

(3)遵医嘱给予镇痛药物或降压药物(颅脑手术后不论何种原因引起的头痛都不宜使用吗啡及哌替啶)。

(4)提供安静舒适的环境。

6. 基础护理

做好口腔护理、尿管护理、定时翻身、拍背及雾化,加强患者晨晚间护理等工作。

(二)饮食护理

清醒患者术后 6h 进食,第 2d 可进半流质饮食,以后逐渐过渡到普食;昏迷患者则于第 2d 安置保留胃管,给予管喂流质饮食。饮食以高蛋白、高维生素、低糖、清淡易消化的为宜。

(三)体位与活动

患者清醒后抬高床头 15°~30°,能改善颈静脉回流和降低颅内压,头部应处于中间位,避免转向两侧。患者术后活动应循序渐进,首先在床上坐,后在床边坐,再在陪护搀扶下下地活动,避免突然改变体位引起脑部供血不足致头晕或昏倒。

(四)健康宣教

1. 饮食

以高蛋白、高维生素、低糖、清淡易消化的为宜。

2. 眼睛护理

①用 3% 硼酸湿纱布覆盖,直至眼球充血、水肿完全消失。做好健康宣教,保持眼部卫生,洗脸用清洁柔软毛巾,勿揉眼部;②日间戴太阳镜或眼罩保护;③夜间用干净湿纱布覆盖;④眼睛干燥时可用眼药水。

3. 用药指导

坚持术后抗凝和抗血小板治疗。

4. 复查

3 月、6 月、1 年分别复查。

5. 自我保健

(1)保持稳定的情绪。

(2)保持大便通畅。

(3)保持良好的生活习惯:活动规律;睡眠充足;劳逸结合等。

6. 心理护理

根据患者不同的心理情况进行不同的心理护理、解释病情;介绍相关疾病知识;给予社会支持。

九、并发症的处理及护理

1. 术后颅内出血

①保守治疗:遵医嘱合理使用脱水药、止血药;②及时更换敷料;③保守治疗无效者应及时行再次手术。

2.穿刺部位血肿

术后24h内冷敷,24h后热敷。

3.脑过度灌注

①使用脱水药;②观察意识、瞳孔、生命体征。

4.脑梗死

①严密观察意识、瞳孔、生命体征,肢体感觉与运动、语言功能;②如有变化,及时通知医生,随时CT复查。

5.术后感染

保持伤口敷料清洁、干燥,保持呼吸道通畅,遵医嘱合理使用抗生素,遵医嘱予物理降温及药物降温。

6.下肢动脉血栓

鼓励患者多饮水,血栓形成立即进行下肢动脉彩超或血管造影,必要时实施急诊溶栓术。

(贾春燕)

第七节　脑脓肿

一、概述

脑脓肿是指化脓性细菌感染引起的化脓性脑炎,慢性肉芽肿及脑脓肿包膜形成,少部分也可是真菌及原虫侵入脑组织而致。脑脓肿在任何年龄均可发病,以青壮年最常见。发病率占神经外科住院患者的2%左右,男女比例约2.5：1。脑脓肿的预后与疾病是否诊治及时有很大的关系,致病菌的毒力和预后也有一定关系,厌氧链球菌引起的脑脓肿发病率和病死率均较高。此外,心源性、肺源性和多发脑脓肿的预后较差,婴幼儿患者的预后较成人差。

二、病因

根据细菌来源可将脑脓肿分为五大类:①耳源性;②鼻源性;③隐源性;④损伤性;⑤血源性。常见的化脓性细菌有葡萄球菌、链球菌、肺炎双球菌、厌氧菌、变形杆菌、大肠埃希菌等,真菌以隐球菌及放线菌较常见;原虫以溶组织阿米巴常见。

三、病理

脑脓肿的形成是一个连续过程,可分为三期。

1.急性脑膜炎、脑炎期

化脓菌侵入脑实质后,患者表现为明显全身感染反应和急性局限性脑膜炎、脑炎的病理变化。脑炎中心部逐渐软化、坏死,出现很多小液化区,周围脑组织水肿。病灶部位浅表时可有脑膜炎症反应。

2.化脓期

脑炎软化灶坏死、液化,融合形成脓肿,并逐渐增大。如融合的小脓腔有间隔,则成为多房性脑脓肿,周围脑组织水肿。患者全身感染征象有所好转和稳定。

3. 包膜形成期

一般经 1~2 周,脓肿外围的肉芽组织由纤维组织及神经胶质细胞的增生而初步形成脓肿包膜,3~4 周或更久脓肿包膜完全形成。包膜形成的快慢与致病菌种类和毒性及机体抵抗力与对抗生素治疗的反应有关。

四、诊断要点

1. 临床表现

(1)患者有化脓性感染源,如肺部感染、慢性中耳炎、副鼻窦炎等。或有开放性颅脑损伤病史、先天性心脏病及身体其他部位的感染源史。

(2)存在全身感染症状。

(3)有脑膜炎病史,并逐渐出现颅内压增高迹象,出现脓肿相应部位的大脑或小脑损伤征象。

(4)腰椎穿刺:脓肿的占位效应多导致脑脊液的压力增高,如有视盘水肿者腰穿应列为禁忌。在急性脑炎阶段,脑脊液细胞数常增高,糖和氯化物降低。但脓肿形成后,细胞数多降为正常。脑脊液中蛋白定量可轻度增高。

2. 辅助检查

①X 线照片;②超声波检查;③脑血管造影;④CT;⑤MRI。

3. 脑脓肿的鉴别诊断

(1)化脓性脑膜炎:高热、脉快,脑膜刺激征明显,但无局限神经定位征,脑脊液白细胞和蛋白质增高,脑超声检查、脑血管造影和 CT 扫描均正常。

(2)硬膜外或硬膜下积脓:常与脑脓肿合并存在,很少独立发生。脑血管造影脑表面为一无血管区,CT 发现脑表面有半月形低密度影。

(3)血栓性窦感染:细菌栓子脱落,沿静脉窦扩散所致,表现为周期性脓毒败血症,不规则寒战、弛张热、脉快,末梢血粒细胞增加,但脑脊液无改变,可借助脑超声、脑血管造影和 CT 扫描鉴别。

(4)化脓性迷路炎:由化脓性中耳炎所致,症状类似小脑脓肿,但头痛较轻,呕吐、眩晕严重,眼震多呈自发水平和旋转混合型,共济失调为双侧性或不明显,无脑膜刺激征,无视盘水肿,腰穿正常。

(5)脑肿瘤:发病缓慢,无感染病史,仅颅内压增高,脑脊液细胞正常,经颅平片、血管造影、CT 扫描不难鉴别。

五、治疗

①抗感染治疗;②降颅压治疗;③手术治疗:一旦脑脓肿形成,就不能单独用药治疗,还必须采用手术。包括穿刺抽脓术、导管持续引流术、切开引流术、脓肿切除术。

六、主要护理问题

1. 疼痛与手术创伤有关。

2. 焦虑、恐惧、预感性悲哀与疾病引起的不适、担心预后有关。

3. 体温过高与疾病有关。

4. 自理缺陷与疾病引起的头痛、呕吐、肢体运动障碍及视力下降有关。

5. 营养低于机体需要量与术中机体消耗及术后禁食有关。

6. 清理呼吸道无效与咳嗽反射减弱或消失、呼吸道梗阻导致的呼吸道分物积聚有关。

7. 体液不足与呕吐、高热、应用脱水机等有关。

8. 感染与留置各种引流管有关。

9. 缺乏与所患疾病有关的知识。

10. 潜在并发症:脑疝形成,脓肿破裂而引起急性脑膜脑炎、脑室管膜炎。

七、护理目标

1. 患者未诉疼痛或所受疼痛在忍受范围内。

2. 患者或家属心态平稳,恐惧或焦虑状况减轻,能够接受疾病的现实。

3. 患者体温下降、基本生活得到自理、营养失调得到改善。

4. 患者呼吸道通畅,未发生窒息;体液能维持平衡,尿量正常,生命体征平稳;各种引流管通畅,按期拔除,未发生感染。

5. 患者能够复述手术前后与疾病相关的注意事项,并遵从指导,配合治疗;患者病情变化能够被及时发现并处理。

八、术前护理措施

1. 心理护理

①解释手术的必要性、手术方式、注意事项;②鼓励患者表达自身感受,对失语的患者鼓励其使用书写或画画的方式表达;③针对个体情况进行针对性心理护理;④鼓励患者家属和朋友给予患者关心和支持。

2. 饮食护理

(1)患者长期卧床、发烧,能量大量消耗,应给予易消化、高纤维、高蛋白、高热量饮食。

(2)必要时给予静脉输入高营养液,以改善患者的全身营养状况,增强机体抗病能力。

3. 病情观察及护理

(1)注意观察患者神志、瞳孔、生命体征变化。

(2)观察颅内压增高的征象,如患者头痛加剧,呕吐频繁,反应迟钝,意识加深,此时应警惕脑疝的发生。

(3)观察脓肿破溃征象,如果患者出现突发高热、昏迷、脑膜刺激症状或者癫痫发作,应考虑脓肿破溃进入脑室或蛛网膜下隙。

(4)遵医嘱按时按量给予抗生素。

4. 术前常规准备

(1)术前行抗生素皮试,术晨遵医嘱带入中用药。

(2)协助完善相关术前检查:胸部 X 线片、心电图、B 超、出凝血试验等。

(3)术前 8h 禁食禁饮。

(4)术晨更换清洁病员服。

(5)术前 2d 用洗发剂洗头吹干后用氯己定揉搓头皮 5min,手术当日入手术室后根据手术标记推剪去手术部位头发。

(6)术晨与手术室人员进行患者、药物、病历、影像学资料核对后,送入手术室。

(7)麻醉后置尿管。

九、术后护理措施

1. 神经外科术后护理常规

（1）全麻术后护理常规：①了解麻醉和手术方式、术中情况、切口和引流情况；②持续低流量吸氧；③持续心电监护；④床档保护防坠床；⑤严密监测生命体征，特别注意血压变化，警惕颅内高压的发生。

（2）病情观察：①严密观察神志、瞳孔变化，并注意术后肢体活动的观察，发现异常及时通知医生，给予初步处置后急查 CT，确定病因及时治疗；②定时测量体温，积极采取降温措施。

（3）伤口观察护理：观察伤口有无渗血，及时通知并协助处理。

（4）各管道观察及护理：①输液管保持通畅，留置针妥善固定，注意观察穿刺部位皮肤；②尿管按照尿管护理常规进行。

（5）疼痛护理：①评估患者疼痛情况，警惕颅内高压的发生；②遵医嘱给予脱水剂或镇痛药物；③提供安静舒适的环境。

（6）饮食护理：①给予含有丰富蛋白质及维生素且易消化的流质饮食或半流质饮食；②必要时给予静脉输入高营养液。

（7）基础护理：做好口腔护理、尿管护理、定时翻身、雾化、患者清洁等工作。

2. 脓腔引流管护理

（1）保持通畅：勿折叠、扭曲、压迫管道。

（2）妥善固定：①引流瓶（袋）应至少低于脓腔30cm，患者应取利于引流的体位；②注意避免牵拉、扭曲管道及防止引流管脱落。

（2）脓腔冲洗：①为避免颅内感染扩散，应待术后24h、创口周围初步形成粘连后方可进行囊内冲洗；先用生理盐水缓慢注入腔内，再轻轻抽出，注意不可过分加压，冲洗后注入抗生素，然后夹闭引流管2~4h；②若脓块较多引流不畅时，可用尿激酶注入脓腔内，有溶解脓块的作用，以利引流；③更换或倾倒引流液时应严格注意无菌原则。

（3）观察并记录拔管：①观察并记录引流液的性状、颜色、量；②引流管的位置应保留在脓腔的中心，故需根据 X 线检查结果加以调整，待脓腔闭合时拔管。

3. 健康宣教

（1）饮食与活动：加强营养，宜进高蛋白、高能量及粗纤维食物；术后1个月内适当室内活动；避免头部受伤。

（2）复查：1个月后复查。

十、并发症的处理及护理

常见并发症为颅内感染。临床多表现为：体温持升高在38℃以上，同时出现头痛、恶心、呕吐、颈项强直等脑膜刺激征。体温持升高在38"C以上，同时出现头痛、恶心、呕吐、颈项强直等脑膜刺激征。常见的处理措施如下。

观察引流管引流情况：①控制进液量；②出管有无堵塞；③伤口周围有无渗液；④患者有无头痛加重或发烧；⑤对双腔管引流出现的问题及时通知医生以便采取有效措施。

（贾春燕）

第八节　脑结核瘤

一、概述

　　脑结核瘤,是脑实质或脑膜的一种局灶性结核,多数由身体其他部位的结核病灶播散到颅内形成的肉芽肿性病变,少数为弥散性结核性脑膜炎残留感染所致。由于生活水平的提高和抗结核药物的应用脑结核瘤的发病率呈下降趋势。目前,脑结核瘤的发病率为1.4%,占颅内病变的4%左右,多发于儿童及青少年。

二、病因

　　脑结核瘤多继发于身体其他部位的结核病灶,尤其常见于肺结核。

三、病理

　　病灶以单发者多见,可发生于颅内任何部位。呈黄白色或灰黄色,与周围脑组织分界清楚,中心为干酪样坏死组织或肉芽组织,机体防御能力强者可完全形成钙化,极少中心液化形成单纯性脓肿。周围的脑组织有水肿,血供少。

四、诊断要点

　　1.临床表现

　　多慢性起病,病程多为数周,也可起病不明显病程更长。小儿可因突然癫痫发作而查出。根据临床上有无活动性结核病灶,其临床表现可分为全身型和局限型。

　　(1)全身型:患者同时存在其他脏器的活动结核性病灶,表现为全身情况差、发热盗汗、乏力消瘦等。若为肺结核,可有咳嗽、咯血、胸痛等。其他如淋巴结肿大,甚至粟粒性结核伴结核性脑膜炎,此型少见,一般病情较重,预后较差。

　　(2)局限型:无其他脏器明显活动性结核病灶,临床上以颅内病变为主。表现为颅内压增高和局灶性症状,颅内压增高表现为头痛呕吐、视盘水肿(早期发生率为10%~27%)幕上半球病变以癫痫发作最为常见,发生率达85%;尚可有偏瘫、失语、视力改变等。幕下病变可先出现颅内压增高征,随后出现眼震、共济失调等局灶症状。脑干病变可先出现脑神经功能障碍,以后出现交叉性瘫痪等。总之,可因结核球的单发、多发大小及所在部位的不同而临床表现也不同。

　　除此之外,脑结核瘤常并发脑积水,它可以是并存的结核性脑膜炎或脑结核瘤梗阻脑室系统所引起,在治疗脑结核瘤的同时对脑积水应同时行脑室腹腔分流术以缓解颅内压增高。

　　2.辅助检查

　　①CT检查;②MRI扫描;③脑脊液检查;④结核菌素试验。

　　3.脑结核瘤的鉴别诊断

　　由于脑结核瘤的起病较为隐匿,而临床症状又缺乏特异性,故在诊断时容易导致误诊。在诊断脑结核瘤时可以参考以下几个方面:①发病年龄较为年轻,且病程较长;②出现头痛、癫痫、脑膜刺激征等难以解释的神经系统症状,颅内占位为多发性,尤其是有结核病病史和免疫功能受抑制者;③CT检查出现典型的"靶征";④脑脊液检查:正常脑脊液压力为70~

180mmH$_2$O,外观呈水样透明。若是结核性脑膜炎者,脑脊液压力增高,多为200mmH$_2$O左右,外观呈毛玻璃样或透明。

五、治疗

治疗原则:多主张先采用药物治疗4~8周,再通过CT或MRI复查,若症状不改善,结核球不缩小,再考虑手术切除。

1.抗结核药物:药物选择原则与结核性脑膜炎相同。

2.对症治疗。

3.手术治疗:术前1~2周和术后用抗结核药治疗3~6个月。

六、主要护理问题

1.体温过高与疾病有关。

2.营养低于机体需要量与术中机体消耗及术后禁食有关。

3.体液不足与呕吐、高热、应用脱水剂等有关。

4.感染与留置各种引流管有关。

5.焦虑、恐惧、预感性悲哀与疾病引起的不适及担心预后有关。

6.缺乏与所患疾病有关的知识。

七、护理目标

1.患者体温下降。

2.患者或家属心态平稳,恐惧或焦虑状况减轻,能够接受疾病的现实。

3.患者营养失调得到改善;体液能维持平衡,尿量正常,生命体征平稳。

5.各种引流管通畅,按期拔除,无感染发生。

6.患者能够复述手术前后与疾病相关的注意事项,并遵从指导,配合治疗。

八、术前护理措施

1.心理护理

(1)向患者及家属解释手术的必要性、手术方式、注意事项,取得配合。

(2)教会患者自我放松的方法。

(3)鼓励患者表达自身感受,对失语的患者鼓励其使用书写或画画的方式表达。

(4)对不同个体给予针对性的心理护理。

(5)鼓励患者家属及朋友给予心理支持。

2.病情观察及护理

(1)观察并记录患者神志、瞳孔和生命体征。

(2)观察颅内高压的征象,警惕脑疝的发生。

(3)遵医嘱定时使用脱水药物,注意观察出入量、电解质和脱水效果。

3.术前常规准备

(1)术前行抗生素皮试,术晨遵医嘱带入中用药。

(2)协助完善相关术前检查:心电图、B超、出凝血试验等。

(3)术前8h禁食禁饮。

（4）术晨更换清洁病员服。

（5）术前2d用洗发剂洗头吹干后用氯己定揉搓头皮5min,手术当日入手术室后根据手术标记推剪去手术部位头发。

（6）术晨与手术室人员进行患者、药物核对后,送入手术室。

（7）麻醉后置尿管。

九、术后护理措施

1.神经外科术后护理常规

（1）全麻术后护理常规:①了解麻醉和手术方式、术中情况、切口和引流情况;②持续低流量吸氧;③持续心电监护;④床档保护防坠床;⑤严密监测生命体征,特别注意血压变化,警惕颅内高压的发生。

（2）病情观察:①严密观察神志、瞳孔变化,并注意术后肢体活动的观察,发现异常及时通知医生,给予初步处置后急查CT,确定病因及时治疗;②定时测量体温,积极采取降温措施。

（3）伤口观察护理:观察伤口有无渗血,及时通知并协助处理。

（4）各管道观察及护理:①输液管保持通畅,留置针妥善固定,注意观察穿刺部位皮肤;②尿管按照尿管护理常规进行。

（5）疼痛护理:①评估患者疼痛情况,警惕颅内高压的发生;②遵医嘱给予脱水剂或镇痛药物;③提供安静舒适的环境。

（6）饮食护理:①给予含有丰富蛋白质及维生素且易消化的流质饮食或半流质饮食;②必要时给予静脉输入高营养液。

（7）基础护理:做好口腔护理、尿管护理、定时翻身、雾化、患者清洁等工作。

2.健康教育

（1）常见知识教育:结核的病因、主要临床症状、治疗和预后。

（2）心理护理:①急性期必须及时正规治疗,以免延误病情或传染给他人;②治愈后可同正常人一样学习、工作、生活,不要有自卑心理。

（3）消毒隔离指导:①不要面对别人大声说笑,咳嗽;②打喷嚏时用双层卫生纸捂住口鼻,然后将纸焚烧;③不随意吐痰,痰液咳入有含氯消毒剂的加盖容器中浸泡2h后倒掉;④排泄物、剩菜、剩饭应先倒入容器中消毒再进行处理;⑤室内定时通风换气,每次应不少于30min,每日紫外线照射1h;⑥衣被经常日光曝晒。

（4）用药指导:①在服药过程中,应该做到及时、准确、规律、全程,不能随便停药或更改治疗方案;②抗结核药物的不良反应及用药的注意事项。

（5）生活指导:病情稳定者,应指导其适当参与有益的户外活动,天气转变时及时增减衣服,避免受凉。

（6）活动:术后1个月内适当室内活动,避免头部受伤。

（7）复查:术后1个月复查头部CT情况,病情稳定的情况下每2~3个月复查1次腰穿,直到完全停药。

十、预防

1.定期检查

患有结核病并出现颅内高压及脑损害症状者,应及时到医院检查,避免病情延误,导致肿瘤发生。

2. 避免接触传染源

结核病主要通过呼吸道传播,日常生活中应避免可能造成呼吸道传染的传染源。

3. 养成良好生活习惯

避免不良生活习惯造成不必要的感染,给疾病可趁之机。

十一、特别关注

1. 围手术期护理。

2. 用药原则及用药指导。

3. 并发症的处理。

（贾春燕）

第四章　泌尿外科疾病护理

第一节　肾损伤

肾损伤在泌尿系统损伤中仅次于男性尿道损伤,占第 2 位。由于肾深藏于肾窝,受到肋骨、腰肌、脊椎和前面的腹壁、腹腔内脏器以及上面膈肌的保护;正常肾又有一定的活动范围,故不易受损。

肾损伤多见于 20～40 岁男性,男女患者人数之比约为 4:1。小儿则由于肾位置相对较低,且周围无坚强的肌肉与较少的肾周围脂肪保护,亦易发生肾损伤。肾损伤的初期处理对预后极为重要。临床医护人员必须了解肾的正常解剖、损伤机制,诊断损伤部位和程度的正确方法和各种治疗的原则。

一、病因

(一)开放性损伤

因刀刃、枪弹、弹片等锐器直接贯穿致伤,常伴有胸、腹部损伤,伤情复杂而严重。

(二)闭合性损伤

直接暴力,如腰腹部受撞击、跌打、挤压使肾发生损伤或肋骨、椎骨横突骨折片刺伤肾。间接暴力,如高处跌下时发生的对冲伤、突然暴力扭转所致肾或肾蒂损伤。

肾本身存在病变,如肾积水、肾肿瘤、肾结核或肾囊性疾病等,或儿童因肾周围保护组织薄弱,有时即使受轻微的打击,亦可造成肾损伤。

二、病理和分类

临床上以闭合性肾损伤为多见,根据肾损伤程度可分为以下类型。

(一)肾挫伤

肾实质轻微受损,形成肾淤斑和(或)包膜下血肿,肾包膜及肾盂黏膜完整。若损伤涉及肾集合系统时可有少量血尿,大多数患者属此类损伤。

(二)肾部分裂伤

肾实质部分裂伤伴有肾包膜破裂或肾盂肾盏黏膜破裂,可形成肾周血肿或明显的血尿。

(三)肾全层裂伤

肾实质深度裂伤,外及肾包膜,内达肾盂肾盏黏膜,可引起广泛的肾周血肿、严重血尿和尿外渗。肾横断或破裂时,可导致部分肾组织缺血。

(四)肾蒂伤

肾蒂损伤系指肾动、静脉损伤,包括肾动、静脉主干或分支血管的撕裂或离断,多见于闭合性肾损伤。在突然加速或减速时,肾脏急剧移位,肾蒂受到猛烈的向上或向下的牵拉,血管外膜及肌层因有弹性被伸张,但无弹性的内膜则发生程度不同的挫伤或断裂,导致内膜下出血,管腔狭窄或形成血栓。较严重之损伤可使血管肌层和外膜破裂导致血管撕裂或断裂。

肾挫伤及浅表肾裂伤属轻型肾损伤,其他为重型肾损伤。

外伤史对诊断十分重要,即使因病情严重采集病史受到限制,也应尽可能详细收集。如患者上腹部或肾区受到撞击,或腰侧受挤压伤,应考虑到肾损伤的可能。严重损伤时,患者生命体征不稳定或处于休克状态,应在抢救同时,多方了解受伤情况,为进一步检查和处理奠定基础。对受伤过程中的任何细节都应注意。

此外必须询问伤后有无排尿、有无血尿、昏迷、短暂意识蒙眬或恶心、呕吐等,对全面估计伤情及进一步的检查处理,都有重要意义。

位于第10~12肋后面的刺伤、枪弹伤、上腹部损伤、胸部较低位的损伤伴肋骨骨折并有肉眼血尿者,应警惕有肾损伤。

轻度的肾损伤而有肉眼血尿时,应排除可能原有肾盂积水或先天性畸形等病变。不可忽略并发其他脏器损伤。诊断中不仅要确定有无肾损伤,还应了解损伤程度、病情发展趋势和对侧肾功能。

三、护理评估

(一)受伤史

详细询问受伤史,包括受伤的时间、地点、暴力性质、强度和作用部位。

(二)身体状况

1. 休克

因严重失血及(或)腹腔神经丛受到强烈刺激导致休克。伴有胸腹合并伤时更易出现,可危及生命。

2. 血尿

血尿为肾脏损伤最常见、最重要的症状,以肉眼血尿为多见。值得注意的是,血尿的程度并不一定与创伤严重程度相一致,如血凝块阻塞输尿管时可不表现血尿。因此,临床上不能以尿中血量多少来判断伤势轻重。血尿不重时,多在数日内消失,若伤后活动过早或并发感染,可出现继发血尿。

3. 局部包块

血和尿外渗至肾周围组织时;可形成局部包块。

4. 疼痛

伤部软组织损伤、肾实质损伤、肾包膜激惹等均可引起腰部或上腹部疼痛。血块阻塞输尿管可产生绞痛。

外渗的血和尿流入腹腔时可引起腹膜刺激症状。疼痛部位可有肌紧张及压痛。若局部疼痛加重伴有高热,血白细胞增高,是肾周围感染的表现。

5. 合并伤表现

肾的开放性或闭合性损伤均可能合并胸、腹脏器及脊柱和其他组织损伤,且常相互掩盖其症状和体征,检查时应予高度警惕,否则易引起漏诊误诊。

(三)实验室及其他检查

1. 尿常规

可见大量红细胞。

2.血常规

了解有无活动性出血及继发感染情况。

3.X线检查

(1)X线片:对初步诊断为肾损伤的患者在情况允许的情况下,应首先拍包括肾、输尿管、膀胱的腹部X线片。

对轻度肾损伤的患者,腹X线片常无重要异常,但对较重的肾损伤,可根据腹X线片了解肾周围有无血肿或尿外渗情况。还可了解有无骨折及有无膈下游离气体,是否有腹腔器官破裂的并发症存在。

(2)静脉肾盂造影:静脉肾盂造影对肾损伤的伤情分类至关重要。目前许多学者认为凡有肾外伤伴有血尿者,都应做好这项检查,它可能显示伤侧性质及程度,而且可以由此了解事先有无肾脏异常存在及对侧肾功能情况。一般都采用大剂量静脉滴注来完成。

(3)肾动脉造影:经大剂量静脉肾盂造影检查后,尚有极少数病例损伤肾未能显影,在这类病例中相当一部分(21/53例)为肾蒂伤。对于高度怀疑为肾蒂伤的患者,应施行肾动脉造影来明确诊断。

此外,有应用肾动脉栓塞以控制出血的适应证时,应先做肾动脉造影。

(4)逆行肾盂造影:即上行性肾盂造影。造影剂经两侧输尿管导管直接注入两侧输尿管、肾盂及肾盏,然后摄X线片,观察两侧肾盏、肾盂及输尿管形态。目前较少使用,因此造成继发感染和加重伤员的痛苦。

4.CT检查

CT检查可清晰显示肾皮质裂伤,尿外渗和血肿范围,并可了解肝、脾、胰腺及大血管的情况。

5.B超

B超有助于观察肾脏大小,判断血或尿外渗范围及其进展。它安全、无损害,可作反复随访观察使用。

6.核素肾扫描

在急诊情况下,敏感性较CT或动脉造影差,对肾损伤诊断及分类价值不大。

四、护理目标

(1)预防和纠正休克。

(2)减轻疼痛。

(3)引流尿外渗。

(4)尽可能地保全患肾功能。

(5)预防感染。

(6)解除或减轻患者焦虑,让患者以较好的心态接受治疗。

五、护理措施

(一)一般护理

(1)对焦虑、恐慌不安的患者进行安慰、关怀和体贴,消除或减轻其焦虑、恐慌不安心理,积极配合治疗。

（2）针对病情安排适当体位,按医嘱让患者绝对卧床休息 2～4 周,血尿消失后 1 周才能离床活动。

（3）有活动性出血的患者,为其迅速建立静脉通道,按医嘱给予输液、输血或使用止血药。及时采取有效的防治休克措施。

（4）明确诊断的患者按医嘱用镇静、止痛药,并适当调整体位缓解疼痛。

（5）严格执行无菌操作,按医嘱使用抗生素预防或控制感染。

（二）病情观察与护理

（1）密切观察病情变化,定时测量血压、脉搏、呼吸、体温等生命体征。并注意患者一般症状。如患者出现血压下降、脉搏加快、呼吸增快、面色苍白、精神不振、躁动等情况,提示有休克发生,应按休克处理。

（2）肾损伤应注意观察腰腹部情况,注意有无压痛、肌肉痉挛及肿块;观察腹膜刺激症状,腹膜刺激症状是肾挫伤渗血、渗尿刺激后腹膜所致,其加重与好转可反应病情的变化。

（3）泌尿系损伤常伴有其他脏器损伤,应严密观察患者症状与体征的变化,随时做好抢救准备。

（4）定时检查尿液、红细胞计数和血红蛋白、验血型、备血、测中心静脉压等,观察血尿变化,记录每小时尿量,如尿液颜色逐渐加深,说明出血加重,反之则病情好转。

（5）观察及预防感染的发生

1）早期应用抗生素,可预防或治疗感染,并可防止由于感染所致的继发性出血。

2）每日测体温 4 次,如果患者体温超过 38.5℃,可给予降温措施。

3）定期检查白细胞总数,如白细胞总数升高,说明已有感染发生。

（三）手术前、后的护理

1. 术前准备

（1）按普通外科术前准备。

（2）密切观察病情变化,包括面色、脉搏、血压、腹部体征、血红蛋白等,如有休克,应立即给予抗休克治疗。

（3）绝对卧床休息,以免活动后加重出血。

（4）注意观察肾区浸润、肿胀情况,有无腹膜炎的表现。

（5）每 4h 留一次尿标本,进行动态观察。

（6）疑有内脏损伤时,术前留置胃管。

（7）留置导尿管。

（8）其余按医嘱执行手术前护理常规和准备。

2. 术后护理

（1）术后卧床休息 2～4 周。

（2）严密观察血压、脉搏变化,每半小时至 1h 测量 1 次,并记录。休克未好转者应继续抢救,根据病情输血、输液。

（3）观察术后第一次排尿时间、尿量及颜色,并记录。

（4）术后有引流者,按尿路引流护理。

（5）观察切口引流物性状、颜色、量等。敷料湿者,须及时更换。如用纱布填塞止血,应于术后一周开始逐渐取出,在 3～5 日内取完。必要时可再在伤口内留置引流物。

（6）行胃肠减压者,应保持减压通畅,至肠鸣音恢复时拔出。术后无腹膜刺激症状时,1~2d 可进流质饮食,2d 后改半流质,然后逐渐恢复正常饮食。

（7）其余执行手术后护理常规。

六、健康教育

（1）告诉患者卧床 2~3 周的意义以及观察血尿、腰部肿块、腹部疼痛的意义。

（2）宣传饮食及适当多喝水的意义。

（3）宣传卧床期间保护皮肤的意义。

（4）宣传疾病的转归情况。

（5）宣传出院后 2~3 个月避免重体力劳动的意义。

（栾 瑞）

第二节 输尿管损伤

输尿管上连接肾盂,下连接膀胱,是管状向下方输送尿液的器官,位于腹膜后间隙内,有周围组织的保护,如脊柱、椎骨旁肌肉、腰部肌肉、腹腔器官及腹壁保护,即使受到创伤也很难受到损伤,因此在外伤中极少见到。多为医源性损伤,如腹部与盆腔手术、妇科手术、内镜检查或手术,但初期易被忽视而失去有利的治疗时机。

一、病因

（一）开放性手术损伤

开放性手术损伤常见于骨盆、后腹膜手术,如结肠、直肠、子宫切除手术,易误结扎或切断输尿管。术中较难发现,一般在术后出现漏尿或无尿时才被发现。

（二）腔内器械损伤

经膀胱镜逆行输尿管插管,输尿管镜检查、取石或碎石时,当输尿管存在狭窄、扭曲、粘连、炎症时易发生输尿管撕裂、穿孔或拉断。

（三）放射性损伤

放射性损伤见于宫颈癌、前列腺癌进行放射治疗后,输尿管出现水肿、出血、狭窄、坏死等。

（四）外伤

外伤较少见,可见于枪击伤、锐器刺伤等情况,一般都伴有大血管和腹腔器官的损伤。

二、临床表现

（一）血尿

血尿常见于器械损伤输尿管黏膜,可随着损伤的修复血尿逐渐减轻和消失。当输尿管被结扎或完全切断时可无血尿出现,因此血尿的有无和轻重与损伤程度不一致。

（二）尿外渗

尿外渗可发生于输尿管损伤时或几天以后,尿液从损伤处渗入腹膜后间隙,引起症状,如腰痛、腹痛、腹胀、局部包块与疼痛。若尿液渗入腹腔,则会产生腹膜刺激症状。继发感染时,患者可出现高热、寒颤等全身症状。

(三)尿瘘

尿瘘指尿液与腹壁创口、阴道、肠道创口相通,长久不愈。

(四)梗阻症状

输尿管被缝扎或结扎后引起同侧输尿管的梗阻,造成肾积水,患者会出现患侧腰痛,肾区有叩痛,伴发热。输尿管损伤还可引起不全梗阻,也会引起上述症状。

三、处理原则

对于输尿管穿孔或黏膜损伤,可留置输尿管支架管(即双J管),待损伤愈合后于膀胱镜下拔除。

若输尿管被结扎或缝扎,术中发现时应立即解除结扎线,切除结扎端做对端吻合,同时留置双J管即可。

若损伤时间较长,引起输尿管完全梗阻,则需做肾造瘘,以缓解肾功能,3个月后再进行输尿管修复。手术患者按照护理常规进行,输尿管检查或手术患者都需要留置双J管,一般2~4周后在膀胱镜下拔除。

四、护理

(一)常见护理诊断

1. 血尿

血尿与输尿管损伤有关。

2. 排尿模式的改变

血尿与留置尿管有关。

3. 疼痛

血尿与尿液外渗、肾积水有关。

(二)护理措施

手术患者的护理同一般护理常规,留置双J管患者的护理如下。

1. 防止尿液反流

双J管放置后,肾盂输尿管圆锥失去充盈刺激,致使输尿管蠕动明显减弱或消失,输尿管膀胱开口的抗反流机制消失。

因此留置尿管,可保持膀胱空虚。但拔除导尿管后,膀胱内压力增高,如憋尿、排尿、增加腹压时,膀胱内尿液除大部分通过尿道排出体外,另有少量尿液通过双J管腔反流至肾盂,引起逆行感染。

因此应嘱患者避免增加腹压因素,预防大便干燥,定时排空膀胱,不要憋尿,以避免尿液反流。

2. 避免双J管位置不当

双J管放置位置不当或双J管移动致膀胱内导管过长刺激膀胱三角区或后尿道可导致尿路刺激症状。

如症状明显者可给予解痉治疗,必要时可通过膀胱镜调整双J管的位置。此外,双J管可刺激输尿管平滑肌痉挛引起肾绞痛,应嘱患者注意休息,运用放松技巧,分散注意力,适当应用解痉、止痛药物治疗。

3.防止双J管引流不畅

对排尿后腰痛不能缓解者,及时报告医生检查,是否由于双J管引流不畅所致。

4.防止双J管上结石形成

指导患者多饮水,每天2000～3000mL,防止双J管上结石形成,造成拔管困难。

5.健康指导

指导患者出院后不做四肢及腰部同时伸展动作,不做突然的下蹲动作及重体力劳动,预防便秘,减少引起腹压增高的任何因素,防止双J管滑脱或上下移动。定时排空膀胱,不要憋尿,避免尿液反流。指导患者对尿色、尿量的观察,发现异常及时就诊。

提醒患者不要忘记按照医嘱规定的时间拔除双J管,留置时间过长会因双J管上附着结石而造成拔管困难。

(栾　瑞)

第五章 骨科疾病的护理

第一节 骨科疾病的一般护理

一、病室环境

病室环境安静,舒适,阳光充足,空气流通,保持干爽。病室温度适宜,一般保持在 18~22℃,相对湿度50%~60%。儿童病房宜适当装点卡通画、玩具,窗帘、被服色调活泼、图案有趣,定时播放儿歌、动画片,营造温馨愉快的病室氛围。

二、病情观察

按分级护理要求,观察病情并分析病情变化,发现问题及时干预并做好记录。

(1)加强全身情况的观察,定时测量生命体征,观察神志与精神、询问病史、饮食、口渴感、二便等情况。

(2)注重伤病的专科观察,如疼痛、肿胀、肢体活动、感觉、末梢循环、创面或伤口等情况。

(3)观察有无并发症,及早发现,及早干预。如脊柱伤病者,要注意观察有无内脏损伤、血管撕裂和神经损伤等合并症发生;四肢伤病者,要注意观察有无骨筋膜间室综合征、深静脉血栓和神经损伤等合并症发生。

三、生活起居护理

卧床患者床垫应软硬适中。脊柱伤病者急性期限制腰部过度活动和负重,坐起或下床时应有人搀扶,防止再次受伤。四肢伤病者,患肢保持良好肢位,高于心脏平面,以促进静脉回流,消肿止痛。创造良好的睡眠环境,调节好房间的温度、湿度和光线,减少外界对视、听、触等感官的刺激。

四、搬运体位

搬运患者时,注意评估患者的配合程度、体重和病损情况,切勿因搬动而加重患者病情,同时要合理应用人体力学原理来保护护士的自身安全。对疑有脊柱损伤的患者要高度警惕脊髓损伤的可能,在搬运检查过程中注意保护,避免造成二次损伤。有颈椎损伤者,一人在头颈部用双手托住下颌及枕部,保持头部中立位,轻度向头侧牵引,用颈托或沙袋固定颈部。对胸腰椎损伤者,要轴线式整体搬动,严禁屈曲搬动。

五、心理护理

(1)患者常因疼痛、生活不便、经济压力或久治不愈等,产生焦虑、忧郁、失望、怨恨、角色行为减退或强化等心理状态。护士应主动了解患者的心态和疑虑,根据个体差异积极进行有针对性的心理干预。干预中,贯彻知情同意原则,尊重患者、鼓励患者,使患者感受到被理解、被关怀的温暖,减轻心理负担。

（2）患者在伤病急性期过后,常轻视和忽略功能锻炼,易造成病痛迁延不愈。护士应掌握患者的心理变化,进行针对性的疏导,调动患者的主观能动性,并正确指导患者进行康复锻炼。

（3）沟通患者的亲朋好友,使其较多地体恤患者的处境,帮助患者获得更多的社会支持,有利于患者心理状态的调适,促进康复。

（4）根据患者年龄段进行心理护理。儿童情感较直率、单纯、外露,易产生恐惧、孤独、烦躁等情绪,宜关爱、呵护和表扬;青少年患者情绪多强烈而不稳定,应注意防止盲目乐观或轻生等极端情况发生;中年患者多为家庭的顶梁柱,牵挂较多,护士应协助其妥善处理所牵挂的事件,解除患者的后顾之忧;老年患者常出现孤独、抑郁、悲观的心理反应,护士应予以更多关心和尊重。

六、饮食护理

选择高蛋白、高维生素、高热量的食物,注意钙、磷的补充。伤病早期饮食宜清谈易消化。

（1）对于长期卧床的患者鼓励多饮水和食用含维生素高的蔬菜、水果,以保证创伤修复的需要和大小便的通畅。

（2）根据不同体质进行饮食调护,如肾阳虚者鼓励多食温补之品,如羊肉、桂圆等;肝肾阴虚者,鼓励多食清补之品,如鸭肉、山药、百合等;一般患者可食瘦肉、骨头汤、核桃等补肝肾强筋骨的食物。

（3）伤病急性期可适当摄入清热解毒、活血化瘀的食品或药膳,如苦瓜、绿豆排骨汤、桃仁粥、田七鲫鱼汤等。

（4）卧床患者适当进食通便食物,如菠菜、竹笋、番茄、香蕉等。

（5）对于合并有糖尿病、高血压、痛风等疾病的患者,在进行个体评估后,给予相应的治疗饮食。

七、用药护理

运动系统伤病患者临床多使用通经活血、舒筋止痛之药物内服外治,注意按医嘱用药并注意观察患者用药后的反应。

（1）伤科用中药汤剂宜饭后半小时温服,避免伤胃。

（2）使用口服止痛剂应询问患者有无胃溃疡病史,避免空腹服用,防止损伤胃黏膜。

（3）注射哌替啶等止痛剂,应平卧于床休息,避免体位性低血压以及摔倒等意外。

（4）脊髓损伤患者早期常使用大剂量激素和脱水药物,注意用药量及输液速度,保证按时按量输入,以达到激素冲击治疗和脱水药物脱水的最佳效果。

八、翻身的护理

对卧床、牵引等患者,要指导和协助患者翻身。脊柱骨折或脱位患者应采用轴线翻身法,保持脊柱稳定性。

（1）能自行翻身者,可自行翻身,但须使肩部和骨盆一起翻,不可扭曲脊柱。

（2）不能自行翻身者,需护士协助完成。方法是:一手托肩,一手托臀,双手向上向外用力,将患者由仰卧变侧卧,或由侧卧变仰卧。

（3）行颅骨牵引者,翻身时要保持头颅、躯干在同一水平线上,防止加重损伤或牵引弓脱落。侧卧达30°~40°即可。

九、疼痛的护理

（1）评估患者疼痛的部位、性质、持续时间；评估骨折或患处皮肤、血液循环情况；查找可能的诱因，并询问疼痛的伴随症状。

（2）针对不同的疼痛原因，对症处理，切勿盲目给予止痛剂。针对骨折类型采取相应固定可使疼痛缓解；切口感染者应予以创口开放性引流，并应用抗生素；合并有骨筋膜间室综合征者，应及时解除压迫，必要时手术减压；已发生压伤者，做好压伤护理；对疼痛原因已明确者，在局部对症处理前可应用镇静、止痛药物，以减轻患者痛苦。

（3）对疼痛不甚剧烈者，可以通过分散或转移患者的注意力减轻疼痛；并可采取冷疗、热疗、穴位按摩、穴压豆等方法技术性镇痛。

（4）行护理操作时，动作要轻柔，在移动患者前首先做好解释工作，在移动过程中托扶损伤部位。

（5）创造安静舒适的环境，有助于患者充分休息，保持愉悦情绪，减轻痛感。

十、损伤的急症护理

（一）"ABC"原则

遵循"ABC"原则，稳定患者生命体征。心跳骤停者立即心肺复苏，开放性气胸者迅速封闭伤口。

A 即 airway（气道），即确保呼吸道通畅，将患者头部置于后伸位；口腔、鼻腔内及咽喉部有异物存留或因口腔内分泌物堵塞时，应迅速清除，以免造成呼吸困难，甚至窒息而危及生命。

B 即 breath（呼吸），即确保呼吸功能，必要时行人工呼吸、吸氧以及机械辅助通气。

C 即 circulation（循环），即确保血容量，截瘫患者、髋部外伤患者及复合伤患者常伴低血压，应及时建立静脉通道，遵医嘱扩容升压，挽救患者生命。

（二）一般处理

（1）注意对患者的保温，尤其注意患肢保暖。

（2）若患肢肿胀剧烈，应剪开衣袖或裤管减压。

（3）绝大部分的创口出血用绷带加压包扎即可止血。如现场没有无菌敷料，用可能找到的最清洁的布类包扎。如用止血带阻断大血管的出血，必须记录止血带开始使用的时间并定时放松，防止因时间过久造成肢体远端的缺血坏死。指压止血可用于紧急情况下的头部、颈部、四肢的临时止血，即根据动脉走向，在出血伤口的近心端用手指压住动脉处。

（4）妥善包扎，有效固定，防止骨折断端损伤软组织、神经、血管或内脏，并可减轻疼痛。不要还纳已露出伤口的骨折断端或软组织，以免造成感染。应用大块无菌敷料覆盖暴露组织，然后用治疗碗等凹形容器扣在暴露组织上再进行包扎、固定。有骨折者，先固定骨折的下部，以防充血。

（5）正确搬运，避免二次损伤。对脊柱损伤患者，应采用硬板担架或铲式担架抬送，禁止一人背送或一人拖肩一人抬腿搬动患者，以免加重损伤；对四肢骨折或关节脱位者，应先有效固定后搬运。

（6）转运途中应不间断地实施维持生命的救护，如人工呼吸、胸外心脏按压、给氧、输液等。严密观察病情变化，随时做好记录。

十一、围手术期护理

(一)心理护理

骨科疾病患者多为突然致病,患者情绪波动大,焦虑、恐惧、紧张,有的还可能出现"退化"和"脆弱"反应,心理护理的重点是预防创伤后过度应激反应,协助患者接受手术,顺利渡过围手术期。

(1)护士应根据患者的文化程度、职业背景等差异进行个体化的心理护理。主动关心患者,安慰患者,帮助患者认识"积极情绪"与"消极情绪"对预后的影响,减轻其思想顾虑。

(2)耐心听取患者的意见和要求,尽量满足患者的合理要求。

(3)告诉患者手术可能发生的危险,如麻醉意外、术后感染、功能障碍等,使患者正视现实,稳定情绪,增强对预后的信心,积极配合治疗。

(二)术前准备

根据患者的病情和手术方式,制订个体化的护理计划。协助做好术前各项检查,正确评估患者的生理功能,配合医生对症处理,力求达到患者身体条件的最好状态。有计划地做好摄片、配血、备皮、药物过敏试验、导尿等准备。

(三)适应性训练

(1)根据手术方式,指导患者练习深呼吸、扩胸运动及有效咳嗽、咳痰等,预防术后呼吸道感染。

(2)术前 2d 指导患者练习床上卧位大小便,预防术后尿潴留及排便困难,指导家属正确使用便器,以免损伤患者臀部或肛周皮肤。

(3)对术中需侧卧或俯卧的患者,术前进行术中体位适应性训练,从 30min 开始,逐渐增加时间至 2h,每天练习 1~2 次。

(4)对拟行颈椎前路手术的患者进行气管推移训练:颈椎前路手术必须将气管长时间拉向非手术侧,对气管刺激大,易造成患者呼吸困难、咳嗽,影响手术进行,正确的气管推移训练可减少手术风险。手术前 1~3d 指导患者取仰卧位,枕头垫于肩下,头后伸,以左手四指(大拇指除外)并拢,以指腹置颈中线或稍右轻轻将皮肤向右后推开,然后抵住气管、食管向左侧牵拉,将气管牵过颈中线,坚持 15~20min,每天 3 次。牵拉时间由短到长,最终达到持续时间超过每次 30min。牵拉的力量由小到大,逐渐增加以不引起呛咳为准。

(5)对术后需进行各种牵引、石膏固定或使用引流管、导尿管的患者,术前应向患者及家属说明,使之有心理准备,积极配合。

(四)术后护理

1. 病情观察

术后 24h 内严密观察患者神志、意识、瞳孔变化,监测生命体征及血氧饱和度,观察肢体感觉、运动、血液循环及动脉搏动情况,并做好记录至少 1h 一次,病情变化随时记录。

2. 切口的护理

观察手术切口有无渗血、渗液以及渗出液的量、色、质。必要时报告医生更换敷料,保证敷料清洁干燥,防止切口感染。

3. 饮食护理

局麻术后若无恶心、呕吐等麻醉反应即可进食;全麻术后需暂禁饮食,待完全清醒后可饮水；首次饮水应喝温开水以让肠胃适应，若无不适则可进食，手术当天进食流质、半流质或软食；术后早期宜清淡易消化饮食，少量多餐，以后逐渐进高蛋白、高维生素、高钙饮食，如牛奶、鸡蛋、豆制品、新鲜蔬菜和水果等，以增强营养和钙的吸收，促进康复。

4. 发热反应的护理

术后前 3d 体温略有升高，有时可达 38.5℃，多为术后吸收热，一般在 3d 左右恢复正常。若术后 1 周患者体温仍高于 38.5℃，应考虑为是否为输血或输液反应热、药物热、深静脉血栓形成、感冒、切口感染、肺部感染、尿路感染等。

应评估发热的原因，密切监测体温变化，准确记录；观察切口有无红、肿、热、痛、渗血、渗液发生；通知医生，遵医嘱给予急查血、尿常规及痰培养等；遵医嘱给予物理或药物降温，观察用药后反应及降温情况；汗出多时应及时协助更换衣被，注意保暖；指导清淡饮食，多饮水，做好口腔护理；保持室内空气清新，温湿度适宜，减少探视，避免交叉感染。

十二、长期卧床患者的护理

对骨科疾病需长期卧床的患者，应特别注意预防肺部感染、泌尿系感染、压伤、深静脉血栓、废用综合征等并发症。

（一）体位的护理

原则：稳定度大，肌肉放松，维持脊柱的生理曲线和各关节的功能位置，避免肢体局部受压，防止由于长期卧床造成的疲劳、损伤和变形。

护士应尽量帮助患者取舒适体位。仰卧时，头不可垫得过高，枕顺延到肩部。俯卧时，可用一软枕垫在从肋缘到骨盆的腹部下，使脊柱肌肉放松；踝部垫枕，使足尖离开床面，足与小腿接近垂直。侧卧时，枕头高度适宜，使头部位置舒适，两腿微曲约 45°，前后放置，两腿之间垫一软枕，以防髋内收。

（二）肺功能的护理

向患者说明咳嗽、咳痰、深呼吸的重要性，取得患者配合。协助患者翻身、叩背，教会患者有效咳嗽及深呼吸，增加肺活量。合并脊髓损伤的患者遵医嘱尽早开始并持续进行物理治疗，以预防肺不张及肺部感染。必要时吸氧，避免因呼吸困难造成缺氧而加重损伤。

（三）泌尿系的护理

鼓励患者多饮水，达到每日 1500～2000mL，以利冲出尿液中沉渣。插尿管时要严格执行无菌技术操作，留置尿管注意引流袋高度，防止逆行感染。长期留置尿管的患者应每周更换尿袋，每月更换尿管。注意会阴部的清洁护理，指导家属每日温水擦洗外阴。

有感染时可用 1:5000 的呋喃西林液体冲洗膀胱。

（四）废用综合征的预防护理

长期卧床的患者，若护理不当，易出现足下垂、关节僵硬、肌肉萎缩等废用综合征。护士应采取以下措施预防。

（1）指导患者穿防旋鞋，行主动或被动的上、下肢关节伸屈锻炼，一日数次，以维持局部的肌张力，避免畸形。

（2）预防肩畸形：患者仰卧时，两臂离开躯干，全臂垫枕，或病情许可时，指导患者自行梳头、扣后背纽扣等以预防肩内收畸形。

（3）选择应用支被架，避免被服衣物等长期压迫肢体某一部位。

十三、功能锻炼的护理

骨科疾病患者病程较长,有的需要终身康复锻炼。

(1)护士应正确评估患者的心理状态、对功能锻炼的认知以及家庭社会支持系统,结合病情、病程,制订科学合理、切实可行的康复锻炼计划,协助患者持之以恒地进行康复锻炼。

(2)采用急性期、稳定期、恢复期三期锻炼法。急性期,可进行床上康复,如关节活动练习、肌力训练、呼吸训练等;稳定期,可离床进行运动康复,如坐位平衡训练、患肢功能训练、轮椅、支具训练等;恢复期,主要指导和协助患者恢复日常生活能力。

(3)功能锻炼过程中要适应四季气候变化,注意防暑及保暖。

十四、健康教育

良好的健康教育有助于提高患者的依从性,调节患者的心理,改变其不良行为和生活方式,密切医患关系。

(1)指导患者选择适宜的科学的生活方式,如鼓励骨质疏松患者户外活动,避免外伤等。

(2)指导患者坚持适当的功能锻炼,每次锻炼以不疲劳为度,鼓励患者循序渐进、坚持不懈。

(3)根据病情,教会患者及家属居家护理,如并发症的预防、支具的使用和保养等。

十五、出院指导

(1)定期复查,发现患肢血液循环、感觉、运动异常,请及时就医。

(2)按时服用接骨续筋或强筋健骨的药物,直至骨折牢固愈合或伤病康复。

(3)加强营养,宜安排进食排骨汤、鸡汤等高蛋白、高营养、低脂肪饮食,多食维生素含量丰富的蔬菜、水果以补充机体所需,忌辛辣刺激饮食,忌烟酒。

(4)保持心情愉快,按时作息,劳逸适度,遵医嘱节制房事。

(5)根据功能锻炼计划,继续康复锻炼。

(6)骨折内固定患者根据复查时骨折愈合情况,确定取内固定时间。

(汪秀红)

第二节　肱骨髁上骨折

肱骨髁上骨折以儿童最多见,绝大多数由间接暴力所致,占肘部骨折的60%~70%,高发年龄段为4~8岁,峰值年龄6岁。肱骨髁上部血液供应丰富,骨折多能愈合,但由于肘关节的解剖特点,常常合并神经、血管损伤。

一、临床表现与诊断

1.临床表现

伤后肘部肿胀,可伴有"靴状"畸形,肿胀严重者伴有张力性水泡,肘后三角关系可正常,肱骨髁上环形压痛,可扪及骨擦感,有纵向叩击痛,肘关节主动活动功能丧失。如伴有血管、神经损伤可出现垂腕征、手指感觉异常、桡动脉搏动减弱或消失等症状。

2.查体

查体有手掌撑地或肘部着地外伤史。肱骨髁上部有异常活动和骨擦音,在肘前、后可扪及突出的骨折近端。伸直型骨折移位明显,很像肘关节后脱位,但肘后三角关系仍保持正常,这点可与肘关节后脱位相鉴别。

3.X线片

X线片可确定骨折类型和移位方向及程度。

二、治疗要点

肱骨髁上骨折如不伴有神经、血管损伤,应争取在伤后 6～8h 内复位,越早越好,若超过24h肿胀明显,需待肿胀高峰期过 1～2d 以后进行延期复位,伴有张力性水泡、肿胀剧烈者,可先行尺骨鹰嘴牵引,2～3d 再行复位。超过半个月骨折移位明显者,须麻醉下折骨后再行尺骨鹰嘴牵引及手法复位术。复位后予以伤肢小夹板、钢丝托板外固定。伤肢于屈肘 90°、前臂旋前位。严重开放性骨折,合并神经、血管损伤,陈旧性骨折影响肘关节功能及肘内翻畸形严重者应手术治疗。

三、护理

(一)非手术治疗护理

1.护理评估

(1)评估患儿受伤的原因、时间、受伤的姿势、外力的方式、性质、受伤的轻重程度。

(2)评估患儿全身情况、意识、生命体征等情况,观察有无并发症。

(3)评估患肢肿胀、桡动脉搏动、皮肤温度、颜色及手指活动等,检查桡神经、正中神经及尺神经支配区域感觉及肌力情况。

2.体位护理

平卧位休息,保持患肢肩外展 90°水平位,伸直型骨折宜固定于屈肘 90°～110°,屈肘角度随肿胀消退而逐渐增大;屈曲型骨折宜固定于半屈肘位 30°～60°。

3.给药护理

(1)内服中药:根据医嘱指导患儿中药汤剂的服用剂量。宜饭后半小时温服,不可冷服,否则易伤其阳气,引发腹痛。可采纳少许多次喂服的方法。询问女性患儿月经史,经期停服活血化瘀药物。密切观察用药反应,对婴幼儿尤应注意,发现异常,及时报告医生并协助处理。

(2)外用中药:使用前注意皮肤干燥、清洁,避开皮肤破溃处;避免浸湿牵引针孔及切口敷料。用药过程中,皮肤出现瘙痒、红疹、水泡等过敏反应及时去除药物,并给予温水擦洗,通知医生处理。伤肢熏洗时,注意避免烫伤皮肤。

4.饮食护理

患儿饮食应注意宜少食多餐,避免生冷寒凉、油腻辛辣、不易消化的食物,以免引起食积。督促患儿摄入足够的新鲜蔬菜和水果以及适量的水,以保证创伤修复的需要和大便通畅。卧床避免进食花生、豆子、果冻等食物,以防误吸。

按骨折三期予饮食调护:骨折早期饮食宜活血化瘀,根据时节和孩子喜好进食如油菜、茄子、菠菜、红薯、猪肉、鸡肉、鸡蛋、红糖、山楂、橘子、苹果等,也可煲鲫鱼汤、金针菇木耳汤;对于热象的患儿宜进食凉血清热的食物,如莲藕汁、马蹄水、苦瓜排骨汤等;骨折中期饮食上由清淡转为适当的高营养补充,以满足骨痂生长的需要,给予高热量、高蛋白、高维生素食物,如动物瘦肉、牛奶、豆制品、海产品、新鲜蔬菜、水果等;骨折后期饮食宜强壮筋骨,在骨折中期基础上继续加强营养。

5. 神经损伤护理

检查肢端感觉运动情况。检测桡神经、正中神经及尺神经支配区域皮肤感觉情况。

及早鼓励并指导患儿做肌肉锻炼,辅助伤肢按摩,促进局部血液循环。遵医嘱予以口服或注射营养神经药物、神经治疗仪治疗以促进神经恢复。

6. 康复护理

(1)复位或牵引后即刻开始做手指屈伸练习,让患儿抓握有收缩性的弹力小球,或给予笔、糖果等让其练习抓握,每日3次,每次5~10min,并在手指、手腕给予轻柔的抚摸或按压、推压,以促进伤肢肿胀消退。

(2)第2~3周继续以上内容,加大关节活动度,可利用玩具引导患儿进行腕关节的屈伸活动,每日3次,每次10~15min。

(3)肘关节屈伸及肩关节活动练习:第4周去除骨牵引及外固定后,继续手指屈伸和腕关节屈伸训练,并让患儿握棒类玩具,以健肢辅助患肢进行肘关节屈伸及肩关节活动;让患儿两上臂及肘部紧贴胸壁外侧,练习前臂旋转动作;也可让患儿进行投篮、扔飞镖、弹琴等游戏辅助锻炼,每日3次,每次10~15min。

(4)日常生活锻炼:可根据患儿年龄酌情指导其系纽扣、梳头、握筷、吃饭等,以锻炼手指的灵活度及肘关节屈曲。

(二)手术治疗护理

1. 术前护理

(1)做好术前宣教与心理护理,取得患儿及家属的配合。

(2)完善各项检查,患肢X线片、心电图、大小便、血标本等。

(3)常规进行术区皮肤准备、做好手术部位标识、药物过敏试验及交叉配血等。

(4)注意患儿保暖,避免上呼吸道感染。

(5)根据手术时间安排合理禁食禁饮。

2. 术后护理

(1)术后妥善安置患儿,平卧位休息,如无禁忌,伤肢应抬高,以促进静脉血液回流,减轻肿胀。

(2)根据不同的麻醉方式,正确指导患儿进食营养丰富清淡易消化的食物。

(3)注意患儿生命体征变化,评估患儿伤肢疼痛情况。做好伤肢护理,注意观察切口敷料渗血情况、肢端皮肤颜色、温度、感觉、动脉搏动、毛细血管充盈时间及被动活动手指时的反应。若出现异常应立即通知医生处理。

(4)卧床期间协助患儿做好生活护理。

3. 功能锻炼

(1)指导患儿循序渐进的行腕、肩关节及肘部等功能锻炼。

(2)根据手术方式,术后1~2d协助患儿佩戴三角巾悬吊伤肢取半坐卧位或坐于床边,适应体位变化后,慢慢下地行走并做好安全防护。

（三）出院指导

（1）继续加强患肢功能锻炼。锻炼肘关节屈伸活动时严禁暴力被动活动和强力粗暴的牵拉按摩，以免发生创伤性骨化性肌炎，影响肘关节功能恢复。

（2）无医生允许不能随意去除夹板、钢托等外固定。若伤口未拆线，应定期门诊复查，定期换药，术后14d拆线。拆线前，伤口注意防水，忌洗浴。患肢早期暂不负重。

（3）遵医嘱定期门诊复查。

（汪秀红）

第三节 颈椎骨折与脱位

颈椎共有7个，第2颈椎以上的部分属上颈椎，不仅解剖关系特殊，临床症状复杂，且损伤后的现场及入院前死亡率较高。第3~7颈椎称为下颈椎，发生骨折脱位较上颈椎多见。

一、常见类型

1. 寰椎骨折

寰椎骨折常见的致伤原因是高速车祸。单纯的寰椎骨折，一般没有脊髓损伤，很少导致生命危险。临床表现：头颈部外伤史典型，颈部疼痛、肌肉痉挛、屈颈受限，患者常用双手托住下颌，以平衡头部的重量，检查时可见寰椎部位有明显压痛，头颈部叩击有寰椎部位疼痛。X线检查可明确诊断。无论哪种寰椎骨折都应首选非手术治疗。

2. 寰枢关节脱位

寰枢关节脱位是上颈椎最常见的一种严重的损伤，若未及时治疗，其脱位程度常进行性加重，导致脊髓高位受压而危及生命。

由于其潜在危险性大，应积极治疗。因颈部过度屈曲位可致其损伤性脱位，类风湿关节炎患者或上呼吸道感染的儿童可引起自发性脱位，还有枕颈部有发育异常者，外伤后较正常人更容易发生寰枢关节急性脱位。常采用颌枕套或颅骨牵引复位治疗。对于脱位严重经非手术治疗效果不佳，脊髓受压症状继续加重者，根据情况进行1~3颈椎融合术或做寰椎后弓切除减压术等。

3. 枢椎齿突骨折合并寰枢关节脱位

寰椎、枢椎是由横韧带、翼状韧带、齿突尖韧带和纵束连接并加强其稳定性。齿突与寰椎前弓构成寰枢正中关节，寰椎绕齿突旋转，故齿突骨折常合并有寰枢关节脱位。临床表现：头颈部外伤史，颈枕部疼痛、肌肉痉挛、颈部僵直，活动受限。有脊髓神经压迫者，可有四肢发软无力、上肢感觉和运动功能障碍，严重者可出现高位截瘫，甚至死亡。如单纯的齿突骨折临床表现不明显，常易被人忽略。临床常用颌枕套或颅骨牵引复位进行非手术治疗。一般牵引4~6周后，改用支具固定，X线检查证实骨折已愈合，才能解除外固定。

4. 第3~7颈椎单纯性压缩骨折

第3~7颈椎单纯性压缩骨折多为过屈暴力伴垂直压缩外力同时作用，导致受力节段椎体相互挤压，引起椎体楔形骨折，这种损伤多见于第4、第5颈椎。一般仅椎体前部压缩。无神经损伤症状。多采用颌枕套或颅骨牵引治疗,一般牵引2~4周后,改用颈托固定。

5. 第3~7颈椎骨折与脱位

第3~7颈椎是颈椎损伤最多的部位,各种暴力包括伸展、屈曲旋转、压缩等都可能造成其骨折与脱位,通常合并不同程度的脊髓和神经根损伤。

二、护理

(一)非手术治疗的护理

1. 病情观察

应严密监测生命体征、呼吸情况、全身的表现,以及有无局部肿胀或出血的情形;了解患者四肢感觉、运动功能和反射情况;如有异常,及时通知医生处理。

2. 牵引的护理

(1)健康宣教:牵引治疗前根据患者对疾病与治疗的认知程度,向患者及家属讲解牵引的必要性及重要性、操作方法、有效配合及注意事项等,以消除顾虑,取得配合。

(2)保持有效牵引:颅骨牵引重量为体重的1/7~1/10,枕颌带牵引重量为2~3kg。头两侧用沙袋固定,防止头部左右晃动。

护士每班检查牵引的体位、重量是否正确;牵引弓螺丝有无松动;牵引绳的松紧,是否在轴线上。翻身时保护好牵引弓防脱落。

(3)预防感染:颅骨牵引针孔处牵引敷料每日更换,观察有无渗液、红肿,如有痂皮形成不可自行去除,以免造成感染。

(4)指导患者及家属正确的进食方法,预防呛咳。

(5)皮肤护理:牵引时枕部是主要着力点,也是牵引后易出现皮肤压伤的部位。枕后可垫波浪形水枕、不同大小的棉花圈,定时更换。

(6)翻身护理:翻身时1人手持牵引弓或手扶头部保持牵引力,其余人要特别注意头部躯干及下肢协同动作,保持头、颈、胸呈一轴线翻身,防止因翻身不当使可恢复性瘫痪变为脊髓严重损伤或不可恢复性瘫痪,甚至因翻身不当而引起死亡;翻身时注意观察呼吸变化,若出现呼吸困难或发绀时,应立即将患者翻回原位,立即通知医生处理。

3. 佩戴头颈胸支具护理

支具根据患者本人量身定制,教会患者及家属正确佩戴方法;待拍片复查骨折达临床愈合后,可佩戴头颈胸支具鼓励患者早期下床活动;支具佩戴时确保头颈中立位不前屈不旋转,穿戴支具时必须松紧合宜,以能放入1个手指为宜,并在枕后、下颌、肩胛等骨隆突处加海绵垫衬以免皮肤破损。

4. 起床注意事项

患者久卧后初期起床时易发生体位性低血压症状,因此起床前应进行体位适应训练。先摇高床头,以患者不感到头晕为度,逐渐增加角度,直至完全端坐,按照先90°坐位→床旁坐位→床旁站立→床周行走→病室内行走的顺序进行,慢慢适应,每天逐步增加下床活动次数和时间。

5. 功能锻炼

颈椎骨折与脱位的患者除常规各关节的活动外,以颈椎静力性抗阻运动为主,以加强颈部肌肉力量,增加颈椎稳定性。

（二）手术治疗的护理

1. 术前护理

（1）心理护理：由于骨折部位特殊，病情复杂，手术风险大，患者对治疗效果期望较高，患者及家属对手术安全性、治疗效果有不同程度的担忧，因此术前进行积极、有效的心理护理，帮助患者建立乐观向上的心态，对于治疗的顺利进行和术后的康复都非常重要。护士首先要注意与患者的沟通，须取得信任，然后说明手术治疗的目的、注意事项，并取得配合；介绍同种病例的手术效果，给予信心；必要时请术后恢复期患者介绍手术过程中的体验，以及术后疗效的自我评估；同时帮助患者及时解决生活上的各种需求。

（2）呼吸功能训练：术前进行呼吸功能训练非常重要，特别对有慢性肺功能不全的患者，可增加肺活量，促进痰液排出，减少术后并发症。呼吸方法：用力吸气后缓慢吐出。正确的咳嗽方法：先深吸气然后声门紧闭，在腹肌、膈肌同时收缩后放开声门，一声将气咳出。

（3）术前准备：颈椎手术危险性大，随时可能需要抢救，除按术前常规准备外，还应床边常规备沙袋、氧气、吸引器、气管切开包、心电监护仪（含血氧饱和度监测探头）、呼吸球囊等。并特别注意：经口咽进行寰枢椎脱位手术者应重视口腔准备，及早治疗口腔感染灶，抗生素超声雾化；对于上颈椎骨折涉及高位脊髓手术者，由于术中单靠头架支撑不够稳定，为防止因体位不稳而出现脊髓损伤造成呼吸骤停，术前应准备头颈胸石膏背心，以保持术中颈椎中立位。

2. 术后护理

（1）病情观察：术后持续心电监护，每 15～30min 监测生命体征及血氧饱和度，密切观察呼吸频率、深浅度及呼吸音有无异常，有无憋气、呼吸困难、血氧饱和度下降等症状。重视患者的主诉，夜间加强巡视，警惕呼吸睡眠暂停综合征，当呼吸小于等于 10 次/分，及时唤醒患者。观察尿液，并记录尿量，评估出入量是否平衡，观察患者有无血容量不足早期征象，如面色改变、烦躁、哈欠、头晕等。

（2）脊髓神经功能观察：术后要重视观察患者截瘫平面、四肢感觉、运动及肌力情况，评估手术减压效果。多数患者术后脊髓压迫症状有不同程度改善，也有患者术后四肢肌力、感觉、运动有所减退，多与术后脊髓水肿有关。如发现有麻木加重、活动障碍及时通知医生，以免脊髓受压过久造成不可逆的损伤。

（3）切口引流管的护理：颈椎术后为避免创面渗血对脊髓、气管造成压迫，常规放置引流管行负压引流。引流管一般放置 24～48h。应严密观察切口有无红肿、渗液、渗血等情况，检查切口周围皮肤张力有无增高，当发现张力增高时通知医生，给予脱水消肿治疗；保持负压引流有效，防止堵管及逆行感染；观察记录引流液量、颜色和性状，如血性引流液每小时大于100mL、连续 3h 提示有出血可能，需立即报告医生并去负压引流；如引流物颜色为淡血性或洗肉水样，24h 引流量超过 500mL，应考虑有脑脊液漏出。

（4）体位护理：由于颈椎手术的解剖特殊性，尤其上颈椎减压术后，以及内固定不确切者，术后尤其要重视体位护理。正确搬运：协助患者佩戴颈围，搬运时至少有三人以保证头颈中立位。由一名医生专门负责患者头部，其他人员将患者身体水平抬起，同时用力移至床旁，取平卧位，两侧头颈沙袋制动。术后 6h 内去枕平卧颈部沙袋制动，6h 后协助仰卧和 45°半侧卧，每1～2h 轴线翻身 1 次，保持头颈胸在同一直线。术后第一天可摇高床头 15°或垫薄枕保持颈椎生理前凸。

（5）饮食护理：颈椎前路手术由于术中牵拉气管、食道或麻醉插管引起咽部黏膜损伤水肿,患者可出现一过性咽喉痛及吞咽困难。因此,术后24~48h内指导患者多食冷饮,以减轻咽喉部的充血水肿;进清淡易消化流质或半流质饮食,避免辛辣刺激食物,忌甜食,以减少患者呛咳和痰液,同时注意食物温度不宜过烫,以免加重咽喉部水肿;待疼痛减轻后进普食。对于进食少和病情危重的患者应予以静脉营养支持。

(6)支具穿戴护理:为提高植骨融合率并保证内固定的可靠性,仅依靠颈围保护不能达到固定效果,术后2~3周待拍片复查内固定良好,可鼓励患者在支具保护下早期离床活动。支具佩戴确保颈部不扭曲、避免剧烈旋转,以防内固定松动。

(7)功能锻炼:功能锻炼的原则是因人而异、循序渐进、尽早开始、由少至多、逐步加大、以不引起疼痛、疲劳为主。术后肢体感觉恢复后指导患者做手指、足趾、踝泵运动、股四头肌静力练习等活动。48h后可指导患者做双上肢扩胸运动,下肢的抬高、伸屈活动等,应避免颈部过伸过屈,不能过度进行左右旋转活动。每个人根据病情不同、手术不同、下床时间都不同,通常绝对卧床2~3周后,指导患者佩戴头颈胸支具起床活动,佩戴时间3个月左右。去除支具后,加强颈部肌力训练,指导患者做颈椎静力性抗阻运动。

(汪秀红)

第四节　胸腰椎骨折与脱位

胸椎共有12个,腰椎共有5个。在脊柱损伤中,大部分患者均为胸腰椎骨折,单纯性胸腰椎骨折好发于胸$_{11}$至腰$_2$椎体,此区是活动较少的胸椎与富于活动的腰椎移行部;而胸腰椎骨折脱位是脊柱的一种严重损伤,属于不稳定性脊柱损伤,有造成脊髓损伤的危险。

一、分类

1. 椎体单纯压缩骨折

椎体单纯压缩骨折为临床最常见类型,由高处坠落屈曲纵向暴力所致,前柱压缩,中、后柱不变。

2. 椎体爆裂骨折

椎体爆裂骨折主要是由脊柱平行暴力所致,可同时伴有旋转移位,椎体后部常向后凸,脊髓损伤伴发率最高。

3. 剪力型脱位

剪力型脱位是来自与脊柱纵轴垂直的暴力,使脊柱强烈屈曲,同时使上段椎体向前移位。椎体前压缩或崩裂,后方韧带断裂,关节突骨折或脱位。

二、临床表现与诊断

(1)有明显的脊柱受伤史。

(2)骨折部肿胀、疼痛,并有后突畸形,脊柱活动明显受限,不能翻身和站立。

(3)腹胀、腹痛:主要因胸腰椎骨折所致的后腹膜血肿刺激腹腔神经丛引起腹肌反射性紧张或痉挛。

(4)急性尿潴留:因脊髓损伤或后腹膜血肿引起膀胱括约肌反射性痉挛所致。

（5）如合并有脊髓神经损伤者,可出现相应的神经支配区的感觉和运动障碍。

（6）影像学检查:X 线检查可确定骨折部位及类型。CT 检查判断移位骨折块侵犯椎管程度和发现突入椎管的骨块或椎间盘。磁共振检查判断脊髓损伤状况。

三、治疗

若有其他严重复合伤,应积极治疗,抢救伤员性命。然后根据脊柱的稳定程度可采用非手术治疗和手术治疗。

四、护理

（一）非手术治疗护理

1.病情观察

严密监测生命体征,观察病情变化,并做好详细记录。观察患者二便情况及双下肢的感觉运动情况,发现异常及时报告。

2.起居护理

单纯性胸腰椎骨折非手术治疗患者手法复位后须绝对卧床休息 6~8 周,于骨折椎平面垫约 10cm 厚软枕,并逐渐加高,数日内 15~20cm,使脊柱过伸复位预防后凸畸形。教会患者床上排大小便;指导并协助患者进行正确的翻身:一人托住患者肩部和腰部,另一人托住腰臀部和双下肢,两人同时翻动,保持脊柱在同一轴面上,以免加重损伤。

3.功能锻炼

入院后即可指导患者主动进行扩胸运动、踝泵运动、髋膝关节活动、下肢肌力训练等;待疼痛有所缓解即可进行双上肢功能锻炼,如拉吊环、握力器训练等;双下肢被动活动,包括肌肉按摩、各个关节屈伸活动等,以促进血液循环、预防功能废用;同时加强腰背肌力训练,如仰卧位抬臀练习等;根据患者病情 6~8 周后可在支具保护下循序渐进地进行坐位训练、站立训练、行走训练等,帮助患者最大限度地恢复生活自理能力。

（二）手术治疗护理

1.术前护理

（1）心理护理:护士应及时全面了解患者伤情,加强与患者的沟通,针对性地进行心理疏导。可用通俗易懂的语言将骨折愈合过程与功能锻炼的意义、手术治疗的目的向患者讲解清楚,消除紧张,增强康复信心。

（2）呼吸功能训练:胸腰椎骨折术后卧床时间较长,前路手术后需安置胸腔引流管,患者因疼痛、体位不适而不敢咳嗽和深呼吸,易并发肺炎、肺不张、胸腔积液等肺部并发症。术前常规指导深呼吸训练,使患者掌握正确的方法,术后尽早进行锻炼,促使肺复张,减少相关并发症,对合并脊髓损伤截瘫患者更有重要意义。方法:患者平卧,护士用手平放在患者胸壁,然后逐渐离开胸壁,同时患者用鼻深吸气努力用胸壁去靠近护士的手然后用口缓慢呼气。术前 2d 开始练习,每日 2 次,每次深呼吸 30 次。

2.术后护理

（1）病情观察:术后常规行床旁心电监测,并注意血氧饱和度变化、特别是带有胸腔引流管的患者。严密观察患者面色改变,有无恶心、头晕、哈欠等血容量不足的早期征象。注意创面有无渗血、出血及引流液的量,记录尿量,评估输入量与出量是否平衡。

（2）脊髓神经功能观察：术后要着重观察患者双下肢感觉、运动及肌力情况，并与术前做比较。如发现有麻木加重、活动障碍及时通知医生。

（3）饮食护理：术后麻醉完全清醒后从饮水开始进流质，如无不适 12h 后进半流质，逐渐进食普食。鼓励患者多食清淡易消化、含纤维丰富的食物和水果，少量多餐。避免进食引起肠胀气的食物，如牛奶、豆浆等。

（4）体位护理：术后根据患者清醒状态给予去枕平卧或低枕平卧，6h 后协助变换体位，每 1~2h 轴线交替翻身，避免开胸侧卧位，以免折叠引流管、加重疼痛及影响肺部通气。术后第 2~3 周切口拆线后可穿戴支具下床活动，按照先 90°坐位→床旁坐位→床旁站立→床周行走→病室内行走的顺序进行活动。

（5）并发症护理：①脊髓神经根损伤是脊柱手术中最严重的并发症。多见于手术止血不彻底、血肿压迫引起或器械的刺激、过度牵拉等引起。该类患者妥善安置后，应及时观察双下肢的感觉活动及大小便情况，以便及时发现异常，报告医生处理。为减轻神经水肿，改善状况，可预防性静脉应用激素、甘露醇和呋塞米等神经消肿药物；②乳糜漏：上胸椎手术易损伤胸导管，术中应仔细检查，如发生有损伤要及时缝扎。一旦发现引流物为混浊白色，每日引流量大于200mL，应视为乳糜漏，需立即禁食，静脉维持水电解质平衡，一般 1 周左右能自愈。经 1~2 周治疗仍不愈者，可考虑开胸手术结扎胸导管；③呃逆：多为胸椎前路手术使膈神经或膈肌受到牵拉刺激所致，呃逆为暂时性，但有时甚为顽固，长时间持续不断可影响休息，引起胸部、腹部疼痛不适，需进行处理。如出现呃逆，要解释发生原因，减轻顾虑，同时可压迫眶上神经，给予镇静药物，顽固性呃逆可肌肉注射利他林，必要时行膈神经封闭。

（6）功能锻炼：术后 24h 开始进行四肢各关节的主动运动，如双上肢扩胸运动，下肢的抬高、伸屈活动等，术后 3d 开始指导患者进行腰背肌功能锻炼，刚开始以背桥锻炼为主，以后根据患者耐受情况及体力可增加腹桥练习。锻炼应循序渐进，以能耐受为度。

3. 出院指导

嘱患者出院后坚持功能锻炼，循序渐进，避免劳累，防止外伤。加强营养，增强体质。为保证内固定的稳定性，3 个月内起床下地活动时必须穿戴支具，禁止弯腰负重，站立行走时间不宜过长，半年以上禁止重体力劳动。定期门诊复查，如有腰背部不适及时就诊。

（汪秀红）

第五节　颈椎病

颈椎病是指颈椎间盘退行性变及其继发性退行性变导致临近组织受累而引起的相应临床症状和体征。其发生与颈椎的解剖特点和生理功能直接相关。颈椎位于头颅和活动度较小的胸椎之间，活动度大，又要维持头部的平稳，所以易发生劳损，尤以下段颈椎（第 4~7 颈椎）更为明显。

颈椎病是一种常见病，好发于中老年人和长期伏案工作者，如操作电脑、画画、织毛衣、驾车等人群。

一、临床分型与表现

1. 颈型

颈型是各型颈椎病的早期阶段。主要表现为颈部活动受限或被迫体位,一侧或两侧颈肩部肌肉僵硬、酸胀、疼痛不适并多伴有沉重、寒凉感。其主要病因是低头过久后引起的颈肩部肌肉劳损,紧张、痉挛的颈肩部肌肉刺激、压迫脊神经后支引起,经过休息及自我调整后多能自行缓解。

2. 神经根型

神经根型临床最常见,主要表现为颈肩疼痛及僵硬,可向上肢放射,单侧或双侧上肢麻木、无力或有放电样窜痛,当咳嗽、喷嚏、颈部活动时加重。主要是由退变突出的椎间盘、增生的骨赘或肥大的关节突刺激或压迫神经根所致。

3. 脊髓型

脊髓型起病缓慢,40~60岁中年人多见。临床表现为多数患者首先出现一侧或双侧下肢麻木、沉重感,随后逐渐出现行走困难,严重者有双脚踩棉花样感觉;接着出现一侧或双侧上肢麻木、疼痛,双手无力、不灵活,持物易落,严重者甚至不能自己进食;躯干部出现感觉异常,患者常感到胸部、腹部或双下肢有"束带感";部分患者出现膀胱和直肠功能障碍或性功能障碍;病情进一步发展,患者可出现双下肢呈痉挛性瘫痪,双手失去抓持功能,双上肢不能充分屈伸和上举,导致生活不能自理。主要由于脊髓受到后突的髓核、椎体后缘的骨赘、增生肥厚的黄韧带、钙化的后纵韧带的刺激或压迫所致。

4. 椎动脉型

椎动脉型主要表现为颈部位置改变时出现发作性眩晕,有时伴有复视、恶心、呕吐、耳鸣、听力下降等,如双侧椎动脉受到刺激、压迫,则可在颈部活动时出现猝倒。

主要由于颈椎间盘退变引起颈椎不稳、椎体及钩椎关节增生,在颈部活动时,侧方突出的椎间盘、增生的骨刺可刺激或压迫同侧的椎动脉及其壁上的交感神经纤维,使椎动脉痉挛,血流发生障碍,导致椎动脉供血不足所致。

5. 交感神经型

交感神经型由于颈椎间盘的退行性改变及其继发性改变,直接或间接刺激颈部交感神经所致。临床表现复杂多样,往往与体位或活动有关。坐位或站立时加重,卧位时减轻或消失;颈部活动过多或劳累时加重,休息后好转,可有头晕、头痛、耳鸣、听力下降、视物模糊、上睑下垂、面部麻木、无汗、心律失常等症状。

6. 食管压迫型

食管压迫型由于颈椎椎体前缘骨质增生压迫和刺激食道所致。早期表现为吞咽时有异物感,严重时可引起吞咽困难等。

7. 混合型

混合型临床上常出现两型及以上共存的症状,称之为混合型颈椎病。

二、治疗要点

本病以非手术治疗为主。以缓解症状为目的,采用综合治疗方法,包括牵引、手法治疗、药物治疗、中西医理疗、功能锻炼等。脊髓压迫症状渐进性加重、影响工作和生活者、非手术疗法治疗无效者可行手术治疗。

三、护理

（一）非手术治疗护理

1. 枕颌带牵引护理

（1）做好健康宣教,牵引治疗前告知患者和家属牵引的目的和注意事项,取得配合。

（2）枕颌带牵引分坐位和卧位,根据病情选择合适的牵引体位和牵引角度（前屈位、水平位、背伸位）、重量、时间,一般牵引重量 $2 \sim 6kg$,每日 $1 \sim 2$ 次,每次 1h。卧位时,根据牵引角度调节枕头高度,保持有效的牵引力线,颈部不要悬空。

（3）牵引时颈部制动。牵引过程中观察枕颌带位置是否舒适,耳廓有无受压,必要时下颌或面部可垫软毛巾。男患者避免压迫喉结,女患者避免头发压在牵引带内。

（4）牵引过程中加强巡视,观察患者有无疼痛加重、头晕、恶心、心慌等不适,并根据情况及时报告医师处理。

（5）疼痛较甚的患者去除牵引时要逐渐减轻重量,防止肌肉快速回缩。

（6）牵引结束后,颈部应制动休息 $10 \sim 20min$。

2. 用药护理

遵医嘱准确用药,口服颈痛颗粒、三七片等活血化瘀、行气止痛的药物,应于三餐后半小时服用;外用膏药的患者应于晚上睡前贴、早上取,以免引起皮肤过敏;药物过敏立即停用。

3. 佩戴颈托的护理

根据病情,对于颈椎不稳需限制颈部活动的患者应佩戴颈托。颈托大小应合适,于起床活动时佩戴,卧床时可取下。

4. 功能锻炼

颈椎病患者应加强颈部肌肉力量训练,以增强颈部的稳定性。目前临床主要采用颈椎的抗阻运动训练,具体方法如下。

（1）抗阻低头。立正站立,双足分开与肩同宽,双眼平视前方,双手交叉掌心放于前额部,低头时交叉的双手给头一定抵抗,坚持 15s,使颈部保持直立。此为一次,3 ~ 5 次为一组,每天 2 ~ 3 组。

（2）抗阻仰头。姿势同前,双手交叉掌心放于枕后,当头后仰时给一定的阻力,坚持 15s,使颈部保持直立。频次同前。

（3）抗阻侧头。姿势同前,左手手掌放于左侧面部,头偏向左侧时给予一定抵抗,坚持 15s,使颈部保持直立。右侧反之。频次同前。

（4）抗阻转头。姿势同前,头左转于 45°,左手手掌放于左侧颞部,头再向左转时给予一定抵抗,坚持 15s,使颈部左转 45°。右侧反之。频次同前。

（二）手术治疗护理

1. 术前护理

（1）术前常规护理参见"骨科疾病的一般护理"。

（2）心理护理。颈椎病由于病程长或伴有进行性的肢体活动障碍,并且手术部位高,易发生高位截瘫或死亡,患者存在精神高度紧张和不安情绪,因此术前应建立良好的护患关系,做好手术相关知识宣教,耐心解答疑问,消除紧张,增强治疗信心。

（3）体位训练。术前指导患者练习仰卧位进食进水,避免术后呛咳。对于采取颈前路手术的患者,手术前应当练习仰卧的手术体位,即将肩部用软枕垫高,保持头和颈部充分向后仰,每次持续 0.5 ~ 1h,每天 3 次。

颈后路手术患者,术中患者需俯卧在手术台的支架上,俯卧位时间长,患者术中难以耐受,因此术前体位训练尤为重要。方法为将被褥与枕头垫起放置于床的中间,患者俯卧其上,头颈前倾,双上肢自然垂于身体两侧,同时将小腿下方垫软枕,保持膝关节适当屈曲。开始时每次 10 ~ 30min,每天 2 ~ 3 次,逐步增加训练时间。

(4)术前肢体运动感觉情况评估。包括四肢肌力、肌张力、各种反射、感觉异常平面、括约肌的功能等,以备术后提供对比。

2.术后护理

(1)床旁常规准备气管切开包和吸痰用物。

(2)观察患者神志、意识、生命体征、尿量、伤口及引流管。

(3)脊髓神经功能观察。由于手术的牵拉及周围血肿的压迫均可造成脊髓及神经的损伤,患者可出现声嘶、四肢感觉运动障碍、大、小便功能障碍等,应严密观察并与术前进行比较,及时发现并通知医生处理。

(4)体位护理。由于颈椎手术的解剖特殊性,尤其是上颈椎减压术后及固定不确实者,在接手术患者时应特别注意保持颈部正确的体位,以防发生意外。术后搬运患者时,应用颈托保护颈部,一人固定头部,另外两人站在患者身体同侧,保持头、颈、胸在同一水平面,三人动作协调,同时将患者移至床上。

术后未清醒的患者取平卧位,清醒的患者可根据需要抬高床头10° ~ 30°;不予垫枕,保持头颈部于自然中立位,切忌左右偏转、过伸或过屈;患者的颈两侧各放一沙袋用以固定头颈部,这样不仅可以减少伤口出血,且可防止植骨块或人工关节滑脱;同时应嘱患者 24h 内尽可能减少局部活动次数和幅度。

(5)饮食护理。术后由于体位及切口疼痛,指导患者按流质—半流质—软食—普食顺序进食,注意防呛咳。

(6)功能锻炼。术后 24h 内,原则上头颈部制动,卧床休息,尽量少活动;24h 后若病情许可,可在颈托或颈围固定的情况下协助在床边少量活动,并指导患者床上行四肢关节活动、肌力训练。上肢活动时幅度不要太大,避免引起颈椎旋转活动。起床活动时注意动作缓慢,避免因体位变化引起体位性低血压,甚至摔倒。

四、健康宣教

(1)在日常生活中应注意保持头颈正确的姿势,睡眠时要选择合适的枕头,不宜过高或过低,平躺时颈部避免悬空,侧卧时枕头高度与肩高一致。

(2)养成良好的工作和学习习惯,长期低头伏案工作者,要注意每工作一小时左右就要适当地活动颈部,以消除颈部肌肉、韧带的疲劳,防止劳损,注意避免颈部的剧烈转动;不要躺在床上看书、看电视,避免颈部扭曲。

(3)注意颈部保暖,避免各种诱发因素。天冷时可穿高领衣服或戴围巾,热天空调、风扇不能直对颈部。

(4)非手术治疗患者在开车或坐车、剧烈运动、疲劳或强迫动作比较难保持颈部姿势时需佩戴颈托。手术患者遵医嘱佩戴颈托 2 ~ 3 个月,卧位时不需佩戴,坐位和下床时佩戴。

（5）坚持颈部功能锻炼，以增强颈椎稳定性。如出现颈肩部疼痛、四肢感觉麻木、乏力等不适时及时就诊。

（汪秀红）

第六节　腰椎间盘突出症

腰椎间盘突出症（lumbar disc herniation，LDH）是指腰椎间盘的纤维环破裂和髓核组织突出，刺激或压迫神经根、硬膜囊等周围软组织而引起的一系列症状和体征，是脊柱外科的常见病、多发病，以 $L_{4\sim5}$、$L_5\sim S_1$ 椎间盘发病较多。其根本病因是椎间盘退行性变，腰部急性或慢性损伤是腰椎间盘突出症的重要原因，其次还包括自身免疫疾病、遗传等因素。多见于长期从事重体力劳动者、驾驶员、举重运动员等。

一、临床表现与诊断

1. 腰痛

大多数患者都有下腰部或腰骶部疼痛，以持续性钝痛最为常见。轻者可坚持工作；重者疼痛难忍，卧不能起，翻身困难。

2. 下肢放射痛

下肢放射痛主要是因为突出的椎间盘挤压或刺激神经根所致，疼痛主要为放射性刺痛，起始于腰部，沿臀部、大腿和小腿后外侧放射至足背。一般多为单侧坐骨神经痛，但中央型突出可引起双侧坐骨神经痛或双侧交替性坐骨神经痛。患者常可指出确切的放射痛线路，咳嗽、打喷嚏或腹部用力时，症状可以加重。

3. 下腹部或大腿前内侧痛

高位腰椎间盘突出使腰$_1$~腰$_3$神经根受累可出现相应神经分布区腹股沟或大腿前内侧痛。低位 L_4/L_5 和 L_5/S_1 椎间盘突出分别可引起腹股沟区、骶尾部的牵涉痛。

4. 下肢麻木或发凉

下肢麻木或发凉主要是因为突出的椎间盘组织压迫或刺激脊神经根的本体感觉和触觉神经纤维而引起受累神经根分布区域的麻木。突出的椎间盘组织刺激椎旁的交感神经纤维，可反射性引起下肢血管收缩，患者自感患肢发凉。

5. 马尾神经综合征

马尾神经综合征见于中央型椎间盘突出症。椎间盘突出物或纤维环破裂，压迫马尾神经，患者出现感觉异常（如会阴部麻木、刺痛）、括约肌功能障碍（如便秘、尿潴留）等，部分男性患者可出现阳痿。

查体可见脊柱生理弧度改变，严重者可有不同程度的脊柱侧弯；病变腰椎间隙棘突间和棘突旁有压痛点，按压压痛点可引起下肢放射痛，叩击下腰正中区也可引起放射痛；患肢肌肉萎缩、受累神经根支配区的皮肤感觉过敏、减退或迟钝；踝及跗趾背伸或跖屈肌力减弱；腱反射减弱或消失。常用 X 线、CT、MRI 检查辅助诊断。

二、治疗要点

（1）对首次发病、病程短的患者，病程长但症状和体征较轻者可采用非手术治疗。方法包括卧床休息、支具固定、牵引治疗、手法治疗、药物治疗、针灸治疗、封闭治疗、物理治疗等。

（2）对于疼痛严重，经各种非手术治疗无效者；经常复发，影响日常工作、生活者；中央型椎间盘突出马尾神经受压症状严重，有括约肌功能紊乱者；神经根粘连，表现为严重持久麻木或感觉异常者和伴有严重的神经源性间歇性跛行，影像学证实合并腰椎管狭窄或神经根管狭窄者宜手术治疗。

三、护理

（一）非手术治疗护理

1. 卧床休息

严重的患者应严格卧床休息 2~3 周，包括吃饭、洗漱、大小便均在床上，症状缓解后可在腰围保护下逐渐站立、坐起或下床活动。起床时注意避免腰部用力和体位的突然改变，可先卧位戴好腰围，再将床头摇高至 90°，然后将双下肢移到床边着地后慢慢站立行走；躺下时先坐于床边，身体移到床，上后再将床头摇下，平躺后取下腰围；也可侧卧位以手臂支撑起床。

2. 腰围佩戴时间

腰部症状较重时应随时佩戴；轻症患者可在外出或较长时间站立及固定姿势坐位时使用，睡眠及休息时取下。使用腰围期间应加强腰背肌锻炼，防止和减轻腰部肌肉萎缩。

3. 行腰椎牵引治疗的护理

（1）牵引治疗前做好解释工作，告知注意事项以取得配合。

（2）遵医嘱选择合适的体位（三曲位、仰卧位、俯卧位）及牵引重量、牵引角度，牵引时上下衣分开，固定带松紧适宜，使患者舒适持久。

（3）牵引时嘱患者全身肌肉放松，以减少躯干部肌肉收缩而产生的抵抗力，疼痛较甚不能平卧的患者可使用三角枕垫于膝下缓解不适。

（4）牵引过程中随时询问患者感受，观察是否有胸闷，心慌等不适，及时调整，出现疼痛加重等不适应时立即停止治疗，通知医生处理。

（5）注意防寒保暖，用大毛巾或薄被覆盖身体。

（6）腰椎牵引后宜平卧 20min 再翻身活动。

4. 行手法整复治疗的护理

（1）整复前告知患者及家属整复方法及配合注意事项。

（2）整复后注意观察腰部疼痛、活动度、双下肢感觉运动及大小便等情况。

（3）卧床休息，定时翻身，避免压伤；为增加舒适度，仰卧时在腰部放置腰垫以维持生理曲度。

（4）复位 3d 后，在医护人员指导下佩戴腰围下床活动。

5. 功能锻炼

疼痛缓解后根据病情循序渐进、从易到难进行腰背部核心力量训练，顺序为背桥→腹桥（肘膝位）→腹桥（肘足位）→侧桥，练习至轻度疲劳。连续练习 4~8 周，待症状体征消失后，每周坚持 2~3 次上述运动，以增强脊柱稳定性，预防复发。具体方法如下。

(1)背桥基本动作:仰卧,双手交叉置于胸前,屈膝90°,头、肩、双足支撑,腰部发力,抬高腰臀部,使躯干、骨盆、双大腿成一直线,保持姿势15~20s为一次,慢慢回到起始位置,重复动作3~5次为一组,每天2~3组。

进阶动作:在基本动作的基础上,抬起左下肢(膝关节伸直),使双大腿平行,保持15~20s,慢慢回到起始位置,频率同前。右下肢同理。

(2)腹桥(肘膝位)基本动作:俯卧,屈肘、屈膝90°,双肘、双膝支撑于床面,与肩同宽,臀、腰、背成一直线,保持15~20s为一次,慢慢回到起始位置,重复3~5次为一组,每天2~3组。八级腹桥:第一级:基本动作保持60s;第二级:右肘、双膝支撑,向前方抬起左上肢,与身体在同一直线,保持15s;第三级:左肘、双膝支撑,向前方抬起右,上肢,与身体在同一直线,保持15s;第四级:双肘、右膝支撑,抬起左下肢,与身体在同一直线,保持15s;第五级:双肘、左膝支撑,抬起右下肢,与身体在同一直线,保持15s;第六级:右肘、左膝支撑,同时抬起左下肢和右下肢,与身体在同一直线,保持15s;第七级:左肘、右膝支撑,同时抬起右下肢和左下肢,与身体在同一直线,保持15s;第八级:回归基本动作保持30s。八级完成为一组,每天2~3组。

(3)侧桥侧卧,右前臂屈肘90°支撑,左手叉腰,双足并拢,抬起臀部,使身体成一直线,靠右上肢和右下肢支撑身体重量,保持15~20s,慢慢回到起始位置,重复动作3~5次为一组,每天2~3组。左侧同理。

(二)手术治疗的护理

1. 术前护理

对合并糖尿病的患者术前、术中、术后采用宽松标准,即空腹血糖维持在8~10mmol/L,餐后两小时血糖维持在8~12mmol/L均可接受手术,手术当日晨停用降糖药;对合并有高血压的患者手术降压目标应中青年患者小于130/85mmHg,老年患者小于140/90mmHg为宜,术日晨应遵医嘱继续口服降压药。

2. 术后护理

(1)术后常规护理参见"骨科疾病一般护理"。

(2)体位护理:术后以平卧为主,协助患者轴线翻身,预防压伤。

(3)严密观察双下肢感觉、运动变化。由于手术创伤会引起局部组织水肿、无菌性炎性反应等,术后患者可有下肢酸、胀、麻、痛等不适,应向患者解释,消除紧张情绪,取舒适体位,协助轻轻拍打、按摩及热敷下肢。

(4)功能锻炼:每日锻炼时间酌情掌握,逐步递增,预防下肢肌肉萎缩和神经根粘连。麻醉清醒后即可开始股四头肌舒缩、踝泵运动;术后第1d,指导患者做直腿抬高练习,幅度可从30°开始,逐日增加;术后第2d协助患者屈膝屈髋主(被)动活动和双下肢蹬腿锻炼;根据病情手术后1周开始指导进行腰背肌锻炼,加强腰腹肌的力量,保持腰椎生理前凸,增加腰椎稳定性,方法同前非手术治疗。根据病情及患者耐受情况于术后3~10d可戴腰围下地活动。刚开始下地时需要有人陪同,注意预防体位性低血压而跌倒。

四、健康教育

1. 注意腰部及下肢的保暖、防寒湿侵袭

腰部劳累后,应注意卧床休息,以减轻肌肉的紧张、椎间盘的压力。指导正确咳嗽、打喷嚏的方法,注意保护腰部,避免诱发和加重疼痛。手术患者1个月内尽量以卧床休息为主。

2. 养成良好的生活、工作方式

注意避免对腰椎有伤害的动作，如久站、久坐、久行，避免坐矮凳、软沙发、长时间弯腰工作、跷二郎腿、斜着身子讲课或工作等。还应特别注意生活中坐、卧、站立及劳动时的正确方法，这对预防腰椎间盘突出症的发生和复发有很大的帮助。

（1）坐姿：正确的坐姿是上身坐直，不要弓腰或后仰，坐位的高度应使双髋关节和双膝关节自然弯曲90°左右为宜，座位不可过于柔软，不宜坐低于20cm的矮凳。可坐有靠背的椅子，这样可以承担躯体的部分重量，使腰背部相对处于松弛状态，减少腰背劳损的机会。

（2）卧姿：以仰卧为主，侧卧和俯卧均可，床不能太软或太硬，枕头不要过高。仰卧位时可在膝、腿下垫枕。侧卧位时屈髋屈膝，两腿分开，上腿下垫枕，避免脊柱弯曲的"蛇缩"姿势。俯卧位时可在腹部及髋部垫薄枕，以使脊柱肌肉放松。

（3）起床姿势：患者由卧位到坐位尽量不要由仰卧直接坐起，这样会加大腰椎间盘的应力，诱发腰椎间盘突出症的发生。可采取侧卧位手臂支撑起床。

（4）站姿：正确的站立姿势是膝关节微屈，自然收腹，挺胸抬头，使身体的重心落在承重的足上。

（5）劳动姿势：长期伏案工作者需要注意桌、椅高度，定期改变姿势。职业工作中需要常弯腰动作者，应定时伸腰、挺胸活动，并使用宽的腰带。一般情况下应当避免搬抬重物，在必须要搬抬时应注意尽量减小弯腰幅度，最好是利用屈膝屈髋将重心放低，并尽量与要搬抬的重物在一条竖直线上，这样能最大限度保护腰椎不受损伤。同时，应当逐步加大用力，防止腰部的突然受力，这对于那些很少进行体力劳动的白领人群尤其应当注意。

3. 正确佩戴腰围

根据病情掌握佩戴时间，腰部症状较重时应随时佩戴，轻症患者可在外出或较长时间站立及固定姿势坐位时使用，睡眠及休息时取下。腰围佩带一般3个月，3个月内避免剧烈活动，不能做弯腰持重物的动作，半年内不做重体力劳动。

4. 加强营养，保持心情愉悦，坚持腰背肌、腹肌功能锻炼

积极参加适当体育锻炼，增强腰腹部肌肉力量，降低腰椎间盘突出症发病机会，如游泳、快步行走、慢跑、骑自行车等运动，避免打羽毛球、网球、高尔夫、呼啦圈、拔河等运动，因为这些运动造成腰椎单侧用力，反复屈伸或旋转，使得脊柱受力不均匀，破坏了脊柱生物力学的平衡，为腰椎间盘突出症复发埋下了隐患。

（汪秀红）

第七节　锁骨骨折

锁骨位于胸廓前上部两侧，呈横"S"形，全长于皮下均可触及，是重要的骨性标志。锁骨骨折各种年龄段均可发生，但多发生于儿童及青壮年，多见于中外1/3骨折。

直接暴力与间接暴力均可引起锁骨骨折，但间接暴力所致较多。

一、临床表现与诊断

锁骨骨折有外伤史。局部压痛、肿胀，或有皮下淤斑、骨折处异常隆起，患侧肩下垂,，上臂

贴胸不敢活动。幼儿青枝骨折时,局部畸形及肿胀不明显,但活动上肢及压迫锁骨时,常可引起患儿疼痛及哭闹。有时直接暴力引起的骨折,可刺破胸膜发生气胸,或损伤锁骨下神经和血管,并出现相应症状和体征。锁骨正位 X 线片可以确定骨折的部位、类型和移位的方向;锁骨切线位 X 线片可以判断骨折前后移位。

二、治疗要点

(1)非手术治疗儿童青枝骨折或无移位的骨折,可用双肩横"8"字绷带固定或双圈固定 1~3 周;对有移位的骨折行手法复位后以双肩横"8"字绷带固定或双圈固定 3~4 周。

(2)开放性骨折、闭合骨折严重成角畸形妨碍闭合复位者、粉碎性骨折、骨块间夹有软组织无法手法复位以及合并多发性损伤者宜手术治疗。常用经皮穿针内固定、切开复位、钢板螺钉内固定术等。

三、护理

(一)非手术治疗的护理

(1)锁骨骨折不能立即行整复固定者,应去枕平卧,两肩胛间垫一窄枕以使两肩后伸、外展,嘱其不可随意变换体位。

(2)以"8"字绷带或双圈固定的患者,包扎时禁忌做肩关节前屈、内收动作,以免腋部血管神经受压;固定后应去枕平卧,两肩胛间垫一窄枕以使两肩后伸、外展。

(3)骨折整复固定后,特别注意观察双上肢的血液循环,若出现麻木、肿胀、疼痛。

(4)患者起床时,应由他人协助,协助者站于患者身侧,一手托扶患者后背,患者健侧臂支撑床面,缓慢起身;下地活动时嘱患者双手叉腰,保持挺胸抬头,尽量使双肩外展、后伸。

(5)对于儿童骨折,应耐心解释,取得家长的配合,督促患儿保持正确的睡姿和体位。

(6)功能锻炼:在固定及限制活动期间,一定要注意进行健侧肢体和双下肢的功能锻炼;固定初期指导练习患侧用力握拳动作和腕、肘关节屈伸活动,以促进血液循环,防止前臂肿胀;待骨折愈合、解除固定后逐步主动练习患侧肩关节活动,禁止耸肩,防止肩关节因固定时间太长而致功能受限,练习的幅度和运动量以不引起疼痛为宜。

(二)手术治疗护理

1. 术前护理

(1)术前常规护理参见"骨科疾病的一般护理"。

(2)锁骨骨折不能立即行手术者,如开放性骨折、移位严重的骨折、粉碎性骨折或合并血管神经损伤患者,应卧床休息,去枕,取低半卧位或平卧位,禁止侧卧位,两肩胛间垫一窄枕以使两肩后伸、外展;在患侧胸壁侧方垫一软枕,防止患肢肘部及上臂下坠。

2. 术后护理

(1)病情观察:观察生命体征、疼痛、伤口及伤侧上肢感觉运动等情况。

(2)体位:全麻术后平卧 6h;卧位时在肩胛区垫枕,使两肩后伸,同时在患侧胸壁侧方垫枕,防止患侧上肢下垂,使上臂、肘及胸部处于平行位;起床时患侧上肢用前臂吊带或三角巾屈肘 90°悬吊于胸前。

(3)术后伤口局部可予冰敷,每次 20min,每日 3 次,以减轻肿胀和出血。

(4)功能锻炼:麻醉清醒后即可行患侧手指握拳伸指练习、腕关节各方向的运动及肘关节的屈伸活动,以促进血液循环,防止患肢废用性肌萎缩;术后第一天可用三角巾悬吊患肢下床活动,指导用健手压住患侧肩关节做一些轻微的肩部活动,禁止耸肩;术后第四周开始逐渐加大肩部活动范围,直至生活自理,但内固定未取之前仍避免做耸肩动作预防钢板螺钉断裂。

四、健康教育

对于门诊患者,手法复位外固定后患者不可随意去除外固定,必须经医生复查确定骨折愈合后方可去除;复诊时间根据医嘱或病情;若出现骨折处疼痛加剧、患肢肿胀、麻木、手指颜色改变、温度低于或高于正常等情况需立即到医院就诊。

住院患者出院后定期复诊,若有不适及时就诊。严格按照医生嘱托进行功能锻炼。

(汪秀红)

第八节　肩关节骨折与脱位

肩关节由肱骨、肩胛骨和锁骨及其附属结构组成,共有六个部分构成了肩关节复合体:盂肱关节、肩锁、胸锁三个解剖学关节和肩胸、肩峰下(第二肩关节)两个关节样结构以及喙锁间的韧带样连接。上述任何一个关节发生病变都可影响整个肩部运动。

一、肱骨上端骨折

肱骨上端骨折包括肱骨颈(外科颈及解剖颈)骨折、大结节骨折、小结节骨折。总发病率占全身骨折约2%,其中以肱骨外科颈最多见,是此类型骨折中最主要部分。肩部功能障碍,明显叩击痛。患肩肿胀而无"方肩"是与盂肱关节脱位的主要鉴别。其治疗的主要目的是恢复一个无痛的,活动范围正常或接近正常的肩关节。其护理如下。

(一)非手术治疗护理

(1)观察伤肢血液循环、感觉、运动情况。

(2)保持有效固定:向患者讲明固定的目的是为了维持复位,避免畸形愈合影响功能,引起患者的重视并自觉保护。经常检查固定情况,如过紧或过松要及时调整。嘱患者如有不适及时反映,不要擅自处理。仰卧位时,头部应稍垫高,垫高患肢使患侧肩与躯干平行,以免前屈或后伸。坐起时要给予协助,以免患侧上肢用力不当而影响伤肢的固定。给予生活帮助。

(3)使用三角巾或颈腕吊带悬吊的患者,注意观察颈部皮肤,预防擦伤。

(4)石膏固定的患者,注意询问患者感受,评估石膏的松紧是否合适。

(5)预防关节粘连:复位固定后根据病情早期指导患者主动行手、腕、肘关节活动。2周后进行肩关节的被动活动和钟摆样活动,开始练习肩部前屈、后伸,伴外展型骨折禁止外展,内收型骨折禁止内收。练习活动度由小到大,以患者逐渐适应为准。6周后根据复查X线片视骨折愈合情况,全面练习肩关节活动,直至功能完全恢复。

(二)手术治疗护理

1.术前护理

(1)常规护理参见"骨科疾病的一般护理"。

— 95 —

(2)体位护理:前臂屈曲90°,悬吊肢体固定于胸壁前,以起到扶托作用并注意暴露手指以便观察血运。患肢制动,避免骨折断端移位造成血管、神经损伤,并减轻疼痛。

(3)肿胀护理:适当患肢抬高,以促进静脉血液回流,减轻患肢肿胀和疼痛,遵医嘱肢体局部冷敷,使局部血管收缩,以达到止血和减少渗出的效果。冷敷期间加强巡视,以免发生冻伤。遵医嘱使用消肿药物,并观察用药反应。常用药物为β-七叶皂苷钠、甘露醇。

(4)术前功能锻炼:以促进患肢肿胀消退,同时避免因活动过少而引起"冰冻肩",可进行手指的屈伸活动,及肘、腕关节主动功能锻炼。手部锻炼:缓慢用力握拳,持续5~10s,放松后缓慢用力伸直手指,持续5~10s;反复练习5~10次为一组,每日练习3~4组。腕关节锻炼:双手对掌练习背伸动作。肘关节锻炼:肩关节中立位,以健手扶住上臂,进行肘关节屈伸运动,避免旋转。

2.术后护理

(1)常规护理参见"骨科疾病的一般护理"。

(2)平卧时,将患肢用软枕或抬高垫抬高;离床活动时,患肢使用吊带悬吊,从而保护患肢,维持关节于功能位。

(3)功能锻炼:肩关节粘连是肱骨上端骨折治疗最易发生的合并症,尤其是老年人,因此尽早地开始肩关节功能活动,对取得优良治疗效果有直接影响。首先向患者及家属讲解功能锻炼的作用和意义,在思想上认识,在行动上合作。具体措施如下。术后4周内以主动锻炼为主。鼓励患者进行手指屈伸运动、双手对掌练习、上肢肌肉等长收缩锻炼;取平卧位,做前臂抬举、外旋等锻炼;术侧上臂靠近胸壁,屈肘90°做外展、抬举动作,每个动作持续时间10s,每次做5~10个,每日2次,以后根据患者的耐受程度逐渐增加至每次做20个,每日2次。一般手术1周后可在颈腕吊带支撑下,以健手托住肘关节进行钟摆样锻炼。

术后4~6周,此阶段为被动功能锻炼,以增加活动范围为主,尽量减少关节囊、韧带等软组织粘连。

术后6周以上至3个月,此阶段为主动功能锻炼,一般在X线下出现愈合迹象后开始,逐步增加三角肌及肩袖肌力。可利用橡皮带增加内外旋锻炼。也可鼓励患者双手抱头,进行上肢外展外旋锻炼。可在卧位、坐位或站立位下进行肩关节前屈,注意保持屈肘位以减少上肢重力,利于锻炼。

术后3个月后,主要加强活动范围和力量锻炼。上肢可倚于墙上,用力加强前屈,以伸展肩关节。3个月后逐步开始力量锻炼。

二、肩胛骨骨折

肩胛骨骨折不常见,多在40~60岁人群发病。肩胛骨位于上肋表面,形如盾甲,不仅有保护胸腔作用,还有固定上肢的作用,鉴于其与锁骨连接紧密,且经关节囊与肱骨上端相连,故损伤有多种不同类型,不同部位骨折,有不同的损伤机制,故处理手段亦有所不同。肩胛骨骨折多由高能量损伤引起。患者有肩部和胸部疼痛、肿胀、瘀斑,患肩不能或不愿活动。患肢不能抬高,活动时疼痛加剧。患者常用健侧手托持患侧肘部,以保护患部。大多数无移位骨折,采用非手术治疗,对症处理。如骨折合并有肋骨骨折和血气胸者,应先注意治疗肋骨骨折和血气胸。其护理如下。

(1)如骨折合并有肋骨骨折和血气胸者,予半卧位休息,密切观察生命体征,尤其注意呼吸情况,包括频次、深浅、有无反常呼吸、发绀等。鼓励患者做深呼吸和有效咳嗽,排痰,床旁备好氧气、吸痰器等。

(2)如骨折合并脊柱骨折,应按脊柱骨折要求护理。

(3)如合并神经损伤者,应注意观察伤侧肢体的感觉运动,维持肢体于功能位,并加强肢体远端功能锻炼。

(4)早期功能锻炼,避免肩胛骨周围发生粘连而影响关节功能。尤其是老年患者。肩胛骨骨折严重移位者,早期禁止做患侧上肢提物和牵拉动作,但固定后即可开始手指、肘、腕关节的屈伸活动和前臂的旋转活动。2~3周后,可用健手扶持患肢前臂做肩关节轻度活动。解除固定后做肩关节各方向活动,如双手托天、弯弓拔刀、体后拉肩等,直至恢复正常。

三、肩关节脱位

肩关节脱位按肱骨头的位置分为前脱位和后脱位。肩关节前脱位者很多见,常因间接暴力所致;后脱位很少见,多由于肩关节受到由前向后的暴力作用或在肩关节内收内旋位跌倒时手部着地引起。肩关节脱位如在初期治疗不当,可发生习惯性脱位。

(一)盂肱关节脱位

软组织的功能损害或缺失,都可能导致盂肱关节的失稳定,发生复发性脱位或半脱位。恢复或修复肩部软组织稳定结构及其力量平衡常常是治疗的关键所在。盂肱关节是全身关节中脱位发生率最高的关节。外伤性脱位好发于20~50岁的男性。盂肱关节前脱位后,患者头部常倾向伤侧,肩部常呈弹性固定。由于关节腔空,无肱骨头,肩峰突起,形成典型的方肩畸形。脱位后要尽快手法复位治疗。其护理如下。

(1)向患者及家属说明复位后固定的目的、方法、重要性及注意事项,取得配合。

(2)维持有效固定:注意观察固定的松紧度、患肢的血液循环。若发现患侧手部皮肤苍白、青紫、皮肤温度低等血液循环不良症状以及感觉乏力、麻木等神经、血管压迫症状时,应检查原因,并及时报告医生处置。若固定松脱,应及时告知医生重新固定,以免引起再次脱位。

(3)观察腋窝处皮肤情况,棉垫汗湿及时更换,可用温水擦洗腋下,避免皮肤受汗渍浸润而引起破溃。

(4)复位后的功能锻炼指导:固定期间,指导患者进行手指、腕关节和肘关节的活动。解除固定后,鼓励患者主动进行肩关节各个方向的活动,促使关节功能恢复。并增加肩前屈、内收、内旋的抗阻肌力练习,肩前屈的主动和助力练习,以及肩带肌力的练习,以恢复肩关节的稳定性,这对于有反复脱位病史的患者尤其重要。

(二)肩锁关节脱位

肩锁关节脱位系指锁骨远端与肩峰相连的关节发生分离移位,临床多见。肩锁关节属微动关节,其稳定性靠关节囊、肩锁韧带及喙锁韧带的维持作用。当直接暴力自上部向下部冲击肩峰或因间接暴力过度牵引肩关节向下均能引起脱位。根据韧带损伤情况可分为Ⅰ、Ⅱ、Ⅲ度损伤。Ⅰ、Ⅱ度损伤以非手术治疗为主。用压迫固定法或胶布固定法4~6周后开始自主活动。Ⅲ度损伤以手术治疗为主,用克氏针通过肩峰固定肩锁关节,同时修补喙锁韧带,术后三角巾固定6周后开始自主活动,半年内避免体力劳动;也可用锁骨钩钢板治疗,并早期进行功能锻炼。其护理如下。

(1)注意观察皮肤情况,预防胶布过敏或压迫损伤。

（2）睡眠时仰卧或半卧,不可向伤侧侧卧。

（3）克氏针固定期间禁止做肩部活动。6周解除固定后,逐步锻炼肩关节。在进行功能锻炼时,运用鼓励性的语言对每一个动作给予耐心的指导和肯定,使患者树立自信心,自觉地进行锻炼。切忌暴力运动,如猛力向前击拳,以免引起关节紊乱和损伤性关节炎。

（4）锁骨钩钢板治疗肩锁关节脱位术后应指导患者早期康复锻炼,分4个阶段进行。

第1阶段:麻醉清醒后主动伸屈指间关节、掌指关节、腕关节及肘关节,肩关节周围肌肉等长收缩。

第2阶段:术后1周开始被动屈肩,主动耸肩,小范围主动或主动助力外展患肩,角度逐渐加大。

第3阶段:术后2周主动屈肘外展患肩,主动内收后伸患肩,适当伸肘位主动外展患肩,手指做爬墙运动,角度逐渐加大。

第4阶段:术后3周后患肩行摸背、上举活动,可行滑轮吊环训练器练习;4周后可持重物训练。康复训练要求肩关节活动范围逐渐加大,循序渐进,以疼痛可忍受为限。早期康复训练常会引起伤口疼痛、紧张害怕等,可同时辅以镇痛治疗。

（三）胸锁关节脱位

胸锁关节由锁骨的胸骨端与胸骨柄的锁骨切迹构成,中间有软骨盘,其稳定性主要由关节囊、前后胸锁韧带和锁骨间韧带维持,正常的胸锁关节约有40°的活动范围。胸锁关节脱位指锁骨内与胸骨柄关节的连接部分发生分离移位,临床并不多见。好发于青壮年,男性多于女性。间接暴力致伤者较多。伤后胸锁关节处疼痛、肿胀,患肩低垂,肩关节活动障碍,患者常以健手托患侧肩部。X线检查可确定脱位方向。其治疗的基本原则为:复位、固定及康复锻炼,改善疼痛症状,重新获得关节的稳定和最大限度地恢复关节的活动范围。非手术治疗适用于无压迫症状的创伤性胸锁关节脱位早期治疗。手术治疗适用于创伤性胸锁关节完全脱位闭合方法无法复位或复位后无法维持固定者;后脱位压迫胸骨后方重要组织器官导致呼吸困难、声嘶及大血管功能障碍等严重并发症者;非手术治疗后发生习惯性脱位、持续性疼痛并致功能障碍者;存在小片骨折复位后不易维持关节的对合关系者。其护理如下。

（1）复位固定期间禁做肩部运动。

（2）后脱位者应密切观察呼吸、发声、吞咽及血液循环情况,并于床旁备好急救用品。

（3）手术后常规病情观察,并积极预防切口感染。

（4）锁骨钩钢板固定患者术后前臂悬吊固定4周,期间主动伸屈指间关节、掌指关节、腕关节及肘关节,肩关节周围肌肉等长收缩。4周后循序渐进,以疼痛可忍受为限,逐步指导患者行肩关节功能恢复。

（汪秀红）

第九节　肱骨干骨折

肱骨干骨折是指肱骨外科颈以下1cm至肱骨髁上2cm之间的骨折。多发于骨干的中部,其次为下部,上部较少。中下1/3骨折易合并桡神经损伤,下1/3骨折易发生骨不连。直接暴力如打击伤、挤压伤或火器伤等,骨折多发生于中 1/3 处;间接暴力如跌倒时手或肘着地,骨折多见于肱骨中下 1/3 处;旋转暴力如投掷铅球、标枪或掰手腕比赛扭转前臂时,可引起肱骨中下 1/3 交界处典型螺旋形骨折。

一、临床表现与诊断

有外伤史。局部肿胀、疼痛、皮下淤斑,患肢不能上举,上臂出现成角及短缩畸形。可见异常活动与骨擦音,合并桡神经损伤时,可出现不能伸腕、伸拇、伸指及外展拇,呈垂腕畸形。手背虎口处感觉障碍。X 线检查有效。

二、治疗要点

肱骨干骨折治疗以非手术治疗为主,一般采用手法复位小夹板、铁丝托板或石膏托外固定,压垫放置应根据骨折类型而定,固定时间 6～8 周。对长螺旋形骨折、横形骨折、伴有臂丛神经损伤的骨折或复位失败、固定困难者等可行切开复位内固定术。

三、护理

(一)非手术治疗护理

(1)夹板固定后需严密观察肢端血运、感觉运动、松紧度等,预防压伤。

(2)平卧时,患肢用软枕垫起抬高,以利于血液循环。下地活动时将伤肢悬吊于胸前,注意肘关节维持 90°;悬吊带宜选用上肢专用悬吊带或柔软的丝巾,不宜选用硬质的粗糙的绷带,以免造成颈部皮肤摩擦伤。

(3)功能锻炼。①骨折复位固定后立即行手指握拳、伸指、腕关节活动,并做上臂肌肉主动舒缩练习,禁做上臂旋转活动;②2～3 周去除超肩(肘)固定后开始练习肩、肘关节活动,注意动作轻柔,仍禁做上臂旋转活动,具体方法为:伸屈肩、肘关节:健手握住患侧腕部,使患肢向前伸展,再屈肘后伸上臂。旋转肩关节:身体向患侧倾斜,屈肘 90°,使上臂与地面垂直,以健手握患侧腕部做画圆圈动作双臂上举:两手置于胸前,十指相扣,屈肘 45°,用健肢带动患肢,先使肘屈曲 120°,双上臂同时,上举,再慢慢放回原处;③6～8 周解除外固定后,全面练习肩、肘关节活动;3 个月后开始提重物练习,重量逐渐增加,逐步达到生活自理。

肩关节环转向前弯腰,使上臂自然下垂,活动上肢,顺时针或逆时针在水平面画圆圈。

肩内旋将患侧手置于背后,然后用健侧手托扶患侧手去触摸健侧肩胛骨。

肩外展外旋举臂摸头后部。

肩外展、内旋、后伸反臂摸腰,即用患侧手指背侧各方面的活动,触摸腰部。

肩内收患侧手横过面部去摸健侧耳朵。

还可通过划船、爬墙动作等练习肩关节内收、外展、内旋、外旋、前屈、后伸、上举等,也可利用滑轮或木棒等简单器械帮助练习肩部活动。

(二)手术治疗护理

1. 术前护理

参见"骨科疾病的一般护理"。

2. 术后护理

(1)常规病情观察。

(2)术后宜取平卧位,于患肢下垫一软枕,使之与身体平行,以利于血液回流,减轻肢体肿胀。使用外固定支架固定者,以半卧位为宜。

(3)功能锻炼:术后宜早期功能锻炼以预防肌肉萎缩、关节僵硬。根据骨折愈合情况一般4周内禁做上臂旋转活动,3个月后可提重物练习,由轻到重。

四、合并症及护理

1.神经损伤

神经损伤以桡神经损伤为最多见,肱骨中下1/3骨折,易由骨折端的挤压或挫伤引起不完全性桡神经损伤,一般于2~3个月,如无神经功能恢复表现,再行手术探查。护理要点如下。

(1)将腕关节置于功能位,指导和鼓励患者主动或被动(以健手帮助)活动伤侧手指各关节,以防畸形或僵硬。

(2)由于神经损伤后易引起支配区域皮肤感觉、营养改变,容易受伤,形成溃疡,因此应加强皮肤护理。每日用温水擦洗患肢皮肤,保持清洁,促进血液循环;定时改变体位,避免皮肤长时间受压引起压伤;患肢用热疗时,特别注意防烫伤。

(3)遵医嘱口服营养神经药物,注意观察用药后不良反应。

(4)定期复查肌电图。

2.血管损伤

在肱骨干骨折并发症中并不少见,一般肱动脉损伤不会引起肢体坏死但可造成因供血不足而引起缺血性肌挛缩,所以仍应手术修复血管,但行血管重建术后,可能出现血管痉挛。术后护理如下。

(1)预防吻合口渗漏,密切观察生命体征变化,如血压、心率、脉搏等,若出现如心率降低、血压下降等变化,要及时通知医师紧急进行处理。

(2)密切观察患肢血液循环变化,检查皮肤颜色、温度、毛细血管回流反应、肿胀等。

(3)严格卧床休息1~2周,患肢注意保暖,禁止吸烟,不在患肢测血压,避免一切不良刺激。

(4)术后1周内遵医嘱应用扩血管、抗凝药物,以保持血管的扩张状态,注意观察用药后反应。

(5)预防感染,注意观察伤口敷料,有渗血时及时更换。遵医嘱应用抗生素。

(汪秀红)

第十节　尺桡骨干双骨折

桡骨干双骨折是临床常见的前臂损伤之一,多见于儿童或青少年。由于局部特殊的解剖结构,骨折后易出现骨折错位,且维持固定较为困难。

一、临床表现与诊断

尺桡骨干双骨折有外伤史。局部肿胀、淤血、畸形及压痛,可有骨擦音及异常活动,前臂活动受限,可有成角畸形、旋转畸形或前臂短缩。合并桡神经损伤者,可出现不能伸拇指、外展拇指及伸指,无垂腕畸形。X线片可明确骨折类型及移位情况,摄片范围包括肘、腕关节,以了解有无旋转移位及上下尺桡关节脱位。

二、治疗要点

手法整复后以小夹板、中立板固定或石膏固定进行非手术治疗。对开放性骨折或软组织损伤严重者、多发骨折或不稳定性骨折、复位失败或固定困难者、陈旧性骨折畸形愈合而难以手法复位者,行切开复位内固定术。

三、护理

（1）复位固定后需严密观察肢端血运、感觉运动、松紧度等,预防骨筋膜间室综合征;若不能伸拇指者,警惕桡神经损伤;不能分指者,警惕尺神经损伤。

（2）卧位时,以斜三角形上肢抬高垫抬高患肢;或屈肘90°,于腹部和肘部各放一软枕抬高患肢,以促进静脉回流,减轻肿胀。坐位或站立时以三角巾悬吊于胸前,屈肘90°。

（3）皮肤护理:前臂骨折时由于损伤较重,血液回流不畅,肿胀严重,易发生张力性水泡,处理不当易发生感染。小水泡无需处理,一般3d后自行吸收;大水泡可用7号针头在低位将水泡刺破,用无菌棉签轻轻挤压出泡液;或用10mL空针抽出泡液,注意保留泡皮。但应注意观察有无感染的发生,若有感染应立即去除泡皮,严格外科换药处理。

（4）功能锻炼。①复位固定后即可指导进行握拳、充分屈伸手指活动和前臂、上臂肌肉的收缩活动及拇指屈伸、对掌练习;②3d后以健手托住患侧前臂做肘关节屈伸,肩前后左右摆动、水平方向的绕圈运动、肩前上举、侧上举及后伸运动;③2周后可做腕关节屈伸活动及手指抗阻练习,如捏握皮球、拉橡皮筋等;④4周内禁止前臂的旋前旋后动作,以免影响骨折的固定及愈合。4周后根据骨折愈合情况方可进行前臂旋转活动及用手推墙动作;⑤4~6周如X线显示骨折已临床愈合,即可拆除外固定,充分锻炼各关节功能,训练手的灵活性和协调性,如用筷子进餐、扣纽扣、系鞋带等逐步达到生活自理;⑥3个月后方可行提重物练习,重量由轻到重。

（汪秀红）

第十一节　肘关节骨折与脱位

肘关节是上肢中连接手、腕与肩关节且发挥重要功能的复杂结构。它的主要功能是摆放手在空间中的位置,如果此功能丧失会严重影响日常生活所需的活动范围。肘关节由肱骨远端,桡骨小头和尺骨近端所组成,包括三个关节,即肱尺关节、肱桡关节和上尺桡关节,它们共同被包在一个关节囊内,其容积为15~20mL。软组织分为静力稳定结构（内侧副韧带、外侧副韧带和关节囊）和动力稳定结构（肘关节周围肌肉,可提供肘关节的压应力和活动功能）。

一、桡骨头骨折

桡骨头骨折包括桡骨头部、颈部骨折和桡骨头骨骺分离,亦称辅骨上端骨折。桡骨头骨折由间接暴力所致,属关节内骨折,是成年人易发生的肘部损伤,通常临床症状较轻,易被漏诊和误诊,若未能及时治疗,将造成前臂旋转功能障碍或引起创伤性关节炎。

护理的目的在于恢复肘关节伸屈和前臂旋转活动功能。护理要点如下。

(1)观察患肢血运、感觉、固定的松紧度,维持患肢功能位,预防皮肤压伤,早期活动手指关节、腕关节和肩关节,取除固定后练习肘部屈伸、前臂旋转功能活动,幅度由小到大,循序渐进。

(2)术后护理:Mason Ⅰ型桡骨头骨折患者行颈腕吊带制动2~3周,疼痛缓解后即进行肘关节屈伸练习,屈肘90°行前臂旋前旋后练习预防肘关节僵硬。Mason Ⅱ~Ⅳ型桡骨头骨折患者屈肘位支具外固定3~4周,3周后行轻柔的肘关节屈伸练习及屈肘90°时前臂的旋前旋后练习;6周后逐渐增加肘关节负重。外侧副韧带缝合铆钉修复术后6周内限制肩关节外展预防内翻应力。

二、尺骨鹰嘴骨折

尺骨近端后方位于皮下的突起称为鹰嘴,其与前方的尺骨冠状突构成半月切迹,此切迹恰与肱骨滑车形成关节。除少数尺骨鹰嘴撕脱骨折外,大多数病例是波及半月切迹的关节内骨折。直接暴力和间接暴力均可造成尺骨鹰嘴骨折,以间接暴力为多见。伤后患者肘关节疼痛、肿胀明显,呈半屈状,伸屈功能障碍。局限性压痛,骨折端可触及凹陷。不能抗重力伸肘是可以引出的最重要体征,表明肱三头肌的伸肘功能丧失,伸肌装置连续性中断,此体征的出现与否对确定治疗方案非常重要,有时合并尺神经损伤。其治疗原则:准确复位,恢复光滑的关节面,避免创伤性关节炎发生;固定强度足够,允许早期功能锻炼;恢复肘关节正常的伸肘功能。其护理要点如下。

(一)非手术治疗的护理

(1)观察患肢血运、末梢感觉运动,观察外固定松紧是否合适,是否有效。

(2)外敷新伤药的患者,注意局部皮肤有无过敏。

(3)指导功能锻炼:无移位骨折固定后即开始做握拳、腕关节屈伸活动,在健肢辅助下进行肩关节前屈、后伸、外展、水平内收、水平外展等各方向运动,防止肌肉萎缩和关节粘连;2周后,每日解除固定,做轻手法的抚摩、揉按等手法治疗一次,并在无痛前提下,做肘关节的小范围屈伸活动,治疗结束后恢复固定;3~4周解除固定后,逐渐加强肘关节主动功能活动,按摩加用揉捏、摇晃及适度的扳法,直至能完全恢复。有移位骨折在4周以内只做手指、腕关节屈伸和肩关节活动,禁止肘关节屈伸活动;4~6周解除固定后在健手扶持下才逐步做肘关节主动屈伸锻炼,严禁暴力被动屈肘,逐渐加大肘关节活动幅度,使关节面磨造塑形,保持光滑,避免后遗创伤性关节炎。老年患者尤应早期加强功能锻炼。

(二)手术治疗护理

(1)手术前后常规护理参见"骨科疾病的一般护理"。

(2)术后将患肘微屈位用钢丝托板固定3周左右。固定期间注意观察肢端血运、感觉、运动及加强皮肤护理。

(3)固定期间加强手指、腕关节屈伸和肩关节活动。取除钢丝托板固定后方可进行肘关节屈伸锻炼,逐渐恢复正常功能。

三、肱骨髁间骨折

肱骨髁间骨折是肘部外伤中最为复杂的关节内骨折,多为粉碎性,复位困难,容易发生关节僵硬等并发症。多见于青壮年,在青年患者中髁间骨折往往由高能量损伤引起,老年患者低能量损伤即可造成此类骨折。患者伤后肘关节剧烈疼痛,肿胀明显,肘部明显畸形,并有肘部大面积淤斑,关节功能障碍。其治疗目的是恢复肱骨髁原有的宽度,维持关面的平衡和光滑,保证足够的活动度和稳定性,利于早期功能锻炼,以获得良好的功能恢复。大多数患者应尽早进行手术治疗。非手术治疗仅适用于老年患者,特别是合并骨质疏松或无法耐受手术的患者。其护理要点如下。

（一）非手术治疗护理

(1)抬高患肢,密切观察肘部肿胀,有无血管损伤引起的活动性出血。

(2)密切观察伤肢感觉、运动情况,有无神经损伤及血肿压迫而引起的神经损伤。

(3)观察伤肢外固定的松紧度,维持功能位,预防压迫神经或压伤。

(4)出现张力性水泡时积极处理,预防感染。

(5)行尺骨鹰嘴牵引的患者,按骨牵引常规护理。

(6)功能锻炼:髁间骨折为关节内骨折,强调早期进行功能锻炼,利用肌肉收缩活动,改善局部血液循环,矫正残余移位,防止关节粘连及韧带、肌肉的挛缩,以利骨折愈合。骨折整复固定后,即可开始做屈伸手指、腕关节及握拳活动。3～5d 后即开始练习肘关节的自主伸屈活动,但在 2～3 周内,不做与骨折类型相一致的关节活动,即伸直型不做用力伸展,屈曲型不做用力屈曲的活动。解除固定后,可配合中药熏洗和轻柔的松筋类手法,促使肘关节功能的恢复。

（二）手术治疗护理

1. 手术前后常规护理

参见"骨科疾病的一般护理"。

2. 体位护理

抬高患肢,以利于血液回流,消肿止痛。

3. 功能锻炼

术后早期功能锻炼是恢复肘关节功能的关键。锻炼应从术后第2d 开始被动锻炼,过晚则血肿机化,形成粘连。但如果骨折固定不稳定,术后也需要制动,制动时间一般不超过 3 周,否则会出现功能受限。

四、尺骨冠状突骨折

尺骨冠状突骨折系关节内骨折,单纯尺骨冠状突骨折比较少见,临床上常可合并有肘关节后脱位、肱骨小头粉碎性骨折、尺骨鹰嘴粉碎性骨折、肱骨内髁骨折及其他损伤。

尺骨冠状突骨折多是由于肘关节屈曲位着地时,尺骨冠状突与肱骨滑车撞击所致。患者伤后肘部肿痛,伸屈活动受限。可采取手法复位后屈肘 90°、前臂旋后位石膏托固定,时间 4～6 周。但需要注意的是:当合并桡骨头骨折、肘关节后脱位时,冠状突骨折则,属于严重损伤,即所谓的"恐怖三联征",必须行手术治疗。其护理要点如下。

（一）非手术治疗护理

对于采用非手术治疗的患者,固定期间保持正确体位,注意观察石膏托的松紧及受压皮肤情况,以及伤肢血运及感觉。指导进行手指及腕关节屈伸活动。拆除固定后,逐渐进行肘关节及肩关节功能锻炼。

（二）手术治疗护理

（1）术前术后常规护理参见"骨科疾病的一般护理"。

（2）术前密切观察伤肢的肿胀、血液循环情况,注意观察末梢皮肤颜色、温度感觉、运动及桡动脉搏动。若出现手部皮肤苍白、皮温降低、麻木等,则是血管受压或损伤的征兆,应立即报告医生处理。

（3）术前抬高患肢,局部冰敷,指导握拳、伸指锻炼,以利于消肿、止痛。

（4）术后密切观察伤肢的血运、感觉、运动、伤口等情况。患肢置于抬高舒适体位,常规冰敷。

（5）功能锻炼:患者术后屈肘90°石膏托外固定保护1周,期间指导行手指握拳、伸指和腕关节屈伸活动练习。术后3d可去除石膏托在医护人员协助下进行被动肘关节功能锻炼,锻炼后仍外固定保护。若骨折内固定不够坚强,可适当延长石膏外固定时间。

完全去除石膏托后,在医护人员指导下行肘关节主动屈、伸功能锻炼。术后的第1个月,应避免肘关节内翻（肩关节外展）,以确保尺骨冠状突和外侧韧带复合体的愈合。术后6周可行抗阻功能锻炼。

五、肱骨小头骨折

该骨折属于关节内骨折,骨折片通常比较小,因而容易发生漏诊,以至延误治疗。

常发生于伸肘位跌倒,暴力通过桡骨头撞击肱骨小头而致骨折。症状类似桡骨小头骨折,关节肿胀,活动受限,前臂旋转时疼痛明显。很难触及骨折块,肘后三角关系正常。不管何种治疗均应争取解剖复位早期功能锻炼。

伤后即可开始主动握拳练习及腕关节屈伸活动,每日200次左右。早中期可练习如:端碗、夹菜、系腰带等。病情许可则行耸肩活动、抬臂练习,每日100~200次,可用健手协助,以防止肩关节粘连。伤后第3周开始练习肩部前屈、后伸。拆除外固定后开始进行肘关节活动,直至恢复。

六、肘关节脱位

肘关节由肱桡关节、肱尺关节及桡尺近侧关节组成,构成这三个关节的肱骨滑车、尺骨上端的半月形切迹、肱骨小头、桡骨头共同包在一个关节囊内,有一个共同的关节腔。肘关节脱位占全身大关节脱位的第一位,多发生于青壮年,儿童和老年人少见。肘关节脱位根据桡尺近侧关节与肱骨下端所处的位置,主要分为肘关节后脱位和肘关节前脱位,以后脱位最为常见。重度向后脱位时,可有正中神经或尺神经牵拉损伤。患者伤后肘部肿胀、疼痛、畸形,活动功能障碍。后脱位时,肘关节呈弹性固定于150°~160°的半屈曲位,靴状畸形。常采用手法整复,铁丝托板或长臂石膏托固定进行治疗。其护理要点如下。

（一）非手术治疗护理

（1）维持伤肢复位固定的位置正确,观察钢丝托板或石膏托松紧是否合适。向患者及家属做好健康宣教,已取得积极配合。

（2）复位后早期密切观察伤肢肿胀、血运、手部感觉运动情况。特别对重度后脱位的患者,及时发现血管神经损伤,并及时通知医生处理。

（3）功能锻炼:肘关节脱位后,血肿极易纤维化或骨化,产生肘关节僵硬或骨化性肌炎。

故复位后,应鼓励患者尽早主动锻炼,以利改善局部血液循环,促进血肿吸收,防止并发症的发生。固定期间,可做肩、腕及掌指关节的活动,去除固定后,应积极进行肘关节的主动活动,可配合理疗或轻柔手法按摩,但严禁肘关节的粗暴被动活动,以免增加损伤及产生骨化性肌炎。对合并骨折者,在不影响骨折愈合的情况下,尽早解除固定并开始肘部活动。

(二)手术治疗护理

手术常规护理参见"骨科疾病的一般护理"。术前应特别注意保护伤肢血管和神经,避免损伤或加重;术后根据手术情况维持伤肢体位及功能锻炼。

(汪秀红)

第十二节　股骨干骨折

股骨干骨折是发生于股骨小转子远端5cm以下至距股骨内收肌结节5cm以上部分的骨折。约占全身骨折的6%,其中中段骨折最常见,开放性骨折少见,多发生于20~40岁的青壮年,男性多于女性。由于股骨是人体最长、结构最坚强的骨干,因而通常需有强大的暴力才会造成骨折。多由高处坠下、车祸或受重物打击、挤压等强大直接暴力或间接暴力而引起。由于股骨周围有大量的肌肉群包绕和丰富的血液供应,骨折后内出血较多,可达500~1500mL,易伴有休克,也易发生脂肪栓塞综合征,挤压伤者易引起挤压综合征,危及生命。

一、临床表现与诊断

股骨干骨折有明显的外伤史。伤后患肢肿胀、疼痛、功能丧失,出现缩短、成角和(或)旋转畸形。有失血征象并可能有休克症状。X线正侧位,片可显示骨折的类型和移位方向。

二、治疗要点

股骨干骨折多采用手法整复配合骨牵引治疗。手法或牵引失败者、软组织嵌入骨折端者、合并有神经血管损伤者和多发性骨折者应考虑手术治疗。

三、护理

(一)非手术治疗护理

1. 观察病情

患者入院后应严密观察神志、瞳孔、生命体征变化。如出现心率大于100次/分,血压下降,考虑血容量不足,应遵医嘱尽快建立静脉通道快速补液,以防止创伤性休克的发生。如发现患者体温突然升至38℃以上,脉搏120~200次/分,又无其他感染迹象或有烦躁不安、呼吸困难、神志模糊、皮下出血点、血压下降、进行性低氧血症等,应怀疑有脂肪栓塞的可能,特别是创伤后1~3d的患者尤应提防,立即报告医师,给予抢救处理。

2. 患肢护理

对新鲜骨折入院、手法整复、牵弓或进行石膏外固定的患者应抬高患肢,严密观察患肢末梢血液循环、感觉、运动情况。膝关节外侧腓骨小头下有腓总神经通过,位置表浅,受压后可导致足背伸肌无力而发生垂足畸形。护理中应经常检查这一部位是否受压,并指导患者做足背伸及跖屈运动,如发现患者足背伸无力时,应立即报告医师,及时处理。

3.心理护理

由于股骨干骨折大多由强大的暴力所致,骨折的时候常伴有严重软组织损伤、大量出血、内脏损伤、颅脑损伤等,可危及生命安全,患者多有恐惧不安,护理时应注意稳定患者的情绪,配合医生采取有效的抢救措施。

4.牵引护理

牵引的患者下肢予外展中立位。

5.药物护理

早期:伤后的1~2周,用药的基本原则为行气活血、消肿止痛。

内服药可选用复元活血汤、大成汤、七厘散、活血止痛汤等;外用药可用1号新伤药外敷。中期:伤后的3~4周,用药的基本原则为和营生新,通经活络。内服药可选用正骨紫金丹、壮筋养血汤等;外用药可用伤科止痛膏外贴、1号熏洗药熏洗。后期:受伤后4周以后,用药的基本原则为舒筋活血、通利关节、补益肝肾、强筋骨。内服药可选用活血舒筋汤、五加皮丸、虎潜丸等;外用药可选用伤科止痛膏外贴、3号熏洗药熏洗,注意观察用药后反应。

6.功能锻炼

功能锻炼应循序渐进、用力适度、活动范围由小到大,切勿操之过急,每次应以不疲劳为度,以免给骨折愈合带来不良影响。

(1)复位后1~2周内指导练习抬臀,双上肢及健侧肢体的活动,行患肢踝关节的背伸跖屈、股四头肌静力收缩锻炼,促进血液循环。并予被动活动髌骨(即上下左右推移髌骨)训练,防止粘连。

(2)对夹板固定的患者根据病情第3~4周开始可进行屈膝、屈髋活动及直腿抬高锻炼。屈膝、屈髋方法:以健足蹬床,患足在床上前后移动练习髋、膝活动,幅度从小到大,逐渐增加,切勿动作过大,以免影响骨折愈合;直腿抬高方法:患足背伸,股四头肌紧绷,臀部完全离开床面,使大腿、小腿成一水平线。第4~6周视骨痂生长情况指导扶双拐伤肢不负重行走练习。

(3)对骨牵引的患者,4~6周去除牵引后,先在床上练习髋膝关节活动及直腿抬高(方法同前),然后视骨痂生长情况指导扶双拐伤肢不负重行走练习。

(4)下地行走锻炼时,注意正确姿势,拐杖高度合适,刚开始要有专人守护,行走要慢、要稳,不要过于劳累,以免晕倒或摔倒引起二次骨折发生。股骨中段以上骨折,下床活动时始终应注意保持患肢外展位,以免因负重和内收肌的作用而发生继发性向外成角突起畸形。伤肢负重根据复查X线片而定,8~12周后可循序渐进,由轻到重扶拐负重行走;若骨折已骨性愈合,3个月后可弃拐,逐渐恢复正常生活。

(二)手术治疗护理

(1)术前术后常规护理参见"骨科疾病的一般护理"。

(2)体位护理术后卧床休息,患肢抬高,以利于血液回流。

(3)功能锻炼术后早期指导行患肢功能锻炼,扶拐伤肢不负重下床活动。若是髓内钉内固定,一般术后6周可弃拐行走;若是钢板固定,一般术后3个月方可弃拐行走。

(汪秀红)

第十三节　胫腓骨干骨折

胫骨是小腿部支承体重的主要骨骼,腓骨主要供小腿肌肉附着,同时承担约 1/6 体重,二者通过上、下胫腓关节和骨间膜而成一体。胫骨中、下 1/3 交界处,骨的断面由三棱形转为四方形,是骨折的好发部位。胫骨前内侧面缺乏软组织,骨折后由于肌力不平衡,易向前内侧突起成角畸形,骨折端易穿破皮肤而形成开放性骨折。

骨折可由间接暴力和直接暴力引起。间接暴力多见于高处跌下、跑跳时扭伤或滑倒致伤。直接暴力:多见于压砸、冲撞、打击致伤。

一、临床表现与诊断

胫腓骨干骨折有明显的外伤史。伤后患肢肿胀、疼痛、畸形和功能障碍。X 线检查可确诊。

二、治疗要点

胫腓骨干骨折多采用手法复位配合小夹板或长腿石膏固定。对于累及关节的严重粉碎性骨折或合并皮肤挫伤不宜手术时,可配合跟骨牵引 4~6 周进行治疗。手术治疗常用带锁髓内钉内固定、钢板螺钉内固定和外固定支架固定等方式。

三、护理

(一)非手术治疗护理

(1)病情观察。对新鲜骨折入院、手法整复夹板固定、牵引或进行石膏外固定的患者应抬高患肢,早期可进行冷敷。

密切观察伤肢局部肿胀情况、末梢血循环、感觉、运动情况以及疼痛性质、部位等,注意有无骨筋膜间室综合征及神经受压症状,发现异常及时报告医师处理。

(2)牵引护理。跟骨牵引患者要保持患肢踝关节功能位。

(3)夹板、石膏固定患者注意观察患肢局部有无受压,预防压伤。

(4)对于下肢肿胀明显,出现张力性水泡时,小水泡无需处理,一般 3d 后自行吸收;大水泡可用 7 号针头在低位将水泡刺破,用无菌棉签轻轻挤压出泡液;或用 10mL 空针抽出泡液,注意保留泡皮。但应注意观察有无感染的发生,若有感染应立即去除泡皮,严格外科换药处理。

(5)开放性骨折患者应做好伤口护理,监测体温,伤口渗湿及时换药,预防感染。

(6)药物护理。根据骨折三期辨证用药:早期活血消肿止痛,内服桃红四物汤加减;中期续筋接骨,内服正骨紫金丹或伤科接骨片;后期补益肝肾,口服金匮肾气丸,去除外固定后外用活血消肿、软坚散结熏洗药局部熏洗。用药期间注意时间、方法、观察用药后反应。

(7)功能锻炼。①整复后即可指导做踝、趾关节背伸跖屈,股四头肌的等长收缩锻炼,并予被动活动髌骨(即上下左右推移髌骨),防止粘连;②对稳定无移位的胫骨单骨折或胫腓骨双骨折,3d 后疼痛缓解可早期指导在床上进行髋膝关节屈伸锻炼,扶拐伤肢不负重下地行走,2~3 周即可开始弃拐练习负重行走,但禁止在膝关节伸直的情况下旋转大腿,因这时大腿的旋转可传达到小腿,影响骨折端的稳定,导致骨不连;③单纯腓骨干骨折患者可早期下地行走。

（二）手术治疗护理

1. 术前术后常规护理

参见"骨科疾病的一般护理"。

2. 外固定支架固定的护理

注意观察外固定架是否稳妥、有无松动、脱落,保持有效固定。针眼处有无渗血、渗液等情况,及时更换,保持敷料清洁干燥,避免感染。

由于外固定架比较沉重,造成患者肢体移动困难,应在足跟部垫软枕,经常变换位置,严防压伤。若要搬移伤肢,需双手平托患肢,轻抬轻放。患肢穿裤应宽松,活动时防碰撞或拉挂引起外固定松动、骨折移位。

3. 功能锻炼

术后麻醉恢复后即可指导做踝、趾关节背伸跖屈。术后第一天指导膝关节屈伸、股四头肌等长收缩锻炼,肌肉力量强的患者可行直腿抬高锻炼。3d 后可指导患者在床边反复进行双下肢下垂、抬高练习,以利于下肢循环的恢复。

髓内钉内固定的患者术后第 3d 即可扶拐伤肢部分负重下地行走,一般术后 6 周可弃拐行走;若是钢板固定,一般术后 3 个月方可弃拐行走。

对于钢板螺钉内固定的患者术后 1 周指导扶双拐伤肢不负重下地行走,根据病情 4~6 周伤肢可部分负重,8~12 周若骨折愈合牢固,即可弃拐。

（汪秀红）

第十四节　膝关节骨折与脱位

膝关节由股骨髁、胫骨平台、髌骨等骨性结构以及韧带、肌肉、关节囊、半月板、滑囊等软组织构成,其主要功能是负重,是全身大关节之一,也是最易损伤的关节之一。

一、股骨髁上骨折

凡发生于股骨髁腓肠肌起点以上 2~4cm 范围内的骨折称为股骨髁上骨折,好发于 20~40 岁青壮年。股骨髁上骨折分伸直型和屈曲型,由直接暴力或间接暴力造成。屈曲型骨折较多见。

（一）临床表现与诊断

膝关节骨折与脱位有明确的外伤史。多为剧烈暴力所致,受伤后患肢当即不能站立、行走。受伤后大腿中下段疼痛、严重肿胀、功能障碍,或伴有患肢短缩畸形。查体可见局部压痛明显,有异常活动和骨擦音,纵向叩击痛。局部如出现较大血肿,且胫后、足背动脉搏动减弱或消失,应考虑腘动脉损伤的可能。同时应注意检查有无胫神经的损伤。此外在检查时应防止膝关节过伸,以免加大移位造成血管损伤。膝部 X 线片可明确诊断及骨折类型。

（二）治疗要点

1. 非手术治疗

膝关节内积液抽吸,手法整复配合超关节夹板固定。必要时行股骨髁或股骨髁上、或胫骨粗隆骨牵引治疗。

2. 手术治疗

对移位严重或有血管神经压迫症状,骨牵引加手法复位有困难或难以成功者,行切开复位内固定手术治疗。

(三)护理

(1)受伤后患肢膝关节屈曲位放置,防止腘动脉和胫神经受压。并严密观察患肢肿胀、末梢温度、足踝感觉、运动变化和胫后、足背动脉搏动情况,若有异常应及时报告医生给予处理。

(2)手术治疗患者按下肢手术常规护理。

(3)药物护理:该部位出血多,早期采用活血化瘀中药,内服活血祛瘀汤;中后期给予续筋接骨的接骨丸、虎潜丸内服。解除固定后,可予中药熏药治疗以帮助关节功能恢复。注意观察用药后反应和预防烫伤。

(4)功能锻炼:股骨髁上骨折为邻近关节部位的骨折,应强调早期功能锻炼,否则易引起膝关节僵直。复位后,应立即鼓励患者做患肢股四头肌静力性收缩,并可推动髌骨防止粘连;随着骨折愈合,可在功能锻炼时去除超膝夹板进行膝关节屈伸活动,范围由小到大;通过坚强的手术内固定后,锻炼时间应更早。根据骨折愈合情况负重行走,并调整锻炼方法,正确进行分期功能锻炼,利于关节功能恢复,降低创伤性关节炎的发生。

二、股骨髁骨折

股骨髁骨折包括股骨单髁及股骨髁间骨折。高能撞击造成的骨折见于年轻患者;低能创伤造成的骨折见于老年骨质疏松患者。有1/3年轻患者可为多发性创伤,且近一半关节内严重骨折者为开放性损伤。本骨折属关节内骨折,是较难处理的骨折之一。

(一)临床表现与诊断

有明确的外伤史。伤侧膝部疼痛、严重肿胀、皮下淤斑,膝关节呈半屈曲位,膝部可有横径或前后径增大,下肢功能丧失。关节内常有严重积血,浮髌试验阳性。关节穿刺,在抽出的积血中可见有脂肪滴。局部压痛明显,纵向叩击痛。髁间骨折能扪及两髁间的骨擦音。可发生腘窝部神经、血管以及膝关节韧带、半月板等合并损伤。膝部正、侧位X线片可明确诊断及骨折类型,并可了解关节腔内是否有骨折块嵌入。

(二)治疗要点

无论采用何种治疗方式,其目的应尽量达到解剖复位,恢复关节面的光滑完整,防止创伤性关节炎;牢靠固定,较好地贯彻动静结合的原则,早期进行关节活动,使膝关节功能尽可能恢复。

(三)护理

(1)搬运时,一手托患肢大腿中段,另一手托小腿中段,再保持膝关节微屈曲牵引位搬动,并稳妥放置于抬高、屈曲、中立位,防止骨折断端移位。

(2)注意保护膝关节周围皮肤,避免因破溃引起关节内感染。

(3)股骨髁部骨折行胫骨结节牵引术者,患肢置于外固定牵引架上,屈髋20°~30°,屈膝15°~25°,牵引后行手法整复夹板外固定,注意保持牵引力线和牵引效果,膝关节下方垫软物,防止悬空或压伤。

(4)功能锻炼:功能锻炼应贯穿于骨折治疗全过程,并强调早期功能锻炼。通过肌肉收缩活动时产生的动力、夹板固定的压力及胫骨平台对破裂的股骨髁关节面进行磨造,有效地保持骨折对位以及关节面的平整,矫正残余移位,并可防止关节囊粘连,肌肉、韧带挛缩,有利于骨折愈合及关节功能的恢复。

对非手术治疗患者,骨折固定后,即可做股四头肌静力收缩及髌骨推移训练。

2周后可主动屈伸膝关节,活动范围由小到大,开始时,允许患者以手帮助进行膝关节屈伸活动2~3周,范围在10°~20°,然后增加到30°~40°,但切忌暴力屈伸;6~8周后取除牵引扶拐下地不负重行走锻炼,直至 X 线片显示骨性愈合,才可逐步负,重行走。

手术治疗患者,术后早期即开始做踝关节的屈伸活动、股四头肌静力性收缩,每天2次,每次5~10min。及早进行膝关节主被动活动,预防膝关节粘连。可借助 CPM 机练习膝关节屈伸活动,从10°开始,每天增加10°,速度不宜过快,每日2次,每次30min,可减轻膝关节粘连。6~8周骨折达临床愈合后,逐渐加大膝关节的屈伸活动度,待骨折愈合牢固后,方可锻炼伤肢负重,3个月后在医生指导下训练蹲起动作。

三、髌骨骨折

髌骨是人体最大的籽骨,呈三角形,底边在上面。髌骨本身没有骨膜,前面粗糙,完全为股四头肌腱膜所包围。髌骨的后面为软骨覆盖,与股骨构成髌股关节。髌骨骨折又称膝盖骨骨折,属于关节内骨折,占全部骨折损伤的3%左右。可由间接暴力或者直接暴力所造成,间接暴力引起的为多数。多见于成人。

(一)临床表现与诊断

有明显的外伤史。骨折后膝关节疼痛,不能站立或关节不能伸直。局部皮下淤血、肿胀,严重者可出现张力性水泡。局部有压痛、膝关节有大量积血。膝关节正位、侧位、轴位 X 片可以确诊。

(二)治疗要点

恢复关节面的平整,尽量使骨折解剖复位,在此基础上给予牢固固定,早期功能恢复,防止创伤性骨关节炎的发生。髌骨骨折的最佳手术时间为伤后6~8h,此时期组织反应性肿胀不明显,复位固定后早期活动,功能恢复好。

(三)护理

1.非手术治疗护理

(1)复位固定后卧床休息,抬高患肢,将患肢放于抬高垫上,高于心脏水平,以利于静脉回流,减轻肿胀。

(2)注意观察患肢血液循环,防止包扎过紧;抱膝圈固定的患者注意观察局部皮肤颜色和血液循环,防止抱膝圈固定部位皮肤压伤;同时观察抱膝圈有无松动、移位,若有及时通知医生调整。

(3)伤后或复位后48h内予冰敷,每次20min,每天2~3次,以减轻局部组织肿胀。

(4)肿胀消退后可给予中药熏药、中药塌渍、TDP 照射等热治疗,注意观察有无药物过敏,避免皮肤损伤或烫伤。

(5)功能锻炼:固定后即可指导行伤肢踝关节和足趾的背伸跖屈锻炼,每个动作坚持10s,每次5~10min,每日3次;随着肿痛减轻及个人耐受逐渐增强,可每2h 1次,每次10~15min。2周后开始行股四头肌静力收缩练习、直腿抬高练习,指导患者扶双拐患肢不负重下地活动。

4~6周去除外固定后逐渐进行膝关节屈曲活动,每日2次,每次5~10min,并指导扶双拐患肢部分负重练习。2~3个月后患肢完全负重,逐步恢复正常生活。功能锻炼应循序渐进,切忌操之过急,造成新的损伤。

2.手术治疗护理

(1)术前术后常规护理参见"骨科疾病的一般护理"。

(2)术前予抬高患肢,48h内冰敷,减轻肿胀,但注意保护皮肤,避免冻伤和破损。

(3)术后予患肢伸直位,下肢泡沫垫抬高休息,以利于消肿、止痛。

(4)术后功能锻炼:①麻醉苏醒后即可指导行下肢踝关节和足趾的屈伸活动;②伤后早期疼痛缓解后可行股四头肌静力训练,每天不少于200次,以防止股四头肌粘连、萎缩、伸膝无力,为下地行走打好基础。如无禁忌,应左右推动髌骨,每日3次,每次10~15min,防止髌骨与关节面粘连;③膝部软组织修复愈合后开始练习抬腿、扶双拐步行训练。钢丝张力带固定的患者,由于采用了坚强的内固定方法,一般5~7d可以扶双拐下地步行;④对髌骨部分切除术和髌骨全切除术的患者,可能出现股四头肌肌力下降、短缩、膝部疼痛、关节活动受限,应尽早进行股四头肌等长收缩锻炼。根据手术情况、伤口愈合、外固定解除后开始膝关节的屈伸活动和自主性运动。

四、胫骨平台骨折

胫骨平台骨折属关节内骨折,是膝关节损伤中最常见的骨折之一,多发生于青壮年,可引起腓总神经和腘动脉损伤。骨折后易引起膝关节功能障碍及创伤性关节炎等后遗症。

(一)临床表现与诊断

有明确外伤史。伤后膝关节肿胀、疼痛,活动障碍,肿胀严重须排除筋膜间室综合征。直接暴力可造成局部软组织闭合损伤或开放损伤。可有广泛皮下淤斑,严重移位者有关节内外翻畸形或异常侧向活动。局部压痛明显,可扪及骨擦音。如伴有腓骨头或腓骨颈骨折,可扪及腓骨头压痛及骨擦音;有腓总神经损伤者,可出现"垂足症"。检查时,应注意是否合并有膝关节韧带损伤。X线片有助于了解骨折塌陷及移位程度。一般说来,实际损伤往往比X线片所显示的更严重。

(二)治疗要点

胫骨平台骨折为关节内骨折,折线通过关节面,既不易整复,又不易固定。其治疗目的:恢复膝关节面的平整,纠正膝外翻或内翻畸形,减少创伤性关节炎的发生;早期活动,防止膝关节粘连,恢复膝关节功能。

(三)护理

1.非手术治疗护理

(1)观察患肢的肿胀程度、血液循环情况,观察足趾末梢皮肤的颜色、温度、足背动脉搏动情况,观察足趾的屈伸活动、感觉情况,有利于早期发现血管、神经损伤及骨筋膜间室综合征。

(2)保持固定的有效性,松紧合适。协助患者垫下肢抬高垫,抬高患肢高于心脏水平,同时辅以棉垫,保证舒适性。严禁肢体外旋,以免压迫腓骨小头发生腓总神经损伤。

(3)伤后48h内给予患肢冰敷,注意保护好局部皮肤。

(4)支具的护理:检查支具的边缘以及患者的足跟、内外踝处有无卡压现象。注意询问患者的感受,如有卡压,应及时协助解除,并协助调整,直至舒适。

（5）功能锻炼始终坚持"早活动、晚负重"的原则,根据骨折情况尽早进行膝关节屈伸锻炼。床上伸屈膝关节锻炼的方法:患者平卧或坐起,双手交叉托扶股骨髁部行大腿贴腹屈髋、屈膝训练;必要时可由他人协助。3个月内禁止伤肢负重。

2.手术治疗护理

（1）术前护理:①抬高患肢,给予冰敷,帮助肿胀消退,以利于手术;②固定好患肢,以免加重损伤。并密切观察肿胀、血运、感觉运动情况,预防骨筋膜间室综合征;③术前若出现张力性水泡,应积极处理,以免耽误手术;④术前鼓励患者床上进行适当的活动,向患者解释功能锻炼的目的、意义和方法,指导行双上肢和健侧肢体的主动运动;指导患肢进行踝关节背伸和跖屈练习。

（2）术后护理:功能锻炼可促进静脉血回流,减轻水肿,防止肌肉萎缩和关节僵硬,具体措施为术后麻醉作用消失后,即指导患者进行踝关节的跖屈和背伸运动。术后每日指导患者进行股四头肌肌力的练习,防止肌肉萎缩。术后第2d拔出引流管后,可以在髌骨固定带保护下下地行走,但行走时应扶双拐,患肢不负重。术后第3d,患肢疼痛已明显减轻,在骨折稳定的情况下开始进行CPM的练习。从屈膝10°开始,每天增加10°,一般屈膝不超过90°;做"直腿抬高"锻炼,每组10~30次,每天2组。但骨折不稳定或内固定物不稳定的患者暂不宜行屈膝锻炼与"直腿抬高"锻炼。行走时扶拐,3个月内患肢禁止负重。

五、髌骨脱位

髌骨是伸膝装置的重要组成部分,髌骨上缘与股四头肌肌腱相连,下缘通过髌韧带止于胫骨粗隆,两侧有内、外侧支持带包绕,其后面的两个斜形关节面在中央呈纵嵴隆起,该嵴与股骨下端前面凹形髌股关节面相对应,可防止其向左右滑动。髌骨脱位系指髌骨的后关节面与股骨下端两髁之间的关节面发生移位。髌骨脱位较少见,往往发生在跑步（特别是弯道、转体时）、半蹲侧方移位（打篮球防守移步）或膝关节侧方撞击等直接创伤时。

（一）临床表现与诊断

1.外伤性髌骨脱位

有明显外伤史。伤后膝关节疼痛、肿胀、严重者可有关节血肿,膝关节功能障碍或丧失。膝关节呈半屈曲状,不能伸直,膝前平坦。于膝关节外方可触及脱位的髌骨,贴住股骨外侧髁处不能活动。如急诊时脱位的髌骨已复位,则仅表现为膝关节肿胀、疼痛、浮髌试验阳性。用手将髌骨向外推时疼痛加重,活动度明显增大。或试行屈膝时髌骨又再脱位。X线显示未复位的髌骨异常变位。

2.习惯性髌骨脱位

膝关节曾有外伤性脱位史及反复发作的病史;若先天发育不良者,可无明显创伤或急性脱位病史。患者感觉到膝关节突然剧痛,可有脱臼感觉或无力,易摔跤。膝关节疼痛、肿胀、压痛不明显,屈膝时髌骨脱位,脱位时有"咔嗒"声,伸膝时可自动复位,也可听见响声。X线轴位片可能发现股骨外髁低平、滑车凹部变浅等异常变化。

（二）治疗要点

单纯的髌骨脱位手法整复比较容易。外伤性脱位手法整复后可用长钢丝托板或石膏托外固定3~4周。习惯性脱位者手法整复后用长腿石膏托前后固定于膝伸直位4~6周。外伤性脱位软组织嵌顿闭合复位不成功或因股四头肌肌腱、髌韧带断裂引起关节内脱位时应手术切开复位。

（三）护理

1. 非手术治疗的护理

（1）复位前与患者沟通,说明复位及固定的方法、作用和注意事项,以取得理解和配合。

（2）复位固定后保持膝关节伸直位休息,定时观察患肢末梢血液循环、感觉、运动情况,绷带的松紧度适宜。

（3）外伤性脱位复位固定后,可练习趾踝关节活动。2周后可逐渐行股四头肌静力训练。解除外固定后行局部按摩及逐渐锻炼膝关节屈伸功能,注意不要过早负重、用力伸膝及下蹲,以防发生再脱位。

2. 手术治疗的护理

常规护理同髌骨骨折,根据手术方式不同进行功能锻炼。

六、膝关节外伤性脱位

膝关节外伤性脱位是一种少见而严重的损伤,发生率低,是强大的直接或间接暴力作用的结果,多见于交通事故,一经诊断应尽快复位。如合并血管损伤应重建血运,腘动脉是膝关节外伤性脱位主要可能损伤的血管。膝关节脱位合并神经损伤的发生率为16%～50%,腓总神经损伤是最主要合并的神经损伤。

（一）临床表现与诊断

有明确的膝部外伤史。检查发现局部明显的疼痛、肿胀、畸形和功能障碍,尤其是关节不稳定和多韧带损伤的征象,应考虑膝关节外伤性脱位。

正侧位X线片可以明确股骨、胫骨关节脱位的存在,并可进行临床分型,同时可确认有无合并骨折。术前MRI检查可明确韧带损伤的部位性质,并发现有无合并的半月板和肌腱损伤,有助于术式的选择。

（二）治疗要点

膝关节外伤性脱位一经诊断应立即复位,并对血管、神经、韧带和关节稳定性进行评估。对于复杂脱位的,手术先后顺序应遵循血管修复第一,骨折固定第二,韧带修复第三的原则。康复治疗是膝关节损伤术后减少关节僵硬、创伤性关节炎等并发症的重要措施。

（三）护理

（1）膝关节脱位复位后,应将膝关节固定于屈曲15°～30°位,减少对神经、血管的牵拉。抬高患肢,局部予冰敷,以利于消肿止痛。

（2）密切观察生命体征,肢体的肿胀、动脉搏动、肢端皮温情况。触摸胫后动脉和足背动脉。

（3）密切观察肢体的感觉、运动情况。若有腓总神经损伤,应置患足于功能位,防止足下垂加重。协助患者被动活动足趾及踝关节。并做好患者的心理护理。

（4）注意膝关节周围皮肤的护理,避免压伤。若出现张力性水泡,应积极处理,预防感染。

（5）若需手术患者应协助做好术前准备。

（6）根据病情早期进行关节活动对防止关节粘连是有帮助的,但应注意防止过度运动在后期遗留一定程度的关节不稳。

股四头肌的训练对膝关节动力性稳定起着重大作用,固定后,即指导患者做自主足趾、踝关节活动以及股四头肌收缩锻炼。肿胀减退后,再做直腿抬高锻炼。根据手术要求和患者肌力指导膝关节屈伸及下床活动锻炼。

(汪秀红)

第十五节 踝关节骨折与脱位

踝关节由胫骨、腓骨、距骨及其相互间韧带结构组成,踝关节骨折脱位临床甚为常见。胫骨内侧向远端的延伸部分为内踝,内踝骨折粉碎严重时常波及关节面。腓骨远端突出部分为外踝,外踝比内踝长1cm,且偏向后下方,略呈三角形,是胫腓下联合距腓后韧带的起点。胫骨和距骨关节面的后缘称后踝,可以发生在任何类型的踝关节损伤,极少单独发生,多数在外旋及外展时发生,常累及胫骨后缘的外侧。

距骨从解剖上可分为头、颈、体三部分,与足舟骨、跟骨、胫腓骨远端均形成关节。胫骨的下关节面及内、外踝关节面共同形成的"门"形关节窝,称为"踝穴",容纳距骨滑车。在跖屈时,距骨可轻度外展和内收,容易发生扭伤,引起踝关节骨折,多由间接暴力引起,青壮年多发。单踝骨折约占2/3,双踝骨折约占1/4,三踝骨折约占7%,开放骨折少见,约占2%。

踝关节脱位是指胫距关节脱位,又称距骨脱位,单纯踝关节脱位较少见,常合并有内外踝或距骨头骨折。

一、踝关节骨折

(一)临床表现与诊断

踝关节骨折有明确外伤史。踝部剧烈疼痛、畸形,继而出现肿胀和皮下淤血等。踝关节不能负重,出现活动障碍,局部压痛明显,可扪及骨擦感,下肢纵叩痛。X线片检查可明确骨折程度和移位方向。

(二)治疗要点

踝关节是人体承受体重最大的关节,且接近地面,作用于踝关节的承重应力无法得到缓冲,因此对踝关节骨折的治疗较其他部位要求更高,治疗原则是要恢复距骨在踝穴中正常的生理运行轨道。因此,踝关节骨折的治疗要求解剖复位,临床多采用手术治疗。

(三)护理

1.非手术治疗的护理

(1)复位固定后,密切观察患肢远端肿胀情况,询问患者感受,以防包扎过紧。

(2)复位后抬高患肢,维持正确体位,以利于血液回流;局部予冰敷,减轻肿胀、疼痛。

(3)功能锻炼。经手法整复固定后,即可开始行足趾屈伸活动,股四头肌静力收缩和膝关节伸屈活动。外固定去除后,开始行踝关节活动,恢复踝关节功能,可通过摇晃手法,注意手法力度。3个月内下地不负重行走,3个月后待复查X线片提示骨折愈合后方能负重行走。

2.手术治疗护理

(1)术前术后常规护理参见"骨科疾病的一般护理"。

(2)术区皮肤准备。因踝关节软组织覆盖少,骨折后肿胀明显,术区皮肤容易形成张力性水泡,影响手术时间,还可能增加术后感染的概率。因此,踝关节术前应着重观察患肢肿胀程度。术前一晚和术晨分别用高锰酸钾溶液清洗手术部位皮肤,包括膝关节以下全部区域,以降低感染发生率。

(3)功能锻炼:术后通常以托板固定于功能位,1~2周视情况去除固定。功能锻炼时勿取托板。①麻醉消退后,即对肿胀足背进行按摩,并鼓励患者主动活动足趾及股四头肌等长收缩,协助进行髋膝关节伸屈活动,以促进血液循环,减轻水肿,促进功能恢复;②2周内根据病情主动行踝关节背伸活动,但是应限制踝关节跖屈,以免影响骨折处稳定;③双踝骨折从第2周开始,加大踝关节自主活动范围,并辅以被动活动。被动活动时,只能做背伸及跖屈活动,不能旋转及翻转,以免导致骨折不愈合;2周后可扶拐下地轻负重步行,并根据骨折愈合情况逐步增加负重;④三踝骨折对上述活动步骤可稍晚1周;⑤对于有骨质疏松、粉碎性骨折或有明显关节面骨折者,应进行不负重练习,通常3个月以后进行负重练习。

(4)并发症预防及护理:踝关节手术的并发症在营养不良、骨质疏松、糖尿病、周围血管性疾病的患者中有所增加,且与局部因素如软组织创伤及肿胀有关。①感染:术前应积极检查手术区域皮肤,正确认识和估计软组织损伤程度,有无擦伤或皮肤病、有无口腔疾患、有无糖尿病史等,积极控制并发症。术前给予有效抗生素,术中应减少人员流动,术后保持切口敷料清洁干燥,严格无菌操作,监测体温,加强巡视;②关节僵直:踝关节僵硬,特别是背伸功能障碍,是术后常见问题。根据病情术后应置踝关节于功能位,早期指导进行正确被动和主动踝关节背伸锻炼,并辅以正规的物理治疗。对发生背伸障碍的患者,可穿厚跟鞋适应;③创伤性关节炎:创伤性关节炎可能跟原发软骨损伤、感染后病理变化或复位不良导致的病灶关节压力过高引起的关节软骨损害有关。有时出现前方骨赘,引起疼痛,并限制背伸,切除骨赘症状明显好转。更多情况下损害相当广泛,关节面已无可挽救,这时,穿合适的鞋、减少活动、间断的支具保护及镇痛或抗炎治疗均难以改善症状,应考虑行踝关节融合固定术。

二、踝关节脱位

(一)临床表现与诊断

踝关节脱位有明确外伤史。踝关节疼痛、肿胀,足踝功能障碍。若踝关节前脱位,足呈内翻内旋畸形,外踝下高突,内踝下空虚;外侧脱位时,外踝处高突,足呈内翻畸形;内侧脱位时,足呈外翻、外旋畸形,内踝下高突,外踝下凹陷;踝关节后脱位时,足跖屈,跟骨后突畸形,胫骨下端可触及空虚。X线片检查可确诊,并可显示有无合并骨折。

(二)治疗要点

以恢复踝穴容积,矫正内、外、后踝骨折移位及下胫腓联合分离为原则,恢复踝穴关节面平整。

(三)护理

1.手法复位治疗护理

(1)病情观察:手法复位后注意观察踝关节肿胀程度,肢端血循环情况;认真听取患者主诉,评估肢体肿胀程度、疼痛、肤色、温度情况等,警惕骨筋膜间室综合征的发生及皮肤压伤。

(2)疼痛护理:复位后或术后抬高患肢以减轻肿胀,早期予局部冷敷,72h后可热敷。如疼痛剧烈,应分析疼痛的原因,确诊后可遵医嘱应用止痛药。

(3)功能锻炼:手法复位的患者早期指导做足趾屈伸活动及股四头肌锻炼,解除固定后可鼓励患者做踝关节主动屈伸、跖屈活动,6周后患者可扶拐患肢不负重下床活动,2~3个月后,从患肢不负重逐步过渡到负重步行。患者行走时,可将鞋底外侧垫高0.5cm,以便患足处于轻度外翻位,维持关节稳定。

2.手术治疗护理

按踝关节骨折术前术后护理。

(汪秀红)

第十六节　跟腱断裂

跟腱是人体强大的腱性组织之一。成人跟腱长约15cm,始于小腿中部,约70%腱束源于比目鱼肌,其余部分源自腓肠肌。跟腱由上而下逐渐变窄,至跟骨结节近端约4cm处又逐渐展宽直至跟骨结节的附着点。跟腱的血液供应主要来源于腱腹移行部和跟骨附着部分,腱体的中下部分血液供应最差。跟腱断裂多见于喜好体育运动的人,主要由于踝关节突然变为背屈位,暴力经前足传向过度拉紧的跟腱所致。多见于演员、运动员。损伤部位多见于跟腱附着点上方2~6cm处,腱膜可能完整。

一、临床表现与诊断

跟腱断裂有明确的外伤史和异常响声。伤后小腿后部肌肉痉挛性疼痛、瘀血、肿胀,不能行走,即使强行走路,足跟也不能提起。局部明显压痛,断裂处可摸到一凹陷横沟。行足抗跖屈阻力检查时,在断裂跟腱处侧方挤压缺乏"坚硬"感。X线片上软组织影像、超声以及MRI检查均显示跟腱缺乏连续性。

二、治疗要点

对于跟腱部分撕裂患者,可行非手术治疗;对于完全断裂者,应手术缝合。

三、护理

(一)非手术治疗护理

(1)抬高患肢,48h内予冰敷,每次15~20min,每天2~3次,防冻伤。

(2)观察肢端血运感觉,重视患者的疼痛主诉。若患者主诉患肢疼痛加重、麻木、感觉异常等,应查看钢丝托板或石膏固定是否过紧,必要时通知医生处理。

(3)观察钢丝托板或石膏固定有无松脱,并及时处理,以维持正确体位。对采用石膏固定的患者,在石膏未干之前,嘱患者不要活动膝关节;搬运患者时应注意保护石膏,避免膝部用力造成石膏断裂,而引起跟腱的牵拉受力,影响固定效果及治疗目的,一旦发生此种情况,要及时报告医生给予处理。

(4)外敷药物的患者,注意观察局部皮肤情况,若过敏立即停用,对症处理。

(5)患者疼痛缓解可指导扶双拐伤肢不负重下床平地活动,根据病情决定患者伤肢负重行走及弃拐时间,应教会患者正确使用拐杖,并做好预防跌倒的宣教工作,以免加重病情。拐杖的正确使用:拐杖的高度为身高减去40cm,把手高度应调节至手负重时手肘弯曲30°处。行走时,拐杖末端着地点应与同侧足尖中位距离约 15cm,两拐与健足呈三角形,形成三点承重。用拐杖时应以手持重,拐杖腋横把应与腋窝保持两指距离,不能用腋部持重,以免压迫腋窝下的皮肤、神经及血管。不能使用单拐。患者初次下床扶拐行走时应有护理人员在场指导,及时调整错误步态,使患者在锻炼中充满自信。

(6)功能锻炼:固定后即可指导练习患肢足趾活动,并练习双下肢股四头肌静力收缩,预防肌肉萎缩;膝关节部位解除固定后即可逐渐进行膝关节活动,恢复关节功能;外固定取除后进行踝关节功能锻炼,循序渐进,逐渐恢复正常生活。

(二)手术治疗护理

1. 术前术后常规护理

参见"骨科疾病的一般护理"。

2. 手术区域皮肤护理

做好手术区域皮肤护理是预防跟腱术后感染的关键之一。因为足部皮肤粗糙,常可隐藏细菌,因此需要对足部皮肤进行彻底清洁。术前 1d 修剪趾甲;术前常规用高锰酸钾或碘伏擦洗膝关节以下皮肤,于术前 1d 和术晨各一次,每次 30min;对于术区汗毛长且浓密者给予剪刀修剪备皮。

3. 术后体位护理

术后以长腿石膏托(过膝)固定患肢于踝跖屈 30°位,抬高患肢 3～5d,患膝下垫一软枕,高度应高于心脏水平,以促进静脉和淋巴的回流。

4. 术后石膏托固定的护理

同非手术治疗护理。

5. 功能锻炼

(1)麻醉恢复后,即可进行足趾的活动,但此时的活动只限于足趾,踝关节不能活动,因为过早的踝关节活动对跟腱缝合处的愈合不利。

(2)术后第 1d,开始每天在床,上练习双上肢和健侧下肢的功能,进行患肢股四头肌、小腿三头肌的静力训练,每日 3 次,每次 30min,注意不要进行踝关节和膝关节的锻炼。

(3)术后 3d 可扶拐不负重下床活动。

(4)术后 3～4 周更换石膏,石膏固定近端至腓骨小头下 3cm 处,踝关节固定于跖屈 20°位。注意观察是否出现压迫腓总神经症状,开始膝关节屈伸活动。

(5)术后满 6 周时去除石膏,鞋内垫高后跟,后跟高度 2.5～3cm,健侧同时垫,两侧高度相同,扶拐伤肢部分承重行走。术后 8 周开始双脚提踵练习,逐步脱离拐杖。

(6)术后 3 个月可以开始从慢走过渡至快走练习,但是不能做跳跃运动,预防跟腱发生再断裂。根据自身情况,逐渐地快走—慢跑—快跑—跳。快跑练习的同时可以进行由双脚提踵逐渐过渡到单脚提踵练习以增强肌力。

(7)6 个月内禁止剧烈活动,6 个月后可以逐渐恢复专业训练。

(汪秀红)

第十七节 股骨颈骨折

股骨颈骨折指由股骨头下至股骨颈基底部之间的骨折,常发生于老年人,骨质疏松是其主要原因。

一、临床表现与诊断

(1)有外伤史。

(2)伤后患侧髋部疼痛,多有明显肿胀,皮下出现大片淤斑。外展型骨折伤后尚可行走,但伴有因疼痛而造成的跛行。内收型骨折髋部疼痛明显,不能站立,患肢呈典型的短缩、外展、外旋畸形。

(3)腹股沟中点稍下方有明显压痛、在患肢足跟部或大转子局部叩击时髋部疼痛。

(4)常规拍患侧髋关节正侧位 X 线片,可了解骨折类型。

二、治疗要点

按骨折的时间、类型、患者的年龄及全身情况选择牵引或有效内固定手术等治疗方法。

三、护理

(一)非手术治疗护理

1. 常规护理

参见"骨科疾病的一般护理"。

2. 病情观察

老年人生理功能退化,常合并有内脏器官的损害。由于创伤刺激,可诱发高血压、糖尿病、心肺疾病等,所以应加强巡视,尤其是夜间。密切观察生命体征变化,患肢的感觉、运动及末梢血液循环情况,如有异常或出现头痛、头晕、四肢麻木等不适情况,应立即通知医生进行处理。

3. 体位护理

予仰卧位,患肢骨牵引维持外展 30°中立位,穿丁字鞋防外旋,忌侧卧、盘腿、内收、外旋,以防骨折断端移位。尽量避免搬动髋部,如需搬动,应一人固定牵引保持患肢外展中立位,另一人或两人平托髋部搬动。

4. 二便护理

患者长期卧床,只能在床上进行大小便,指导患者行三点支撑抬臀后放入便盆,同时在腰部放一软枕。为预防排便时弄脏床单,可在臀下铺一护理垫,女患者在排小便时可在会阴部叠放几张卫生纸以防小便弄湿床单。老年人怕麻烦不愿饮水,应注意督促,鼓励患者每日饮水1500～2000mL,每日尿量应保持在 1500mL 左右,达到生理性冲洗,促进细菌的排出。会阴部有大小便污染时随时清洗,保持清洁。

5. 功能锻炼

牵引复位后,即可指导患者进行双上肢及健侧肢体关节的活动和肌力训练,臀部及腰骶部肌肉锻炼,患肢可行股四头肌等长收缩、踝关节的背屈、趾屈运动,以及足趾的活动。牵引4～6周,根据病情去除牵引后指导做直腿抬高运动,膝、髋关节屈伸活动,动作轻柔,幅度由小到大,循序渐进。根据复查骨折愈合情况,如果下肢肌力好,3个月后可扶拐杖下地行走,6个月后即可弃拐活动。

（二）手术治疗护理

1. 手术前后常规护理

参见"骨科疾病的一般护理"。

2. 体位护理

切开复位内固定术后患肢保持外展中立位，不盘腿，不侧卧，穿丁字鞋防外旋。仰卧时在两腿之间放置软枕或三角垫，防止髋关节内收、内旋。

3. 功能锻炼

骨折固定后，应根据骨折的类型、稳定性及固定的方法及其牢固程度选用不同的功能锻炼方法，以加速全身血液循环，防止关节僵硬及粘连。

（1）手术后第 1～2d 即可在医护人员的指导下进行足趾及踝关节活动，并进行股四头肌等长训练，预防肌肉萎缩及静脉血栓形成，每 2h 锻炼 1 次，每次 3～5min。

（2）术后第 3～7d，在医护人员协助下，慢慢弯曲患侧膝部（患者不要自己用力抬腿），使脚跟滑向臀部，要始终保持脚平贴床面，再慢慢恢复原位；当脚跟上下滑动过程中，保持膝部垂直于床面，不要左右摆动。如此反复，每次 3～5min。

（3）术后第 7～14d，根据病情可慢慢在床上坐起，酌情指导扶双拐或助行器下床，患肢不负重床边站立，每天 2 次，每次 5～10min。注意防止发生头晕、恶心及摔倒等。

（4）手术第 14d 后，指导患者扶双拐或助行器下床不负重行走，注意姿势正确：患者站立，使双足与拐头呈等腰三角形，先迈出患肢，同时提拐向前移动同等距离，足与拐头同时落地，注意足尖不超越双拐，待站稳后，双手用力撑拐，同时健肢向前迈 20～30cm，站稳后继续下一步，如此反复前移。行走时患肢始终保持外展位，不得负重。锻炼时步幅不宜过大，速度不宜过快。活动量由小到大，循序渐进，不能急于求成，根据骨折愈合情况决定伤肢负重及弃拐时间。

4. 并发症观察及护理

（1）出血：了解术中情况，尤其是出血量。术后 24h 内患肢局部制动，以免加重出血，严密观察切口敷料有无渗血渗液情况，引流管是否通畅固定。严密观察患者生命体征及尿量，警惕发生失血性休克。

（2）切口感染：多发生于术后 3～7d，少数于术后数年发生深部感染。术区皮肤有炎症或破损需治愈后方可行手术；遵医嘱正确使用抗生素；严格遵守无菌技术操作；术后保持引流管通畅，充分引流关节内残留的渗液、渗血以免局部血液淤滞；保持伤口敷料清洁、干燥，有渗血渗液时及时更换；术后严密监测体温；加强全身营养。

四、健康教育

（1）讲解疾病有关知识，对老年人外伤后诉髋部疼痛且活动受限者，均应想到股骨颈骨折的可能性，应拍 X 线片证实。如当时未能显示骨折，而临床仍有怀疑者，应嘱患者卧床休息，2 周后再行 X 线片检查，如确有骨折，此时由于骨折局部的吸收，骨折线清晰可见。

（2）由于髋关节置换术后需防止脱位、感染、假体松动、下陷等并发症，为确保疗效，延长人工关节使用年限，应注意以下方面：①日常生活中保持患肢外展中立位，不盘腿，不跷二郎腿，不坐矮椅或矮沙发，坐椅子上时身体勿前倾，不要弯腰拾物，防止内收、内旋和外旋，以免脱位。洗澡用淋浴不用浴缸，如厕用坐式而不用蹲式；②饮食宜清淡易消化，多食含钙丰富的食物,防止骨质疏松;③预防关节感染,局部若出现红、肿、痛及不适,应及时复诊;在做其他手术前(包括牙科治疗)均应告诉医生曾接受了关节置换术,以便预防用抗生素;积极治疗咽喉炎、扁桃体炎等;平时注意增强体质,预防感冒;④继续功能锻炼,增加肌力,同时避免增加关节负荷,如体重增加、长时间行走和跑步等;⑤基于人工关节经长时间磨损会松动,必须遵医嘱定期复诊,完全康复后,每年复诊一次。

(汪秀红)

第十八节　股骨转子间骨折

股骨转子间骨折(interochanteric fracture)又称股骨粗隆间骨折,系指由股骨颈基底至小转子水平以上部位所发生的骨折。是老年人常见损伤,患者平均年龄比股骨颈骨折患者高5~6岁。股骨转子部的结构主要是松质骨,是骨质疏松的好发部位,周围有丰富的肌肉,血供充足,骨折后极少不愈合,但易发生髋内翻畸形,高龄患者长期卧床引起的并发症较多。

一、临床表现与诊断

1. 临床表现

患者多为老年人,伤后髋部疼痛,不能站立或行走。下肢短缩及外旋畸形明显,外旋畸形角度接近90°。无移位的嵌插骨折或移位较少的稳定性骨折,上述症状比较轻微。

2. 体格检查

检查时可见患肢大转子升高,局部可见肿胀及瘀斑,局部压痛明显,叩击足跟部常引起患处剧烈疼痛。

3. 髋关节标准正侧位 X 线片

髋关节标准正侧位 X 线片可以明确诊断骨折情况,识别无移位或嵌插的骨折,并确定骨的质量。

二、治疗要点

非手术治疗常产生短缩、髋内翻的畸形状态,从而造成患者步态异常。因此,主张骨折的坚强内固定及患者术后早期肢体活动。

三、护理

(一)合并基础疾病的护理

1. 高血压

应注意监测血压,每天早晚测血压各 1 次,必要时可行 24h 动态血压监测。监督患者正确服用降压药。同时注意避免诱发血压升高的因素,如患者因疼痛睡眠不佳可适当给予止痛和镇静剂;保持大便通畅;保持病室内环境安静、舒适,温度适宜;进行心理疏导,让患者保持心情愉悦,避免急躁、生气等。

2. 糖尿病

饮食治疗和运动疗法是治疗糖尿病的基础。合并有糖尿病的患者,应根据病情指导正确的饮食方法,保证身体所需的能量,合理控制饮食。指导患者早期合理的功能锻炼,保证机体的正常代谢。由于外伤的应激反应及疼痛等因素,血糖常常偏高,应定时测量,并准确记录,指导正确口服降糖药,应用胰岛素治疗时,做到剂量准确。大多数糖尿病患者的抵抗力低,容易感染,故应注意其口腔及皮肤卫生,尤其对长期卧床的患者,更应注意防止压伤形成,特别是足部,如有皮肤破损应及时处理。

(二)其他

其余同股骨颈骨折。

四、健康教育

(1)向患者及家属强调维持正确体位是预防髋内翻畸形的根本措施,使其在思想上充分重视,积极主动配合。

(2)去除外固定后,仍要防止髋内翻畸形的发生,不要侧卧,平卧时两腿间仍要夹三角垫。

(3)骨折愈合未牢固时,患肢应始终保持外展中立位,忌内收,以免发生再骨折;患肢负重时应全脚掌着地,顺序是足跟—跖外侧—第一趾骨头,不宜足尖着地,预防骨折成角畸形。

(4)继续加强功能锻炼,介绍加强体育锻炼方法,增强体质,防止再跌倒发生骨折,同时告知患者股骨转子间骨折愈合时间一般是4~6个月,为预防骨不连和股骨头缺血坏死,一定要嘱咐患者不能让患肢过早负重。伤后4个月经X光线复查确定骨折愈合后,才能开始逐步负重。

(5)钙是构成骨质的重要物质,维生素D可促进钙吸收与骨形成。鼓励患者补充钙质,多食用牛奶及奶制品、豆类等含钙较多的食品。多晒太阳以增加骨密度。吸烟和饮酒可使骨量减少,成骨细胞功能下降,是造成骨折的重要危险因素,帮助患者主动戒烟,少饮酒。

(6)定期复查。内固定的患者术后1年根据骨折愈合情况可取出内固定。

(汪秀红)

第十九节　桡骨远端骨折

桡骨远端骨折系桡骨远端关节面以上2~3cm内的桡骨骨折,是临床常见骨折类型,是造成腕关节不稳或疼痛主要原因。直接暴力和间接暴力均可导致,多发生于中老年人,女性多于男性。

一、临床表现与诊断

桡骨远端骨折有外伤史。伤后腕部肿胀、疼痛、活动受限或功能丧失。骨折端局部压痛。伸直型骨折侧面观可见餐叉样畸形、正面观可见枪刺样畸形;屈曲型骨折移位严重时呈锤状手畸形;如粉碎性骨折,可有骨擦音。摄腕关节正侧位X线片可以确诊及明确移位方向和程度。

二、治疗要点

无移位的骨折不需整复、有移位的骨折先手法整复后再固定,均用桡骨远端骨折夹板、中立板固定,三角巾悬吊于胸前3~5周。骨折手法整复失败或骨折畸形连接明显影响功能者,可考虑手术治疗。

三、护理

（一）非手术治疗护理

1. 体位护理

抬高患肢,平卧时可用枕头将患肢抬高,高于心脏水平,以促进血液循环,利于肿胀消退;离床活动时用三角巾或前臂吊带将患肢悬挂于胸前,屈肘90°,勿下垂或随步行而甩动,以免造成复位的骨折再移位。

2. 密切观察患肢血液循环情况

如出现手腕部肿胀和疼痛明显、手指感觉麻木、皮肤颜色发紫发青、皮温降低、末梢血液循环充盈不足等情况应立刻处理。

3. 功能锻炼

功能锻炼时,可利用健手帮助。锻炼原则为由轻到重、由小到大、循序渐进、逐步适应。早期正确的功能锻炼可保持关节面的生理功能,防止关节僵硬、粘连、肌肉萎缩以及骨质疏松等并发症。向患者说明早期功能锻炼的重要意义,取得配合。

（1）复位固定后当天即可指导患者用力握拳,充分伸屈五指,以练习手指关节和掌指关节活动及锻炼前臂肌肉的主动舒缩;指导行肩部悬垂摆动练习。

（2）2~3d后做肩、肘关节的主动运动,手指屈伸、对指、对掌主动练习,逐日增加动作幅度及用力程度。

（3）2~3周去除中立板后,指导患者手握拳做屈腕肌静力性收缩练习,幅度由小到大,用力强度由小到大。并可逐渐进行用筷子进食、梳头、系扣子等练习。

（4）第3周增加屈指、对指、对掌的抗阻练习。

（5）4~6周去除夹板后,练习腕关节的屈伸、旋转及桡侧偏斜活动,刚开始时轻度活动,若无不适再逐渐增加活动范围和强度,直至功能恢复。可利用健手行两手掌相对练习腕背伸、两手背相对练习腕掌屈,也可利用墙壁或桌面练习。

（6）骨折3个月后开始逐渐进行伤肢负重训练。

（二）手术治疗护理

1. 术前、术后常规护理

参见"骨科疾病的一般护理"。

2. 疼痛护理

术后72h内予患肢冰敷,每日3次,每次20min;给予耳穴压豆,取神门、交感、肘等穴位;必要时遵医嘱给予镇痛药,并观察效果及反应。

3. 功能锻炼

手术当天麻醉清醒后即指导进行握拳、伸指。次日指导行肩部悬垂摆动练习。其余同非手术治疗锻炼方法。

四、健康教育

（1）桡骨远端骨折患者有很大部分通过门诊复位治疗后即回家休息,应向患者及家属介绍疾病相关知识、详细交代注意事项。内容包括:抬高患肢休息;加强握拳、伸指练习;中立板和夹板不可随便拆除;注意密切观察患肢血液循环情况,如出现手腕部肿胀及疼痛加重、手指发麻、发凉、皮肤颜色发紫、发青等,要立即回医院就诊。为确保患肢的舒适,选择好合适的三角巾给予固定抬高患肢。对老年人应特别交代尽早开始进行肩关节及肘关节的功能练习,防止发生关节僵硬。预约患者定期门诊复查。

(2)交代患者出院后加强功能锻炼。手术患者拆线3d后局部方可沾水,不能浸泡;不可外力去除血痂,让其自行脱落。定期门诊复诊。

(汪秀红)

第二十节　肩关节周围炎

肩关节周围炎简称肩周炎,又称"五十肩""冻结肩",是肩关节囊及周围韧带、肌腱和滑囊的慢性非特异性炎症。肩关节周围组织在发生退行性改变的基础上,可因外力作用、劳损或风寒湿邪入侵而发病。好发年龄在50岁左右,女性多于男性。

一、临床表现与诊断

1. 临床表现

多数患者慢性发病、隐匿进行,个别患者有外伤史,患者常因肩关节上举外展动作疼痛而引起注意。主要表现为肩部疼痛、肩关节活动受限或僵硬。肩关节活动以外展、上举、内旋、外旋受限明显,如梳头、穿衣、洗脸、叉腰等动作均难以完成。肩部怕冷,对气候变化敏感,即使在暑天,肩部也不敢吹风。

2. 体格检查

多数患者在肩关节周围有明显的压痛点,压痛点多在肱二头肌长头肌腱沟处、肩峰下滑囊、喙突、冈上肌附着点等处。病程较长者可见肩部肌肉萎缩。

二、治疗要点

本病是自限性疾病,通过治疗达到解除肌肉痉挛、松解粘连、疏通经络、功能恢复的目的,治疗方法包括针灸、手法治疗、药物治疗、理疗和功能锻炼等。

三、护理

肩周炎患者多为门诊治疗,应做好患者的居家护理指导。

(1)注意肩关节局部保暖,随气候变化增减衣服,避免受风寒刺激,居室应保持干燥通风,避免潮湿。

(2)采用微波、中药熏药、蜡疗等热治疗时注意观察,避免烫伤。

(3)口服药物治疗的患者注意观察服药后的效果及反应。服中药后若出现唇舌手足发麻、恶心、心慌等症状时,及时停药并就诊。

(4)功能锻炼:功能锻炼应循序渐进,持之以恒,关节运动幅度由小到大、并尽量达到最大程度,以不产生剧痛为原则。急性期以主动活动为主,方法有钟摆运动、爬墙训练、云手训练、耸肩环绕、双手托天等;粘连期除主动活动外,还需有被动性运动和上肢肌肉力量练习,每次练习 30～40min,除前期动作外,可增加持棒推送、滑轮牵拉、扶持牵拉、拉重增力等动作。①钟摆运动:采取坐位或站立,弯腰,患肢尽量放松,手臂下垂,做左右摆动 10～20 次;再做划圈运动,患肢沿顺时针、逆时针方向各做划圈运动 10～20 次。随着关节活动的增加及疼痛的减轻,逐渐加大摆动活动范围和划圈幅度;②爬墙训练:A. 双手指触墙,逐渐沿墙向上爬,直到患肢因疼痛或活动受限不能再向上为止。每日坚持做 5～10 次,不断增高;B. 面向墙壁,足尖距墙 20～30cm,患肢手指触墙,向上够,尽量爬高,还原,原地转 90°。患肢侧面对墙壁,手指沿墙壁尽量向上够,还原,每日 5～10 次,以不增加疼痛为度;③云手训练:患者站立位,双腿分立,与肩同宽,左腿向左侧迈一步,左上肢做顺时针旋转,同时右上肢做逆时针旋转,并在身体前方交叉,即原地做云手动作。云手训练的幅度由小渐大,重复 10～15 次,每日做 1～2 遍;④耸肩环绕:屈肘 90°,两肩耸动,并做环绕动作,由慢到快,每日 10～20 次;⑤双手托天:自然站立,双手掌心向上,中指相接置于小腹,手上提至胸口高度,双掌翻转(掌心向下)下压,慢慢下压至小腹前,再慢慢上提至脸前翻掌(掌心向上),上提至头顶上,手臂伸直,手掌托天,两眼向上看。两手分开如抱球状后,再慢慢放下。每日 5～10 次,以不增加疼痛为度。

四、健康教育

1. 保护肩关节

注意肩部保暖;避免患侧肩部过度负荷,防止过多活动肩关节和使用患侧手提举重物,避免肩关节受伤。疼痛时注意休息,局部可自行按摩以放松肌肉;疼痛减轻时,尽量多使用患侧肢体进行日常活动。

2. 保持正确的睡姿

理想睡眠姿势为仰卧位,并在患侧肩下放置一薄枕,让肩关节呈水平位,使肩关节和软组织得到较好的放松与休息。一般不要患侧卧位,以免挤压患肩。健侧卧位时,在胸前放一薄枕,将患肢放在上面。俯卧位不利于保持颈、肩部的平衡与生理曲度及呼吸道的通畅,应避免。

3. 防止关节粘连

劳损或损伤后及时治疗,避免肩部长时间不活动。如肩部、上臂、前臂骨折固定时要根据病情做肩部的主动运动,偏瘫患者的患侧肩部应做主动或被动运动,以防肩部软组织粘连。

4. 坚持功能锻炼

坚持肩部的活动训练,恢复后可进行太极拳、太极剑、保健操等适合自身特点的体育锻炼。

(汪秀红)

第二十一节　寰枢椎半脱位

寰枢关节包括寰枢外侧关节、齿状突前后关节。寰枢椎关节半脱位是一种多发于儿童的疾病。常发生在上呼吸道感染后或头颈部轻微损伤;上颈椎的发育畸形是少见的原因,一旦发病,症状较重,预后不良。

一、临床表现与诊断

(1)常见突发性斜颈,颈部疼痛、活动受限,颈部肌肉痉挛,伤椎压痛明显及颈部不稳定感,可伴咽痛、头痛。以特发性斜颈和颈部僵硬疼痛为其典型特征。发生脊髓压迫症状时有一过性四肢麻木或疼痛。当脱位加重时可出现不同程度的四肢硬瘫,伴大小便功能障碍。可有外伤史或其他病史,多见于上呼吸道感染。

(2)查体颈部活动受限,多以旋转和后仰活动受限明显,部分患儿可出现张口困难。颈项僵硬,头向一侧偏斜,一侧棘旁肌紧张,寰枢关节后侧压痛,或无明显压痛点,多伴有胸锁乳突肌痉挛。

(3)影像学检查颈椎 X 线片是诊断本病的主要手段。摄以 $C_{1\sim2}$ 为中心的颈椎 X 线正侧位片和张口位片。

二、治疗要点

寰枢椎半脱位多采用手法复位和颌枕带牵引治疗。对寰齿间距超过 5mm 的极度不稳定脱位,或脱位时间久,齿状突在移位处愈合固定,经牵引不能复位,脊髓腹侧和背侧均受压者可采用手术治疗。

三、护理

(一)护理评估

1. 健康史

评估受伤的原因,时间;受伤的姿势,外力的方式,性质;受伤的轻重程度。评估有无上呼吸道感染如急性扁桃体炎、咽炎以及颈部感染。

2. 身体状况

评估全身情况,评估意识,生命体征等情况。观察有无其他损伤;评估局部情况,观察颈部有无疼痛,肿胀,畸形,活动障碍等情况。评估疼痛的部位、程度、性质、持续时间以及减轻疼痛措施的有效性。观察双上肢远端端血液循环,评估感觉,运动情况;评估患儿的自理能力,患肢活动范围及功能锻炼情况;评估医学辅助检查情况。

(二)生活起居护理

病室内温湿度适宜,环境清洁、舒适、安静,保持室内空气流通,避免外感,加重病情。患儿生活不能完全自理,应主动关心患儿,及时给予帮助。协助、指导家属喂食、漱口、防呛咳、误吸等。适量顺时针按摩腹部,促进肠蠕动,食含纤维素多的蔬菜和水果预防便秘。由于患儿卧床时间长,牵引带造成的局部压迫易使肩胛骨、下颌、耳廓及耳后皮肤出现压伤,可定期为患儿按摩下颌部、头枕部和肩胛部,以改善受压处血液循环,防止发生压伤。

(三)饮食护理

督促患儿摄入足够的新鲜蔬菜和水果以及适量的水,以保证创伤修复的需要和大便通畅。禁止热补、油炸辛辣之品及冷寒凉食物,以免伤脾胃、损阳气,而加重病情或复发。卧床避免进食花生、豆子、果冻等食物,以防误吸。患儿在牵引初始,由于不能适应或不耐受牵引体位,或牵引重量过大,会出现不同程度的食欲下降、恶心、呕吐、腹部不适等症状。呕吐时立即去除牵引,头偏向一侧,防止误吸,及时清洁口腔及床单。

待症状缓解后根据医嘱适当减轻牵引重量,以后逐渐增加。一般消化道症状轻者不需处理,2~3d 后可自行缓解。对食欲不佳的患儿,尽量选择其喜爱的食物,少量多餐。枕颌带牵引时张口阻力增加,导致咀嚼困难和吞咽不协调,易引起呛咳或误吸,因此进食时可去除牵引,在颈部两侧以沙袋固定,避免颈部过度活动;进食后 30～60min 内为避免引起恶心呕吐不宜牵引,可改为颈托固定,但整个过程需卧床。

(四)颌枕带牵引护理

1. 颌枕带选择

应选择宽度和松紧度适宜、大小适合的牵引带,或使用袜套样牵引带,用毛巾或棉垫剪成小块垫在压迫部位。枕颌带过紧可能造成颈部受压而引起呼吸困难,也易引起皮肤损伤;枕颌带过松则达不到牵引目的。枕颌带的松紧度以使患儿感觉舒适,并在持续牵引过程中枕颌带没有出现明显滑移为原则。

2. 体位

去枕平卧位,脊柱平直,肩下垫一薄垫,厚 4～5cm 使生理颈屈暂时伸直,头颈部及肩部肌肉放松,利于牵引复位。床头抬高 15～30cm,保持头高脚低位,颈椎无过伸、过屈、侧屈。

3. 保持有效牵引

双侧牵引绳不脱离滑轮的滑槽,保持牵引锤悬空,牵引绳上不能放置任何物品,以免影响牵引效果。在持续牵引过程中定时翻身,可采取仰卧位和侧卧位。仰卧位时保持额正中、鼻梁与牵引绳在同一轴线上,侧卧位时保持颈部、耳廓与牵引绳在同一轴线上,以达到有效牵引的目的。告知家属维持有效牵引的重要性,牵引重量根据病情需要调节不可随意增减。患儿头顶不能抵住床头,观察牵引是否有滑脱或松脱。

4. 病情观察

密切观察患儿呼吸是否通畅,观察颈部及双上肢远端血液循环,观察皮肤颜色、温度、有无疼痛、肿胀、麻木、感觉迟钝、不能活动等异常情况,如有异常,应及时报告医生处理。

5. 保持呼吸道通畅

牵引过程中,家属 24h 床边陪护,护士加强巡视,严密观察患儿呼吸、面色等情况,注意牵引带的位置并随时调整,防范患儿在熟睡中不经意翻身时出现下颌带部向后滑至颈部压迫呼吸道发生意外。注意患儿主诉,若出现胸闷、呼吸费力、脊柱疼痛、双眼黑矇、四肢麻木等情况,立即报告医生,及时处理。呼吸困难常因牵引带下颌部过宽、质地过硬、在颈部的作用点过高或过低、牵引重量过重使头极度后仰等原因造成。予密切观察患儿呼吸的节律、频率、深度、牵引带位置和头部位置是否正确,特别是对语言表达能力差的患儿和夜间入睡后,增加巡视次数,并作为重点患儿班班交接。

(五)佩戴颈托的护理

(1)遵循躺着带、躺着摘的原则。翻身时应轴向翻身;长期卧床避免突然起立引起体位性低血压。

(2)佩戴颈托时应先去除牵引,操作者站在患儿身侧,一手伸入患儿肩下托起双肩,另一手撤去薄枕,将颈托后片沿患儿颈部弧度缓慢放入颈后,轻轻放稳患儿,再佩戴颈托前片,将尼龙搭扣扣紧,以患儿颈部不能自由扭转又不影响呼吸顺畅为宜。

(3)皮肤护理,随时观察颈托与患儿接触部位的皮肤情况,避免压迫过紧造成压伤。

(六)给药护理

口服药饭后半小时服用。在喂药过程中如患儿出现呛咳,必须立即停止喂药,以免异物呛入气管而发生危险。中药汤剂宜温服。使用抗生素应观察有无药物过敏反应。中、西药不能同时服用,应间隔至少 30min。

（七）心理护理

患儿年龄较小,对疾病所造成的痛苦不能正确理解,加上持续牵引,活动被限制,容易出现哭闹、抗拒治疗等。应向家长介绍疾病的相关病因、治疗方法、治愈的大约时间,解释牵引的目的及注意事项,要求家长督促患儿配合治疗。责任护士应了解患儿的情感,满足患儿崇拜榜样、渴望得到表扬的心理特点;通过面部表情和柔和的语调来安抚患儿,减轻恐惧害怕心理;利用周围正在治疗的患儿,给孩子树立一个榜样;告诉患儿配合治疗后可以奖励,并可在患儿治疗期间播放音乐、动画片等分散其不良情绪,以取得配合。

（八）康复护理

（1）教会家属功能锻炼的方法,以帮助督促患儿完成。疼痛缓解后在牵引下可行逆移位方向功能锻炼。鼓励患儿进行四肢主动活动,如上肢外展、扩胸运动、手指的各种活动、足踝的运动,帮助按摩下肢肌肉。

（2）一般牵引3周后根据复位情况改颈托保护,再3~4周后开始练习颈部俯仰、旋转及侧屈活动,练习时循序渐进,防止用力旋转及屈伸,若出现头晕、颈部疼痛症状时应停止。

（九）出院指导

（1）继续佩戴颈托或头颈胸支具3个月,以获得进一步的组织修复,确保愈后关节的稳定。定期门诊复查确定去除颈托或支具的时机。

（2）向家长讲解功能锻炼的重要性及方法,出院后督促患儿继续坚持锻炼。

（3）注意保暖,增强体质,预防上呼吸道感染及再次外伤。

（4）告知患儿坐位时应后背伸直,头平视前方,避免长时间低头看书;睡觉时枕头高低适宜,高度以患儿自己的拳高为宜。作息时间规律,保证充足睡眠。

（5）避免头颈部过度或迅猛旋转的动作。

（汪秀红）

第二十二节　脊柱侧凸

应用 Cobb's 法测量站立位脊柱正位 X 线片的脊柱弯曲,角度大于 10° 称为脊柱侧凸。脊柱侧凸是疾病的一种表现,它的病因是多种多样的。特发性脊柱侧凸好发于青少年,尤其是女性,常在青春发育前期发病,在整个青春发育期快速进展至青春发育结束,在成年期则缓慢进展,有时则停止进展。早期仅为功能性侧凸,尚无骨性结构改变,畸形不明显,常无明显自觉症状,易被忽视而漏诊。随着发育加快,畸形也明显加重。严重畸形可表现为身材矮小、驼背和剃刀背畸形,侧凸在 50° 以下者一般不会出现腰痛。

胸椎侧凸容易致胸廓畸形,引起心、肺功能障碍,出现心悸、活动后气促,易疲劳等。

一、临床表现与诊断

（1）首次大多被家长或老师无意发现,初次发现常在 10~13 岁。以背部畸形为主要症状,从患儿背面观察可见两肩不等高、肩胛一高一低,一侧腰部皱褶皮纹,腰前屈时两侧背部不对称,即剃刀背征,脊柱偏离中线。有的患儿存在明显的肌肉无力和关节的活动范围异常。

（2）X 线片是诊断脊柱侧弯的主要手段,可以确定畸形的类型、病因、部位、严重度和柔软性。CT 和 MRI 检查对合并有脊髓病变的患儿很有帮助。

二、治疗要点

常根据患儿年龄及潜在发育剩余时间、侧弯类型和角度大小、侧弯进展速度(半年以内5°～10°)和外观因素来确定治疗方案。常见观察治疗、非手术治疗和手术治疗三种治疗方法。非手术治疗中常用治疗性锻炼和矫正支具治疗。

三、护理

（一）非手术治疗护理

1. 支具护理

（1）佩戴、卸取方法:佩戴时患儿先取侧卧位,将支具后半部置于躯干后面;再取平卧位,将支具前半部置于胸腹部。使前后边缘在腋中线重叠,用固定带系紧。卸下时患儿先取平卧位,按与佩戴相反的方法取下。佩戴支具位置要准确,与胸腰椎的生理曲度相适应。

（2）佩戴时间:早期要求每日佩戴 22h 以上,根据孩子的生活习惯可取下休息 1～2h。支具佩戴适应 3 个月后,要根据脊柱的变化来调整支具,以后每 3 个月复查调整一次。

（3）皮肤护理:支具固定应松紧度适宜,支具与皮肤之间空隙一般小于 1 指为宜,避免支具直接与患儿皮肤接触,可穿全棉内衣或垫棉质衬垫,以利于汗液吸收,增加舒适感。佩戴支具期间定期检查胸背部皮肤情况。可在受压部位垫一些松软的材料,减轻局部受压的情况。受压处如出现皮肤发红,需解除支具,观察皮肤发红现象在 30min 内是否能消退。

（4）心理护理:患儿因脊柱畸形和需要长期佩带支具而容易产生自卑、抵触和心理障碍,不能按医嘱坚持佩戴。应根据患儿的心理特点,积极向家长及患儿讲解支具固定的必要性,耐心解释沟通,增加患儿战胜疾病的信心,消除患儿的心理障碍。鼓励患儿积极参加集体活动,争取家长和老师、同学的帮助与监督,使之配合治疗。

（5）饮食护理:戴支具时每顿进食不能过饱,以免因胃膨胀而加重支具的腹部紧张感。指导患儿每日少量多餐进食,可多食粗纤维食物,如红薯、玉米、青菜等,保持膳食平衡;行顺时针腹部按摩,保持大便通畅。

2. 功能锻炼

（1）肌力训练:目的是加强凸侧的肌力,平衡脊柱两侧的肌力,维持或改善腰背部肌力。根据侧弯的类型和主弯曲的方向来选择需要加强的肌群。由于动作难度大,且消耗体力,患儿难以做到位。指导时应仔细耐心,反复指导至完全掌握。锻炼动作幅度由小到大,时间由短到长,次数由少到多循序渐进,不可急于求成。

背桥运动:仰卧,以头后枕部及两肘支持上半身,两腿屈膝成 90°,两脚支持下半身,挺起躯干,支撑背部抬离床面,成半拱桥形。当挺起躯干架桥时,膝部稍向两边分开,维持 5～10s后放松。重复 20～30 次,共练习 4 组。

仰卧起坐:仰卧,双手上伸平放床上,双手和头同时抬起离开床面,躯体尽量向前屈曲,让双手触及趾尖,然后再慢慢回原。每日 2 次,15～30 个 1 次。

飞燕点水:俯卧位,头偏向一侧,腿伸直,两手自然放置体侧,全身放松,头肩部和双腿同时抬起背伸,形状如飞燕。腰背肌无力或初学者无法做到时,可以把飞燕点水锻炼动作分解后循序渐进进行:A、两腿伸直前后交替抬起向后做背伸动作;B、两腿伸直同时抬起向后做背伸动作;C、两腿不动,头肩部抬起向后背伸;D、头肩部和双腿同时抬起背伸,形状如飞燕。E、还原。以上锻炼强度:每日2次,30~50个1次。

单臂上举哑铃运动:身体直立,两脚开立与肩同宽,凹侧手持哑铃(8~12RM),向上举起时臂伸直,放下时屈肘,哑铃位于肩侧停止为1次,自然呼吸。每日2次,2~4组/次。

(2)脊柱体操:通过脊柱体操运动可加强维持脊柱姿势肌肉的收缩力,调整脊柱两侧的肌力平衡,牵拉凹侧挛缩的软组织和韧带,改善脊柱的柔韧性,增强软弱的躯干肌肉。以下锻炼可选择其中1~2项,每日2次,每次15~20min。

软组织牵拉:双手握住单杠或门框,双脚悬空挂起,腰部尽量放松,尽量坚持,但不能勉强。

挺拔站立:靠墙站立,双肩及髋部紧贴墙壁,双臂尽力向上举,使头颈及脊柱尽力向上挺拔。

体侧运动:双足并拢,靠墙站立,双手中指贴于大腿外侧中线,一侧中指沿大腿外侧中线缓慢下滑,身体逐渐侧屈至极限,然后还原。脊柱向右侧弯者做左侧侧屈练习,脊柱向左侧弯者做右侧侧屈练习。

脊柱过伸锻炼:俯卧,头肩部抬起离开床面,伸展上段脊柱,维持10s,然后还原。

双腿伸直抬起离开床面,伸展腰部脊柱,维持10s,然后还原。

脊柱不对称伸展运动:俯卧,双手伸直置于头上方,两腿伸直,左臂上举,左腿抬起,维持10s,左右交替进行。

(二)手术治疗护理

1.护理评估

(1)评估患儿家族史及一般健康状况。由于脊柱侧弯有明显的家族发病倾向,故需对其患有脊柱疾患的所有亲属进行了解和诊断。

(2)评估患儿本人的既往病史,以了解侧弯发生的年龄及进展情况。对于女性患儿还应记录月经初潮的年龄。因脊柱畸形造成胸腔容积改变,严重的影响心肺功能,所以肺功能评估在决定患儿是否适合脊柱手术中有重要的作用。术前进行常规肺功能和血气分析检查,评价患儿呼吸功能。

(3)了解患儿双下肢感觉、运动及括约肌功能情况,为术后神经功能评估做对比。

2.术前护理

(1)心理护理:由于脊柱侧凸畸形使患儿形象受损,因此患儿及家属求医心切,对手术成功的期望值很高,但该手术复杂、创伤大、出血多、痛苦大,患儿及家属常常存在焦虑、恐惧心理。对此,护理人员应针对不同心理与患儿及家属沟通,满足患儿及家属对疾病知识的需求,使家属能为患儿提供良好的社会支持。耐心讲解手术大致方法,教会术中如何配合,列举术后成功病例,并让已手术患儿跟其进行病情交流,增强对疾病的认识,消除恐惧心理,积极主动地配合治疗。

(2)完善术前评估、做好术前准备:由于胸廓畸形和胸腔脏器发育不良,患儿心肺功能常有不同程度的损害,术前必须认真完成心肺功能的各种检查,包括憋气试验、胸部摄X线片、心电图、超声心电图、诱发电位等。同时对双下肢肌力测试及感觉运动情况应详细检查记录,作为术后观察双下肢感觉运动情况的对比依据。同时应做好术前准备工作,如备皮、交叉配血试验、皮肤药敏试验等。

（3）呼吸功能训练：指导患儿进行肺功能的锻炼，促进肺扩张，提高有效肺通气，改善肺功能，使患儿在术后早期能保持气道通畅，促进肺复张，预防肺部感染。

腹式呼吸：患儿将手放于腹部，以帮助吸气时收缩腹部肌肉。深慢吸一口气，此时可见胸廓明显抬起，腹部下陷，然后放松腹部，将气缓缓呼出。

膈肌呼吸：护士将手放于患儿腹部肋弓下，同时嘱患儿用鼻吸气，吸气时腹部向外膨起，顶住护士双手，屏气 1 ~ 2s 以使肺泡张开；呼气时嘱患儿用口慢慢呼出气体。

吹气球：选择较小一点的气球，指导患儿深吸气后将肺内气体尽力吹入气球，每日 2 次，每次 15 ~ 30min。

有效咳嗽：先深吸一口气，在吸气终末屏气片刻然后爆发性咳嗽，将气道内分泌物咳出。

（4）唤醒实验训练：为及时了解术中和术后是否损伤脊髓，椎弓根内固定系统是否过度牵拉而压迫脊髓神经，术前 1 周应进行唤醒试验训练。患儿俯卧，闭目，听口令活动双足及足趾，每日 2 次，每次 10 遍。

3. 术后护理

（1）病情观察：术后常规给予持续心电监护，严密监测心电图、血压、呼吸和经皮氧饱和度。观察尿量及颜色，注意创口渗血情况。

（2）呼吸道护理：脊柱畸形患儿多有肺容量和流量降低，手术创伤对机体造成的刺激会进一步加重上述病理改变，因此应及时清除呼吸道分泌物。应床旁备吸引装置，再次强调有效咳嗽的重要性，鼓励其主动参与呼吸功能训练。遵医嘱予雾化吸入，以防止呼吸道黏膜干燥出血，稀释痰液利于排出。并指导患儿深吸气，有效咳嗽，使痰液由肺泡周围进入气道而咳出。必要时给予吸痰护理。

（3）体位及皮肤护理：术后返回病房向床上移动时要注意平抬平放，动作一致，保持脊柱水平位，不能扭转、屈伸。术后平卧 6h，以压迫止血。前路松解术的患儿半卧位，床头抬高 30° ~ 40°。6h 后每 1 ~ 2h 翻身 1 次，变换体位时宜 2 人协助进行，注意勿粗暴，严禁躯干扭曲，以免钢丝断裂及脱钩。翻身角度以 45° 为宜，避免由于脊柱负重过大引起上关节突骨折。观察凸侧部位的皮肤，因伤口在凸起部位，且包裹敷料易出现压伤，应加强护理。

（4）保持引流管通畅，妥善固定，记录引流液的性质和量。若引流量多且快，24h 超过 500mL 应报告医生处理。

（5）24h 内每小时观察、记录双下肢感觉、运动及括约肌功能情况，并与术前做比较对照。观察两侧是否对称、有无麻木等。若活动受限或主诉双下肢麻木，应立即引起重视，详细进行神经系统评估检查。

（6）饮食护理：按医嘱术后禁食，待肠鸣音恢复后再进食。进食后饮食由流质过渡到半流质，最后到普食。可食用高蛋白、高碳水化合物、高维生素、适当脂肪、粗纤维成分多的食物。

（7）胃肠道反应的观察：由于手术牵拉及全身麻醉影响或维持过度矫正位置，术后可出现肠麻痹、恶心、呕吐情况。若术后 2 ~ 3d 以后仍有这些症状，且呕吐胆汁，呈喷射状，应警惕肠系膜上动脉综合征发生。一旦确诊应禁食，并通过胃肠减压、补液等治疗。

（8）功能锻炼：术后评估患儿肢体的肌力、感觉、运动能力，坚持循序渐进，主动与被动相结合的原则制订个性化的康复计划。

麻醉清醒即可开始四肢活动，如足的背伸、跖屈、旋内、旋外、屈膝屈髋，手指屈伸、腕关节旋转、肘关节屈伸、旋内旋外、肩关节外展、内收、旋转等。同时指导患儿进行扩胸运动，深吸气,慢呼气运动,并练习吹气球进行肺功能锻炼,预防肺部并发症,每日 2~4 次,每次 15~30 个。

复查 X 线后在医护人员的指导下进行功能锻炼。术后 3d 可指导患儿在床上行直腿抬高训练,每日 3 次,每组 15~30 个,每次 2~4 组。7d 后开始进行腰背肌训练。避免做躯体侧屈、扭转、弯腰等动作。佩戴量身定做的支具进行站立及行走训练。

(三)出院指导

(1)继续佩戴矫形支具 3~6 个月。保持支具背心清洁、干燥,不可用异物抓挠支具内皮肤,以防损伤皮肤。

(2)保持正确站姿、坐姿、睡姿。加强背腹肌的锻炼,6 个月内减少身体负重,捡东西时尽量保持腰背部平直,以下蹲屈膝代替弯腰。站、坐、躺、翻身时要保持正确姿势,站立时抬头挺胸,脊背平直;坐时背部平靠椅背臀部坐满整个椅面;躺时睡硬板床;翻身时应轴向翻身,不要螺旋扭背。

(3)防止过度劳累,做到劳逸结合,继续功能锻炼。2 年内限制做使脊柱不协调的运动和极度弯曲动作。

(4)给予高蛋白、高碳水化合物、高维生素、高纤维素食物,以加强营养,促进伤口愈合,防止卧床者便秘。

(5)每隔 3 个月来院随诊复查。

(汪秀红)

第二十三节　腰肌劳损

腰肌劳损是一种常见的腰部肌肉及其附着点筋膜,甚或骨膜的慢性损伤性炎症,是腰痛的主要原因。

腰肌劳损病因复杂,其常见原因为急慢性的腰背部反复不良应力作用所致。腰部肌肉长期被动牵张或持续收缩则造成局部供血不良,营养及代谢障碍,代谢产物积聚并刺激局部从而产生慢性损伤性炎症。该病病程长,反复发作,迁延难愈,单一治疗效果不佳。

一、临床表现与诊断

有连续弯腰活动、闪腰史、不良姿势过久或感受外邪而无严重外伤史;腰痛不剧烈,多呈间歇性,性质呈酸痛或钝痛,轻微运动会减轻,劳累后加重;疼痛无定点,部分有放射痛,但不过膝关节;腰背部可扪及压痛点、条索状物等;X 片检查除可能有腰椎畸形外,一般正常。

二、治疗要点

主要靠手法治疗和功能锻炼。通过正脊、理筋、点穴手法的治疗,可以温通经脉,舒筋通络,调和气血,滑利关节,以消炎止痛。功能锻炼的目的在于通过改善肌力和柔韧性来改善腰部功能,通过增加脊柱稳定性来缓解疼痛,巩固疗效和预防复发。

三、护理

（一）推拿护理

患者俯卧位,腹下垫薄枕,在患者腰臀部行抚摸、揉、推脊,指针肾俞、腰眼、大肠俞、环跳等穴位约10min,充分放松腰臀部肌肉。然后依次进行如下手法治疗。

1.弹拨手法

用双手指呈钳形,沿足太阳膀胱经由肩胛下至骶部做按压、弹拨手法5～10次,以松解腰背筋肉痉挛。

2.推压手法

用双手拇指指腹分别在棘突两侧,沿棘突排列方向进行推压,由胸至下推压脊柱至骶部,反复多次,再用手掌或掌根推压脊旁筋肉。

3.推揉手法

用手掌或掌根纵横揉腰背部筋肉,从上至下,由轻到重,反复多次。

4.腰椎斜扳法

患者左侧卧位,左侧肢体在下自然伸直,右侧肢体在上屈髋屈膝,术者面对患者站立,用双手或双肘分别按扶患者的肩前部及臀部,做相反方向的用力摇晃转动活动,当腰部扭转到有阻力时,再施一个增大幅度的猛推手法,常可听到"喀喀"响声,表示手法成功;再取右侧卧位,依同样方法操作。

5.结束手法

直擦或横擦腰部,以透热为度。

手法治疗结束后嘱患者注意保暖,不要用冷刺激局部,如对着冷风吹、沐浴等,可卧位休息30min后再活动。

（二）功能锻炼

1.急性期

急性期主要指导进行直腿抬举收腹和背桥训练。

2.恢复期

恢复期逐渐加强腰腹肌的力量练习,由轻到重,由少到多,循序渐进,逐渐到主动抗阻训练。继续行直腿抬举收腹和背桥训练,根据病情增加肘膝位腹桥训练,指导倒走、前后踢腿、飞燕式训练(俯卧位,两下肢并拢,双手分开置于身侧并同时抬起伸直的双下肢及抬头挺胸、双手后举)。每个动作可循环反复练习。每次30min,每日2～3次。加强腰腿柔韧性练习。以锻炼后身体无严重不适为度,持之以恒,腰部不疼后仍需坚持。

(汪秀红)

第二十四节　跖痛症

跖痛症是足踝外科常见的前足疾病,多由足部解剖结构异常、病理性或医源性因素,引发前足跖侧局部应力集中,步态周期中跖骨过度负重所致,表现为前足跖骨头下方疼痛,行走、跑跳时加重。

临床上分松弛性和压迫性两种。松弛性跖痛症主要是由于第一跖骨先天发育异常导致横弓慢性损伤,多见于运动员及高强度活动者;压迫性跖痛症是由于跖骨头部长期被外,力挤压导致趾神经长期受压或刺激引起间质性神经炎或神经纤维瘤,多见于 30~50 岁的中、老年妇女及足部狭瘦者,且多为单侧。

一、临床表现与诊断

(一)临床表现

1. 松弛性跖痛症

行走时前足跖面横韧带上有持续性灼痛,不负重时疼痛立减;前足底有胼胝,压痛,侧方挤压跖骨头可减轻疼痛;可在第一、二跖骨头之间摸到间隙;足底二、三、四跖骨痛处可见胼胝,骨间肌萎缩者足趾呈爪形。

2. 压迫性跖痛症

行走时前足跖骨下有闪电样痛或阵发性放射痛,向足趾放射,跖面压痛;侧方挤压跖骨头可加重或引起疼痛;前足有被挤压现象,患趾细长;可于第三、四趾的跖面摸到肿块。

(二)诊断

(1)根据症状和体征进行诊断,但需鉴别跖骨头缺血性坏死。

(2)影像诊断:松弛性跖痛症在 X 线片可见第一、二跖骨头间隙增宽,第一跖骨头内翻;压迫性跖痛症在 X 线片无特别体征。

二、治疗

跖痛症的治疗原则是缓解该跖骨头的过分负重,修复损伤的跖板,重新建立前足的负重点,调节失衡的肌力等。一般松弛性跖痛症宜非手术治疗,对长期非手术治疗无效、症状有加重、影响生活与工作者,应考虑手术治疗;压迫性跖痛症大多数需要手术治疗。

手术方法应根据病因选择,包括局部应力增加者行跖骨截骨术,畸形者行矫形成形术,锤状趾行松解跖趾关节周围软组织手术,跖间神经瘤所致者松解趾总神经或切除神经瘤等。

三、护理

(一)非手术治疗的护理

1. 松弛性跖痛症

(1)根据患者的不同情况,量身定做合适的矫形鞋垫、矫形支具、横弓垫等,恢复和维持足弓。

(2)加强足部功能锻炼,如原地弹跳、足趾抓取圆珠等。

(3)促进足部血液循环,给予手法治疗、理疗、中药热敷、中药泡脚等。

(4)对症治疗:可口服消炎止痛类药物或行局部封闭治疗。

2. 压迫性跖痛症

(1)可使用足垫,以缓冲局部应力;选择合适的鞋子,穿内里柔软、脚趾部宽敞、底部有缓冲的鞋子,避免穿窄头鞋、高跟鞋。

(2)对症治疗:足横弓塌陷者,应穿抬高横弓的矫形鞋或鞋垫,或在跖痛部位的鞋垫上挖空,减少跖骨头与地面间的挤压;单纯疼痛性胼胝者,专用修剪刀切削或磨去增厚的胼胝;肌腱、关节囊、韧带损伤后引起的炎症和关节的滑膜炎者,可使用理疗和局部封闭治疗;跖间神经瘤可使用激素注射至两个跖骨头间的趾总神经周围。

(3)需手术治疗的患者就按足踝科手术患者护理。

(二)手术治疗的护理

(1)抬高患肢,注意观察患趾血液循环状况,应用抗生素、镇痛药物等对症治疗。

(2)禁止穿高跟鞋与尖头鞋。

(3)指导进行规范的康复训练。术后可适当下地站立行走,但行截骨术的患者为预防截骨端延迟愈合,不宜过早、过度负重,以患者可以生活自理为度;术后第1d开始进行跖趾关节主动屈伸功能锻炼,踝关节、膝关节及小腿的功能锻炼;2周后开始跖趾关节主动功能锻炼及跖趾关节被动活动。

(4)定期随访观察。术后2、4、6周时到门诊复查、换药、摄双足X线片,观察伤口愈合情况、截骨端位置及愈合情况。对截骨术的患者换药后重新行绷带外固定包扎,术后6周左右根据骨折愈合情况去除外固定。3个月后复查时,拍摄双足负重、非负重X线片,观察截骨端及足底压力变化情况,并进行足底压力测试。

(汪秀红)

第二十五节　脊髓损伤

随着经济的发展,施工、交通意外及各种运动而引发的脊柱损伤日益增多,10%～25%病例伴随有脊髓损伤,尤以颈段发生率最高,可达40%,胸段次之。脊髓损伤是脊柱骨折或脱位引起脊髓结构和功能的损害,造成损伤水平以下脊髓功能(运动、感觉、反射等)障碍。它是一种严重的致残性损伤,往往造成患者不同程度的截瘫或四肢瘫,严重影响患者生活自理能力和参与社会活动的能力。

一、病因

(一)损伤的病理分类

1. 脊髓横断

脊髓横断为脊髓损伤的最严重情况,在损伤当时,即致脊髓在解剖学上断裂。

2. 完全性脊髓损伤

在损伤当时,脊髓在解剖学上连续,但其传导功能完全丧失,临床是完全截瘫,其病理改变继续发展,致脊髓神经组织退变坏死,而代之以腔质组织,其结果是,脊髓整体的连续性仍存在,但从神经细胞及神经纤维组织看,也是横断。

3. 不完全性脊髓损伤

受伤时,脊髓解剖连续性完好,脊髓功能部分丧失,临床为不完全截瘫,由于神经细胞及神经纤维部分退变坏死,故不完全截瘫的程度有轻重差别,恢复亦有完全或不完全的差异。并且,由于在脊髓内损伤部位不同,尚有中央型脊髓损伤、前脊髓损伤、后脊髓损伤与脊髓半横贯伤等类型。

4. 轻微脊髓损伤

轻微脊髓损伤损伤很轻，除有少许出血外，神经细胞及神经纤维仅暂时功能受损，临床为不完全截瘫，以后完全恢复者为脊髓震荡。

（二）损伤的病理机制

（1）首先病理改变的进行性取决于组织损伤的严重性。神经细胞、神经纤维、血管及其他组织受到损伤的严重程度，是发生出血、水肿、微循环障碍，以及退变、坏死等改变的根本原因。

（2）出血对神经组织的破坏是病变进行的重要环节。红细胞从毛细血管溢出，使其供养的神经细胞缺氧而退变坏死。多数出血灶的融合，使该处组织坏死。脊髓中央动脉供养脊髓灰质，其受伤出血使大片灰质缺血缺氧而坏死。

（3）微循环障碍是病变进行的主要因素。伤后10min至6h，毛细血管中有红细胞积聚，进而血小板黏滞，阻塞管腔，造成微循环障碍。脊髓受脊髓膜的约束，当出血肿胀时，不能向周围扩张，使脊髓组织压力增高，更加重微循环障碍。微循环障碍使组织缺氧，进而加重该区毛细血管损伤，形成恶性循环，致使脊髓神经组织缺血、退变、坏死。

（4）脊髓神经组织损伤必然发生一些神经递质、神经肽、酶活动的改变。

二、临床表现与诊断

脊髓损伤由于受损伤部位、损伤原因和程度的不同，可出现不同的体征。上颈髓损伤为延髓的延续，损伤后因波及呼吸中枢而致呼吸麻痹、呼吸困难可迅速致命；存活者损伤平面以下四肢呈痉挛性瘫痪。下颈髓损伤表现为肩部以下的躯干及四肢运动障碍，根性痛多见于上臂以下部位，其远端视脊髓受累程度不同而表现为感觉异常或完全消失。

胸腰损伤平面以下的运动、感觉、膀胱和直肠功能障碍，下肢弛缓性瘫痪，反射消失或减弱。圆锥部损伤运动多无影响，表现为马鞍区的麻木、过敏及感觉迟钝或消失，膀胱功能障碍。马尾受损下肢周围性软瘫，感觉异常，且常伴有难以忍受的根性痛，其范围及程度与运动障碍一致，亦有周围性排尿障碍。脊髓损伤严重程度的诊断是确定治疗方案和判断预后的重要依据。依据系统的神经检查，再加上必要的 X 线摄像、脊髓造影、CT、MRI 等，多能明确诊断，并能确定损伤平面及程度。

三、治疗要点

脊髓损伤的治疗原则即早期用药、早期手术（彻底减压、合理固定和有效融合）、早期康复。

四、护理

（一）预防脊髓再损伤

对脊髓损伤的患者，要树立从急救期就开始进行康复护理的思想。急救措施的正确与否，关系到患者的预后和终生的残废程度。从患者受伤到入院期间，是脊髓损伤急救的关键阶段。有报道，脊髓损伤患者第 1 年死亡人数中，90% 死于现场转运途中，23% ~ 26% 患者在急救过程中损伤明显加重。

现场急救时首先制动再移行，维持脊柱的稳定性，防止二次损伤。搬运过程中保持受伤后的体位，搬运患者至少需要 3 人，保持脊柱轴线稳定，动作要轻柔，协调一致，防止脊柱做前屈、后伸和扭转等活动，避免使脊髓损伤进一步加重。

搬运时使用无弹性的担架或硬木板,保持头低足高位,如不得已使用软担架时,应让患者俯卧位。如怀疑颈髓损伤,则由专人固定头部或在颈部两侧放置沙袋,保持颈部中立位,避免任意扭转。运送患者时注意保暖,但应避免使用热水袋保温以免烫伤。神志处于昏迷状态的脊髓损伤患者可保持侧卧位搬运,以免口腔分泌物阻塞呼吸道。在医院内抢救时,要保证患者生命体征的平稳,各种检查中仍要防止脊柱损伤加重。

(二)病情观察

脊髓损伤多由于高能量损伤引起,受伤后早期应注意观察患者神志、意识、生命体征等,及时发现内脏、颅脑等合并损伤。

颈髓损伤患者应注意呼吸的改变,严密观察呼吸频率、呼吸方式,发现异常及时汇报医生,准备抢救。胸部损伤患者应注意有无血气胸。

观察四肢活动情况,了解感觉平面有无上升。观察脊髓受压的征象,在受伤的 24~36h,每隔 2~4h 就要检查患者四肢的肌力、肌张力、痛温触觉等,以后每班至少检查 1 次,并及时记录患者感觉平面、肌力、痛温触觉恢复的情况。检查时发现患者有任何变化时应立即通知医生,以便及时进行手术减压。术后若发现感觉障碍平面上升或四肢肌力减退,应考虑脊髓出血或水肿,必须立即通知医生采取措施。

(三)饮食护理

前期(受伤后至手术后 2 周内)饮食宜清淡可口、易消化、含纤维丰富的食物。对于颅骨牵引或颈椎手术的患者进食时注意预防呛咳,饮水时用吸管慢慢吸入,不可用勺子喂,以免误吸。颈椎前路手术后应按流质—半流质—软食—普食顺序进食。

(四)起居护理

受伤后和手术后均需平卧休息,正确指导并协助照护者进行生活起居护理。保持床单清洁平整干燥,保持患者皮肤清洁。保持髋关节伸直位,防止髋关节外展、外旋,穿"T"形鞋,防止足下垂和跟腱挛缩。翻身需保持脊柱在同一轴面上。在搬运颈椎高位手术患者时,应注意颈部不能过伸、过屈,最好佩戴颈托,避免搬动造成脊髓损伤。

(五)心理护理

脊髓损伤后除损伤部位疼痛外,立即出现下肢或四肢瘫痪,严重丧失生活自理能力,使患者产生剧烈的心理波动,容易对生活失去信心和勇气。

护士应经常巡视病房,积极主动与患者沟通交流,有针对性地进行心理劝慰、疏导和鼓励;生活,上给予必要的照顾,使其感受到医院的温暖,工作人员的关怀,增强患者的安全、信赖感,减轻恐惧及紧张心理。

加强对患者的健康宣教,介绍有关治疗和护理的意义和方法,以取得配合;指导患者掌握和运用正确的自我调护方法。

在治疗的不同时期里注意观察掌握患者的心理情绪变化,及时进行对症护理,使患者保持健康的心理状态,有利于疾病的康复。

(六)用药护理

使用皮质类固醇激素可发生免疫抑制,从而继发感染,延缓伤口愈合,还有发生急性应激性溃疡、便血、呕血的危险。对使用大剂量甲泼尼龙冲击治疗的患者,要交代清楚用药的目的、必要性及用药后可能出现的不良反应,应取得患者及家属的配合,并密切观察,及时发现病情。

（七）颅骨牵引的护理

行颅骨牵引的患者,应严密监测生命体征、呼吸情况、全身的表现,以及患者有无局部肿胀或出血的情形;定时评估患者神经功能,包括肢体运动功能和感觉功能的变化,并与牵引做比较;枕骨粗隆或肩胛骨等容易发生压伤的部位,应以小枕头或圆气圈铺垫,定时翻身,翻身时1人手持牵引弓或手扶头部保持牵引力,其余人要特别注意头部躯干及下肢协同动作,保持头、颈、胸呈一轴线翻身,防止因翻身不当使可恢复性瘫痪变为脊髓严重损伤或不可恢复性瘫痪,甚至因翻身不当而引起死亡;翻身时注意观察呼吸变化,若出现呼吸困难或发绀时,应立即将患者翻回原位,立即通知医生处理;保证牵引的有效性,每日检查牵引弓螺丝有无松动,翻身时保护好牵引弓防脱落。

五、康复护理

脊髓损伤患者功能康复应根据患者个体差异制订康复锻炼计划,包括肌力、关节活动度、体位变换、步态训练、膀胱功能、呼吸功能等训练。

（一）早期康复

1. 卧床期

(1)鼓励患者在病情允许下主动做未瘫痪肌肉的锻炼,如颈部活动、上肢各关节锻炼、深呼吸、腹肌锻炼、肛门括约肌收缩训练等。并增加自理生活的训练,如进食、梳头、床上翻身移动等。

(2)对丧失运动功能的部位和肢体,每日3~4次做瘫痪平面以下的肌肉和关节被运活动,每次15~20min,以促进血液循环,保持肌肉丰满,防止肌肉萎缩、关节挛缩和保持运动功能。关节活动训练时需注意:由于患者无感觉,避免过猛活动,防止关节软组织过度牵张损伤,脊柱不稳定时,对影响脊柱稳定的肩、髋关节应限制活动。颈椎不稳定时,肩关节外展不超过90°;胸腰椎不稳定时,髋关节屈曲不超过90°。

对颈髓损伤的患者进行腕关节和手指被动运动时,禁止同时屈曲腕关节和手指,以免造成伸肌肌腱的损伤而导致其活动能力和功能的丧失。

2. 卧床期过渡到轮椅活动期

训练时注意脊柱稳定性的确定和防止患者发生直立性低血压。临床体格检查和X线检查可确定脊柱的稳定性。直立性低血压主要是因为脊髓损伤,交感神经功能受损,变换体位后,血液流向下肢,交感神经不能调节血管张力和血压等引发的反应。此外,长期卧床,静脉回流障碍,心输出量减少,也是加重其发生的原因,可以进行起立床站立训练,先从平卧位到15°斜卧位,再逐渐增强角度,直至90°,然后让患者进行投篮活动以进一步改善和增强平衡、协调能力,同时增强上肢肌力。

3. 轮椅活动期

根据患者情况,当患者能坐轮椅时,应调整训练内容和强度,可利用各种设施训练,接着进行轮椅转移训练,对残留肌肉做必要的抗阻训练,每次训练时间总量在2h左右,训练过程注意监护心肺功能改变。

(1)床上活动:先学会翻身,再学会肘撑俯卧位,用设备由卧位变坐位,再到不用设备由卧位变坐位,最后学会在坐位上的粗大活动和摆放下肢。

(2)坐位训练:包括长坐位的平衡训练、支撑训练和移动训练。

平衡训练首先患者一手支撑、另一手保持平衡,然后双手抬起保持平衡,在多次训练稳定性增加后,进行接球、投球训练,训练动态平衡。

支撑训练患者双侧肘关节伸直,双肩下降,双手抓握支撑床面,然后臀部抬起。

移动训练包括支撑向前方移动和支撑向侧方移动。

支撑向前方移动方法:患者双下肢呈外旋位,膝关节放松,双手靠近身体,在髋关节稍前一点的位置支撑,肘关节伸展,前臂旋后。提起臀部,同时头、躯干向前屈曲,使臀部向前移动。

支撑向侧方移动(以向左移动为例)方法:右手紧靠臀部,左手放在与右手同一水平,离臀部约30cm的地方,肘伸展,前臂旋后或中立位,躯干前屈,提起臀部,同时头和肩向左侧移动。

(3)转移训练:进行该训练时,注意先把脚放在地板上,让脚与地面垂直,转移中可以尽量让脚负重。

(4)轮椅使用训练:首先要选择合适的轮椅,用前检查各部位功能。患者坐姿要正确,必要时系安全带。患者离开轮椅前先制动椅闸,推坐轮椅患者下坡时应倒行。长期坐轮椅防止压伤,每30min抬臀1次,每次3~5s。驱动轮椅时,为了达到有效的驱动,患者每次驱动幅度尽可能大,开始时手掌尽量向后放,驱动时尽量向前推。轮椅和床间的转移基本是在同一平面,见转移训练。轮椅和地之间的转移:先把轮椅摆好,并刹住车闸,然后从侧面、前面完成此动作。上斜坡和不平台阶的训练:应把患者放平衡位,然后向前驱动时轮椅后倾,让患者反复体会掌握平衡要领。坐轮椅安全跌倒的训练:有些轮椅活动中有翻倒的危险,患者移过了重心轮椅会向后翻倒,所以需要进行安全跌倒训练。简单做法就是扭转头部,抓住轮子,当轮椅倒地时,不是患者头部和背部着地,而是推把着地,这样患者就不易受伤了。

(二)中后期康复

中后期对不能步行者主要熟练在轮椅上的各种技巧和加强残留肌肉的训练及全身的耐力训练。对能步行者进行以站立和步行为主的训练。可先利用双杠行走,然后利用助行器或双拐行走,以使患者最终能单独行走。

1.训练项目

在巩固加强早期康复训练效果基础上,对可能恢复步行的患者进行站立和步行训练,对不能恢复步行的患者进行残存肌力和全身的耐力训练。此外,还要加强日常生活动作训练,如:穿脱衣(包括穿脱套头衫、穿脱前开襟衣服)、穿脱裤子、进餐动作、个人卫生等。

2.对不同损伤水平的患者活动功能目标

颈$_{2~4}$损伤:起立床站立;颈$_{5~7}$损伤:平行杠内站立;颈$_6$~胸$_5$损伤:平行杠内步行;胸$_{6~9}$损伤:用拐杖步行;胸$_{10}$及以下损伤:具有功能性步行能力。

3.训练方法

此期训练主要包括从轮椅上站立训练、步态训练和上下平台训练。训练过程中应防止患者滑倒。

步态训练包括迈至步、四点步、迈越步。迈至步为双拐前置,伸肘,压低肩胛骨及低头,提起骨盆和双下肢,双脚不迈过双拐的着地点。四点步为一侧拐向前,提髋提起下肢,向前摆动,着地后平衡,两侧腿依次进行。迈越步为双拐前置,伸肘,压低肩胛骨及低头,提起骨盆和双下肢,足跟迈过双拐着地点。

六、健康教育

脊髓损伤患者由于疾病恢复期较长,部分患者终生瘫痪,所以患者更多时间需要在家中康复治疗。因此,应对患者及其家属进行并发症的预防等各方面的健康教育,对其功能的恢复及生活质量的提高具有重要意义。

1. 家属支持

患者的功能康复要有家属的介入,教会家属掌握居家护理知识和技能,说明并发症预防及康复锻炼的重要性,防止并发症发生,为日后患者回归家庭做好准备。

2. 坚持康复锻炼

鼓励患者在身体情况允许的范围内做力所能及的事,康复过程要由易到难,循序渐进,持之以恒,从被动运动到主动运动,从替代护理到自我护理。

3. 心理调适

患者自己的心理调适贯穿康复全过程,是康复护理不可或缺的重要部分。患者应有积极的心态和信念,对生活要有希望,可通过看一些励志故事来激发自己,同时家属对患者具有强大的心理支持作用,能发掘患者的潜力,提高训练成效。

4. 居家环境

条件许可下对患者所住房间做一定调整。住有电梯的楼内或一楼,尽量增加住房面积,满足轮椅活动及训练需要,不设门槛,门宽和过道大于120cm,用品悬挂在其伸手可拿到的地方等。

（汪秀红）

第六章　手术室护理

第一节　手术常用无菌操作技术

一、手术室无菌技术操作原则

（一）目的

手术中的无菌操作是预防患者手术部位感染、保证患者安全的关键，也是手术成功的重要因素。

所有手术相关人员必须充分认识其重要性，严格执行无菌技术操作原则，并且贯穿于手术的全过程。

（二）原则

（1）凡参加手术人员要自觉严格遵守无菌技术操作。

（2）手术医生、护士穿手术衣、戴手套后，双手不得低于腰、高于肩。

（3）无菌桌单应铺4~6层，无菌器械桌单应下垂30cm以上，手术器械不能超出器械桌边缘以外。

（4）手术人员更换位置时，应退后一步离开手术台，两人背靠背交换，不得污染手臂及无菌区域。

（5）器械、物品应从手术人员的胸前传递，避免于身后或横向传递。

（6）术中手术衣、手套被污染、破裂或疑似污染，均应及时更换。

（7）手术开始后，各手术间无菌台上所有物品不得互相交换使用。

（8）已打开但未使用的无菌器械包，超过4h，应重新灭菌。

（9）未经灭菌、灭菌日期不清的物品和测试灭菌效果试纸未达到要求的物品，严禁使用。

（10）术中尽量减少开关门的次数和人员的走动，限制参观人数。

（11）加强无菌技术监督，坚持原则，发现违反无菌技术者，应立即制止并纠正。

二、手术室外科刷手的目的、方法及注意事项

（一）目的

（1）去除手及手臂皮肤上的细菌。

（2）预防患者手术部位感染。

（二）操作步骤

（1）调节水温。

（2）自来水冲洗手、前臂、上臂。

（3）取灭菌手刷。

（4）取刷手液：用肘关节按压刷手液瓶盖取刷手液5mL于手刷毛面。

（5）刷手:指尖→指缝→手掌→手背→腕部(环形)→前臂→肘(环形)及肘上 10cm,左右交替(先左先右都可)。

（6）刷子掷于污物桶内。

（7）冲手:指尖向上,肘部处于最低位,由指尖至肘部,由上臂至肘部。

（8）取擦手毛巾:抓取毛巾中心位置,勿触及其他毛巾。顺序:手掌→手背→腕部→前臂→肘部→肘上。

（9）毛巾放至回收筐内。

（10）涂抹消毒液:①手和前臂:用额头或下巴按压消毒液瓶盖,左手接适量消毒液,消毒右手指尖,右手掌将消毒液均匀涂于左前臂,不超过刷手范围。②左手接少量消毒液,按"六部洗手法"均匀涂于双手。

（三）注意事项

（1）刷洗原则:先指后掌、先掌面后背面。

（2）冲洗原则:在整个过程中双手应保持位于胸前并高于肘部,保持手尖朝上,使水由指尖流向肘部,避免倒流。

（3）手刷一定要灭菌。

（4）刷手时应控制水流,以防水溅到洗手衣上,若有潮湿,及时更换。

（5）保持指甲及甲床的清洁,不留长指甲。

（6）外科手消毒剂开启后应标明日期、时间,易发挥的醇类产品开瓶后的使用期不得超过 30d,不易挥发的产品开启后使用期不得超过 60d。

三、穿无菌手术衣的目的、方法及注意事项

（一）目的

（1）防止手术人员身体及服装所带微生物感染患者。

（2）建立无菌屏障。

（二）操作步骤

（1）从器械台上拿取折叠好的无菌手术衣,面向无菌台站立,手提衣领,抖开。

（2）两手提住衣领两角,衣袖向前,将衣展开,内侧面面对自己。

（3）将衣向上轻轻抛起,双手顺势插入袖中,两臂前伸,不可高举过肩,也不可向左右伸开,以免污染。

（4）巡回护士在穿衣者背后协助提拉衣内侧,并系住衣领后带和腰内带。器械护士带好无菌手套后松开腰前带,一端递与巡回护士所持的无菌持物钳,原地旋转,将左右两端系于腰部。

（5）连台手术更换手术衣:由巡回护士协助,先脱去手术衣,再脱手套。涂抹消毒液后,穿手术衣。

（三）注意事项

（1）穿手术衣时,应面向无菌台。

（2）手术衣大小长短合适,要求无污染、潮湿、破损。

（3）拿取手术衣时,只能触及手术衣的内面。

（4）穿戴好手术衣、手套后,双手置于胸前,不可将双手置于腋下或上举过肩,下垂过腰。不得离开手术间,不触及非无菌物品。

(5)如有血液或体液污染应及时更换。

(6)无菌手术衣的无菌区范围为肩以下、腰下及两侧腋前线之间。

四、戴无菌手套的目的、方法及注意事项

（一）目的

防止手术过程中皮肤深部的常驻菌随汗液带到手的表面。

（二）操作步骤

1.戴手套法（建议采手无接触戴手套法）

（1）掀开手套袋，捏住手套口的翻折部（手套的内面），取出手套，分清左右侧。

（2）显露右侧手套口，将右手插入手套内，带好手套。注意未戴手套的手不可触及手套的外面（无菌面）。

（3）用已戴上手套的右手插入左手手套口翻折部的内面（手套的外面），帮助左手插入手套并戴好。

（4）分别将左右手套的翻折部翻回，盖住手术衣的袖口。翻盖时注意已戴手套的手只能接触手套的外面（无菌面）。

（5）用无菌盐水冲去手套外面的滑石粉。

2.脱手套法

（1）用戴手套的手抓取另一手套腕部外面，翻转脱下。

（2）已脱手套的手指插入另一手套内，将其翻转脱下。注意保护清洁的手不被手套外污染。

（三）注意事项

（1）严格区分无菌面和非无菌面，未戴手套的手不可触及手套外面，已戴手套的手不可触及手套内面或未戴手套的手。

（2）发现手套破裂或疑似破裂时应立即更换。

（3）脱手套时，须将手套口翻转脱下，不可用力强拉手套边缘或手指部分。

（4）洁净手术室须使用无粉手套。

（5）感染、骨科等手术时手术人员应戴双层手套（穿孔指示系统），有条件内层为彩色手套。

五、铺无菌器械台的目的、方法及注意事项

（一）目的

（1）建立无菌屏障，防止无菌手术器械及敷料再污染。

（2）加强手术器械管理，防止手术器械、敷料遗漏、遗失。

（二）操作步骤

（1）器械护士将器械车放于手术间合适位置（距墙最少30cm以上），无菌器械包置于器械车中央。

（2）检查无菌包名称、灭菌日期和标识、包布（或外包装）是否完整、干燥。

（3）先打开无菌包包布一角，再打开左右两角、最后打开近身侧一角。

（4）外出刷手，涂抹消毒液。

（5）用消毒的手直接打开内层包布，检查包内灭菌化学指示物。

（6）器械护士再次涂抹消毒液，穿无菌手术衣、戴无菌手套。

（7）巡回护士依次将手术所需用物放至在无菌台上;倒无菌液体于无菌容器中,检查液体名称、浓度、有效期、瓶口有无松动、液体有无混浊、沉淀、变质(不可溅湿台面)。

（8）器械护士整理敷料及器械,按手术使用顺序排列整齐,分类清晰,关节合拢,不超过台缘。

（三）注意事项

（1）无菌操作时环境清洁,操作区域相对宽敞。

（2）打开无菌包时,手与未消毒的物品不能触及包的内面,未经消毒的手臂不可跨越无菌区。

（3）无菌器械台的铺巾保证 4~6 层,四周无菌单垂于车缘下 30cm 以上,并保证无菌单下缘在回风口以上。

（4）手术器械台缘平面以下应视为有菌区,物品不可超过台缘。移动无菌器械车时,器械护士不可手握边栏,巡回护士不可触及下垂的手术布单。反垂落台缘平面以下的物品,必须重新更换。

（5）术中接触胃肠道的器械、用物不能直接放回器械台面,应放于台面上固定的弯盘等容器内,避免污染其他无菌物品。

（6）器械护士应及时清理无菌台上的器械及用物,以保持无菌器械台清洁、整齐、有序,保证及时供应手术人员所需的器械及物品。

（7）各类物品放有定数,递出、收回均应做到心中有数。关闭体腔、缝合伤口前,必须清点器械、敷料、缝针,并做记录签名。

（8）移动无菌手术台时,洗手护士不能接触台缘平面以下区域。巡回护士不可触及下垂的手术布单。

（9）无菌包的规格、尺寸应遵循《医疗机构消毒技术规落》的规定。

六、器械传递法

（一）目的

提供给手术医师所有手术器械,正确持握和传递器械,适用手术操作。

（二）评估

（1）人员站位、距离是否合理。

（2）器械是否完好。

（3）其他辅助用物是否齐全。

（三）用物

需传递的器械物品、生理盐水。

（四）操作步骤

（1）摆放器械和物品于器械台合适的位置。

（2）护士持握器械和物品。

（3）根据医师要求所需器械盒物品递于医师手中。

（五）注意事项

（1）传递器械前、后应检查器械的完整性,防止缺失部分遗留在手术部位。

（2）传递器械应做到稳准轻快,用力适度,以达到提醒术者的注意力为度。

（3）传递方式应正确,术者接过后无须调整即可使用。

（4）传递拉钩前应用盐水浸湿。

（5）安装、拆卸刀片时,应注意避开人员,尖端向下,对向无菌器械台面。传递锐利器械时,建议采用无触式传递,预防职业暴露。

（6）传递带线器械时,应将缝线与器械分开,以免术者接器械时抓住缝线,影响操作。

（7）向对侧或跨越式传递器械时应从术者臂下方传递,避免影响术者操作,禁止从术者背后传递。

（8）传递敷料时应检查其完整性,不夹带碎屑、杂物等。需要时先浸湿,然后及时展开,成角传递。

（9）传递器械时快递、快收,及时整理收回切口周围的器械,擦净血迹分类放置。

（10）污染的器械应放入指定容器,不宜再用。

（钱海波）

第二节　手术体位安置原则、方法及常见体位并发症的预防

一、手术体位安置原则

1. 参加人员

体位的安置由手术医生、麻醉医生、巡回护士共同完成。

2. 保证患者舒适安全

骨骼隆突处衬以软垫,以防压伤;在摩擦较大的部位衬以海绵垫、油纱或防压疮垫,以减小剪切力。

3. 充分暴露术野

保持手术体位固定,防止术中移位影响手术,便于手术医生操作,从而减轻损伤和缩短手术时间。

4. 不影响患者呼吸

俯卧位时应在胸腹部下放置枕垫,枕垫间须留一定空间,使呼吸运动不受限,确保呼吸通畅。

5. 不影响患者血液循环

患者处于侧卧或俯卧时,可导致回心血量下降。因此,安置手术体位时应保持静脉血液回流良好,避免外周血液回流受阻,肢体固定时要加衬垫,不可过紧。

6. 不压迫患者外周神经

上肢外展不得超过90°,以免损伤臂丛神经;截石位时保护下肢腓总神经,防止受压;俯卧位时小腿垫高,使足尖自然下垂。

7. 不过度牵拉患者肌肉骨骼

保持患者功能位,如麻醉后患者肌肉缺乏反射性保护,长时间颈伸仰卧位或颈部过度后仰可能会导致颈部疼痛;不可过分牵引四肢,以防脱位或骨折。

8. 为防止发生体位并发症

在安置体位时,告知麻醉医生做好相应准备;移位时应动作轻缓,用力协调一致,防止体位

性低血压或血压骤然升高以及颈椎脱位等严重意外发生。

二、常见手术体位安置方法

（一）仰卧位

适用于头部手术、颈部手术、胸部手术、四肢手术等手术体位的安置。

安置时,上肢外展不得超过90°,约束带固定于患者膝关节上3~5cm,腘窝出垫一软垫,足跟部放置水囊。上肢不需外展者将其固定于身体两侧并安装护手板,以利于保护上肢及各种管道。

1.头部手术

（1）颅脑手术:安装外科头架,用消毒头钉或头托固定头部,托盘放于头端,头部侧偏>45°时需在一侧肩下垫一薄软垫。

（2）眼科手术:枕部垫一海绵头圈。

（3）乳突手术:枕部垫一海绵头圈,头部转向一侧,患耳向上,肩胛下垫一小软垫。

2.颈部手术

（1）在仰卧位安置的基础上,在患者肩下垫甲状腺垫(梯形垫),使患者头后仰,头顶部垫一海绵头圈。

（2）或将手术床的背板抬高,头板降低,是颈部伸直,头后仰。

3.胸部手术

（1）纵开胸骨行纵隔手术或心脏:背部纵向垫一小软枕,躯干两侧各垫一圆柱形软垫,以稳妥固定体位,双手臂放于身体两侧,横单固定。

（2）乳房手术:患侧肩下垫一软枕,手臂置于手术桌上,健侧肢体放于体侧。

4.腹部手术

（1）一般腹部手术:平卧,手臂自然置于体侧并安装托手板,或按需要外展固定于托手板上,双膝下垫一软枕。

（2）肝部手术:可在有背部肋下相应区垫一软枕,是患侧抬高15°左右,缝合腹膜前取出。

（3）脾部手术:在左背部肋下相应区垫一软枕。

5.四肢手术

（1）上肢手术:平卧,健侧上肢置于体侧,横单固定,患侧上肢置于手术桌上,双膝下垫一软枕,约束带固定。

（2）下肢手术:下肢自然放置,有静脉通路的上肢外展置于托手板上,另一侧上肢放于体侧,横单固定。

（二）侧卧位

1.胸部手术

（1）在健侧上肢建立静脉通路。

（2）头部垫一头圈,注意保护眼睛、耳朵。

（3）安置手托(支手架),侧胸部垫一胸垫,距离腋窝至少10cm,防止手臂、腋神经、血管受压。患侧上肢置于手托架上,健侧上肢放于托手板上,固定稳妥。

（4）两侧用骨盆托固定,下腿伸直,上腿弯曲,两膝之间垫一软垫,约束带固定。

（5）健侧髋骨处、外踝处垫以水囊,预防压疮。

2.肾脏手术

（1）在健侧上肢建立静脉通路。

（2）头部垫一头圈,注意保护眼睛、耳朵。

（3）安置手托(支手架),侧胸部垫一胸垫,距离腋窝至少10cm,防止手臂腋神经、血管受压。患侧上肢置于手托架上,健侧上肢放于托手板上,固定稳妥。

（4）患者腰部对准腰桥位置,升高腰桥,用宽胶布固定。调节手术床呈"∧"形,使患者凹的腰区逐渐变平,腰部肌肉拉伸,肾区显露充分。缝合切口前及时将腰桥复位。

（5）患侧上肢置于手托架上,健侧上肢放于托手板上。下腿弯曲,上腿伸直,两膝之间垫一软垫,约束带固定。

（6）健侧髂骨处、外踝处垫以水囊,预防压疮。

（三）俯卧位

（1）胸腹部用模块式俯卧位垫支撑,使胸腹部悬空,以免影响呼吸。

（2）头转向一侧,放置于马蹄形头托上或头架上。

（3）两小腿下垫一软垫使膝关节微屈,用约束带固定。

（4）双手自然屈曲放置于头两侧,颈部手术俯卧位时,用宽胶布固定在身体两侧。

（5）男性患者悬空会阴部,避免压迫阴囊。女性患者避免压迫乳房。

（四）膀胱截石位

（1）患者仰卧,两腿分开呈90°,夹角不可过大,防止过度外展拉伤内收肌。臀部尽量移至手术床腿板下折床缘处臀部下垫一软枕,以抬高臀部,利于手术部位的显露。

（2）两腿放置于腿托架上,膝关节屈曲90°,约束带固定,防止压迫、拉伤腓总神经。

（3）安置搁物挡板,便于会阴手术物品的放置。

（五）半坐卧位,适用于五官科局麻手术

（1）患者仰卧于手术床上,将手术床头端摇高75°,床尾摇低45°,整个手术床后仰15°,使患者屈膝半坐在手术床上。

（2）双上肢自然放于身体两侧,横单固定,约束带固定膝部。

三、常见体位并发症及预防

（一）常见体位并发症

主要有压疮和意外伤害。

（二）预防

（1）手术前认真评估患者全身情况;手术中仔细观察,及时处理,及时汇报,及时记录。

（2）患者骨骼隆突出衬软枕,预防压伤;在摩擦较大的部位,衬以水囊、油纱,以减小剪切力,特别注意年老体弱的患者。

（3）摆放各种体位前应通知麻醉医生,以保护患者的头部及各种管道如气管插管、输液管道等,防止管道脱落、颈椎脱位等意外发生。

（4）体位安置完成后再次确认床单是否平整、清洁、干燥,患者身体与床面是否呈点状接触,防止患者局部受压导致压疮发生。

（5）体位安置完成后检查患者身体与手术床、金属物品间是否有接触,防止电灼伤发生。

（6）手术中注意保持患者皮肤干燥防止消毒液、渗液、冲洗液等浸湿床单,避免压疮及意

外烧伤。

（7）手术中头低位时尽可能垫高头部,以防长时间头低位引起眼部并发症。

（8）手术中变换各种体位时,应有防止身体下滑的措施,以避免剪切力的产生。

（9）在手术允许的情况下,每2h适当调整体位,如左右倾斜手术床15°~30°,微抬高或降低手术床背板,患者的头偏向一侧等,以缩短局部组织的受压时间。

（10）粘贴及揭除负极板、电极片及搬动患者时,动作应轻柔勿拖拽患者,防止人为意外伤害。

（11）手术结束应检查、评估皮肤情况,与病房护士仔细床旁交接,使对患者的护理得到延续。

（12）发生体位并发症时,应在手术护理记录单上注明原因、症状、处理措施,并有巡回护士、医生共同确认签字。

（钱海波）

第三节　麻醉的护理配合

一、麻醉的护理配合的概念

麻醉指在安全条件下,使手术患者的整个机体或机体的某部分痛觉暂时消失,并为手术操作创造良好的条件。随着医学科学的不断发展,麻醉已远远超出单纯解决手术无痛的范围。现代麻醉学包括临床麻醉、疼痛治疗、急救复苏、重症监测和科学研究等,临床麻醉的目的除了手术期间消除患者疼痛,保障患者安全,创造良好的手术条件外,还应对患者的各种生理功能进行监测、调节和控制,减少麻醉的并发症,促进患者术后迅速恢复。手术室护士在麻醉的过程中担负着大量的护理、配合工作,这不仅要求掌握各种护理技术、麻醉的护理配合,也应了解和熟悉麻醉的基础知识及各种现代化监护技术,对麻醉有一个较全面、系统的认识。麻醉与护理之间的配合主要体现在对麻醉患者的管理上,包括麻醉前、麻醉中、麻醉后三方面。

（一）麻醉前

（1）核对患者姓名、血型、将实施的手术名称、异常化验等,通过护理患者,应初步判断患者的一般情况,术前用药情况,假牙是否去除,以及禁食情况。术前的短暂交谈可以消除患者的紧张情绪,避免不必要的交感兴奋,是一项名副其实的心理护理,对医患双方都十分有利。

（2）检查患者手术野皮肤的情况,核对从病房带入手术室的液体、药物等。若发现术前未备皮,或手术野皮肤有脓、疖、痈、压疮等感染情况,应立即通知手术医生或麻醉科医生,重新讨论麻醉和手术方式,避免不必要的浪费。另外,从病房带入的补液可能含有抗生素钾离子等会对患者产生过敏、心肌抑制、循环抑制的重要药物,应予以停药,并告知麻醉科医生或手术医生,杜绝重大事故的发生。

（3）核对手术体位,结合患者的实际情况,设计好电刀负极板的位置,向麻醉科医生建议建立不受体位限制的静脉通路。这样手术室护士在手术和麻醉科医生之间起到了桥梁作用,使两者的操作在开始之前就做到了密切配合,保证了以后的工作能有条不紊地顺利进行。

（二）麻醉中

麻醉中护士与麻醉科医生的配合因麻醉方式、麻醉阶段的不同而有所区别。主要分为麻醉诱导期、麻醉维持期和麻醉苏醒期3个部分。

(三)麻醉后

麻醉清醒后或区域麻醉结束以后;麻醉科医生和护士的主要任务是检查手术结束工作是否完善,并把患者安全送抵苏醒室或病房。把患者送出手术室之前,护士应对患者全身做"一分钟检查",即:观察患者全身上下有无血渍、污溃,手术切口敷贴是否已被出血浸湿、已拔除的静脉、动脉穿刺点有无渗血、有无完好整洁的敷贴,胃管、导尿管、深静脉导管是否通畅,胸腔引流瓶负压是否存在、密闭,手术野引流瓶有无快速新鲜出血,患者是否全身冰冷、哆嗦、寒战,患者物品(包括:病历、摄片、标本、药品、输血袋等)是否齐全,若一应具备,患者便可送离手术间。

在护送患者回病房或苏醒室的途中,所有的护送人员都应严密观察患者,时刻准备投入抢救工作。严密观察患者,除了观察心电监护仪以外,还要观察患者的神志、口唇颜色和呼吸起伏,争取早一步发现监护仪异常情况。一旦患者发生延迟的呼吸抑制,手术室护士应配合麻醉医生进行人工心肺复苏(CPR),并召集所有就近人员投入抢救,做到快速抢救的同时,急速转运患者至有呼吸机的场所,以利进一步的抢救。

二、全身麻醉的护理配合及注意事项

全麻是最常用的麻醉方式之一,尤其在时代与技术飞速发展的今天,以及患者理念的不断更新,全麻越来越多地被应用于各类手术。

(一)基本概念

要做好全麻的护理配合,首先要对全麻的概念、目的和实施方法有一个大体的了解,熟悉每一个步骤的特点,才能做到灵活恰当地将护理工作运用到全麻过程中。

1. 定义

全身麻醉,简称全麻,即:通过药物的作用,使患者在完全无知晓的情况下接受手术的一种麻醉方式。它包括三大要素,即:意识丧失、无痛和肌肉松弛,这三大要素的完成是由全麻药(包括静脉全麻和吸入全麻药),阿片类镇痛药(常用的有芬太尼、舒芬太尼等)以及肌松药(常用的有去极化肌松药,如:琥珀胆碱;非去极化肌松药,如维库溴胺、阿曲库胺等)综合作用的结果。

2. 分期

(1)麻醉的诱导期:即为三类药物的初步运用期和气管插管的完成,也包括通气道、喉罩等其他插管通气装置的置入。

(2)麻醉的维持期:各种麻醉药物的血药浓度趋于平稳,麻醉的重点在于各种支持治疗,如:补血、补液、抗心律失常、抑制不良反射、维持良好的通气状态和处理各种突发事件等。

(3)麻醉清醒期:尽可能快地排除各种麻醉药物,使患者意识、呼吸恢复,直至拔除气管插管,患者自主呼吸平稳,能准确回答医护人员的提问。

由此可见,全麻工作最危险的阶段在麻醉诱导期和清醒期,也是需要护理配合的关键时期。

3. 准备工作

每次在麻醉进行之前,手术室的护士对手术室环境和室内仪器的检查准备工作也是保障手术和麻醉安全十分重要的一环。此项工作包括如下环节。

(1)设定合理的手术室温度和相对湿度:手术室温度应保持在22~25℃(在这个温度,不论患者的年龄、性别、手术类型和采取的麻醉方式,都有利于患者体温维持正常)。相对湿度保持在 50% ~ 60%,低于 50% 应纠正,以免影响手术患者的散热和静电蓄积。

（2）在有噪声检测的条件下,将噪声高限设置在 90 分贝。高于 90 分贝的各种环境容易使工作人员思想分散,工作差错率大大提高。

（3）检查各种医疗仪器的放置情况,做到每个手术台有单独集中的电源插座板;麻醉机、呼吸机、除颤仪也有单独的插座板;其他监护仪可共用一个集中的插座板。避免仪器、电缆、导线扭曲、打结或被重物挤压,发生漏电事故。

（4）逐一检查仪器的良好绝缘和可靠接地情况,尤其是对那些可能同时使用的仪器,如:有创血压计除颤机和电刀等。

（二）全麻的护理配合

1. 全麻诱导期的护理配合

（1）患者制动:全麻诱导以后,患者将在 30 ~ 60s 内快速意识丧失,继而出现全身肌肉松弛,彻底失去防御能力,可能迅速发生身体某一部位的坠落。因此,手术室护士应在全麻诱导之前完成对患者四肢的固定,做到完全制动。

（2）协助插管:为提供良好的气管插管条件,手术室护士可根据要求调节手术床的高度及角度。在困难插管的情况下,手术室护士要积极充当插管者的第三只手,做好纤维支气管镜特殊插管仪器的传递、吸引的准备等工作。

（3）摆放体位:插管完成之后,按照手术的要求和患者目前的体位、监护仪摆放位置、电极板位置等情况,护士应快速设计出合理易行的翻身方案,指挥室内所有人员协调地将患者放置到安全合理体位。要做到对患者体位的改变距离最小,各类医疗仪器的移位最少以及拆除重放的监护电极最少。

最后,还要在患者身体易受压的部位放置软垫,如:额、眼、颊、肘、手臂、胸部、腰腹部、膝盖、踝部、足跟等处。

（4）协助抢救:在诱导插管期发生心血管意外或其他意外情况的概率相对较高。在发生上述情况时,手术室护士应立即参与抢救工作,如:准备抢救药物,建立更多的静脉通路,准备除颤仪,寻求其他医务人员的帮助等。

2. 全麻维持期的护理配合

全麻维持期是患者耐受各种药物的相对稳定期,故麻醉本身突发的变化不多,多数意外情况是由手术操作引起的。这段时间护理工作重点是对患者生命体征的严密观察,及时发现意外情况,并迅速寻找原因。洗手护士的工作贯穿于整个手术进程,故较麻醉医师更易发现由手术操作所引起的危险情况,如脏器、神经牵拉、损伤,大血管破损,手术野不明原因渗血,胸膜腔漏气等,能提供非常可靠的病因信息。另外,及时计算出血量、尿量、冲洗量也对麻醉医生的液体调控有很大的帮助。

三、局部麻醉的护理配合及注意事项

局部麻醉在小手术中的运用频率较高,如:浅表部位的清创、淋巴结活检,扁桃体摘除术、腭咽成形术等,甚至脑外科的钻孔引流术。

通常这些手术过程中的麻醉由手术医生操作。所以,护士更应加强对局麻方式及局麻醉药的了解,以更好地、安全地配合医生。

(一)局麻的基本概念

1.定义

局部麻醉是指患者神志清醒,身体某一部分的感觉神经传导功能暂时被阻断,运动神经保持完好或同时有程度不等的被阻滞状态,这种阻滞完全可逆,不产生组织损害。

2.分类

常用的局部麻醉有表面麻醉、局部浸润麻醉、区域阻滞、神经传导阻滞四类,后者又可分为神经干阻滞、硬膜外阻滞及椎管内麻醉。

(二)局麻药的分类及其不良反应

局麻药的结构与其是否容易导致过敏反应密切相关。了解局麻药的类别,可提醒手术室护士密切注视局麻药皮试的结果,注意观察患者有无出现皮疹、惊厥及至意识丧失等情况。

1.分类

局麻药可以分为酯类——普鲁卡因、丁卡因等;酰胺类——利多卡因、甲哌卡因、丙胺卡因及布比卡因等。

2.不良反应

酯类药因稳定性较差,可引起过敏反应。布比卡因有较强的心脏毒性,入血后会发生严重的心律失常。有几种局麻药,对感觉神经和运动神经的阻滞有差别性,例如:布比卡因和罗哌卡因,对感觉神经可满意地阻滞,而对运动神经阻滞不深,故广泛应用于分娩镇痛和各种产科手术,也可用于手术后镇痛。另外,局麻药中常加入肾上腺素,可使局部血管收缩,延缓局麻药吸收,起效时间增快,阻滞效能加强,延长作用时间,减轻毒性反应,还可以清除普鲁卡因和利多卡因扩血管作用,减少创面渗血。一般加用肾上腺素的浓度为1:200000,但高血压、肢端坏死的患者禁用。局麻药内加用肾上腺素,有时可引起患者面色苍白、烦躁不安、心悸、气短、恶心、呕吐、心动过速和血压升高等症状,应与过敏反应鉴别诊断。

(三)表面麻醉、局部浸润麻醉的护理配合

表面麻醉和局部浸润麻醉的实施,一般由手术医生自行操作完成,没有麻醉医生的参与,特别多见于眼科、耳鼻咽喉科、口腔科和神经外科。在这种情况下,手术室护士担当着麻醉药的配制、供给和患者生命体征的监护使命。

1.局麻药的配制与供给

(1)表面麻醉局麻药可卡因(4%)、利多卡因(2%~4%)、丁卡因(0.5%~1%),使用剂型有溶液、软膏、栓剂、凝胶等。可用于耳、鼻、喉、支气管、直肠、黏膜、口咽、眼、皮肤等部位。

(2)浸润麻醉局麻药:短时效:0.5%~1.0%普鲁卡因,最大剂量800mg,含肾上腺素最大剂量1000mg;中时效:0.5%~1.0%利多卡因,最大剂量300mg,含肾上腺素最大剂量500mg;长时效:0.25%~0.5%布比卡因,最大剂量175mg,含肾上腺素最大剂量225mg。

注:短时效作用时间:30~60s。中时效作用时:120~360s。长时效作用时间:180~420s。

手术室护士应注意含肾上腺素局麻药的肾上腺素浓度为1:200000,高血压患者配成1:450000溶液,一次用量≤0.25mg。末梢动脉部位如:手指、足趾、阴茎阻滞,局麻药内禁止加入肾上腺素,以防组织坏死。

2.患者生命体征的监护

患者入室后,与患者进行交流(如核查年龄、性别、禁食情况等),尽量清除患者对手术室的恐惧感。向患者作自我介绍,指导患者及时告知自己手术过程中出现剧痛、胸闷、恶心等情

况,以及依靠缓慢深呼吸来稳定情绪,增加氧合等。值得指出的是,这种心理护理将贯穿整个手术的始终而尽量避免各类镇静、催眠药物的使用,以免发生呼吸抑制和患者主诉不清。

四、椎管内麻醉的护理配合及注意事项

椎管内麻醉也是常用的麻醉方式之一,多用于剖宫产、膀胱部分切除术、TUVP、TURBT 等多类手术。在此过程中,患者多处于清醒状态,可与医护人员作一定的语言交流,故更应做好护理与配合,使患者保持平稳的心理状态,以有利于手术的顺利开展。

(一)基本概念

椎管内腔之中的各个间隙从外向内有:硬膜外间隙、硬膜下间隙、蛛网膜下隙和血管间隙。所谓的硬膜外阻滞和蛛网膜下隙阻滞是局麻药被注入这两个不同的间隙而产生麻醉效果。由于蛛网膜下隙阻滞即腰麻,局麻药直接作用于脊神经根及脊髓,故腰麻产生的效果快而完全,局麻药的浓度和用量较低,而且由于脑脊液的流动性和脑脊液与椎管内麻醉药比重差别,使得患者体位的轻微改变即能引起麻醉平面的移动,因此患者的体位在椎管内麻醉中比硬膜外阻滞中显得更为重要。

(二)常用药物

1. 蛛网膜下隙阻滞的常用药

0.5% 布比卡因 8 ~ 15mg,10% GS 配成重比重液。麻醉效果几乎在注药后 1min 内产生,20min 左右麻醉平面固定,维持 2 ~ 2.5h。

2. 硬膜外阻滞

1% 的普鲁卡因或 2% ~ 3% 的氯普鲁卡因(可普诺),一般注入试验剂里 3 ~ 5mL 后 5min 左右出现麻醉平面,首次用量 10 ~ 15mL 后平面固定,麻醉时间根据手术时间而定,一般 40 ~ 50s 后可加首次量的 1/2 ~ 1/3。

(三)椎管内麻醉的护理配合

主要体现在帮助麻醉医师摆放患者体位、调节麻醉平面以及并发症的发现和及时处理。

1. 体位的放置

蛛网膜下隙阻滞麻醉主要是在侧卧位下进行穿刺(椎管内麻醉时,患者应向手术野侧行侧卧位)。放置体位时,手术室护士应配合麻醉医师指导患者先侧身侧卧,后屈膝,双手抱膝,并低头看至脐孔处,尽力弓背,呈"虾米"状。安慰患者放松腰背部肌肉,以利进针。体位是椎管内穿刺成功的关键,所以在整个穿刺过程中,手术室护士应帮助患者保持体位,分散其注意力,以利穿刺的顺利进行,同时,要严防患者坠床。

2. 手术床的调节

(1)手术床的调节对于蛛网膜下隙阻滞麻醉的麻醉平面调控至关重要。

手术室护士应及时配合麻醉师在平面上升过快过高时,将手术床摇至头高脚低位;而在平面过低时,摇至头低脚高位;左侧麻醉不全时,摇至床左偏;反之,右偏。另外,在小儿椎管内麻醉时,由于小儿平面上升皆又快又高,可在穿刺时,即将手术床摇成轻度头高位。

(2)在硬膜外麻醉时,手术床的位置对麻醉平面的调节影响不大。但下列的情况需非常重视。在产科麻醉中,由于产妇右旋的子宫压迫腹后壁的大血管,会导致约 50% 的临产期产妇出现"仰卧位低血压综合征"。故有的产妇入手术室后即出现心动过速,脸色苍白,血压降低的情况。此时,有经验的手术室护士只需将手术床摇至左倾 20° ~ 30°,即可缓解此症状。

3.并发症的发现和及时处理

(1)蛛网膜下隙阻滞麻醉在穿刺后最易、最多发生的并发症为:高平面阻滞。患者会出现严重低血压,心动过缓,甚至呼吸抑制。此时,手术室护士应配合麻醉师行辅助呼吸或控制呼吸,快速补液以及准备升压药等。

(2)硬膜外麻醉在手术室内发生最多最严重的并发症为局麻药入血和全椎管内麻醉。这两种并发症若不及时处理后果皆非常严重。在硬膜外注药后若发生患者抽搐,呼吸幅度下降,神志不清,血压速降,应警惕上述并发症的发生。此时,手术室护士应及时提醒麻醉师,帮助其快速进行气管插管,并准备抢救药物,同时请求其他专业人员的帮助。

(钱海波)

第四节　手术中器械物品清点查对制度

随着新、高、尖手术的不断开展,手术器械、手术敷料也在不断地变化,以及手术室与供应室的一体化管理,促使了手术室对清点核对制度的规范化。清点核对制度是手术室工作中非常重要的制度之一,严格清点核对制度能完全避免异物遗留体腔。

坚持在术前、术中、术后"三人四次"清点核对制度,以保证患者的安全,避免器械在回收、清洗、灭菌过程中的丢失。

一、清点原则

(1)严格执行"三人四次"清点制度。"三人"指手术医生第二助手、刷手护士、巡回护士;"四次"指手术开始前、关闭体腔前关闭体腔后、术毕(缝完皮肤后)。

(2)在一些腔隙部位如膈肌、子宫、心包、后腹膜等的关闭前、后,刷手护士与巡回护士应共同清点物品。

(3)术中临时添加的器械、敷料,刷手护士与巡回护士必须在器械台上及时清点数目至少两次,并检查其完整性,及时准确记录无误后方可使用。

(4)"三不准"制度的执行刷手护士在每例手术进行期间原则上不准交接换入;巡回护士对手术患者病情物品交接不清者,不允许交接班;抢救或手术紧急时刻不准交接班。

(5)清点物品时坚持"点唱"原则。刷手护士大声数数,巡回护士小声跟随复述。

(6)准确及时记录所有手术台上物品,器械、巡回护士两人核对无误后并在手术器械敷料清点单上签全名。

二、清点内容

1.器械

器械包括普通器械、内镜器械等所有手术台上的器械。手术开始前严格核对器械是否齐全完整,功能是否良好,螺丝是否松动、完整等。手术中,凡使用带有螺丝螺帽、弹簧、支撑杆等小配件的器械时,使用之前和使用之后都应仔细检查其数目及完整性。内镜器械术前必须检查镜面有无破损或模糊不清,对操作钳、钩、配件、盖帽、胶皮等进行清点检查,确保其完整性,并由巡回护士记录。

2. 敷料

敷料主要包括纱布垫、大纱布、小纱布、小纱条、棉片、棉球等。清点时必须分类清点,检查其完整性并防止重叠及夹带。小纱条、棉片等物品严禁重叠在一起清点,必须将其摊开,检查正、反两面是否一致;手术中严禁裁剪纱布、纱垫等敷料制作成其他的敷料使用。

3. 其他

其他包括手术刀片、电刀片、线轴缝针等,手术中刷手护士随时监控所有物品如对缝针数目进行清点,随时了解缝针去向。

三、清点时机

手术前,刷手护士提前 20min 洗手上台,整理台,上所有器械、敷料,执行清点查对制度。

1. 第一次清点

手术开始前整理器械时,由刷手护士与巡回护士对台上所有用物进行面对面的一对一点唱,巡回护士边记录边复述,有错时要及时指出并再次点唱,原则上所有用物,尤其纱布垫、纱布棉片、缝针、棉球、电刀笔、吸引头、刀片等小件物品必须点唱两遍,点唱、记录双方确认名称、数目无误后方可使用台上用物,如有疑问应及时当面纠正核实,杜绝错误记录的发生。

2. 第二次清点

在关闭体腔前,刷手护士与巡回护士对手术使用的所有器械敷料至少清点两遍,并在清点单上写明清点数目,清点无误后手术医生方可关闭体腔,刷手护士对器械数目及去向应做到心中有数。

3. 第三次清点

第一层体腔关闭结束时,刷手护士、巡回护士及医生第二助手,对术前及术中添加的器械、物品进行至少两遍的清点,并在清点单上写明清点数目。

4. 第四次清点

手术结束缝完皮肤时,刷手护士与巡回护士清点手术使用的所有器械、敷料数目,并在清点单上写明清点数目。需要清洗的器械集中放置在清洗箱内,巡回护士填写器械交接卡,刷手护士核查后,密闭送入供应室或清洗间,进入清洗、打包、灭菌流程。

四、清点注意事项

(1)当有器械、纱布垫、纱布、缝针、棉片等掉下手术台时刷手护士应及时提示巡回护士拾起,放于固定位置,任何人未经巡回护士许可,不得拿出手术间。

(2)深部脓肿或多发脓肿行切开引流时,创口内所填入的纱布数目,应详细记录在手术护理记录单"其他"栏内,手术结束后请主刀医生签名确认,作为提示外科医生在手术后取出时与所记录的数目核对,防止异物遗留体腔。

(3)术中如送冰冻、病理标本检查时,严禁用纱布等手术台上的用物包裹标本,特殊情况必须记录用物的名称及数目并签名确认。

(4)有尾线的纱布,手术前、后检查其完好性和牢固性,防止手术中的断裂及脱落。

(5)手术台上污染的器械,器械护士与巡回护士清点无误后,在手术台上用无菌垃圾袋密闭保存,防止在清点过程中加重污染。

(6)器械在使用过程中,发现有性能上和外观上的缺陷无法正常使用必须更换时,器械护士在器械上用丝线做标识,以便术后更换。

（7）手术切口涉及两个或两个以上部位或腔隙，关闭每个部位或腔隙时均需清点。

（8）建立"手术器械、敷料清点单"使用制度。目前，国内大部分医院都采用了"手术器械、敷料清点单"来客观、动态的记录手术过程中使用的器械、敷料，手术结束时由器械护士、巡回护士签名。

五、清点意外事件的处理

（一）术中断针的处理

断针处理的最终目的是必须找到断针并确认其完整性。

（1）根据当时具体情况马上对合并核查其完整性，初步确定断针的位置，缝针无论断于手术台上还是手术台下，器械护士应立即告知手术医生，并请巡回护士利用寻针器共同寻找。

（2）若断针在手术台上找到，器械护士将缝针对合后与巡回护士共同核对检查确认其完整性，用无菌袋装好，妥善放于器械车上，以备术后清点核查。

（3）若断针在手术台下找到，巡回护士将缝针对合后与器械护士共同核对检查确认其完整性，用袋子装好，放于消毒弯盘内，以备术后清点核查。

（4）若在手术台上或台下均未找到，则请放射科行 X 线摄片寻找并确认。

（二）术中用物清点不清的处理

（1）手术中，器械护士一旦发现缝针纱布有误时立即清点，并告知手术医生、巡回护士协助共同寻找。

（2）仔细寻找手术野、手术台面、器械车、手术台四周及地面、敷料等。

（3）如寻找未果，立即报告护士长，并根据物品性质联系放射科摄片。

（4）最终目标是寻找到缺少的物品，确保不遗留于患者体腔及手术间，防止造成接台手术清点不清。

（钱海波）

第五节　手术患者的抢救配合技术

一、外科休克的抢救

（一）定义

休克是由于组织有效循环血量灌注不足引起的代谢障碍和细胞受损。休克可分为低血容量性休克、感染性休克、心源性休克和神经性休克四类，外科休克主要是前两种。出血性休克和创伤性休克都属于低血容量性休克。前者可由食管静脉曲张破裂、溃疡病出血、肝脾破裂、宫外孕等引起，后者如骨折、挤压伤、大手术等血液流失体外或血浆、血液渗到组织间隙而导致循环血量急剧下降所致。

感染性病理生理与低血容量性休克基本相同，但由于感染和细菌毒素作用，微循环变化的不同阶段常同时存在，不像低血容量性休克那样典型，并且细胞损害出现也较早，有时很快进入 DIC 阶段。

（二）临床表现

早期精神紧张或烦躁，面色苍白，手足湿冷，心跳加快，血压稍高，晚期血压下降，收缩压 < 10.7kPa（80mmHg），脉压差 < 2.67kPa（20mmHg），心率增快，脉搏细速，皮肤湿冷，全身无力，尿量减少，反应迟钝，神志模糊，昏迷。

（三）急救措施

（1）患者仰卧，搬运宜轻。双下肢抬高 20°～30°，以增加回心血量和减轻呼吸负担。

（2）保持呼吸道通畅，昏迷患者及时清除呼吸道血块异物和分泌物。吸氧 4L/min。

（3）迅速建立 1～2 条静脉通道，尽快补充液体。妥善固定，防止输液管脱落。若穿刺困难，应立即协助医生静脉切开或深静脉插管。输液应先快后慢，避免过快、过多引起心力衰竭和肺水肿等并发症。

（4）迅速、准确执行医嘱，按医嘱用药，对于口头医嘱应重复两遍确认无误后方可用药，用药前将空安瓿或药瓶与医生再次查对 1 次。

（5）严格三查七对制度，落实无菌技术操作规程。

（6）注意保暖，保持室温在 22～25℃，以降低患者的新陈代谢率。

（7）迅速准备必要的急救器材，如吸引器、除颤器、静脉切开包、导尿包、腹腔穿刺包，发现故障，应迅速协助排除。

（8）手术过程中应掌握好输液速度，补液太慢、太少，不易纠正休克。

（9）固定患者，上好约束带，防止坠床。

（10）及时抽取血液标本送各种化验检查。

（11）认真、详细做好各种抢救记录。

（四）监护要点

监测生命体征、尿量、引流量、输入液量等。

二、呼吸、心搏骤停的抢救

（一）定义

心搏骤停是由于各种原因致心跳突然停止正常收缩和供血功能，使全身血液循环中断，导致各组织器官严重缺氧和代谢障碍。

（二）常见原因

心搏骤停有原发性和继发性两种。常见原因：冠心病、心肌梗死、风湿性心脏病、心肌病、脑出血、严重外伤、严重中毒、严重水、电解质和酸碱平衡失调、麻醉手术意外、低温、休克、自缢、触雷电以及先天性心脏病等。

（三）临床表现

意识消失；大动脉无搏动（颈、股动脉）；无自主呼吸；心搏停止、心音消失；瞳孔散大、对光反射消失；切口不出血、术野血色暗红；心脑电图呈一直线。

（四）急救措施

1. 一般措施

（1）保持呼吸道通畅，迅速建立人工呼吸。

（2）迅速建立静脉输液通道。若穿刺困难，立即协助医生做中心静脉置管或静脉切开，需要动脉输血者,立即准备动脉输血器材。

（3）及时连接好心电监护仪。

（4）严格医嘱用药,口头医嘱必须复述一次方可执行。加药用的注射器,用标签纸注明种类,以防配伍禁忌;液体包装袋,应在其表面注明内含药名、剂量,以便控制输液速度;药袋、安瓿等,需保留至抢救停止,以便查对和统计。

（5）备齐急救药品和器材。常用药品:肾上腺素、阿托品、多巴胺、甲基泼尼松龙、氢化可的松、琥珀酸钠、2%利多卡因、5%氯化钙、10%氯化钾、异丙肾上腺素、呋塞米、5%碳酸氢钠,以及血管加压素[硝酸甘油、硝普钠、毛花苷C(西地兰)]等;常用器材:气管切开包、静脉切开包、中心静脉导管、开胸包,备好灭菌的除颤器极板。

（6）接通电源、保证良好照明,连接吸引器,协助安装呼吸机、除颤器等。

（7）严格执行三查七对制度和无菌技术操作规程。随时配合手术医生、麻醉医生工作。

（8）固定患者,上好约束带,防止坠床。

（9）密切观察体温、脉搏、血压变化及出血量、输入量尿量,并详细记录。

（10）具有爱伤观念,一切操作应轻、稳,防止粗暴,避免在抢救中并发其他损伤。

（11）及时、准确留取各种标本。

注意为患者保暖及戴冰帽或头部敷冰。

2.心肺复苏

（1）胸外心脏按压。

1）患者仰卧于硬板床上或地面,头后仰20°。

2）保持呼吸道通畅。

3）术者左手掌根置于胸骨中下段1/3处,右手压于左手背上,借操作者的体重向脊柱方向带有冲击性按压,100次/min。若为小儿,只用一掌根按压即可,新生儿可用2~3指的压力按压(不可用力过猛、过大,避免肋骨骨折),100次/min。挤压与放松之间百分比各占50%。

4）胸外心脏按压的同时,给予人工呼吸,比例为30∶2。在进行人工呼吸时应暂停按压。

（2）控制呼吸:将面罩紧贴于患者口鼻上或呼吸器与气管插管套管相接,间歇、节律的挤压呼吸囊(一次700~1000mL气体),形成被动吸气后呼气,10~12次/min,可持久、有效的人工呼吸,适合现场抢救。

气管内插管后机械通气,以机械方式进行人工呼吸,特别适用于无自主呼吸或自主呼吸极微弱、肺泡通气不足、急性呼吸窘迫综合征等。

（3）监听呼吸音的声音,保持管道通畅,防止扭曲或呼吸道梗阻。

3.胸外电除颤术

（1）除颤前,正确连接各部件、检查仪器性能、接电源,做好除颤前的准备工作。

（2）电极板涂导电胶或用生理盐水纱布包裹,分别放置在心尖部和胸骨右侧缘第二肋间。

（3）充电:直流电除颤,首次200J,再次可增加至270J,第三次或以上可360J。

（4）除颤:术者手持电极绝缘柄,身体离开患者和床,按下放电钮,直流电电击时间为0.0025~0.004s。患者抽动一下,立即观察心电示波器,并听心音。若仍有心室纤颤,可准备第二次除颤。

4.心肺复苏有效指征

心电图恢复、触及大动脉搏动、瞳孔缩小、对光反射、睫毛反射及吞咽反射恢复、自主呼吸恢复、口唇发绀逐渐减轻、收缩压 >10.6kPa(80mmHg)。

三、局麻药物毒性反应

1. 定义

局麻药物毒性反应是指短时间内血液中药物浓度过高,超过机体耐受性而引起的中毒反应。

2. 临床表现

早期表现为面色苍白、出冷汗、反应迟钝眩晕、躁动、肌肉抽搐、血压上升、脉率增加,晚期可导致呼吸衰竭或心搏骤停等。

3. 急救措施

(1)立即停止用药,并报告麻醉医生。

(2)托起下颌,给氧,4L/min。必要时面罩吸氧或气管内插管,进行辅助呼吸。

(3)固定四肢,防止坠床。

(4)出现惊厥,放牙垫,防止舌咬伤。常用药物有:硫喷妥钠静脉注射或给地西泮 10 ~ 20mg 静脉注射;出现低血压,酌情给麻黄碱等升压药或扩充血容量,以维持循环功能;若心动过缓时,静脉注射阿托品 0.5mg。

4. 监测要点

(1)监测循环状况:定时测量心率、血压及尿量。

(2)监测呼吸状况:观察呼吸频率、血氧饱和度及皮肤的颜色。

四、呼吸道梗阻

1. 定义

呼吸道梗阻指舌后坠、分泌物过多、喉痉挛、误吸等原因引起的呼吸道不畅,换气障碍。

2. 临床表现

患者突然出现呼吸困难,呼吸频率加快,口唇青紫,血氧饱和度下降,躁动不安。

3. 急救措施

(1)舌后坠,用手托起下颌或用舌钳将舌头牵拉。

(2)分泌物过多,及时清除、改善呼吸。

(3)喉痉挛,轻者应停止麻醉和一切刺激,用面罩加压给氧;重者可静脉给肌松剂(司可林);松弛声门,快速气管插管,上呼吸机。必要时备气管切开包。

4. 监测要点

密切观察呼吸频率、节律及血氧饱和度的变化。

五、急性肺水肿

1. 定义

急性肺水肿是指由于术中输液过多过快、左心衰竭、误吸或使用血管收缩药不当等引起的肺部急性淤血的综合征。

2. 临床表现

频繁咳嗽,咳出或从口鼻腔中涌出粉红色泡沫样痰。肺部听诊可闻及广泛的湿啰音和哮鸣音。

3. 急救措施

(1)立即限制输液量,给氧 4L/min 行加压呼吸。

(2)遵医嘱用药:静脉注射强心药毛花苷 C(毛花苷丙)、利尿药呋塞米(速尿)、血管扩张药、大剂量地塞米松等。

(3)必要时,上止血带。止血带轮流加压于四肢近端,5min 换一侧肢体。平均每侧肢体加压 15min,放松 5min。

4. 监测要点

(1)监测呼吸状况:呼吸频率,血氧饱和度。

(2)监测循环状况:测量心率、血压及尿量。

六、低血压

1. 定义

低血压指由于术中失血过多、麻醉过深、椎管内麻醉平面过高,内脏牵拉反应、腔静脉变化,低温,缺氧,与严重高碳酸血症、体位改变以及术前与术中用药不当等。

2. 临床表现

心率增快、血压下降、烦躁不安,面色灰白、皮肤湿冷等。

3. 急救措施

(1)协助医生迅速查明原因,予以针对治疗。

(2)如为低血容量性休克,迅速补充血容量。

(3)保持输液通畅,加快输液速度。

(4)减浅麻醉、手术操作的刺激或用局麻药做局部封闭。

(5)积极处理缺氧和高碳酸血症。

(6)根据医嘱静脉注射麻黄碱收缩血管,提高血压。

4. 监测要点

监测心率、心律及血压的波动情况。

七、心律失常

1. 定义

心律失常指手术过程中麻醉或手术操作刺激、麻药及其他药物影响等导致的心脏异常搏动。

2. 临床表现

心慌、心悸,心率加快或减慢,心电图异常等。

3. 急救措施

(1)明确心律失常的原因,去除原因,如暂停手术、减轻麻醉、加强通气纠正电解质紊乱等。

(2)纠正心律失常常用的药物有 2% 利多卡因、阿托品、普萘洛尔(心得安)、异丙肾上腺素等。

4. 监测要点

加强循环状况的监测,定时测量心率、心律,观察心电图及血压的变化。

八、多器官复合伤的抢救

1. 定义

多器官复合伤(简称多发伤)是指在外力撞击下,人体同时有两个以上的部位脏器受到严重损伤,即使这些伤单独存在,也属较严重者(单纯的脊柱压缩骨折轻度软组织伤、手足骨折等除外)。

2. 多器官复合伤的确定

具有下列伤情 2 条以上者可确定为多发伤。

(1)头颅伤:颅骨骨折伴有昏迷,半昏迷的颅骨内血肿,脑挫伤,颌面部骨折。

(2)颈部伤:颈部外伤,伴有大血管损伤、血肿、椎损伤。

(3)胸部外伤:多发性肋骨骨折、血气胸、肺挫伤纵隔、心脏、大血管和气管损伤,膈肌破裂。

(4)腹部损伤:腹内出血、内脏伤、腹膜后大血肿。

(5)泌尿生殖系损伤:肾破裂、膀胱破裂、子宫破裂、尿道断裂、阴道破裂。

(6)骨损伤:骨盆骨折伴休克、脊椎骨折伴有神经系统损伤、上肢、肩胛、长骨骨干骨折、下肢长骨骨干骨折、四肢广泛撕脱伤等。

3. 多发性复合伤的特点

应激反应重、伤情变化快、病死率高;伤势重、休克发生率高;易发生低氧血症;易漏诊和误诊;多发伤多数需要进行手术治疗;伤后并发症和感染率发生高。

4. 急救措施

(1)接手术通知单时应准确了解伤情及诊断,了解患者姓名、性别、年龄、手术部位及拟施行手术名称。

(2)迅速做好手术前的各项准备工作,除手术间常规物品外,还应备好:器械包、敷料包、手术衣、气管切开包、心脏按压包、除颤器硬膜外穿刺包,急救药品和抢救物品、一次性中单 2 块(1 块铺手术床,1 块备用)等。

(3)患者入手术室时,应与急诊科护送人员交接病情、用药、静脉通道、是否留有尿管、胃管、皮试结果、尿量、引流量等,检查化验单是否齐全,有无携带贵重物品。

(4)如休克患者,过床时应先移下肢,然后抬高头部平移至手术床,防止窒息。

(5)若未建立静脉通道,应先选大血管迅速建立静脉通道 1～2 条,并妥善固定。若穿刺困难,立即协助医生做静脉切开。

(6)连接吸引器,配合麻醉医生开始麻醉工作。

(7)器械护士开台、补充台,上所需物品并洗手上台;巡回护士摆放手术体位、上约束带固定患者;待医生消毒铺巾后,巡回护士迅速清理地面杂物,与器械护士、第二助手共同清点物品。

(8)手术开始前打开无影灯照至手术部位,迅速接好电刀、电凝、气囊止血带,并调到指定工作参数,手术开始后整理术间物品,保证术间的整洁有序。

(9)术中密切观察患者生命体征、尿量、出血量,对输入液量做到心中有数,发现异常及时报告麻醉医生或手术医生,术中各抢救设备出现故障,应迅速协助排除,器械不足立即给以补充,以免耽误抢救。

（10）维持术间秩序，控制人员进入，并减少室内不必要的走动。

（11）严格执行查对制度，落实无菌技术操作规程，做好各项抢救记录。

（12）认真填写急诊登记本、交班本。术毕整理手术间，物品放归原处。

5.特殊物品准备及配合

（1）头颅伤、颌面部伤：备深静脉穿刺包，脑科托盘、头圈、双极电凝、骨蜡、脑棉片、20mL注射器1个，内用生理盐水，并认真做好深静脉穿刺时的配合工作。

（2）胸部外伤：备侧卧位体位架、体位垫、深静脉穿刺包、胸腔闭式引流瓶。

（3）腹部、会阴部外伤：备大量无菌纱垫（用于填塞止血）、大量外用盐水；会阴部伤者备截石位腿架、肛门敷料。

（4）四肢骨折、广泛软组织撕脱伤等开放性伤：备清创车、外用生理盐水、过氧化氢（双氧水）、清洁绷带、电动骨钻、C型臂机、气压止血带等。

（5）监测要点：①监测循环状况：监测心率、血压、中心静脉压及尿量。②监测呼吸情况：观察呼吸频率、血氧饱和度及皮肤的色泽。③监测引流液、输入液量，正确估计出血量。

九、大面积烧伤的急救预案

（一）烧伤严重程度分类

1.轻度烧伤

总面积在10%以下的二度烧伤。

2.中度烧伤

总面积在11%～30%之间，或三度烧伤<10%。

3.重度烧伤

总面积在31%～50%，或三度烧伤在11%～20%之间；总烧伤面积<30%，伴下列情况之一者：全身情况较重或有休克者；有复合伤或合并伤；中、重度吸入性损伤。

（二）特重烧伤

总面积在51%以上，或三度烧伤>21%。

1.临床表现

烧伤性休克基本为低血容量休克，故其临床与创伤或出血性休克相似，其特点如下：脉搏增速、尿量减少、口渴、烦躁不安、恶心与呕吐、末梢循环不良、血压和脉压的变化、化验检查数据的改变。

2.急救措施

抢救药品与器材的准备。

（1）急救车的准备：急救车上放气管插管一套、急救盘（压舌板、开口器、血压计、听诊器等）、急救药品[山梗菜碱、尼可刹米、咖啡因、去甲肾上腺素、阿托品、葡萄糖酸钙、5%碳酸氢钠、毛花苷C（西地兰）]、气管切开包、静脉切开包、人工呼吸气囊等。

（2）清创物品的准备：清创车、大量肥皂液、生理盐水、0.05%氯己定（洗必泰）、过氧化氢（双氧水）、0.3%碘伏、75%乙醇、剃须刀、无菌台布2～4块、治疗巾8块、纱布及绷带等。

3.烧伤休克的早期诊断与防治

（1）扼要询问病史，迅速估计伤情。了解致伤原因、受伤环境受伤经过及处理情况，既往史。注意是否有休克、复合伤、中毒、吸入性损伤等。

（2）确定是否需要紧急气管切开。疑有吸入性损伤合并呼吸道梗阻、头面部严重烧伤颈部或胸部三度环形切痂引起呼吸困难之一者,均应立即建立人工气道、气管内插管环甲膜切开或环甲膜穿刺,气管切开。

（3）镇静止痛。现场已给药者,应待4h后方可重复给药(已有休克者,应静脉给药)。

（4）静脉穿刺或切开,保持输液通道通畅。制定补液及其他治疗计划。现时抽血进行交叉配血和必要的生化检查。

（5）留置导尿管、记尿量、测比重,注意有无血红蛋白尿、血尿。

（6）抢救人员分工明确,各尽其责,确保救治工作顺利进行。主班护士,主要负责循系统的复苏。快速建立多个静脉通道,必要时进行胸外心脏按压。采集化验标本,抽血送血型交叉实验,配合医生检查、清创,患者保温、导尿、执行口头医嘱等。辅助护士:主要负责呼吸系统的管理。保持呼吸道通畅,吸氧,观察生命体征的变化,合并外伤者做术前准备,如备皮等。机动护士,主要负责准备急救及手术用物、取血、做抢救记录和协助主班护士工作等(如无机动护士,上述工作由辅助护士完成)。

4.烧伤创面的处理

（1）剃除创面及附近的毛发(头发、胡须腋毛、阴毛等),剪除指(趾)甲。

（2）用肥皂水或清水将创面周围皮肤洗净。污染较重时,肥皂水中可加入等量的过氧化氢(双氧水),以利去污,再用75%乙醇或氯己定溶液涂擦,注意乙醇不接触二度创面,以减轻伤员的痛苦。

（3）铺无菌单。以大量灭菌等渗盐水再次冲洗创面,纱布轻轻拭干,去除浮于创面上的污垢泥沙、异物等。创面污染较重时,也可用大量清水冲洗,再用氯己定及生理盐水冲洗干净后,用无菌纱布轻轻吸干。

（4）清创后根据伤情采用暴露或包扎疗法。

5.清创中的注意事项

（1）特大面积烧伤,应在休克初步得到纠正后进行清创。

（2）禁止在静脉麻醉或其他全身麻醉下行大刷在洗的所谓彻底清创。

（3）小儿烧伤面积较大者,即使休克已纠正,在简单清创时仍可出现再次休克,应引起注意。

（4）清创动作要轻柔,尽量减少伤员的痛苦及对创面的刺激,对某些休克尚不够平稳,但受伤时间已较长的伤员,可以采取分区清创的方法(如一次清创一个肢体,稍歇一定时间再清创一个范围)。这样既减轻了干扰,又不致过久延误清创时机。

（5）对于陷入创面的沙屑、煤渣,如不易清除掉时,就不必一次清除。

（6）浅二度的水疱疱皮一般不进行揭除。小水疱可不必处理或于水疱表面用75%乙醇或氯己定消毒后抽去水疱液;大水疱则可进行低位引流。

清洁水疱疱皮的保存可以保护疱皮下创面,免受暴露和加深,以防止污染并减轻疼痛。

（7）深二和三度表面的坏死表皮应除去,否则焦痂不易干燥,易致感染。

6.监测要点

（1）测循环状况:定时测心率、血压、中心静脉压、尿量。

（2）监测呼吸状况:呼吸节律、频率、深浅。

（钱海波）

第六节 肺血管疾病栓塞

一、术前护理

1. 心理护理

由于肺栓塞出现呼吸困难、胸痛等症状,患者因对经济状况和疾病的担心容易产生心理负担,易出现焦虑和恐惧。所以,首先要稳定患者的情绪,护理人员应主动、热情地向患者及其家属解释本病发生的原因、溶栓治疗的重要性和疗效,可能出现的并发症,以及手术经过和注意事项,介入治疗微创性等,从而消除其紧张、恐惧心理,树立战胜疾病的信心。并取得患者的合作,积极配合治疗。

2. 病情观察

肺动脉栓塞患者发病急骤,护士对下肢静脉血栓形成的患者应高度警惕,如患者突发胸痛、呼吸困难、咯血、发绀、烦躁、大汗,应及时报告医师,并测量血压。患者应绝对卧床,及时吸痰,操作要轻柔。肺动脉栓塞的患者应立即给予高浓度吸氧,迅速建立静脉通道。

3. 术前准备

(1)体位疗法:患者均主诉病变肢体有胀痛不适,应卧床休息,上半身抬高15°,下肢抬高25°,膝关节屈曲15°。卧床休息可使血栓紧黏附于静脉内膜,能减轻局部疼痛,促使炎性反应消退。

采用的治疗体位能使下肢静脉呈松弛不受压状态,使患侧肢体高于心脏水平,膝关节稍屈曲,有利于静脉回流。

(2)控制血管病:保护好患肢血管,嘱患者绝对戒烟戒酒,寒冷季节注意患肢保暖,可以戴上下肢保暖套,可防止因寒冷刺激而致静脉痉挛、血流淤滞所引起血管病变加重。

(3)休息与饮食:急性期患者应绝对卧床休息。指导患者进食含纤维素丰富的食物,以保持大便通畅。禁烟、酒,以防香烟中尼古丁引起血管收缩,影响血液循环。

(4)除做好常规准备外,还应协助完善心、脑、肺、肾等重要脏器功能的检查,了解凝血系统的功能状态,有无介入手术禁忌证。术前训练患者床上排便,以防术后不习惯床上排便引起尿潴留,术前2~3d进少渣饮食。

二、术中配合

1. 麻醉及手术体位

局部麻醉。取平卧位,双下肢分开并外展。

2. 常用器材及药品

以肺动脉栓塞介入术为例,常用器材及药品有穿刺针、5F 穿刺钳、5F 单弯导管、5F 溶栓导管、5F 猪尾导管、滤器、3M 透明贴、三通接头、0.035in 导丝(150cm)、0.035in 超滑加硬导丝(260cm)、滤器推送器、心电监护仪、注射器(5、10、20mL)、一次性高压注射器、连接管、手套、生理盐水、肝素、2% 利多卡因、对比剂及尿激酶。

3. 手术操作途径

通常采用股静脉穿刺途径。沿股静脉走行方向穿刺,在 X 线透视下送入导丝,行下腔静脉和肺动脉造影。

4.手术步骤及护理配合流程

(1)常规消毒双侧腹股沟,上至脐部,下至大腿中部,显露右侧腹股沟。

配合:护士连接监护仪,建立静脉通路,用聚维酮碘消毒手术部位皮肤,协助铺单,并做好心理护理。

(2)穿刺右侧股静脉。

配合:护士递穿刺鞘、导丝、造影导管、三通开关。

(3)股静脉穿刺置入鞘管成功后,注入肝素,通过鞘管将插入导丝的猪尾导管送至下腔静脉,拔出导丝,将导管送至肺动脉,连接高压注射器,进行下腔静脉和肺动脉造影。一般以12~15mL/s的速率高压注射对比剂30~45mL。若发现血栓形成,则在肾静脉放置滤器。

配合:护士递送滤器、推送器。护士配制尿激酶并递送溶栓导管。

(4)将溶栓导管放置于肺动脉内给予尿激酶溶栓。

(5)复查造影,观察溶栓效果。

配合:护士递送无菌纱布,协助包扎伤口、导管和动脉鞘,使用肝素帽封管,护送患者至病房。

(6)保留导管回病房后继续溶栓。

三、术后护理

1.加强心理护理

患者由于术后常在右颈部或腹股沟留置导管及导管鞘,产生不适感,护理人员应给患者解释留置导管的作用及注意事项,关心体贴患者,使患者情绪稳定配合治疗和护理。

2.病情观察

(1)密切观察穿刺部位:密切观察穿刺部位有无局部渗血或皮下血肿形成。观察穿刺侧肢体足背动脉搏动情况、皮肤颜色、温度及毛细血管充盈时间,询问有无疼痛及感觉障碍。

(2)生命体征的观察:加强监护,术后遵医嘱测血压、脉搏、呼吸,直至平稳,重点观察血氧饱和度和血气的变化,并根据血氧饱和度的指标给予持续或间断性吸氧。

3.术后常规护理

(1)溶栓导管的护理:妥善固定,防止脱出、受压屈曲和阻塞。溶栓导管引出部皮肤每天用0.5%聚维酮碘消毒,并根据情况更换敷料,防止局部感染和菌血症的发生。按医嘱执行导管内用药,导管部分和完全脱出后根据情况在无菌操作下缓慢送入或者去介入手术室处理。

(2)抗凝护理:根据医嘱常规给予肝素或低分子肝素5000U皮下注射。并观察出、凝血时间及有无牙龈和皮肤黏膜出血等现象。

(3)预防感染:术后遵医嘱应用抗生素治疗,保持穿刺点的清洁,密切观察体温的变化,预防感染的发生。

(4)出血的护理:出血为肺动脉栓塞介入治疗过程中较为严重的并发症,一旦发生内脏出血,特别是脑内出血可能导致患者的死亡,应给予高度重视。如果发生穿刺部位、皮肤黏膜、牙龈、消化道、中枢神经系统等出血,应立即停止使用抗凝血和溶栓药物。

(5)卧床患者的护理:由于保留导管溶栓的患者需要卧床休息,对于年龄较大和肥胖的患者,应定时给予翻身和背部按摩以防压疮的发生。

四、健康指导

1. 注意事项

(1)对既往有周围血管疾病史的高危患者,应采取积极的预防措施,避免血栓形成。指导患者避免久站双膝交叉静坐过久,休息时抬高患肢。术后、产后患者早期下床活动,经常按摩肢体肌肉,以促进血液循环。告知患者,腰带不要过紧,勿穿吊袜和紧身衣物,以免影响血液循环,可给予下肢绷带加压或穿弹力袜防止血栓形成,但应注意观察末梢循环。指导患者进行适当的体育锻炼,增加血管壁的弹性,如进行散步、抬腿、打拳等。

(2)控制饮食,减少动物脂肪的摄入,饮食宜清淡、易消化,戒烟酒。

(3)根据医嘱服用抗凝血药,预防血栓再形成,告知患者用药的注意事项及与食物的相互影响,如菠菜、动物肝可降低药效,阿司匹林、二甲双胍合用可增加抗凝血作用。若牙龈出血、皮下瘀斑等应警惕凝血机制改变。

2. 定期复查

术后前 4 周,每周复查凝血酶原时间 1 次。每月复查 1 次多普勒超声、腹部 CT 等,如出现下肢肿胀,皮肤颜色、温度有异常情况,应及时复诊。

(周小英)

第七节　气管狭窄

一、气管狭窄介入治疗的适应证及禁忌证

1. 适应证

(1)气管主支气管肿瘤性、结核性、外伤性及炎性狭窄和纵隔肿瘤。

(2)淋巴结等压迫所致的气管主支气管狭窄。

(3)放射治疗所致的气管主支气管狭窄。

(4)气管食管瘘、胸腔胃气管主支气管。

2. 禁忌证

(1)心肺功能衰竭不能耐受支架置入术。

(2)急性上呼吸道感染。

二、术前护理

1. 术前教育

支架置入前向患者解释会出现刺激性咳嗽和呼吸困难,使其有心理准备,密切配合。并且介绍成形术的目的、方法及注意事项,消除其疑虑心理。

2. 术前准备

(1)应用抗生素控制感染。

(2)对症治疗及护理:镇咳化痰等。

(3)术前 1d 行碘过敏试验。

（4）术前 15min 给予山莨菪碱注射液 20mg 肌内注射、地西泮 10mg 口服。

三、术中配合

1. 麻醉及手术体位

用 1% 丁卡因行咽喉部喷雾麻醉，并经环甲膜穿刺对上段主呼吸道进行麻醉。患者取仰卧位或侧卧位，头尽量后仰。

2. 常用器材及药品

气管狭窄介入治疗的常用器材及药品：14F 支架释放鞘、支架推送器、导管、导丝、Ultraflex 镍钛记忆合金支架、心电监护仪（含氧饱和度监测）、无菌纱布、2% 利多卡因、泛影葡胺、庆大霉素注射液、甲硝唑注射液、山莨菪碱注射液、地西泮及 0.9% 氯化钠注射液。

3. 手术操作路径

（1）电视监视下钢丝引导支架置入：支架置入器由 1 根空心塑料导管作内芯，外套双层塑料导管构成，内、外套管可随意滑动，将支架变形后装入外套管内，末端顶住内套管即可。

支架置入方法：术前准备及局部麻醉方法同支气管镜检查→支气管镜经鼻插入至呼吸道狭窄部位→在电视监视下结合支气管镜观察的狭窄情况，在呼吸道狭窄上下端进行体表定位（一般用铅条贴于胸壁）→经支气管镜活检孔导入专用引导钢丝，引导钢丝需越过狭窄部位。退出支气管镜→将装有支架的置入器沿引导钢丝插入呼吸道，在电透监视下送至狭窄部位，依据电透显示铅条影像使支架对准体表标记。后退外套管释放支架，退出支架置入器和引导钢丝→支气管镜复查，如支架位置准确，呼吸道扩张良好，则完成操作。

（2）Ultraflex 镍钛记忆合金支架置入法：基本器械同电视监视钢丝引导支架置入法。置入器为一空心导管，其前端管外装有不同规格支架，支架被丝线紧密包绕。

支架置入方法：前 4 步骤同电视监视、钢丝引导支架置入法。然后，将装有支架的置入器沿引导钢丝至呼吸道，在电视监视下插至狭窄部位，使支架对准皮肤标记，拉去支架固定丝线释放支架，退出置入器和引导钢丝。

4. 手术步骤及护理配合流程

（1）为患者去掉活动义齿，放上牙托，取仰卧位或侧卧位于导管床上，头尽可能后仰。

配合：护士协助患者取正确卧位，做好标记，连接心电监护仪，并做好心理护理。立即开通静脉通路以便术中用药或出现意外时的抢救。

（2）使用 2% 利多卡因行咽喉部喷雾麻醉，并经环甲膜穿刺对上段主呼吸道进行麻醉。

配合：给予中流量氧气吸入，以增强患者耐缺氧能力。

（3）在导丝引导下，将 6.5F 直头导管送过咽喉部至主气管、支气管。

配合：递送导丝、导管，密切观察患者面色、呼吸、脉搏、血压及血氧情况，如果出现意外应积极配合抢救。

（4）退出导丝，经导管对主气管、支气管筋膜表面进行麻醉，必要时经导管进行呼吸道造影，采用少量水溶性对比剂边退导管边注对比剂，明确狭窄的部位、长度和程度，注意在体表标记。

配合：观察患者麻醉情况，耐心倾听患者主诉，必要时协助医师做好体表标记。

（5）将 14F 支架释放鞘连同扩张器沿导丝送入气管，长鞘远端不透 X 线的部分通过狭窄段后迅速撤出扩张器。

配合:递送支架释放鞘和扩张器,密切观察患者生命体征。

(6)将支架放入长鞘内,并快捷地用推送器送至至狭窄段,固定推进器,后撤长鞘,释放支架,支架超出狭窄段两端各不少于10mm。

配合:递送支架,协助医师固定推送器,密切观察患者生命体征,若有紧急情况,应立即给予抢救措施。递送无菌纱布,协助医师处理伤口,询问患者有无不适。

(7)撤出长鞘,观察患者无不良反应,妥善处理伤口。在支气管镜下复查支架置入情况。

四、术后护理

1. 一般护理

(1)患者卧床休息,放松心情,保持安静,减少会客及谈话,必要时留家属床旁陪护。

(2)术后2h内禁饮禁食,2h后先通过凉开水漱口感知患者吞咽功能的恢复情况,可由少量温流食开始逐渐过渡到普食,加强营养,增强抵抗力。鼓励患者多饮水,多食富含纤维素的食物,以保持大便通畅,避免浓茶、咖啡、烟酒及生冷硬等刺激性食物。

(3)术后24h内,每2h监测生命体征、血氧饱和度、心电情况,平稳者可逐渐延长监测时间至每4h、6h或8h1次。

2. 呼吸道护理

(1)胸痛或气管异物感者,告知患者3~5d组织修复后即可减轻或消失。通过讲故事、听音乐、看书读报、看电视等分散患者注意力。必要时,给予镇痛药。

(2)指导有效咳嗽:控制无效咳嗽,掌握有效咳嗽方法。咳嗽前先深吸气数次以诱发咳嗽,争取肺泡充分膨胀,增加咳嗽频率。患者取坐位,双足着地,胸部前倾,怀抱枕头,双臂交叉在胸前,利用胸腔内压和腹内压使膈肌上升,咳嗽时有较强的气流将痰液咳出。先做深呼吸,吸气末梢屏气,缩唇通过口腔尽可能地呼气,再深吸1口气后,屏气3~5s,胸部前倾,从胸腔进行2~3次短促有力的咳嗽,用力把痰咳出,重复数次。

(3)叩背排痰:指导患者配合有效咳嗽,以提高引流效果。具体方法为操作者5指并拢,掌心握成杯状,依靠腕部的力量在引流部位胸壁上双手轮流叩击拍打30~45s,叩击的力量视患者的耐受度而定。为避免患者不适,可在叩击部位垫上毛巾,患者放松,自由呼吸。叩击时应有节律地叩击背部,叩击顺序应沿支气管走行方向,自下而上由边缘到中央。

(4)痰液黏稠不易咳出者,可行雾化吸入稀释痰液,必要时给予机械吸痰或气管镜冲洗并吸出分泌物。

3. 潜在并发症的护理

(1)密切观察患者生命体征、心电、血氧及咳嗽、咳痰情况。告知患者及其家属,若有胸闷、喉痒等症时,及时告诉医护人员,以及早发现出血先兆。

(2)术后常规应用抗感染、止血和镇咳化痰药物,及时清除呼吸道分泌物,保持呼吸道通畅,以免呼吸道再阻塞。

(3)避免剧烈咳嗽和剧烈运动以及重体力劳动,保持大便通畅,以免支架移位。

(张 岩)

第七章 口腔疾病护理

第一节 牙周病

牙周病是发生在牙齿支持组织如牙龈、牙周膜、牙骨质、牙槽骨的进行性破坏、萎缩吸收等慢性进行性疾病。

一、常见病因

1. 局部原因

牙石、牙垢等对牙龈刺激而引起的慢性炎症、牙菌斑和细菌也是造成牙周病的致病原因。此外,不良的牙齿关系同样是引起牙周病的原因。

2. 全身因素

如营养和代谢障碍、维生素 C 的吸收不足、维生素 D 及蛋白质缺乏等。

二、临床表现及并发症

1. 牙周袋

正常牙龈沟不超过 2mm,若超过 2mm 时则形成牙周袋。

2. 牙龈症

表现为充血、水肿、出血等,常有口臭、刷牙时常有出血。

3. 牙齿松动

一个或多个牙齿出现病理性松动。

4. 牙槽骨被吸收

X 线可帮助诊断。

5. 并发症

若不及时治疗,常可引起头痛、疲劳、头晕、腰酸、消化功能紊乱。

三、护理

(一)护理要点

(1)牙齿洁治术,因为极易出血,洁治术后用 3% 双氧水漱口、清洗等,牙龈沟处涂碘甘油。

(2)牙齿洁治后,告知患者正确刷牙的方法,保持口腔卫生。

(3)拔除确实不能保留的牙齿。

(二)护理措施

1. 指导用药

遵医嘱使用消炎药及漱口剂,并观察药物的不良反应。

2. 口腔护理

每日用 1% ~3% 过氧化氢和生理盐水清拭口腔 2 ~3 次,并嘱患者漱口,保持口腔清洁。

3. 做好患者的心理护理

一般患者因牙齿松动,可引起思想焦虑,应关心体贴患者,鼓励患者树立战胜疾病的信心和决心。

(三)用药及注意事项

(1)对龈下结石等刮治法,因为患者牙龈易出血,让患者漱口、冲洗牙周袋、刮治毕冲洗牙周袋,避免有异物存留,涂碘甘油、外敷塞治剂,防止出血及感染,24~48h 去除。

(2)拔牙时应遵守拔牙适应证,观察出血情况,拔牙后 20min 不宜漱口,2h 后可进温凉饮食,嘱患者勿用舌舔吮伤口。

(四)健康指导

(1)注意口腔卫生,养成餐后漱口,早晚刷牙的习惯。

(2)卫生饮食,不偏食,多食新鲜蔬菜等,适当限制糖的摄入。

(3)保护牙齿,不要咬过硬的食物如山核桃、杏核等。

(杨　燕)

第二节　牙髓炎

牙髓炎是细菌进入牙髓引起牙髓的炎症反应。

一、常见病因

(1)细菌感染,大多由龋病继发而引起。

(2)化学刺激、某些药物、充填物在深洞底可刺激牙髓。

二、临床表现

(1)自发性阵发性剧痛,无任何诱因的情况下发生疼痛是间歇发作。

(2)疼痛常在夜间发生,白天站立时常能减轻。

(3)冷热刺激常可使疼痛加剧。

(4)患者常常不能正确指出患牙,牙髓炎疼痛发作时放射到同侧上下,牙齿及头面部,所以患者分辨不出患牙的位置。

三、护理

(一)护理要点

(1)止痛:首先应解除疼痛的折磨,方法有药物止痛、开髓减压止痛、针刺止痛等。

(2)牙髓治疗、常用的方法有活髓保存、活髓切断、干髓术、封失活剂干髓等方法。

(3)如无保留价值可行拔除患牙手术。

(二)护理措施

1. 治疗护理

开髓减压,根管充填时要帮助患者取舒适坐位或仰卧位。使用干髓术用的失活剂、开髓剂、充填材料等,一定交待注意事项。

2. 指导用药

遵医嘱给予止痛剂、消炎药物,并注意用后的不良反应。

3. 口腔卫生

保持口腔清洁、每餐后应漱口、早晚刷牙等。

(三)用药及注意事项

(1)活髓切断术时,用氧化锌丁香油糊剂暂封时,压力不宜过大、观察 3~4 周无症状再作永久充填。

(2)干髓剂有一定的毒性,使用后必须按时复诊,以免引起不良效果。

(四)健康指导

(1)注意口腔卫生、漱口:每餐后漱口,治疗性含漱,一般用 0.05%~0.1% 氯己定溶液或 0.1%~0.2% 氯化锌溶液含漱。

(2)剔牙:对于牙间隙的食物残渣,可用尼龙线、丝线、涤纶线作为牙线材料,每日剔牙两次,每餐后剔牙最佳。

(3)向患者讲述牙病的治疗方法及保护好牙齿的重要性,做到护齿从我做起、从儿童做起

(杨 燕)

第三节 智齿冠周炎

下颌第三磨牙(俗称智齿)萌出位置不足时出现阻生,牙冠与龈瓣间形成较深的盲袋,易积有食物残渣,利于细菌繁殖,当寒冷、饥饿、疲劳、感冒等机体抵抗力低时,覆盖于牙冠周围的软组织发炎,即为智齿冠周炎。

一、常见病因

由于智齿萌出困难,其牙冠常向前倒或仅能部分萌出。另外,咀嚼食物的机械压力,使牙龈处于缺血状态,局部抵抗力降低,细菌易侵入。

二、临床表现

(1)发病较急,初期只是牙龈疼痛、红肿,全身症状不明显,如果细菌被控制,症状可消失。否则出现牙龈红肿、开口困难、吞咽疼痛,颌下可触到肿大淋巴结,可出现发烧、食欲减退、口臭等全身症状。

(2)发病 2~3d 仍不能控制,可出现咀嚼肌间隙感染,近而可出现扁桃体周围脓肿、咽旁间隙感染等,并发症引起应急性细菌性心内膜炎、肾炎、关节炎,还可引起脓毒败血症等。

三、护理

(一)护理要点

(1)保持口腔清洁,可用温盐水或 1:5000 高锰酸钾含漱。

(2)对形成的盲袋进行冲洗,彻底清除食物残渣、细菌及分泌物,清除后涂以碘甘油等消

炎止痛。

(3)脓肿形成时,可在局麻下行脓肿切开,暴露牙冠,引出脓液。

(4)需要拔除患牙时应备好器械及X线片,密切注意病情变化,术后注意全身应用抗生素,术后当天不漱口,不刷牙。

(二)护理措施

1.休息与饮食

急性期适当休息,进易消化、高热量、富含维生素的食物。对张口受限者,进流质饮食。

2.注意观察病情

局部红肿是否减轻,生命体征的变化,有无颅内及全身感染征象,尤其呼吸变化。

3.口腔护理

嘱患者漱口,重症患者可用1%～3%过氧化氢擦拭口腔1～2次,保持口腔清洁卫生。

4.心理护理

因患者疼痛,张口困难,影响进食及语言,往往出现焦虑、恐惧,护理人员应安慰、体贴患者,鼓励患者树立战胜疾病的信心。

(三)用药及注意事项

(1)使用消炎、止痛、降温药物时,正确使用给药途径,并注意严密观察药物的不良作用。

(2)盲袋冲洗上药时一般用1∶5000高锰酸钾或3%双氧水冲洗龈袋,消除食物残渣、细菌及分泌物,然后擦干患部,盲袋内置2%碘酊及碘甘油,消炎止痛。

(四)健康指导

(1)加强锻炼,增强抗病能力。

(2)合理饮食,饮食多样化,多食新鲜水果和蔬菜,并多饮水促进毒素的排出。

(3)炎症早期及时控制细菌感染,使其局限好转。

(4)保持口腔清洁,每天早晚刷牙,饭后用温盐水或开水漱口。

(5)化脓阶段应及时切开排脓,对常发生冠周炎的智齿尽早拔除

(杨 燕)

第四节　复发性口腔溃疡

口腔黏膜反复出现散在、孤立、圆形或椭圆形小溃疡,有剧烈自的自发性痛,病程有自限性,7～10d自然愈合。

一、常见病因

病因尚未明确,但与自身免疫性疾病有关。

(1)中枢神经系统紊乱,如神经衰弱、失眠、精神过度紧张等。

(2)内分泌及消化功能紊乱,如妇女经期前后,消化不良等。

(3)局部的机械化学刺激,如不合适的义齿等。

二、临床表现

局部症状明显,有的伴有全身症状,但口腔黏膜的症状有三个阶段。

1. 黏膜充血水肿

黏膜出现红斑、患者患处烧灼感,数小时后疱疹破裂形成溃疡。

2. 溃疡期

溃疡形成椭圆形,直径为 2 ~ 3mm,表现凹陷,呈灰白色,周围有红晕,患处有剧烈的烧灼感,冷、热、酸、甜等刺激均使疼痛加剧,饮食、语言困难,一般可持续 4 ~ 5 天。

3. 愈合期

溃疡面有肉芽组织修复,溃疡平坦,面积缩小,炎症消退,疼痛减轻,6 ~ 7d 愈合。有的患者口腔黏膜溃疡在发作过程中由少到多,反复发作,可持续数年或数十年,有个别患者并发眼、口、生殖器溃疡三联症。

三、护理

(一)护理要点

1. 局部处理

消炎止痛、溃疡表面涂保护剂、避免刺激;局部烧灼,用 10% 硝酸银涂溃疡面;亦可用 3% 双氧水棉球轻拭溃疡面后,贴敷药膜。

2. 全身治疗

给予 VitB、、VitB$_{12}$ 等应用,也可适当应用清热去燥类中药。

3. 做好患者的心理护理

长期发病,并且影响进食与语言,患者往往有思想压力。因此,疏导患者的思想,让患者有一个良好的心理状态和规律的生活,有利于疾病的恢复。

(二)护理措施

1. 休息与饮食

患者适当休息,并给予补充营养,禁食刺激性强的食品,疼痛剧烈时可用 0.5% ~ 1% 普鲁卡因液含漱。

2. 局部用药

局部涂撒药物时,应避免引起恶心并注意观察药物的不良反应。

3. 口腔护理

可用漱口液含漱,或用 3% 双氧水棉签擦拭后,再涂黏膜保护剂。

4. 做好患者心理疏导

鼓励患者树立战胜疾病的信心,愉快的心情,接受治疗。

(三)用药及注意事项

用 10% 硝酸银烧灼溃疡面时,用药时应注意隔离唾液,拭干创面,药物只烧灼溃疡面,勿损伤健康组织,一般只在溃疡期使用。

(四)健康指导

1. 注意口腔卫生

注意进食后漱口,每日早、晚刷牙,去除机械或化学因素的刺激。

2. 合理饮食

多食富含维生素的新鲜蔬菜和水果,并加强体育锻炼。

3. 改善睡眠

注意休息,去除精神紧张,保证足够的睡眠。

4. 其他

告知患者及家属防治黏膜病的常识。

(杨 燕)

第八章 急诊科疾病护理

第一节 急性脑疝

当颅腔内某一分腔有占位性病变时,该分腔的压力大于邻近分腔,脑组织由高压力区向低压力区移动,导致部分脑组织被挤入颅内生理空间或裂隙,产生相应的临床症状和体征,称为脑疝。

一、病因和发病机制

(1)外伤所致各种颅内血肿,如硬膜外血肿、硬膜下血肿及脑内血肿。

(2)颅内脓肿。

(3)颅内肿瘤尤其是颅后窝中线部位及大脑半球的肿瘤。

(4)颅内寄生虫病及各种肉芽肿性病变。

(5)医源性因素,对于颅内压增高患者,进行不适应的操作如腰椎穿刺,放出脑脊液过多、过快,使各分腔间的压力差增大,则可促使脑疝形成。

二、分类

根据移位的脑组织及其通过的硬脑膜间隙和孔道,脑疝可分为小脑幕切迹疝、枕骨大孔疝、大脑镰下疝。

(1)小脑幕切迹痛又称颞叶沟回疝,是位于小脑幕切迹缘的颞叶的海马回、沟回疝入小脑幕裂孔下方。

(2)枕骨大孔疝又称小脑扁桃体疝,是小脑扁桃体及延髓经枕骨大孔被挤向椎管内。

(3)大脑镰下疝又称扣带疝,是一侧半球的扣带回经镰下孔被挤入对侧分腔。

三、临床表现

(一)小脑幕切迹病

1. 颅内压增高

剧烈头痛,进行性加重,伴躁动不安、频繁呕吐。

2. 进行性意识障碍

由于阻断了脑干内网状结构上行激活系统的通道,随脑疝的进展患者出现嗜睡、浅昏迷、深昏迷。

3. 瞳孔变化

脑疝初期由于患侧瞳孔变小,对光反射迟钝;随病情发展,患侧动眼神经麻痹,患者瞳孔逐渐散大,直接和间接对光反射均消失,并伴上睑下垂及眼球外斜。

晚期,对侧动眼神经因脑干移位也受到推挤时,则出现双侧瞳孔散大,对光反射消失,患者多处于濒死状态。

4.运动障碍

钩回直接压迫大脑脚,锥体束受累后,病变对侧肢体肌力减弱或麻痹,病理征阳性。脑疝进展时可致双侧肢体自主活动消失,严重时可出现去皮质强直状,这是脑干严重受损的信号。

5.生命体征

若脑疝不能及时解除,病情进一步发展,则患者出现深昏迷,双侧瞳孔散大固定,血压骤降,脉搏快弱,呼吸浅而不规则,呼吸、心跳相继停止而死亡。

（二）枕骨大孔疝

枕骨大孔疝是小脑扁桃体及延髓经枕骨大孔被挤向椎管中,又称小脑扁桃体疝。由于颅后窝容积较小,对颅内高压的代偿能力也小,病情变化更快。患者常有进行性颅内压增高的临床表现,如头痛剧烈,呕吐频繁,颈项强直或强迫头位,生命体征紊乱出现较早,意识障碍,瞳孔改变出现较晚。

因脑干缺氧,瞳孔可忽大忽小。因位于延髓的呼吸中枢受损严重,患者早期即可突发呼吸骤停而死亡。

四、彩像学检查

CT 可见脑沟变浅,脑室、脑池缩小或脑结构变形等,通常能显示病变位置、大小和形态,对判断引起颅内压增高的原因有重要参考价值。

五、治疗要点

关键在于及时发现和处理。

（一）非手术治疗

患者一旦出现典型的脑疝症状,应立即给予脱水治疗,以缓解病情,争取时间。

（二）手术治疗

确诊后,尽快手术,去除病因,如清除颅内血肿或切除脑肿瘤等;若难以确诊或虽确诊但病变无法切除者,可通过脑脊液分流术、侧脑室外引流术或病变侧颞肌下、枕肌下减压术等降低颅内压。

六、护理

（一）护理评估

1.健康史

了解患者受伤的情况,现场的急救情况,患者既往的健康情况。

2.目前的身体情况

评价患者的生命体征、意识状态、瞳孔、GCS 评分。结合 CT 的检查结果,监测患者的电解质、血气分析,评估患者有无水、电解质、酸碱平衡紊乱。

3.心理和社会状况

了解家属对疾病的认识程度,以及家庭经济状况和社会支持。

（二）护理问题

1.脑组织灌流不足

脑组织灌流不足与颅内高压、脑疝有关。

2.潜在并发症

意识障碍、呼吸、心跳骤停。

3.体温改变

体温改变与脑干损伤有关。

(三)护理措施

(1)纠正脑组织灌注不足:①脱水治疗和护理:快速静脉输入甘露醇、山梨醇、呋塞米等强力脱水剂,并观察脱水效果。②维持呼吸功能:保持呼吸道通畅,吸氧,以维持适当的血氧浓度。对呼吸功能障碍者,行人工辅助呼吸。

(2)密切观察病情变化,尤其注意呼吸、心跳、瞳孔及意识变化。

(3)紧急做好术前特殊检查及术前准备。

(四)护理评价

(1)脑组织灌流是否正常,是否去除引起颅内压骤增的因素。

(2)是否维持出入液量及电解质平衡,生命体征是否平稳,有无脱水症状和体征。

(李　玉)

第二节　颅内压增高

一、定义

颅内压增高(increased intracranial pressure)是颅脑损伤、脑肿瘤、脑出血、脑积水和颅内炎症等所共有征象,由于上述疾病使颅腔内容物体积增加,导致颅内压持续在 2.0kPa($200mmH_2O$)以上,从而引起相应的综合征,称为颅内压增高。颅内压增高会引发脑疝危象,可使患者因呼吸循环衰竭而死亡,因此对颅内压增高及时诊断和正确处理,十分重要。

二、护理评估

(1)生命体征改变:血压升高、脉搏缓慢、呼吸减慢或不规则(Cushing 三联征)。

(2)基础神经体征:意识(GCS)、瞳孔、运动、反射。

(3)头颅 CT 或 MRI 结果。

(4)引起颅内压增高的病因:脑水肿、脑积水、肿瘤、出血、脓肿、颅脑外伤等原因。

(5)既往史:高血压、冠心病。

(6)呼吸道评估特别应注意有无舌根后坠,气道梗阻。

(7)进食情况,评估有无恶心、呕吐;关注营养状况。

(8)排泄系统:大便是否规律、有无便秘;小便有无失禁或潴留。

(9)皮肤黏膜情况:特别是外伤患者。

(10)神经系统

1)意识改变:由于脑干功能受损,网状结构上行激活系统受累,患者的意识由清醒转为混乱或嗜睡时,应高度警惕;一般早期可出现烦躁不安、注意力涣散,继而出现反应迟钝或消失等意识障碍。

2)瞳孔改变:如两侧瞳孔大小多变,不等圆,对光反应差或出现分离现象,常提示脑干损伤;如一侧或双侧瞳孔散大,对光反射消失,甚至眼球固定,提示病情危重。

3)肢体活动:常表现为一侧肢体进行性活动障碍。

(11)胃肠道功能:了解进食情况,大便是否通畅。

(12)患者对疾病的认识程度。

(13)家庭支持情况:家属对患者的关心程度、经济情况。

(14)心理状态:有无焦虑、恐惧。

(15)主要症状/体征。

1)头痛:性质多为持续性胀痛、跳痛,可阵发性加剧;时间为清晨或下半夜疼痛明显;在用力咳嗽、排便或较久屈颈、弯腰时均可使头痛加重。

2)呕吐:常发生于清晨或头痛剧烈时,多与饮食无关,呈喷射性。

3)视神经盘水肿:早期表现为视网膜静脉搏动消失、增粗,视物模糊;晚期为视盘隆起,静脉迂曲,视盘周围出血。

4)单侧或双侧外展神经麻痹:可以出现复视。

5)注意其他伴随症状:可出现头皮静脉怒张。

(16)特殊检查:腰椎穿刺结果。

(17)实验室检查:CBC、肝肾功能、电解质、PT/APTT、脑脊液生化常规等。

(18)用药情况,药物的作用及不良反应。

三、护理问题/关键点

(1)头痛。

(2)恶心、呕吐。

(3)脑疝。

(4)腰椎穿刺。

(5)脱水药物。

(6)教育需求。

四、护理措施

本病的处理原则是采取各种方法降低颅内压,维持有效的脑组织灌注量,改善和纠正脑缺血、缺氧症状,防止脑疝的发生。

(1)保持呼吸道通畅,充分给氧,改善脑缺氧。

(2)体位/活动

1)保持病室安静,避免一切不良刺激,以免造成患者情绪激动。

2)卧床休息为主,适当活动,避免碰撞和剧烈活动。

3)卧位时注意头颈不要过伸或过屈,以免影响颈静脉回流。

4)病情允许时需抬高床头 15°~30°,有利于颅内静脉回流,减轻脑水肿。

(3)避免做使胸膜腔内压和腹压上升的动作:如屏气、咳嗽、打喷嚏、用力排便等。

(4)饮食:以高热量、高蛋白和富含维生素、纤维素,丰富而易消化的食物为主;避免大量饮水。对于有吞咽困难者,需防止进食时误入气管;必要时管饲。

（5）保持大便通畅：便秘者可用缓泻剂或开塞露辅助通便，切忌高压大量灌肠。

（6）控制液体摄入量：不宜过量、快速补液。

（7）保证脱水药物正确使用

1）高渗性脱水剂（20%甘露醇、10%甘油果糖）；利尿性脱水剂（呋塞米）。

2）20%甘露醇：作用快，用药后 10～15 分钟起效，维持 4～6 小时；250mL 需在 20～30 分钟内静脉快速滴入或加压静脉推注；大剂量应用对肾功能可有损害，定时监测肾功能。

3）10%甘油果糖降低颅内压作用起效较缓，持续时间较长；250mL 需要 1.5～2 小时静脉输注；一般无不良反应，如输注速度过快可出现溶血现象。

4）颅内压增高明显者：可能会将 20%甘露醇与 10%甘油果糖或呋塞米联合使用，注意使用时应相互交替使用。

5）用药期间注意进出量是否平衡。

6）定时监测电解质，注意有无水、电解质紊乱。

（8）对癫痫、高热、烦躁、剧烈头痛、喷射性呕吐等症状明显的患者要及时给予对症处理；禁止使用吗啡、哌替啶。

（9）心理护理保持良好的心态正确对待疾病。

（10）并发症的观察与处理

1）脑水肿：患者表现为头痛、恶心、呕吐，视神经盘水肿。

2）肺水肿：可以出现气急、呼吸困难、缺氧状况等；给予吸氧，防止肺部感染，必要时气管切开。

3）消化道出血：患者若出现呕吐咖啡色胃内容物，伴呃逆，腹胀，黑便等情况，应立即报告医生，及时处理。禁食，胃肠减压，使用药物抑制胃酸分泌、保护胃黏膜等。

4）脑疝：其主要临床表现为：①颅内压增高的症状：症状加剧，并常伴有烦躁不安。②意识改变：表现为嗜睡、浅昏迷以至昏迷，对外界的刺激反应迟钝或消失。③瞳孔改变：初起时病侧瞳孔略缩小，光反应稍迟钝，以后病侧瞳孔逐渐散大，略不规则，直接及间接光反应消失，如脑疝继续发展，则可出现双侧瞳孔散大，光反应消失。④运动障碍：表现为病变对侧肢体自主活动减少或消失。脑疝的继续发展使症状波及双侧，引起四肢肌力减退或间歇性地出现头颈后仰，四肢挺直，躯背过伸，呈角弓反张状，称为去大脑强直。⑤生命体征的紊乱：表现为血压、脉搏、呼吸、体温的改变。严重时血压忽高忽低，呼吸忽快忽慢，有时面色潮红、大汗淋漓，有时转为苍白、汗闭，体温可高达 41℃ 以上，也可低至 35℃ 以下而不升，最后呼吸停止，终于血压下降、心脏停搏而死亡。

5）脑疝的处理：①正确评估患者生命体征和神经体征，立即通知主管医生。②紧急处理：快速打开静脉通道，立即给予 20%甘露醇 250mL 静脉快速滴注，同时需保持呼吸道通畅，并给予心电监护。③确认有效医嘱并执行：紧急护送行 CT 检查；完善术前检查，头部备皮，备血，做好药物过敏试验，准备好术前、术中用药。④监测：神经系统、生命体征、SPO_2、尿量等。⑤保持舒适：避免颅内压增高的各种诱因。

五、护理评价

（1）患者生命体征是否稳定。

（2）有无并发症发生。

(3)呼吸道是否保存畅通。

六、健康教育

(1)宣教如何观察各种颅内压增高症状:头痛、恶心、呕吐等,教会患者及家属分辨脑疝的先兆症状和避免诱发因素。

(2)鼓励患者适当锻炼,每日进行可耐受的活动,以不出现心悸、气短、乏力等症状为宜。

(3)加强营养,多摄入高蛋白、富含维生素、纤维素,易消化的食物。

(4)树立恢复疾病的信心,避免因精神因素而引起疾病的变化。

(5)宣教正确服用药物(药物名称、剂量、作用、用法、不良反应),切忌自行停药。若停药和减量,需根据医嘱执行。

(6)定期门诊随访:定期做 CT 或 MRI 检查等,了解病情变化。

(李 玉)

第三节 多脏器功能不全(MODS)

一、定义

多脏器功能不全(MODS)是指在同一时间或相继发生的两个以上器官功能的障碍。机体原有器官功能基本健康,功能损害是可逆的,一旦发病机制阻断,及时救治器官功能可望恢复。

MODS 的主要高危因素:持续存在感染灶、复苏不充分或者延迟复苏、持续存在炎症病灶、基础脏器功能障碍、年龄 >55 岁、大量反复输血、创伤严重评分≥25 分、嗜酒、营养不良、糖尿病、免疫抑制治疗、恶性肿瘤、抑制胃酸药物、手术意外、胃肠道缺血性损伤、高血糖、高血钠、高乳酸血症等。

二、护理问题/关键点

(1)意识及生命体征。

(2)血流动力学。

(3)咳嗽咳痰。

(4)呼吸困难。

(5)机械通气。

(6)腹内高压/腹部腔隙综合征。

(7)应激性溃疡。

(8)皮肤黏膜出血点。

(9)引流管。

(10)大小便。

(11)DVT。

(12)实验室检查。

(13)教育需求。

三、护理评估

（一）一般情况

1. 体温

体温不升及高热都提示病情严重;如果出现寒战随之高热,需要警惕是否是导管相关性血源感染或者局部有脓肿形成。

2. 疼痛及不适

患者的疼痛和不适可以由原发疾病或者手术切口导致,也可以是有创操作或者气管插管、气管切开等留置管道引起。无法主诉疼痛的患者应该根据面部表情、烦躁情况、呼吸机同步性等间接判断患者是否有疼痛或不适。

（二）神经系统

（1）观察意识变化,如有镇静,进行镇静评分(Ramsay/RASS 评分),必要时进行谵妄评估,警惕患者出现谵妄。

（2）评估 GCS 评分,评分如有持续下降需要警惕脑水肿和脑功能衰竭。

（三）心血管系统

1. 心率、心律

心率加快的因素可以是疼痛、缺氧、高热、贫血、容量不足等,应注意根据病情给予合理的判断。

2. 血压、CVP、末梢循环

必要时监测肺动脉嵌压、心排出量等。对于腹腔内压增高的患者,以及机械通气的患者,评估 CVP 时需要排除这两者的影响。

（四）呼吸系统

（1）观察呼吸频率、节律、幅度、发绀、出汗等,听诊呼吸音。

（2）机械通气参数、氧饱和度、血气结果计算氧合指数(氧分压/氧浓度),氧合指数小于200 提示产生了急性肺损伤。

（3）痰液性状、量,判断气道有无出血、感染及胃肠道有无反流。

（4）检查化验结果:血气结果、痰培养结果、胸片及肺部 CT 结果。

（5）及时发现并发症:胸腔积液、气胸、肺不张、肺水肿等。

（五）消化系统

（1）胃肠减压:管道是否通畅,胃液的性状,如呈咖啡色或者血性,提示该患者可能存在应激性溃疡。

（2）营养:肠内营养的耐受情况,警惕胃内容物反流引起吸入性肺炎;肠外营养的患者评估和观察血糖及相应并发症。

（3）观察有无腹胀、腹痛、反跳痛、肠鸣音、腹腔内压力、大便次数和性状。警惕腹腔内感染和肠麻痹。

（4）观察肝功能(重点了解肝酶、胆红素、清蛋白、PT 及 APTT),是否出现黄疸。

（5）必要时监测腹腔内压。

（六）泌尿系统

（1）尿量和尿液性状,长期留置导尿者警惕尿路感染的并发症。

（2）化验结果：肌酐、尿素氮、尿常规和尿培养。

（七）凝血功能

1. 观察是否有出血倾向

穿刺处、引流管、皮肤或黏膜破损处是否出血，皮肤是否出现淤斑。

2. 化验指标

DIC、PT/APTT、血小板。

（八）引流管和皮肤

（1）引流管引流的量、性状、引流管周围的皮肤，长期留置的引流管注意固定情况。

（2）观察动静脉穿刺口皮肤、是否出现相应的并发症：栓塞、感染等。

（3）皮肤、口腔黏膜完整度，及时发现皮肤破损和口腔溃疡。

（4）皮肤水肿程度，注意是否有下肢深静脉血栓形成。

（九）其他检查和化验

（1）实验室检查：血常规（特别注意血红蛋白、白细胞计数、血小板计数）要求血红蛋白在 70g/L 以上，血小板计数 5000/mm^3 以下应该输注血小板，5000 ~ 30000/mm^3 如果伴有出血倾向者亦需输注血小板，如需要外科手术或者有创操作，则需要血小板在 50000/mm^3 以上。

（2）电解质（特别注意血钾、血糖）维持血糖在 150mg/dL 以下。

（3）关注各种培养结果，以明确感染源。

（4）特殊化验结果：乳酸、C 反应蛋白、D - 二聚体。

（十）用药效果

镇静药、血管活性药、抗生素、激素等。

四、护理措施

多脏器功能不全的治疗护理重点在于去除病因和控制感染，有效地维护脏器功能、改善微循环灌注、营养支持，维持机体内环境平衡、增强免疫。

（一）休息和体位

（1）卧床休息，减少耗氧量。肢体水肿者抬高患肢超过心脏平面。

（2）人工气道患者常规半卧位，床头抬高 30°以上，以利于肺部通气，防止呼吸机相关性肺炎的发生。

（3）进展为 ARDS 时，可按照医生要求安置俯卧位。

（4）镇静患者按照医生要求调整药物剂量，维持合适的清醒度。

（5）有效约束和床档保护患者，防止意外拔管和坠床。

（6）根据 Braden 评分给予气垫床或者其他预防压疮的措施。

（二）口腔护理

用专用的漱口产品进行口腔护理，保持口腔清洁，减少口腔内的定植菌。口腔有溃疡及霉菌应及时局部用药。

（三）维持合适的体温

高热患者应用物理降温和药物降温。使用消炎痛栓降温时注意患者出汗和血压情况。低温患者适当保温，可以使用电热毯。

（四）呼吸支持

（1）按照氧饱和度及血气结果调整氧疗方式,保证最佳氧合,使氧分压和二氧化碳分压在正常范围内。

（2）妥善固定人工气道,观察有无并发症:气道切口感染、皮肤黏膜破损、气道内出血等。

（3）定时 CPT,每 2 小时翻身,帮助患者排痰。

（4）机械通气:避免大潮气量及高平台压,以 6mL/kg 的小潮气量及 <30cmH_2O 的平台压维持通气。尽量用最小的 PEEP 防止肺泡塌陷。积极预防呼吸机相关性肺炎（VAP）的发生。

（5）必要时辅助进行 ECMO 治疗。

（五）循环支持

（1）抗休克:适当补充晶体和胶体,在诊断休克的最初 6 小时内,达到中心静脉压（CVP）在 $8 \sim 12mmHg$,平均动脉压（MBP）$\geqslant 65mmHg$,尿量 $\geqslant 0.5mL/(kg \cdot h)$,上腔静脉血氧饱和度或混合静脉血氧饱和度 $\geqslant 70\%$;对于腹内压增高和机械通气患者 CVP 维持在 $12 \sim 15mmHg$。

（2）合理使用血管活性药物,常用的药物有去甲肾上腺素和多巴胺。使用时应选用中心静脉给药,并维持血压平稳。

（六）营养支持和消化系统功能维护

（1）根据医嘱早期开始肠内营养,参照肠内营养护理常规。

（2）按照医嘱使用胰岛素,维持血糖在 150mg/dL 以下。

（3）保持胃肠减压通畅有效。

（4）预防应激性溃疡:按医嘱使用洛赛克。洛赛克使用时按照要求化药,新鲜配制,变色的药物不能使用。

（5）肝功能支持:维持良好的血液灌注,控制感染,加强营养支持。严重时考虑人工肝治疗。

（七）肾脏功能维护

保证肾脏灌注压力和血流量是保护肾的基础。维持一定的尿量 $[0.5 \sim 1mL/(kg \cdot h)]$。避免使用肾毒性药物。必要时持续肾脏替代治疗（CRRT）或者血液透析治疗。

（八）引流管护理

腹腔冲洗的患者注意进出量平衡,必要时适当加热冲洗液。

（九）配合药物治疗

1. 镇静止痛治疗

联合使用镇痛和镇静剂,保持患者舒适,减少氧耗。

（1）芬太尼:镇痛效价是吗啡的 $100 \sim 180$ 倍,静脉注射后起效快,作用时间短,对循环的抑制较吗啡轻,快速注入可引起胸壁、腹壁肌肉僵硬而影响通气。

（2）丙泊酚:起效快,作用时间短,撤药后可迅速清醒,镇静深度容易控制。因乳化脂肪易被污染,故配制和输注时应注意无菌操作,丙泊酚还可以适当降低颅内压。

（3）力月西:注射过快或剂量过大时可引起呼吸抑制、血压下降。

2. 抗感染

根据培养和药敏结果选择合适抗生素,合理正确使用抗生素,并注意观察不良反应。广谱抗生素长期使用可以导致菌群失调,抗真菌药物对肝肾均有损伤。

3. 激素治疗

激素治疗用于已经充分容量复苏后仍需要用血管活性药物维持血压的患者,存在绝对和相对肾上腺皮质功能不全者,每日使用量不超过 300mg。长期使用激素患者可出现骨质疏松,血糖增高等并发症。

(十)深静脉血栓的预防

遵医嘱使用低分子肝素;使用弹力袜或者防血栓泵;鼓励患者主动或者被动运动。

(李　玉)

第四节　弥散性血管内凝血(DIC)

一、定义

弥散性血管内凝血(DIC)是一种由多病因引起的微血管内富含纤维蛋白血栓所致的出血综合征。

由于微循环中广泛形成微血栓,可使凝血因子和血小板大量被消耗,激活纤维蛋白溶解亢进,进而引起继发性纤溶亢进。微血栓广泛沉着于小血管内,是发生在许多疾病一系列复杂病理变化过程中的重要中间环节。可引起组织缺血,脏器功能不全。临床上表现为出血、休克、脏器功能衰竭等症状和体征。

二、护理评估

(1)原发疾病的评估。

(2)出血倾向

1)皮肤黏膜 – 出现紫癜、淤点或淤斑,口鼻、牙龈出血,关节肿胀疼痛等。

2)神经系统 – 颅内出血:表现为头痛、运动和感觉功能丧失、意识改变及瞳孔变化。

3)消化道出血 – 腹痛、腹胀、呕吐、低容量血症及大便、呕吐物潜血阳性或显性出血。

4)泌尿生殖系 – 血尿、阴道出血。

5)气道 – 血性痰液。

6)引流管 – 引流出血性液。

7)穿刺部位有无血肿、渗血。

(3)各系统并发症观察

1)神经系统:意识改变、感觉异常、视觉障碍或运动乏力。

2)呼吸系统:有无呼吸困难、发绀、咯血、呼吸音改变情况。

3)循环系统:可有休克表现、皮肤苍白、四肢厥冷、心率加快、脉压缩小、尿量减少等。

4)肾脏:急性肾衰竭,表现为少尿、无尿、肌酐尿素氮水平升高。

5)肝脏:黄疸、肝衰竭。

6)消化道:呕吐、腹泻和消化道出血。

(4)实验室检查结果(血小板、血红蛋白、PT、APTT、FG、FDP、3P、ABG、肝肾功能)。

1）血小板计数、FG、FDP、3P 等指标在早期一般无明显异常。

2）3P 试验的敏感性和特异性均较差，阳性时已是显性的 DIC，且在 DIC 早期和晚期都可阴性。

（5）辅助检查结果：胸片、B 超、心超等。

（6）心理状况和家庭支持情况。

（7）血制品的效果及反应。

（8）用药的效果：肝素、凝血酶等。

三、护理问题/关键点

（1）生命体征及神志。

（2）出血。

（3）休克。

（4）抗凝治疗。

（5）脏器功能衰竭。

（6）实验室检查。

（7）皮肤淤斑及黏膜出血。

（8）教育需求。

四、护理措施

DIC 的成功处理在于正确识别病因和病因处理，后者是治疗关键。一旦病因根除，整个出血过程就会趋于好转，继后的处理主要是防止再出血和补充凝血因子，以使凝血过程越来越趋于生理状态。

（一）预防与迅速去除病因

（1）针对病因作抗白血病、抗菌、抗休克、抗癌及保肝治疗。

（2）对孕妇进行出、凝血指标检查和产程监护。

（二）休息

严格卧床休息，避免外伤，防止出血。

（1）刷牙使用软毛牙刷，防止牙龈出血，或者使用棉棒。

（2）如需要约束，使用软垫约束带。

（3）避免不必要的穿刺，采血可从留置的动静脉穿刺处采取，如需穿刺，延长按压时间。

（4）避免碰撞等外伤。

（三）适当止血

对于穿刺处渗血可以使用加压包扎或者沙袋压迫；皮下及关节腔出血可以用冰袋冷敷。

（四）进食和营养

消化道出血患者暂禁食；经口进食者给予软食，防止坚硬和刺激性食物。

（五）主要脏器功能的保护，防治 MODS

（1）休克者大量补液，及早纠正低血容量、组织低灌流和缺氧。

（2）改善全身情况，如体液、电解质和酸碱平衡。

（3）MODS 患者最早和最常见发生的是 ARDS，应管理好呼吸，纠正低氧血症，必要时给予机械通气。

(4)防止使用肝肾损害的药物,必要时血液透析。

(六)抗凝治疗

肝素治疗有助于阻止血栓的继续形成,但对已经形成的凝血块无效;肝素可减慢凝血过程,有利于凝血因子的恢复。肝素治疗剂量应该个体化,通常采用持续静脉注射的方式,同时监测凝血功能以调节剂量。

(七)补充凝血因子

(1)凝血因子和血小板被大量消耗,是引起出血的主要因素。在凝血指标和凝血因子、血小板极度消耗的情况下,应补充新鲜血浆、凝血酶原复合物、血小板、纤维蛋白原等血制品,有助于纠正机体凝血与抗凝血间的平衡。

(2)PT 时间延长超过正常对照的 1.3 ~ 1.5 倍,应输入新鲜血浆、新鲜冷冻血浆。

(3)纤维蛋白原浓度低于 1.0g/L,应输入冷沉淀物以补充足量纤维蛋白原。使用时切忌剧烈摇动,以免蛋白变性。滴注速度一般以每分钟 60 滴为宜。注意先使制品和溶解液的温度升高到 30 ~ 37℃,然后进行溶解。温度过低往往造成溶解困难并导致蛋白变性。本品一旦溶解,应立即使用。

(4)当患者血小板计数 < 10 ~ 20 × 10^9/L;或血小板计数 < 50 × 10^9/L,有明显出血症状者,可输入血小板。血小板每单位为 25mL,一次输入常为 200 ~ 300mL,即 8 ~ 12 单位。领取时动作要轻,不宜过多震荡。血小板存活期短,为确保成分输血的效果,应以新鲜血为宜,且输注的速度以患者可耐受为限。若不能及时输注时在常温下放置,不可冷藏。每 10 分钟轻轻摇动血袋,防止血小板凝聚。

(5)如患者同时需输全血、成分血、血浆,输注顺序:成分血—全血—血浆。同时几种成分同时输注时,应先输血小板和冷沉淀。

(6)输入血制品后,观察临床出血症状及凝血指标有无改善。

(八)抗纤溶药物使用

(1)一般只用于 DIC 的继发性纤溶期,并且必须在使用 ATⅢ和(或)肝素治疗的基础上应用,否则将引起 DIC 恶化和肾衰竭。

(2)主要有氨甲苯酸、氨甲环酸、氨基己酸和抑肽酶。

(3)用药后观察出血是否减少。

五、护理评价

(1)患者生命体征是否稳定。

(2)患者有无皮肤淤斑及黏膜出血。

(3)患者有无并发症发生。

六、健康教育

(1)不要吃过硬的食物。

(2)注意保持大便通畅,避免用力。

(3)应减少对皮肤、黏膜的刺激。刷牙时要用软毛牙刷或用棉球擦洗,避免损伤齿龈;衣着稍宽大些,活动时要避免使用锐利工具,尽量避免肢体与外界物体的碰撞,防止皮肤受损。

（4）向患者和家属讲解疾病的发生、发展及转归。

（5）药物的名称、剂量、作用、用法及不良反应,血制品作用的宣教。

（李　玉）

第五节　自发性气胸

一、定义

自发性气胸是指因肺部疾病使肺组织和脏层胸膜破裂,或靠近肺表面的细微气肿泡破裂,肺和支气管内空气逸入胸膜腔。

自发性气胸多见于男性青壮年或患有慢支、肺气肿、肺结核者。本病属肺科急症之一,严重者可危及生命,及时处理可治愈。

二、护理评估

（一）术前护理

（1）基础生命体征、神志、瞳孔、脉搏、氧饱和度、疼痛和肢体活动等情况。

（2）患者产生气胸的原因。

（3）生活方式,吸烟、饮酒史。

（4）心理、社会、精神状况。

（5）家庭支持情况。

（6）体重、营养状况:无贫血、低蛋白血症及患者的进食情况。

（7）呼吸系统基础疾病史及过去史:高血压、冠心病、糖尿病。

（8）早期症状如咳嗽、咳痰,痰量及性状)、胸闷、胸痛(疼痛的部位和性质)、气促、呼吸困难、缺氧症状和休克;有无开放性伤口、气管有无偏移、有无纵隔摆动;血糖水平。

（9）胸部体征,如叩诊有无鼓音,呼吸音是否清晰。

（10）动脉血气分析(ABG)情况,胸片检查肺压缩程度。

（11）根据病情准备胸腔穿刺术、胸腔闭式引流术的物品及药物,及时配合医生进行有关处理。

（12）患者对疾病的认知程度,有无焦虑、恐惧。

（13）病情及主要症状。

1）咳嗽、咳痰、痰量及性状。

2）胸闷、气促、胸痛(疼痛的部位和性质)。

3）胸部体征,如叩诊有无鼓音,呼吸音是否清晰。

4）面色变化、呼吸困难、缺氧症状和休克。

（14）胸穿抽气情况。

（15）胸腔闭式引流术后观察创口有无出血、漏气、皮下气肿及胸痛情况;留置期间观察气泡溢出情况及引流液的量、色、性状,管周敷料、局部皮肤等情况。

(16)实验室检查结果:全血细胞计数(CBC)、肝肾功能、电解质、ABG 等。

(17)特殊检查结果:胸部正位片(CXR)、胸部 CT。

(18)用药情况,药物的作用及不良反应。

（二）术后评估

(1)手术情况:手术方式、术中出血、输血、麻醉等。

(2)基础生命体征和氧饱和度、疼痛。

(3)营养状况:患者的进食情况及有无贫血、低蛋白血症。

(4)患者心理状态:有无焦虑、失眠。

(5)患者的活动能力。

(6)两肺呼吸音、咳嗽咳痰及痰的性状、呼吸功能锻炼仪使用情况。

(7)切口敷料及切口愈合。

(8)胸管气泡溢出情况及胸引量、色、性状、管周敷料、置管深度、皮下气肿。

(9)皮温色泽与尿量。

(10)放射和实验室检查的结果:CXR、CBC、尿素氮(CX3)。

(11)用药情况,药物的作用及不良反应。

三、护理问题/关键点

(1)气体交换受损。

(2)舒适的改变。

(3)焦虑与担心。

(4)低效性呼吸型态。

(5)疼痛(胸痛)。

(6)有感染的危险。

(7)知识缺乏。

四、护理措施

（一）体位与活动

根据病情决定活动方式。

（二）营养

慢性支气管炎患者以高蛋白、高维生素、高热量饮食为主,多吃新鲜蔬菜和水果。

（三）心理护理

保持良好的心态,坦然对待疾病。

（四）呼吸道护理

(1)劝服戒烟,观察呼吸频率、幅度及缺氧症状。

(2)指导做深呼吸、有效咳嗽及呼吸功能锻炼仪使用。咳嗽剧烈者遵医嘱给予止咳剂。

(3)痰液黏稠者予雾化吸入。

(4)根据医嘱用抗生素及化痰药。

(5)氧饱和度 <95% 或感气促时给予氧气疗法。出现呼吸急促、呼吸困难、发绀,应予以鼻导管 2~4 升/分吸氧。

（五）疼痛护理

疼痛>5分,联系医生给予止痛药,30min后观察止痛效果。

（六）术前准备

常规备皮、皮试、灌肠等准备,参加集体术前宣教。

（七）术后干预措施

1.体位与活动

(1)血流动力学稳定者取半卧位。

(2)术后当天床上活动。

(3)术后第一天晨协助患者洗漱后坐床边或椅子、下午协助病区内活动。

(4)活动中注意保护胸引管。

(5)若出现心悸、出冷汗、头晕等应立即停止。术后第二天逐渐增加活动量。

2.输液与饮食

(1)液体速度适中,<60滴/分;心肺功能不全者,宜缓慢滴入。

(2)术后6h可进半流饮食,逐渐过渡到普食,多吃水果、蔬菜;高蛋白粗纤维饮食,保持大便通畅。

3.心理支持

保持良好的心态,正确对待疾病。

4.呼吸道管理

(1)氧气吸入,根据病情选择吸氧方式及吸氧流量。

(2)必要时遵医嘱雾化吸入、肺叩打、使用呼吸功能锻炼仪。

(3)鼓励有效咳嗽、咳痰。

5.切口、疼痛管理

(1)观察切口敷料情况。

(2)疼痛>5分,联系医生给予止痛药,30min后观察镇痛效果。

(3)镇痛效果好,应及时鼓励咳嗽咳痰及及早下床活动。

6.并发症的观察

(1)出血:观察生命体征、切口敷料、管周敷料、胸引量、尿量等。

(2)肺不张、肺炎:鼓励咳嗽、咳痰。

(3)肺大泡破裂:继续胸腔闭引流。

7.健康教育

(1)戒烟,注意口腔卫生。

(2)进高热量、高蛋白、富含维生素、易消化或粗纤维饮食。避免用力屏气,保持大便通畅。

(3)预防上呼吸道感染,避免剧烈咳嗽;有效咳嗽咳痰,深呼吸及使用呼吸功能锻炼仪。

(4)鼓励患者逐渐增加活动量,以不出现心悸、气促、乏力等症状为宜。气胸痊愈后,一个月内避免抬举重物,以防复发。

(5)放置各种导管的目的、注意事项和引起的不适。

(6)指导术后恢复功能锻炼,患侧肢体抬臂、抬肩、手过对侧肩部、举手过头等锻炼。

(7)说明早期活动的意义,避免剧烈运动,防气胸复发。

（8）出院后继续深呼吸、肩臂活动及呼吸功能锻炼。

（9）加强营养,增强体质。

（10）待切口和拔管处愈合就可沐浴。

（11）介绍药物的名称,剂量,作用,用法和不良反应。

五、护理评价

（1）患者生命体征是否平稳。

（2）血氧饱和度是否正常。

（3）患者有无感染。

（4）有无并发症发生。

六、健康教育

（1）避免抬举重物、剧烈咳嗽、屏气。

（2）饮食应清淡富含纤维素,保持大便通畅。

（3）劳逸结合,在气胸痊愈的一个月内,勿剧烈活动,如打球、跑步等。

（4）保持心情愉快,避免情绪波动。

（5）吸烟者戒烟。

（6）若出现突发性胸痛,随即感到胸闷、气急等气胸复发征兆时,及时就诊。

（李　玉）

第六节　一氧化碳中毒

一、定义

一氧化碳中毒是含碳物质燃烧不完全时的产物经呼吸道吸入引起中毒。一氧化碳极易与血红蛋白结合,形成碳氧血红蛋白（HbCO）,使血红蛋白丧失携氧的能力和作用,造成组织窒息。对全身的组织细胞均有毒性作用,尤其对大脑皮质的影响最为严重。当人们意识到已发生一氧化碳中毒时,往往为时已晚。因为支配人体运动的大脑皮质最先受到麻痹损害,使人无法实现有目的的自主运动。所以一氧化碳中毒者往往无法进行有效的自救。

二、护理评估

（1）患者一氧化碳中毒的程度。

（2）观察意识状态、神志、对光反射、肢体运动情况及感觉。

三、护理问题/关键点

（1）疼痛。

（2）急性意识障碍、昏迷。

（3）心输出量减少。

（4）气体交换受损。

（5）潜在并发症。

（6）体液不足。

（7）有感染的危险。

（8）知识缺乏。

四、护理措施

（1）积极纠正脑缺氧：立即常压口罩吸氧。呼吸已停止者，立即施行人工呼吸，或气管插管，加压给氧，注射呼吸中枢兴奋剂。对意识昏迷、血中碳氧血红蛋白高于15%，或心电图示T波倒置的患者，应积极采用高压氧舱疗法，加速碳氧血红蛋白的解离。

（2）保持呼吸道通畅，防止舌后坠：使颈部伸展，或头偏向一侧，及时清除呼吸道分泌物，防止分泌物阻塞。每2小时翻身拍背1次，建立翻身卡，预防肺部感染发生。

（3）解除脑水肿：重度急性一氧化碳中毒时，由于脑缺氧的病理机制，中毒后2~4小时即可出现脑水肿，其高峰可持续5~7天。对于昏迷时间较长、瞳孔缩小、四肢强直性抽搐、病理反射阳性的患者，采用高渗脱水剂，如：甘露醇，按1g/kg的剂量快速静脉滴注，视病情2~4次/天，并于50%葡萄糖40mL静脉注射交替使用，以消除细胞内水肿，地塞米松10~20mg/d静脉注射，消除血管源性脑水肿。惊厥者使用镇静剂如地西泮，注意口腔放置开口器或压舌板，严防舌咬伤，床旁放置抢救护理盘，随时做好抢救准备。

（4）控制高热：采取头部物理降温，头部用冰帽，体表用冰袋，每2小时测量体温1次，使体温维持在32℃左右，低温可降低脑代谢，增加脑对缺氧的耐受性。必要时使用冬眠疗法。

（5）血压下降者，给予抗休克处理。及时、快速、足量补充血容量，迅速恢复有效血容量。

（6）观察呼吸频率、节律、深浅度及呼吸运动情况，调整吸氧浓度，维持血氧饱和度在95%以上。如有呼吸道梗阻可进行气管插管或气管切开，减少组织耗氧量。

（7）纠正酸碱失衡，观察呕吐物的性质、量，根据病情合理安排输液次序和速度。

（8）观察患者尿量、性质及尿比重，根据病情，记录特别护理记录单，统计24小时出入量。

（9）预防感染：加强口腔、皮肤护理，督促患者刷牙、漱口，自己不能清洁者，每日2次口腔护理。勤翻身，保持皮肤清洁。维护病房环境整洁，每日紫外线消毒1小时。严格执行无菌操作及消毒隔离制度，避免交叉感染。

（10）疼痛的护理：评估疼痛的部位、时间、性质、强度和影响因素，加强心理护理，解除焦虑和恐惧心理，帮助患者取舒适体位，适当的支持和制动，遵医嘱使用镇痛剂，观察镇痛效果。

（11）营养支持：进食高热量、高维生素、易消化饮食，不能进食者，通过静脉补液，保证能量供给，保持大便通畅，防止发生便秘。

（12）注意安全，防止坠床。加用床护栏，或遵医嘱使用镇静剂，保持病房安静，护理操作集中完成，减少对患者的刺激。

（13）及时执行各种标本的采集，为治疗提供依据。

（14）做好健康教育工作，嘱患者清醒后仍要休息2周，向患者及家属解释可能发生迟发性脑病及其原因，使其主动配合。

（15）加强工业卫生宣传和教育工作，了解一氧化碳的性质，认真执行安全操作规程，定时检修、维护，做好一氧化碳浓度的检测和报警，加强自我防护。居室用煤炉，要装烟筒，保持室内通风。

五、护理评价

（1）患者生命体征是否稳定。

（2）有无意识障碍。

（3）有无并发症发生。

（4）有无气体交换受损。

六、健康教育

（1）加强预防一氧化碳中毒的宣传，家庭用火炉要安装烟筒，烟筒应严密不可漏气，保持室内通风。

（2）厂矿要认真执行安全操作规程，煤气发生炉和管道要经常维修以防漏气，进入高浓度一氧化碳的环境执行紧急任务时，要戴好特制的一氧化碳防毒面具，系好安全带，两人同时工作，以便彼此监护和互救。

（李　玉）

第七节　急性中毒

一、定义

急性中毒是指某些有毒物质接触或进入人体后，在一定条件下，与体液、组织相互作用，损害组织、破坏神经及体液的调节功能，使正常生理功能发生严重障碍，引起一系列症状体征，称为中毒。

毒物的毒性较剧，短时间内大量地进入人体内，迅速引起症状甚至危及生命者称为急性中毒。急性中毒发病急骤，症状凶险，变化迅速，如不及时救治可危及生命。常见的毒物中毒为有机磷中毒、药物中毒等。

二、护理评估

（1）意识状况，生命体征，皮肤黏膜，瞳孔，循环，泌尿，血液，呼吸等系统症状。

（2）毒物的接触史。详细询问患者及陪同人员，明确毒物的种类、剂量、中毒的途径及时间。

1）疑职业中毒者，应询问职业。

2）疑一氧化碳中毒者，应询问环境及同室其他人情况。

3）疑食物中毒者，应询问进餐情况、时间及同时进餐者有无同样症状。

（4）对意识障碍患者，应询问陪同人员发现时间、当时情况以及身边有无其他异常情况（如药瓶）等。

（3）中毒的相应症状。有无出现中毒综合征：毒蕈碱样症状、烟碱样症状、中枢神经系统症状。

（4）各项检查及化验结果，如血常规、电解质、动脉血气分析、凝血功能检测等。

（5）药物治疗的效果及不良反应。

（6）洗胃的效果及不良反应。

（7）心理及社会支持状况。

三、护理问题/关键点

（1）急性意识障碍。

（2）气体交换受损。

（3）清理呼吸道无效。

（4）语言沟通障碍。

（5）潜在并发症:肺水肿。

（6）健康知识缺乏。

四、护理措施

（一）病情观察

（1）密切观察生命体征、意识等变化,详细记录出入量,注意观察呕吐物及排泄物的性状,必要时留标本送检。

（2）保持呼吸道通畅,及时清除呼吸道分泌物,吸氧,必要时实行机械通气。

（3）心电监护,以便及早发现心脏损害。

（4）准确记录 24 小时出入量,警惕患者出现心力衰竭、脑水肿、肺水肿和肾衰竭,维持水、电解质平衡。

（二）清除毒物,留取毒物做鉴定

1. 吸入毒物

让患者迅速脱离毒物环境,安置在空气新鲜处,保持呼吸道通畅,并给氧气吸入或高压氧治疗。

2. 皮肤和黏膜吸收毒物

立即脱去被毒物污染的衣物,避免毒物再吸收,用肥皂水或大量清水彻底清洗皮肤,水温适宜,禁用热水。眼内毒物迅速用清水或生理盐水冲洗。

3. 毒蛇咬伤或注射药物

应在近心端扎止血带,每隔 15～30 分钟放松 1 分钟。局部制动、吸引或引流排毒,可用生理盐水或 1∶5000 高锰酸钾溶液清洗。

4. 口服毒物

应尽早使用催吐、洗胃、导泻等方法清除胃肠道内的毒物,减少毒物的吸收,腐蚀性毒物禁止洗胃。

（1）洗胃:口服中毒在 6 小时以内者,应进行洗胃,有机磷中毒者,即使超过 6 小时,也应洗胃。强酸、强碱中毒者禁忌洗胃,可口服牛奶、蛋清或植物油等保护剂保护胃肠黏膜。

（2）催吐:可用压舌板、手指刺激咽部,引起呕吐。

（三）开放静脉通路,保证输液及抢救用药的畅通,加强用药的观察

1. 解毒剂的应用

根据中毒药物的不同,遵医嘱给予特异性解毒药治疗。

2.促进已吸收毒物排出

应用输液、利尿、透析等方法促进体内毒物的排出。

(四)一般护理

(1)应卧床休息,注意保暖。病情许可时给予高蛋白、高维生素、高糖类的无渣饮食,可少量多餐。昏迷者可给予鼻饲。

(2)做好口腔、皮肤护理,昏迷者应勤翻身预防压疮。防止惊厥、躁动、抽搐患者坠床或碰伤,对于企图自杀患者应加强看护,要求患者家属24小时陪护并给予安全防范措施。

(3)对症护理。

(4)心理护理:安慰、体贴患者。

(五)几种特殊毒物中毒的处理

1.有机磷中毒

(1)美曲膦酯中毒时不能用碳酸氢钠洗胃,硫代硫酸之类(乐果、1605,1509)中毒时不能用高锰酸钾洗胃。

(2)使用阿托品及胆碱酯酶复活剂过程中应注意观察药物的毒副作用。阿托品中毒症状为兴奋、狂躁、阵发性强直性抽搐、高热等。胆碱酯酶复活剂常用氯解磷定和解磷定,剂量过大时可出现口苦、咽痛、恶心、血压升高等症状。

(3)做好口腔护理:应用阿托品后患者唾液分泌减少可出现口干现象。

2.急性强酸、强碱中毒

(1)用清水冲洗创面,冲洗时间稍长,然后选择合适的中和剂继续清洗。

(2)观察创面情况,注意有无发展,警惕坏死性深部溃疡形成。加强创面护理,换药时严格无菌操作,防止创面感染。

(3)口服强酸、强碱类毒物者易致口腔黏膜糜烂、出血甚至坏死,应立即用大量清水或中和剂冲洗,可用过氧化氢擦洗口腔,动作轻柔,尽量避开新鲜创面以减轻疼痛。急性期减少漱口,避免再出血。

(4)口服或向胃内注入黏膜保护剂时量不宜过多,用力不宜过大,防止胃穿孔。

3.急性镇静安眠药中毒

(1)遵医嘱应用解毒剂。苯二氮卓类药物中毒可用氟马西尼治疗。

(2)用5%碳酸氢钠静脉滴注碱化尿液,同时给予补液、利尿治疗,减少药物在肾小管的重吸收以促进药物的排泄。

4.急性阿片类药物中毒

(1)此类药物包括可待因、吗啡等用于缓解疼痛的药物,久用易造成药物依赖,突然停药可出现戒断症状。

(2)口服药物中毒时可用1:5000高锰酸钾溶液或温开水洗胃,2%药用炭口服,口服导泻剂,给予补液、利尿治疗,促进药物排出。

(3)遵医嘱应用纳洛酮。

(4)监测患者意识状态、生命体征、瞳孔变化及尿量。中毒麻痹期患者可出现深昏迷,有呼吸频率减慢、针尖样瞳孔等重要临床表现。应用纳洛酮后意识可恢复。若出现呼吸抑制应及早应用机械通气同时监测血气分析。

(5)监测电解质及肝肾功能,监测血、尿、胃内容物中阿片类药物浓度。

五、护理评价

(1)生命体征是否稳定。

(2)呼吸道是否通畅。

(3)有无并发症发生。

(4)水、电解质及酸碱是否平衡。

(5)心理状态是否稳定。

六、健康教育

(1)加强防毒宣教及职业防护,如在初冬宣传预防煤气中毒等。

(2)根据患者情况使用保护性约束,如加床档防摔伤,并向家属解释约束的必要性。

(3)对清醒且有自杀企图的患者应专人看护,帮助患者树立正确人生观,并得到家属的配合。

(4)加强毒物管理。农药中杀虫剂和杀毒剂毒性较大,应妥善保管,农药的容器贴上明确标记并存放于安全处,以防误服。

(5)不吃有毒或变质的食品。

(李　玉)

第九章 呼吸内科疾病护理

第一节 慢性阻塞性肺疾病

慢性阻塞性肺疾病是一种具有气流阻塞特征的慢性支气管炎和(或)肺气肿,可进一步发展为肺心病和呼吸衰竭的常见慢性疾病。与有害气体及有害颗粒的异常炎症反应有关,致残率和病死率很高,全球40岁以上发病率已高达9%~10%。

慢性阻塞性肺疾病(chronic obstructive pulmonary disease,COPD)是一种常见的以持续气流受限为特征的可以预防和治疗的疾病,气流受限进行性发展,与气道和肺脏对有毒颗粒或气体的慢性炎性反应增强有关。

一、病因与发病机制

(一)病因

COPD有关发病因素包括个体易感因素以及环境因素两个方面,两者相互影响。

1. 个体因素

(1)遗传因素:常见遗传危险因素是 α_1 - 抗胰蛋白酶的缺乏。这一原因占 COPD 的比例很小,我国尚未发现肯定的 α_1 - 抗胰蛋白酶缺乏病例。

(2)气道高反应性:哮喘、特异性以及非特异性气道高反应性可能在 COPD 中起作用。

2. 环境因素

(1)吸烟:是引起 COPD 的主要危险因素,吸烟时间越长,烟量越大,患 COPD 的危险越大。

(2)职业粉尘、烟雾和有害气体接触:接触硅和镉可引起 COPD。接触其他粉尘的工人如煤矿、棉纺、谷物、某些金属冶炼等作业工人,也可认为是 COPD 的高危人群。

(3)感染:呼吸道感染是 COPD 发病和加剧的一个重要因素。

(4)气候:冷空气刺激、气候突然变化,使呼吸道黏膜防御能力减弱,易发生继发感染。

(二)发病机制

尚未完全阐明,可能与多种因素共同作用有关。在病因的作用下,支气管壁可能有各种炎性细胞浸润,炎性物质的释放,导致黏膜下腺体增生、分泌黏液增加及纤毛运动障碍和气道消除能力削弱,出现黏膜充血、水肿、增厚,加剧了气道阻塞,易于感染及发病。慢性炎症使巨噬细胞和中性粒细胞释放弹性蛋白酶,水解肺泡壁内的弹性蛋白,使肺泡壁破坏失去弹性,肺泡腔扩大,同时毛细血管损伤使组织营养障碍而发展成肺气肿。

二、临床表现

(一)症状

轻度 COPD 患者很少有或没有症状,晨起咳嗽、反复呼吸系统感染、体力劳动时呼吸困难等应引起重视。

1. 咳嗽

咳嗽常为首发症状,初起咳嗽呈间歇性,早晨较重,以后早晚或整日均有咳嗽。

2. 咳痰

咳少量黏液性痰,部分患者在清晨较多;合并感染咳脓性痰。

3. 气短或呼吸困难

气短或呼吸困难是 COPD 的标志性症状。早期仅于劳力时出现,后逐渐加重,以致日常活动甚至休息时也感气短。

4. 喘息和胸闷

部分患者特别是重度患者有喘息;胸部紧闷感通常于劳力后发生,与呼吸费力等容性收缩有关。

5. 其他症状

晚期患者常有体重下降、食欲减退、精神抑郁和(或)焦虑等。合并感染时可咳血痰或咯血。

(二)体征

早期可无任何异常体征。症状明显者,可多见桶状胸,肋间增宽,呼吸幅度变浅,语颤减弱。叩诊呈过清音,心浊音界缩小或不易叩出,肺下界和肝浊音下降;听诊心音遥远,呼吸音普遍减弱,呼气延长,并发感染时,肺部可有湿啰音。

(三)辅助检查

1. X 线检查

X 线检查见肺过度充气。肺容积增大,胸腔前后径增长,肋骨走向变平,肺野透亮度增高,横膈位置低平,心脏悬垂狭长,肺门血管纹理呈残根状,肺野外周血管纹理纤细稀少等。

2. 肺功能检查

肺功能检查尤其是第 1 秒用力呼气量(FEV_1)对 COPD 的诊断以及估计其严重程度、疾病进展和预后有重要意义。

$FEV_1 < 80\%$ 预计值以及 FEV_1/用力肺活量(FVC)$< 70\%$ 强烈提示 COPD,反之可以排除 COPD 的诊断。

3. 血气分析

如出现明显缺氧及二氧化碳潴留时,则动脉血氧分压降低,二氧化碳分压升高,并可出现失代偿性呼吸性酸中毒,pH 降低。

4. 胸部 CT 检查

CT 检查一般不作为常规检查,但当诊断有疑问时,高分辨率 CT(HRCT)有助于鉴别诊断。

三、诊断

(一)诊断

凡有慢性支气管炎等疾病病史,有逐渐加重的气急表现,胸部 X 线提示肺气肿征象,肺功能检查残气及残气/肺总量增加,第 1 秒用力呼气容积/用力肺活量减低,最大通气量减小,气体分布不均,弥散功能减低,经支气管扩张药治疗无明显改善,诊断即可成立。

(二)分期

在 COPD 的发展过程中,根据病情可分为急性加重期和稳定期。

1. 急性加重期

患者在短期内咳嗽、喘息加重,痰呈脓性或黏液脓性,痰量明显增加或可伴发热等炎性表现。

2. 稳定期

患者咳嗽、咳痰、气短等症状稳定或症状减轻。

四、护理

(一)一般护理

(1)绝对卧床休息;注意保暖,防止受凉,减少机体耗氧量。

(2)给予高蛋白质、高热量、多维生素、易消化的食物。

(3)给予低流量持续吸氧,每分钟 1~2L 或面罩法用 25%~29% 的氧浓度。

(4)保持病室空气流通及一定的温湿度,每日通风 2 次,每次 15~30min。

(5)指导并鼓励患者有效咳嗽、咳痰,观察痰液的颜色、量、性状、气味,并嘱患者多饮水,每日 2000mL 左右或遵医嘱给予化痰药,稀释湿化痰液。

(6)做好口腔护理,每日 2 次或 3 次。

(7)有计划指导患者学习进行呼吸肌功能锻炼及全身锻炼的方法,改善通气功能。

(二)病情观察

定期观察患者生命体征,尤其是患者的呼吸频率、节律及深度,给予有利于呼吸的体位(如高枕卧位),监测患者动脉血气分析值的变化。

(三)用氧护理

给予低流量吸氧,每分钟 1~2L。长时间吸入未经加温的湿化氧气,可导致支气管分泌物黏稠,痰液不易咳出,加重呼吸道阻塞,吸入氧气温度为 32℃ 左右,可保持呼吸道黏膜温化、湿润。

(四)呼吸道护理

(1)教会患者缩唇呼吸和腹式呼吸。

(2)鼓励患者有效地咳痰,教会患者咳嗽的技巧,即身体向前倾斜,采用缩唇式呼吸方法做几次深呼吸,最后 1 次深呼吸后,张开嘴呼气期间用力咳嗽,同时顶住腹部肌肉。必要时用吸引器吸痰。

(3)胸部叩击:患者取侧卧位,叩击者两手手指指腹并拢,使掌侧呈杯状,以手腕力量,从肺底自下而上、由外向内、迅速而有节奏地叩击胸壁、震动呼吸道,每一肺叶叩击 1~3min,每分钟叩击 120~180 次,叩击时发出一种空而深的拍击音则表明手法正确。

(4)体位引流

1)根据患者肺部病灶部位采取适当体位。原则上抬高患肺位置,引流支气管开口向下,有利于潴留的分泌物随重力作用流入大支气管和气管排出。

2)根据病变部位、病情和患者体力,每天 1~3 次,每次 15~20min。一般在餐前引流。引流时应有护士或家人协助,观察患者反应,如有脸色苍白、发绀、心悸、呼吸困难等异常,应立即停止。

3)对痰液黏稠者,引流前 15min 先遵医嘱给予雾化吸入,引流时辅以胸部叩击等措施,指导患者进行有效咳嗽,以提高引流效果。

4)引流后给予清水或漱口液漱口,去除痰液气味,保持口腔清洁,减少呼吸道感染机会。观察痰液情况,复查生命体征和肺部呼吸音及啰音变化,观察治疗效果。

(五)并发症观察

注意慢性呼吸衰竭、自发性气胸、慢性肺源性心脏病等并发症的发生,及时做好相应的处理。

五、健康教育

(1)加强呼吸肌功能锻炼;坚持家庭氧疗,每天 15h 以上持续低浓度低流量吸氧。

(2)鼓励有效的咳嗽、咳痰,促进排痰。

(3)饮食:嘱患者多食高热量、高蛋白质、高维生素、低盐饮食,以改善一般情况,增强呼吸肌耐力。如鱼、豆制品等,少量多餐,多吃蔬菜、水果,不吃生冷坚硬、油腻的食物。

(4)保持室内空气流通,每天开窗通风至少两次,每次 15~30min。

(5)注意保暖、防止受寒,少去公共场所,以免相互交叉感染,外出活动时戴口罩。

(6)说明进行戒烟的必要性,劝助患者戒烟。

(7)如有全身不适、头痛、咳嗽等症状时,要尽早进行对症治疗。

(杨 霖)

第二节 肺 炎

肺炎(pneumonia)是一种常见的、多发的感染性疾病,是指肺泡腔和间质组织的肺实质感染。

一、分类

(一)按感染来源分类

1. 细菌性肺炎(bacterial pneumonia)

细菌性肺炎占成人各类病原体肺炎的 80%,其重要特点是临床表现多样化、病原谱多元化、耐药菌株不断增加。

2. 真菌性肺炎

真菌引起的疾病是真菌病,肺部真菌病占内脏深部真菌感染的 60% 以上,大多数为条件致病性真菌,以念珠菌和曲霉菌最为常见。

3. 非典型肺炎(atypical pneumonias)

非典型肺炎是指由支原体、衣原体、军团菌、立克次体、腺病毒以及其他一些不明微生物引起的肺炎。

(二)按获病方式分类

1. 医院获得性肺炎(hospital acquired pneumonia,HAP)

医院获得性肺炎亦称医院内肺炎(nosocomial pneumonia,NP),是指患者入院时不存在、也不处在感染的潜伏期,入院 48h 后在医院内发生的肺炎。

2. 社区获得性肺炎(community acquired pneumonia,CAP)

社区获得性肺炎又称院外肺炎,是指在医院外罹患的感染性肺实质炎症,包括有明确潜伏期的病原体感染而在入院后于平均潜伏期内发病的肺炎。

(三)按解剖部位分类

按解剖部位分类可分为大叶性肺炎、小叶性肺炎和间质性肺炎。

二、临床表现

(一)症状和体征

肺炎因病因不同,起病急缓,痰液性质,并发症(末梢循环衰竭、胸膜炎或脓胸、菌血症等)有无等可有不同,但其有很多共同的表现。

(二)典型的症状和体征

金葡菌肺炎为黄色脓性痰;肺炎链球菌肺炎为铁锈色痰常伴口唇单纯疱疹;肺炎杆菌肺炎为砖红色黏胨样;铜绿假单胞菌肺炎呈淡绿色;厌氧菌感染常伴臭味。

(三)病理分期

肺炎病理分期有充血期、实变期(红色肝变期、灰色肝变期)、消散期。

(四)辅助检查

1. 血常规

白细胞总数和中性粒细胞多有升高,伴或不伴核左移,部分可见中毒颗粒。支气管肺泡灌洗液定量培养和保护性毛刷定量培养可诊断。

2. 痰培养

痰细菌培养结合纤支镜取标本检查,诊断的敏感性和特异性较高。必要时做血液、胸腔积液细菌培养可明确诊断。真菌培养为诊断真菌感染的金标准。

3. 血清学检查

对于衣原体感染、军团菌肺炎等进行补体结合试验、免疫荧光素标记抗体检查可协助诊断。

4. 胸部 X 线

胸部 X 线可显示新出现或进展性肺部浸润性病变。肺部病变表现多样化,早期间质性肺炎,肺部显示纹理增加及网织状阴影,后发展为斑点片状或均匀的模糊阴影,有延长至 4~6 周者。

三、诊断

首先应该把肺炎与上呼吸道感染和下呼吸道感染区别开来。呼吸道感染虽然有咳嗽、咳痰、发热等症状,但各有特点,上呼吸道感染无肺实质浸润,胸部 X 线检查可鉴别。其次要把肺炎与其他类似肺炎的疾病区别开来,如肺结核、急性肺脓肿、肺血栓栓塞等。

四、护理

(一)一般护理

(1)饮食护理:给予高营养饮食,鼓励多饮水,病情危重高热者可给清淡易消化半流质饮食。

（2）注意保暖,尽可能卧床休息。

（二）病情观察

（1）定时测血压、体温、脉搏和呼吸。

（2）观察精神症状,是否有神志模糊、昏睡和烦躁等。

（3）观察有无休克早期症状,如烦躁不安、反应迟钝、尿量减少等。

（4）注意痰液的色、质、量变化。

（5）密切观察各种药物的作用及其不良反应。

（三）对症护理

（1）高热护理

1）每4h监测体温1次,观察热型变化规律。

2）观察患者的面色、脉搏、呼吸、血压、食欲、出汗等。

3）卧床休息,降低机体耗能,注意保暖。

4）进食富含优质蛋白质、维生素和足量热量的易消化、流质或半流质饮食。

5）加强晨、晚间口腔护理,防止口腔感染。

6）体温超过38.5℃时给予物理降温,头部放置冰袋,或乙醇擦浴、温水擦浴等,30min后观察体温并做记录。

7）患者大量出汗,应及时擦干汗液,更换衣裤、床单、被套。

8）鼓励患者多饮水,每日饮水量2000mL,必要时静脉补液。

（2）根据病情,合理氧疗。

（3）按医嘱送痰培养2次、血培养1次（用抗生素前）。

（4）咳嗽、咳痰护理

1）鼓励患者深呼吸,协助翻身及进行胸部叩击,指导有效咳嗽,清除呼吸道分泌物,保持呼吸道通畅,有利肺部气体交换。

2）痰液黏稠不易咳出时,按医嘱给予祛痰、解痉药,必要时生理盐水10mL加糜蛋白酶、地塞米松各5mg及少量抗生素,超声雾化吸入,每日2次。

（5）胸痛护理

1）仔细观察患者疼痛部位、性质和程度。

2）嘱患者注意休息,调整情绪,转移注意力,减轻疼痛。

3）协助患者取舒适的体位:患侧卧位,以降低患侧胸廓活动度,缓解疼痛。

4）指导患者在深呼吸和咳嗽时用手按压患侧胸部以降低呼吸幅度,减轻疼痛。

5）因胸部剧烈活动引起剧烈疼痛时,可在呼气状态下用宽胶布固定患侧胸部,减轻因胸廓大幅度运动而引起的胸痛。

（四）并发症观察

防止患者出现感染性休克等并发症的出现,应做好相关护理措施。

（1）密切观察患者的生命体征,定时测量体温、脉搏、呼吸。

（2）观察患者的面色、神志、肢体末端温度等,发现休克先兆,立即与医生联系,配合医生进行抢救。

（3）安置患者于去枕平卧位,尽量减少搬动,适当保暖。

（4）给予高流量吸氧,迅速建立两条静脉通道,妥善安排输液顺序,输液速度不宜过快,以防诱发肺水肿。

(5)监测动脉血气分析、血电解质等,时刻注意病情的动态变化。

(6)嘱患者绝对卧床休息,做好生活护理。

五、健康教育

(1)锻炼身体,增强机体抵抗。

(2)季节交换时避免受凉。

(3)避免过度疲劳,感冒流行时少去公共场所。

(4)尽早防治上呼吸道感染。

（杨　霖）

第三节　支气管哮喘

支气管哮喘(bronchial asthma)是由多种细胞(如嗜酸性粒细胞、肥大细胞、T淋巴细胞、中性粒细胞、气道上皮细胞等)和细胞组分参与的气道慢性炎症为特征的异质性疾病,这种慢性炎症与气道高反应性相关,通常出现广泛而多变的可逆性呼气气流受限,导致反复发作的喘息、气促、胸闷和(或)咳嗽等症状,强度随时间变化。多在夜间和(或)清晨发作、加剧,多数患者可自行缓解或经治疗缓解。支气管哮喘如诊治不及时,随病程的延长可产生气道不可逆性缩窄和气道重塑。

一、病因和发病机制

(一)病因与诱因

病因是导致正常人发生哮喘病的因素,诱因是引起哮喘患者的哮喘症状急性发作的因素。目前导致哮喘发病的病因不完全清楚,患者个体过敏性体质及环境因素的影响是发病的危险因素。哮喘与多基因遗传有关,同时受遗传和环境的双重影响。已知的哮喘诱因非常多。

(二)发病机制

哮喘的发病机制尚未完全清楚。变态反应、气道炎症、气道反应性增高、神经等因素及其相互作用被认为与哮喘的发病关系密切。

二、临床表现

(一)症状

哮喘发作前可有干咳、打喷嚏、流泪等先兆,典型表现为发作性呼气性呼吸困难、喘息,胸闷患者被迫采取坐位或呈端坐呼吸。

(二)体征

发作期间,可表现为胸廓饱满、心率增快,辅助呼吸肌参与呼吸运动,说话困难。肺部听诊可闻及广泛的哮鸣音,尤以呼气相为明显。一般哮鸣音随哮喘的严重程度而加重,但当气道极度收缩加上阻塞时,哮鸣音反而减弱,甚至完全消失,是病情危重的表现,应积极予以抢救。发作缓解后可无任何症状及体征,但常反复发作。

(三)辅助检查

1.X 线检查

肺部透亮度增高,并发感染时可见肺纹理增多及炎症阴影。

2.血液免疫检查

血液嗜酸性粒细胞、血清总 IgE 及特异性 IgE 均可增高。

3.肺功能检查

哮喘发作时第 1 秒用力呼气量、最大呼气流速峰值(PEF)等均降低;当吸入 β₂ 受体激动药后上述指标可有所改善,如果第 1 秒用力呼气量增加 15% 以上,则有助于哮喘的诊断。

(四)临床分类

(1)按发作时间可分为速发型哮喘和迟发型哮喘。速发型哮喘反应在接触过敏源后哮喘立即发作。迟发型哮喘反应在接触抗原数小时后哮喘才发作,或再次发作加重。

(2)按致病因素可分为外源型哮喘、内源型哮喘和混合型哮喘。外源性哮喘多见于有遗传过敏体质的青少年,患者常有过敏病史和明显的过敏原接触史,一般有明确的致病因素。而对一些无明确致病因素者,则称为内源性哮喘。但近来认为任何哮喘都是外因和内因共同作用的结果。哮喘在长期反复发作过程中,外源性和内源性哮喘可相互影响而混合存在,使症状复杂或不典型,称为混合性哮喘。

(3)其他类型:咳嗽型哮喘、运动型哮喘、药物型哮喘等。

(五)临床分期

根据临床表现哮喘可分为急性发作期、慢性持续期和缓解期。

1.哮喘急性发作

哮喘急性发作是指喘息、气急、咳嗽、胸闷等症状突然发生,或原有症状急剧加重,常有呼吸困难,以呼气流量降低为其特征。常因接触过敏原等刺激物或治疗不当等所致。其程度轻重不一,病情加重可在数小时或数天内出现。偶尔可在数分钟内危及生命,故应对病情做出正确评估,以便给予及时有效的紧急治疗。

2.慢性持续期

慢性持续期是指在相当长的时间内,每周均不同频度和(或)不同程度地出现症状(喘息、气急、胸闷、咳嗽等

3.缓解期

缓解期是指经过治疗或未经治疗症状、体征消失,肺功能恢复到急性发作前水平,并维持 4 周以上。

4.危重哮喘(哮喘持续状态)

一般多指哮喘的急性严重发作,常规的吸入和口服平喘药物,包括静脉滴注氨茶碱等药物,仍不能在 24h 内缓解者。

三、诊断

(1)反复发作喘息,呼吸困难,胸闷或咳嗽,多与接触过敏原、病毒感染、运动或某些刺激物有关。

(2)发作时双肺可闻及散在或弥散性,以呼气期为主的哮鸣音,呼气相延长。

（3）上述症状可经治疗缓解或自行缓解。

（4）对症状不典型者（如无明显喘息或体征），应最少具备以下 1 项试验阳性。

1）若基础 FEV_1（或 PEF）<80% 正常值，吸入 β_2 激动药后 FEV_1（或 PEF）增加 15% 以上。

2）PEF 变异率（用呼气峰流速仪测定，清晨及入夜各测 1 次）≥20%。

3）支气管激发试验（或运动激发试验）阳性。

（5）排除可引起喘息或呼吸困难的其他疾病。

四、护理

（一）一般护理

（1）饮食护理：给予营养丰富清淡饮食，多饮水、多吃水果和蔬菜。

（2）给予精神安慰和心理护理。

（3）半卧位，保持病室的安静和整洁，减少对患者的不良刺激。

（二）病情观察

（1）密切观察血压、脉搏、呼吸、神志、发绀和尿量等情况。

（2）观察药物作用及其不良反应，尤其是糖皮质激素。

（3）了解患者复发哮喘的病因和过敏原，避免诱发因素。

（4）密切观察哮喘发作先兆症状，如胸闷、鼻咽痒、咳嗽、打喷嚏等，应尽早采取相应措施。

（三）对症护理

（1）了解患者有无其他疾病，正确应用支气管解痉剂。

（2）应合理给氧、鼓励多饮水，保证每日一定的水量。

（3）帮助痰液引流、翻身叩背、雾化吸入等。

（4）指导患者正确使用定量雾化吸入器：打开盖子，摇匀药液，深呼气至不能再呼时张口，将喷嘴置于口中，双唇包住咬口，以慢而深的方式经口吸气，同时以手指喷药，至吸气末屏气 10 秒钟，使较小的雾粒沉降在气道远端，然后缓慢呼气，休息 3min 后可再重复使用 1 次，将盖子套回喷口上，用清水漱口，去除上咽部残留的药物。

（四）危重哮喘的护理

（1）面罩给氧：根据病情调整氧流量，一般为每分钟 4～7L，充分湿化，维持 PaO_2 在 50mmHg 以上，预防氧中毒。

（2）密切观察病情，保持水电解质平衡，注意纠正二氧化碳潴留。若出现二氧化碳潴留，则病情危重，提示已有呼吸肌疲劳。必要时经鼻气管插管或气管切开和机械通气。

（3）糖皮质激素是目前治疗哮喘的最有效的消炎药物，与支气管扩张药联合使用，静脉滴注或静脉注射。并发呼吸衰竭使用呼吸兴奋药时，一般先用茶碱类药物解除支气管痉挛，而后用呼吸兴奋药。

（4）体位和环境：患者常被迫取端坐位。协助家属每天给予热水擦浴，病室设施及生活用品应简洁，尽量避免过敏原如花草、地毯等，保持环境清洁、安静，减少尘螨滋行的机会。

（5）鼓励患者咳嗽促进排痰，多饮水，保持呼吸道通畅。

（6）做好心理护理，经常巡视，多与患者接触。发现问题及时解决，以解除患者精神上的恐惧和孤独感。

五、健康教育

（1）居室内禁放花、草、地毯等。

（2）忌食诱发患者哮喘的食物，如鱼、虾等。

（3）避免刺激气体、烟雾、灰尘和油烟等。

（4）避免精神紧张和剧烈运动。

（5）避免受凉及上呼吸道感染。

（6）寻找过敏原，避免接触过敏原。

（7）戒烟。

（杨　霖）

第四节　咯　血

咯血是指喉部以下的呼吸器官（即气管、支气管或肺组织）出血，并经咳嗽动作从口腔排出的过程。

咯血不仅可由呼吸系统疾病引起，也可由循环系统疾病、外伤以及其他系统疾病或全身性因素引起。应与口腔、咽、鼻出血以及呕血相鉴别。

一、病因

（一）支气管疾病

支气管疾病包括支气管扩张，结核性支气管扩张及支气管内膜结核，支气管肺癌等。

（二）肺部疾病

肺结核、肺脓肿、肺炎、肺寄生虫、肺囊肿、肺淤血、肺梗死等都可有咯血。

（三）心血管疾病

由于肺静脉与支气管静脉之间有侧支循环、肺静脉压升高可使支气管黏膜下的小静脉压升高，导致静脉曲张与破裂出血。

（四）全身性疾病

全身性疾病与血液病、急性传染病等有关。

二、咯血与呕血的鉴别

（一）排出情况

咯血多伴随咳嗽而咯出；呕血则多伴随呕吐物吐出，可为喷射状。

（二）颜色和性质

咯血多为鲜红色，含有泡沫或混有痰液，呈碱性；呕血多呈暗红色，呈酸性，有时混有食物残渣。

（三）既往史

咯血者多有呼吸循环系统疾病史；呕血者多有消化系统疾病史。

（四）症状体征

咯血前有咽喉不适感和温热感,咯血者多伴有发热,咯血后只要不咽下,即使大量咯血,粪便颜色亦无改变;呕血前可有上腹部不适、恶心呕吐等症状,呕血者可有粪便或柏油样便。

三、临床表现

（一）前驱症状

如患者感咽痒,喉部作响,胸部发热,听诊肺部有湿啰音。

（二）咯血量

1. 小量咯血

每日咯血量在 100mL 以内。

2. 中等量咯血

每日咯血量 100 ~ 500mL。

3. 大量咯血

每日咯血量 500mL 以上,或一次咯血 > 100mL。

（三）体征

应详细检查肺部。当胸部 X 线检查尚未能进行时,为尽早明确出血部位,可用叩诊法,如咯血开始时,一侧肺部呼吸音减弱或（及）出现啰音,对侧肺野呼吸音良好,常提示出血即在该侧。

四、护理

（一）一般护理

（1）饮食护理:给予温凉、易消化半流质饮食,大咯血患者禁食。

（2）给予精神安慰,鼓励患者将血轻轻咯出。

（3）准备好抢救物品和吸引器。

（4）保持病室安静,避免噪音刺激。及时清除血污物品,保持床单位整洁。

（二）病情观察

（1）观察咯血颜色和量,并记录。

（2）观察止血药物的作用及其不良反应。

（3）观察有无窒息的先兆症状,及时采取措施。

（三）对症护理

（1）保持环境安静,取患侧卧位。

（2）及时建立静脉通道,补充血容量。

（3）解除呼吸道梗阻症状,保持呼吸通畅,防止窒息。

（4）给予氧气吸入,补充水、电解质,必要时输血。

（5）遵医嘱及时应用止血药物,如垂体后叶素、酚磺乙胺等。

（6）密切观察咯血的颜色、性质、量,及时告知医生并配合处理。

（7）观察有无窒息先兆。

（8）迅速准备好抢救物品,如吸引器、抢救车、吸引管等。

（9）告知患者加强体育锻炼,提高机体抵抗力。

（10）预防便秘,有咯血情况给予温凉饮食,禁烟酒。

（四）大咯血窒息患者的抢救

急救原则是止血,保持呼吸道通畅,同时进行病因治疗。

1. 体位

发现患者大咯血后,让患者取患侧卧位,床脚抬高。由心血管疾病引起者取半卧位。家属可用手掌拍击背部,使积血易于咯出。

2. 开放气道

如发现患者喉头作响、烦躁不安、呼吸浅速,应立即撬开患者的口腔,清除口腔、咽喉部积存的血块,恢复呼吸道通畅。如果患者发生意识丧失、呼吸骤停,应立即进行人工呼吸。

3. 积极止血

（1）卡巴克洛（安络血）口服 2.5～5mg,每 6h 1 次。

（2）氨基己酸（6-氨基己酸）4～6g,以 5% 葡萄糖注射液或生理盐水 100mL 稀释,于 15～30min 静脉滴完,维持量每小时 1g,持续 2～24h 或更久。

（3）氨甲苯酸（对羧基苄胺）0.1～0.2g,以 5% 葡萄糖注射液或生理盐水 100mL 稀释后静脉滴注,最大量每日 0.6g。

（4）垂体后叶素 5～10U,溶于 20mL 生理盐稀释,静脉缓慢推注 10min 以上,或以 10～20U 加入 5% 葡萄糖注射液 500mL 缓慢静脉滴注,必要时 6～8h 重复 1 次。

（5）适当止咳、镇静:如有可能,应避免用镇静药和安定药,但绝对必要时可给予硫酸可待因,每次 30mg,肌内注射,每 3～6h 1 次,以减少咳嗽,用地西泮减轻焦虑,每次 10mg,肌内注射。

（6）完成相关实验室检查:包括全血细胞计数、分类及血小板计数;血细胞比容测定;动脉血气分析;凝血酶原时间和不完全促凝血激酶时间测定,胸部 X 线片检查。

（7）禁食。

（杨　霖）

第五节　咳　嗽

一、常见原因

（一）呼吸系统的感染

呼吸系统的感染多见于呼吸道及肺内感染性疾病,如急、慢性支气管炎,气管炎、支气管扩张、肺结核等。

（二）物理和环境因素

物理和环境因素如吸入刺激性气体,过热或过冷的空气,吸烟或呼吸道有异物等,工作环境中有灰尘。

（三）过敏因素

过敏因素入呼吸道黏膜接触过敏原后可引起咳嗽。

（四）其他

支气管肺癌、气胸、二尖瓣狭窄所致肺淤血或肺水肿、膈下脓肿、胸膜炎或胸膜受到刺激等。

二、临床表现

（一）干性咳嗽

干性咳嗽即刺激性咳嗽，指咳嗽而无痰或痰量甚少。

（二）湿性咳嗽

湿性咳嗽常由肺部炎症、过敏、肺水肿、肿瘤、理化刺激等引起，咳嗽伴有较多痰液。痰量常提示病变程度，痰的不同性状可提示不同的病原体感染。

三、护理

（1）注意有无伴随症状：有无发热、胸痛、呼吸困难、烦躁不安等表现。

（2）保持室内空气新鲜，温湿度适宜，避免灰尘和烟雾刺激。

（3）咳嗽伴有脓痰者，应注意漱口，随时清除口腔异味，保持口腔清洁。

（4）痰液黏稠不易咳出时，要多饮水，并遵从医嘱做雾化吸入或口服化痰药。

（5）注意休息，频繁咳嗽时往往会消耗体力，患者会感到疲乏，应注意休息。

（6）注意饮食，避免进食辛辣食物，以免刺激引起咳嗽。应给予高营养、高维生素食物。

（杨　霖）

第六节　慢性呼吸衰竭

一、护理评估

1. 病因

（1）呼吸系统疾病：如慢性支气管炎、支气管哮喘、气管肿瘤或异物、肺部感染、气胸、胸腔积液、重度肺结核、阻塞性肺气肿、广泛肺纤维化、矽肺等。

（2）神经系统疾病：如脑炎、脑外伤、脑肿瘤、脑血管疾病、传导神经受损等抑制呼吸中枢。

护士应询问患者的年龄、职业、工作环境，有无慢性呼吸系统疾病，有无诱发呼吸衰竭的因素如感冒、手术、创伤及使用麻醉药等。

2. 临床表现

（1）症状

1）呼吸困难：呼吸困难是呼吸衰竭中最早、最突出的症状，并随呼吸功能减退而加重。表现为点头、提肩呼吸或出现呼吸困难"三凹征"，严重者有呼吸频率和节律的改变。

2）发绀：是缺氧的典型症状。当血流淤积，毛细血管和动脉血氧饱和度偏低时容易出现发绀。但伴有贫血者，发绀可不显露。慢性代偿性呼吸衰竭者，由于红细胞增多，即使血氧饱和度 >85%，亦会出现发绀。

3）精神神经症状：急性缺氧可出现精神错乱、狂躁、昏迷、抽搐等症状，慢性缺氧可出现智力或定向障碍。缺氧伴不同程度的二氧化碳潴留,对神经系统影响更为突出。轻度二氧化碳潴留表现为兴奋症状,如多汗、烦躁、白天嗜睡、夜间失眠等;随着二氧化碳潴留加重,出现对中枢神经系统的抑制作用,表现为神志淡漠,扑翼样震颤、间歇抽搐、昏睡、昏迷等二氧化碳麻醉现象,称"肺性脑病"。

4)循环系统症状:早期心率增快、血压升高。后期出现心率减慢、心律失常、血压下降,最后导致循环衰竭。

5)其他:上消化道出血、黄疸、蛋白尿、血尿、氮质血症,上述症状随着缺氧和二氧化碳潴留的纠正可消失。

(2)体征:二氧化碳潴留可见外周浅表静脉充盈,皮肤湿暖、红润多汗,球结膜充血水肿。

(3)并发症:易发生休克、上消化道出血、DIC 等并发症。

护士应评估患者呼吸的频率、节律、深度;有无发绀、精神神经症状;评估重要脏器的功能状态,有无缺氧和二氧化碳潴留的表现,判断有无并发症出现。

3.心理-社会状况

护士应询问患者患病后的反应,有无情绪低落,有无记忆、思维、定向力紊乱等现象。评估家属、单位对患者的关心程度及对疾病的了解程度。

4.辅助检查

(1)血气分析:动脉血氧分压 <8.0kPa、动脉血氧饱和度(SaO_2)<75%(正常值为97%)提示呼吸功能不全。动脉血二氧化碳分压 >6.7kPa,提示通气功能不足。

(2)血清电解质测定:呼吸性酸中毒合并代谢性酸中毒时,血 pH 值减低或伴高钾血症。呼吸性酸中毒伴代谢性碱中毒时,常有低血钾和低血氯。

5.治疗要点

(1)建立通畅的气道:气道通畅是纠正缺氧和二氧化碳潴留的首要条件。

1)清除呼吸道分泌物:患者呼吸道分泌物较多,且黏稠,可按医嘱给祛痰剂,如氯化铵、溴己新等,无效时采用雾化吸入,湿化呼吸道有利于痰液排出。如病情许可,应鼓励患者多饮水和用力咳嗽排痰。对咳嗽无力、神志不清者应采取机械吸痰,保持呼吸道通畅。

2)遵医嘱应用支气管扩张剂如氨茶碱、沙丁胺醇等,缓解支气管痉挛,改善通气功能。

3)必要时建立气管插管或气管切开等人工气道。

(2)合理给氧:氧疗是提高动脉血氧分压、纠正缺氧、改善呼吸功能的重要手段,目的是改善低氧血症导致的组织缺氧。根据病情可采用鼻导管、鼻塞或面罩给氧,必要时配合机械通气行气管内给氧。对低氧血症伴高碳酸血症者,应给低流量(1~2L/min)、低浓度(25%~29%)持续吸氧。使用呼吸兴奋剂刺激通气或使用辅助呼吸器改善通气时,氧浓度可稍高。

(3)增加通气,减少二氧化碳的潴留。

1)呼吸兴奋剂:①尼可刹米是常用的呼吸兴奋剂,使呼吸加深加快,改善通气,同时还有一定的苏醒作用。常规用量为 0.375~0.75g 静脉缓慢注射。随即用 3.0~3.75g 加入 500mL 液体中,以 25~30 滴/分钟静脉滴注;②吗乙苯吡酮临床较常用,能反射性兴奋呼吸中枢,作用强,安全范围大。

2)机械通气:严重呼吸功能障碍,经积极治疗无效者,应尽早应用机械通气。

(4)纠正酸碱平衡失调:单纯呼吸性酸中毒主要依靠改善通气来治疗。呼吸性酸中毒伴代谢性酸中毒时,除充分供氧、改善通气外,可考虑静脉滴注少量碳酸氢钠。呼吸性酸中毒伴代谢性碱中毒,常因通气过度使 CO_2 排出太快。应用利尿剂、糖皮质激素和食欲缺乏伴呕吐者,易引起血钾、血氯降低,故改善通气量的同时应补充氯化钾。

(5)控制感染、积极治疗原发病:呼吸道感染是呼吸衰竭最常见的诱因,尤其是呼吸道分泌物积滞更易招致继发感染,故应选择有效的抗生素预防和控制呼吸道感染。在进行护理操作时,如实施机械吸痰、气管切开,人工呼吸器的使用过程中,必须注意无菌操作,以防呼吸道感染。并积极治疗引起呼吸衰竭的原发病,防止并发症的发生。

二、护理问题

1. 气体交换受损与呼吸肌衰竭、气道分泌物过多有关。
2. 清理呼吸道无效与呼吸道分泌物黏稠、咳嗽无力有关。
3. 自理能力缺陷与长期患病、反复发作致身体每况愈下有关。
4. 营养低于机体需要量与呼吸道感染加重而致食欲下降有关。
5. 潜在并发症:感染、窒息等。

三、护理目标

患者的呼吸得到改善,发绀减轻或消失,气道通畅。患者呼吸道痰液能及时清除,痰鸣音消失,恢复自主呼吸功能。患者的体力逐渐恢复,自理能力增强。患者能获取充足营养,体重逐渐恢复正常。患者无感染、窒息等并发症发生或能及时得到救治。

四、护理措施

1. 病情观察

对呼吸衰竭的患者应重点观察生命体征及神志变化,每2h监测1次。注意观察呼吸节律、频率及深浅度的改变,观察给氧的疗效。在给氧的过程中,若呼吸频率正常、心率减慢、发绀减轻、呼吸困难缓解、神志清醒,提示组织缺氧改善,氧疗有效。若发绀消失、神志清楚、精神好转,$PaO_2 > 8.0kPa$、$PaCO_2 < 6.7kPa$,可考虑终止氧疗,停止吸氧前必须间断吸氧,方可完全停止氧疗。若发绀加重,呼吸急促、神志淡漠、昏睡、昏迷常提示并发肺性脑病,立即报告医生采取抢救措施。

2. 生活护理

(1)补充营养:由于慢性呼吸衰竭患者体力消耗大,应给予充足热量及高蛋白、易消化、少刺激、富维生素饮食。必要时给予静脉补充营养,防止机体产生负氮平衡。

(2)合适体位:协助患者取舒适体位或半卧位,减少耗氧量,增加通气量,保持室内空气清新、温暖。定时消毒,防止交叉感染。

3. 用药护理

注意药物反应,在患者使用呼吸兴奋剂的过程中,若出现恶心、呕吐、烦躁、颜面潮红、肌肉颤动等现象,提示药物过量,应及时减量或停药。对烦躁不安、夜间失眠患者,禁用麻醉剂,慎用镇静剂,以防止引起呼吸抑制的严重后果。

4. 对症护理

呼吸衰竭患者应保持呼吸道通畅,改善肺通气,及时消除呼吸道内痰液。对清醒患者,应鼓励其咳嗽、咳痰,经常协助其翻身、拍背以利痰液排出。痰液黏稠不易咳出者可用祛痰剂或雾化吸入湿化痰液,必要时采取机械性吸痰。对气促发绀明显者,遵医嘱给予低流量、低浓度、持续吸氧,缓解呼吸困难。

5.心理护理

呼吸衰竭患者由于病程长、自觉症状多而明显、预后不佳,对治疗丧失信心。因此,护士在解除患者疾苦的同时,要多了解和关心患者,减轻其心理负担,特别是对建立人工气道和使用呼吸机治疗的患者,应经常进行床旁巡视、照料,以稳定患者情绪。在采用各项医疗护理措施前,应向患者作简要说明,取得患者的信任和合作。同时做好家属工作,使患者和家属认识到,即使不能彻底治愈,只要掌握疾病的规律,适当治疗和锻炼,是能够恢复和维持一定的健康水平、生活能力的,能够回归社会和家庭。

五、健康教育

(1)鼓励患者进行耐寒锻炼(如用冷水洗脸)和呼吸功能锻炼,以增强体质,预防感冒。

(2)若有咳嗽、咳痰加重,痰为脓性或伴有发热、气急加重、神志改变,应及时就医,控制呼吸道感染。

(3)指导患者及其家属掌握合理家庭氧疗、蒸汽吸入湿化气道的方法及注意事项,以便能达到自我保健的目的。

(4)避免刺激性气体吸入,劝告吸烟者戒烟。

(5)鼓励患者改善饮食,加强营养,增强抵抗力,减少呼吸道感染的机会。

(王万芬)

第七节　急性上呼吸道感染

急性上呼吸道感染(acute upper respiratory tract infection)是鼻、咽、喉部急性炎症的总称,简称"上感",是较常见的一种感染性疾病。发病率高,不分年龄、性别、地区及职业,且传染性较强,全年均可发病,以冬春季节多发,可通过含有病毒的飞沫或被污染的手和用具传播。病程有一定的自限性,但部分患者可并发鼻窦炎、支气管炎、肾炎、心肌炎等。

一、护理评估

1.病因、诱因

(1)病因:急性上感的70%~80%由病毒感染引起,包括鼻病毒、埃可病毒、流感病毒(流感病毒A、B、C)、腺病毒、柯萨奇病毒、麻疹病毒、风疹病毒等。20%~30%由细菌感染引起,以溶血性链球菌多见,其次为流感嗜血杆菌、肺炎球菌、葡萄球菌等,偶尔可见到革兰阴性杆菌。细菌感染可单独发生,也可继发于病毒感染之后。

(2)诱因:各种能引起全身或呼吸道局部防御功能下降的因素,如受凉、淋雨、睡眠不足、过度劳累或紧张等均可诱发本病。

护士应询问患者有无机体抵抗力下降的诱因,发病的季节、环境,密切接触者的状况等。

2.临床表现

按病因和受感染部位不同,可分为以下几种类型。

(1)普通感冒:俗称"伤风",又称急性鼻炎或上呼吸道卡他。起病急,以鼻部症状为主,如打喷嚏、鼻塞、流清水样鼻涕等,也可表现为咳嗽、咽干、咽喉部发痒或烧灼感。2~3d 后鼻涕变稠,可伴咽痛、头痛、流泪、听力减退、味觉迟钝、咳嗽、声音嘶哑等。一般经 5~7d 后痊愈。全身症状常较轻,可有低热、轻度畏寒及头痛。体检可见鼻黏膜充血、水肿,有炎性分泌物,咽部轻度充血等。

(2)急性病毒性咽、喉炎:由多种病毒引起。急性咽炎以咽痒和咽部灼热感为主,咽痛不明显,咳嗽少见;体检可见咽部充血、水肿、淋巴滤泡增生,少数患者有颌下淋巴结肿大并伴触痛。急性喉炎以声音嘶哑、发音困难、咽痛、咳嗽和发热为主要表现;体检可见喉部水肿、充血,局部淋巴结肿大及压痛,部分患者可闻及喘鸣音。

(3)急性疱疹性咽峡炎:多由柯萨奇病毒 A 引起,以咽痛、发热为主要表现,病程约 1 周。体检可见咽部充血,软腭、腭垂、咽、扁桃体表面有灰白色疱疹及浅表溃疡,周围伴红晕。多发于夏季,以儿童多见。

(4)急性咽结膜炎:主要由腺病毒、柯萨奇病毒引起,表现为发热、咽痛、畏光、流泪。体检显示咽和结膜明显充血。病程 4~6d,多发于夏季,以儿童多见,由游泳传播。

(5)急性咽扁桃体炎:多由溶血性链球菌感染引起。起病急,咽痛明显,伴发热、畏寒,体温可达 39℃ 以上。体检显示咽部明显充血,扁桃体充血、肿大,表面有脓性分泌物,可伴有颌下淋巴结肿大、压痛。

急性上呼吸道感染如不及时治疗,可并发急性鼻窦炎、中耳炎、气管 - 支气管炎、病毒性心肌炎。部分链球菌感染者可并发风湿热、肾小球肾炎。

护士应了解患者的病程、症状和体征,有无并发症发生。

3. 心理 - 社会状况

绝大多数患者对此病不重视,出现并发症者常有懊悔心理。在幼儿园或学校可出现小范围流行。

4. 辅助检查

(1)血液检查:病毒感染时白细胞计数可正常或稍偏低,淋巴细胞比例偏高;细菌感染时白细胞总数及中性粒细胞比例增多,可有核左移现象。

(2)病原学检查:必要时可用免疫荧光法、酶联免疫吸附检测法、血清学诊断法或病毒分离和鉴定法确定病毒的类型;可做细菌培养和药物敏感试验以帮助确定细菌感染的诊断和治疗。

5. 治疗要点

治疗原则为针对病因、控制症状、加强营养、提高机体抵抗力、预防并发症。根据感染的病原体及病情轻重,选用抗生素或抗病毒药物治疗。对发热、咳嗽、咳痰、喘息明显者可给予降温、止咳、祛痰、平喘治疗。

二、护理问题

1. 体温过高与病毒、细菌引起局部炎症有关。
2. 疼痛:咽痛与咽、喉部炎症有关。
3. 舒适的改变与鼻黏膜充血、眼结膜充血有关。

三、护理目标

患者上呼吸道炎症消失,体温恢复正常,舒适感增强或症状消失。

四、护理措施

1.控制炎症

对病毒感染者可选用清热解毒液、板蓝根冲剂、抗病毒口服液等。对细菌感染者可选用敏感抗生素。

2.降温

在控制感染的基础上,可采取物理或化学降温措施:①观察患者的体温变化和热型;②体温超过38.5℃给予物理降温,如头部冷敷、温水浴等。物理降温后0.5h后测量体温并记录;③物理降温无效者可遵医嘱使用退热剂如百服宁、对氨水杨酸、消炎痛等,并观察降温效果。使用退热剂后应每小时测量体温。注意观察退热剂的胃肠道不良反应,如恶心、呕吐等。年老体弱者不宜用强烈退热药,以防大量出汗导致虚脱。

3.缓解不适

加强营养,适当休息。对鼻塞、流涕等症状突出者可用麻黄素滴鼻,或服用康泰克、感冒通等药物。咽痛者可选用草珊瑚含片、金嗓子喉片、西瓜霜含片等药物。

4.监测并发症

上感患者出现发热、头痛加重,伴脓涕,鼻窦有压痛时,提示鼻窦炎;出现发热、咳嗽、咳痰提示并发气管-支气管炎;出现耳鸣、耳痛、外耳道流脓等,提示中耳炎;恢复期出现胸闷、心悸、眼睑浮肿、腰酸或关节痛等,提示并发心肌炎、肾炎、风湿热等。一旦出现并发症,应及时就医。

四、健康教育

1.切断流行环节

在流行期间,注意患者隔离,尽量少到公众场所。尽量不要外出,必须外出时需戴口罩,防止交叉感染。打喷嚏时用手纸掩住口、鼻。家人或机体抵抗力低下者不与患者密切接触。

2.提高抵抗力

注意劳逸结合,加强营养,积极参加体育锻炼和耐寒锻炼。从夏季开始,坚持每日早晚用冷水洗鼻、洗脸1次,或将脸、鼻浸入水中反复2~3次,亦可用冷水擦身,擦完后用干毛巾擦皮肤至微红为宜;身体情况较好者可进行冷水浴锻炼。但年老体弱对冷水不适应者,不宜勉强进行。

3.避免诱因

避免受凉、淋雨、过度疲劳;避免吸入刺激性气体、粉尘;避免接触过敏原。吸烟者应戒烟。注意气候改变,及时增添衣服。经常开窗通风换气,保持室内空气新鲜。

4.药物预防

在流行期间室内可用食醋加等量水稀释,以$5\sim10mL/m^3$关闭门窗加热熏蒸,每日1次,连用3d。亦可口服板蓝根等中成药预防。必要时可注射流感疫苗。

(张丽娜)

第八节　慢性肺源性心脏病

慢性肺源性心脏病(chronic pulmonary heart disease,简称慢性肺心病),是由于肺组织、肺血管或胸廓的慢性病变引起肺组织结构和(或)功能异常,使肺血管阻力增加,肺动脉压力增高,导致右心室扩张和(或)肥厚,伴或不伴右心功能衰竭的心脏病。以慢支并发肺气肿引起者最多见。

慢性肺心病在我国较常见,患病年龄多在40岁以上,且患病率随年龄增长而增高,男女无明显差别,但有地区差异,北方的患病率高于南方,农村高于城市。吸烟者比不吸烟者患病率明显增高。冬春季节和气候骤变时,易出现急性发作。

慢性肺心病发生的关键环节是肺动脉高压。肺动脉高压形成最重要的因素是缺氧。长期反复发作的慢支和低氧血症累及肺小动脉,引起管壁炎症并增厚,阻力增加,肺动脉压力增高;随着肺气肿的加重,使肺泡内压增高,压迫肺泡毛细血管,造成毛细血管毁损,毛细血管床减少,发生肺动脉高压;慢性肺部病变造成的缺氧和高碳酸血症可引起肺动脉痉挛,并使交感神经兴奋,肾小动脉收缩,肾血流量减少,水钠潴留,导致血容量增加,加重肺动脉和右心负荷;继发性红细胞增多,血黏度增高,增加血流阻力使肺心病发展,最终导致右心衰竭。

一、护理评估

1.病因、诱因

按原发病的部位不同,主要分以下3类。

(1)支气管、肺疾病:以慢性阻塞性肺疾病最多见,约占80%~90%,其次为支气管哮喘、支气管扩张、重症肺结核等。

(2)胸廓运动障碍性疾病:较少见,主要有严重脊椎侧后凸、脊椎结核、类风湿关节炎、胸膜广泛粘连及胸廓成形术后造成的严重胸廓或脊椎畸形。

(3)肺血管疾病:慢性血栓栓塞性肺动脉高压、肺小动脉炎等。

反复的呼吸道感染是诱发肺心病发生和症状加重的主要原因。护士应询问患者有无支气管、肺、胸廓、肺血管等疾病,患病的时间、病程及控制情况,有无反复呼吸道感染病史。

2.临床表现

(1)肺、心功能代偿期:患者在原有咳嗽、咳痰、气促的基础上,出现活动后心悸、呼吸困难、乏力和活动耐力下降。急性感染时上述症状加重。体检可有不同程度的发绀和肺气肿体征。偶有干湿性啰音,心音遥远。肺动脉瓣区第二心音亢进($P_2 > A_2$)提示肺动脉高压,三尖瓣区闻及收缩期杂音或剑突下心脏搏动增强,提示右心室肥厚。

(2)肺、心功能失代偿期:以呼吸衰竭最为突出,尤以Ⅱ型呼吸衰竭最多见。患者呼吸困难加重,夜间为甚,常有头痛、失眠、食欲下降、白天嗜睡,甚至出现表情淡漠、神志恍惚、谵妄等肺性脑病的表现。合并右心衰竭时,气促明显,可出现食欲缺乏、腹胀、恶心等症状。体检可有肝脏肿大、下肢水肿等。

(3)并发症:主要有肺性脑病、栓塞、水电解质及酸碱平衡失调、心律失常、休克、消化道出血和弥散性血管内凝血等。其中肺性脑病是患者死亡的首要原因。

护士应了解患者的肺、心功能状态,评估有无并发症出现。

3.心理－社会状况

患者长期受疾病的煎熬,逐渐丧失工作能力,身心备受折磨。当肺、心功能受损后,久治无效,患者心情沉重、情绪低落,对治疗缺乏信心,易产生绝望厌世心理。

4.辅助检查

(1)血液检查:红细胞和血红蛋白可增高,合并感染时白细胞计数和中性粒细胞增高;部分患者可有肝、肾功能的改变及电解质的紊乱。

(2)动脉血气分析:呼吸衰竭时出现 PaO_2 降低, $PaCO_2$ 增高。

(3)胸部 X 线检查:除原有肺、胸基础疾病及急性肺部感染的特征外,尚可见右下肺动脉扩张、肺动脉段突出等肺动脉高压征及右心室增大的 X 线表现。

(4)超声心动图检查:可显示肺动脉内径增大、右心室流出道增宽、右心室增大、室壁和室间隔增厚。

(5)心电图检查:可有"肺型 P 波",表现为 P 波电压明显增高。亦可有右心室肥大图形。

5.治疗要点

肺心病的治疗以治肺为主,治心为辅。最主要的是控制感染,改善通气。急性加重期应用敏感抗生素控制感染,保持呼吸道通畅,改善呼吸功能,纠正缺氧和二氧化碳潴留,控制呼吸衰竭和心力衰竭。积极处理并发症。缓解期常采用长期家庭氧疗、营养支持和增强免疫功能治疗,减少或避免急性加重期的发生。

二、护理问题

1.气体交换受损与呼吸道阻塞、肺泡弹性下降、肺血管阻力增高有关。

2.清理呼吸道无效与呼吸道感染、痰液过多而黏稠有关。

3.活动无耐力与心、肺功能减退有关。

4.体液过多与心输出量减少、肾血流灌注量减少有关。

5.潜在并发症:肺性脑病、酸碱失衡及电解质紊乱、心律失常、休克、消化道出血和弥散性血管内凝血等。

三、护理目标

患者呼吸道炎症得到控制,分泌物能有效排出,缺氧和二氧化碳潴留得到改善,活动耐力增加,水肿减轻或消失,并发症能及早发现并得到有效救治。

四、护理措施

(1)遵医嘱应用敏感抗生素控制感染。

(2)通畅气道。

(3)吸氧:持续低流量、低浓度给氧,氧流量为 1 ~ 2L/min,浓度在 25% ~ 29%。防止高浓度吸氧抑制呼吸,加重二氧化碳潴留。判断氧疗效果最重要的指标是神志,如吸氧后神志逐渐清醒、精神好转、发绀有所缓解,说明氧疗有效。

(4)遵医嘱用药,促进二氧化碳排出:遵医嘱应用呼吸兴奋剂,观察药物的疗效和不良反应。出现心悸、呕吐、震颤、惊厥等症状,提示药物过量,应立即停用并通知医生。

(5)控制心力衰竭:①饮食护理:限制钠水摄入,钠盐 <3g/d,水分 <1500mL/d。少量多餐,必要时遵医嘱静脉补充营养;②遵医嘱应用利尿剂减轻水肿。利尿剂应用以缓慢、间歇、小

量为原则。并注意监测疗效和不良反应；③遵医嘱应用强心剂：由于慢性缺氧和感染,患者对洋地黄类药物耐受性降低,易发生毒性反应。应选用作用快、排泄快的洋地黄类药物,剂量宜小,一般为常规剂量的 1/2 和2/3 量,如毒毛花苷 K 0.125～0.25mg 或毛花苷 C 0.2～0.4mg加入 10% 葡萄糖溶液内缓慢静脉注射。观察洋地黄类药物疗效时,不宜以心率作为衡量指标,因低氧血症、感染等均可使心率增快。

（6）增强活动耐力：根据心肺功能安排患者活动与休息,指导患者采取节能体位,减少体力消耗。

（7）保护皮肤：对年老、水肿明显、卧床过久者,应加强皮肤护理,以防压疮发生。帮助患者避免腿部和踝部交叉受压,保持衣服宽松,在床上进行四肢活动和翻身。

（8）防治并发症：观察患者的生命体征及意识状态,定期监测动脉血气分析。注意有无肺性脑病、心律失常、栓塞等并发症的表现。密切观察病情变化,出现头痛、烦躁不安、表情淡漠、神志恍惚、精神错乱、嗜睡和昏迷等症状时,及时通知医生并协助处理。烦躁不安时应慎用镇静剂,以免诱发或加重肺性脑病。

四、健康教育

告知患者要积极防治原发病,避免和防治各种诱因,坚持家庭氧疗等；加强营养；病情缓解期进行适当的体育锻炼和呼吸功能锻炼；定期门诊随访。

（张丽娜）

第九节　支气管扩张

支气管扩张（bronchiectasis）是由于支气管及其周围组织的慢性炎症和阻塞,导致支气管管腔扩张和变形的慢性化脓性疾病。多起病于儿童期及青年期麻疹、百日咳后的支气管炎,以及迁延不愈的支气管肺炎等。主要表现为慢性咳嗽、咳大量脓痰和反复咯血。随着免疫接种和抗生素的应用,本病的发病率已明显降低。

一、护理评估

1.病因

（1）支气管－肺组织感染和支气管阻塞：婴幼儿百日咳、麻疹、支气管炎是支气管－肺组织感染所致支气管扩张最常见的原因。由于婴幼儿时期支气管尚处于发育阶段,管腔较细狭,管壁较薄弱,易阻塞。反复感染破坏支气管壁各层组织,致使支气管变形扩张,在咳嗽时管腔内压力增高,以及呼吸时胸腔内压的牵引,逐渐形成支气管扩张；当异物、肿瘤、肿大淋巴结等阻塞或压迫支气管引起肺不张时,更有助于支气管扩张的形成。

（2）支气管先天性发育缺损：可能是先天性结缔组织异常、管壁薄弱所致的扩张,此类支气管扩张临床上罕见。

注意询问婴幼儿时期的健康状况,有无百日咳、麻疹等支气管－肺部感染史,有无经常反复发作的呼吸道感染,有无诱发因素存在,如情绪激动、焦虑、烦躁不安、过度劳累、酗酒、吸烟等。

2.临床表现

（1）症状：①慢性咳嗽、大量脓痰：常为阵发性咳嗽，痰量与体位改变有关，如晨起或入睡卧床时咳嗽、痰量增多；呼吸道感染急性发作时，黄绿色脓痰明显增多，每日可达数百毫升，痰液静置后有分层现象：上层为泡沫，中层为混浊黏液，下层为脓性物和坏死组织。若有厌氧菌感染时痰液有恶臭味；②反复咯血：大多数患者有反复咯血，量不等，可为痰中带血，小量或大量咯血。部分患者以反复咯血为唯一症状，平时无咳嗽、咳脓痰等症状，临床上称为"干性支气管扩张"。病变多位于引流良好的肺上叶支气管，且不易感染；③继发肺部感染：反复肺部继发感染，可引起全身毒性症状，如发热、盗汗、食欲减退、乏力消瘦、贫血等，且咳嗽加剧、痰量增多，一旦大量脓痰排出后，全身症状明显改善。

（2）体征：早期或干性支气管扩张可无明显肺部体征。病情较重或继发感染时可在病侧下胸部及背部闻及局限性、固定较粗的湿啰音，有时可闻及哮鸣音。部分慢性支气管扩张患者伴有杵状指（趾）。

（3）并发症：感染从并发的支气管蔓延到所属的肺段而引起支气管肺炎、肺脓肿、脓胸。慢性感染发作最终合并阻塞性肺气肿、慢性肺源性心脏病。

护士应询问患者咳嗽、咳痰的情况，痰液的性质、气味、颜色及黏稠度，咳痰是否与体位变动有关，有无反复咯血现象及咯血程度。注意观察呼吸的节律、频率、深浅度有无异常。肺部听诊时有无局限性、固定性湿啰音。了解患者患病后的全身状况。

3.心理－社会状况

长期慢性咳嗽常使患者产生焦虑，大咯血时有恐惧，长期气道厌氧菌感染可使患者口腔有臭味，影响患者的社会交往。询问患者患病后的反应，评估患者及其家属对疾病的认识和了解程度，家庭及社会支持系统对患者的关心程度。

4.辅助检查

（1）一般检查：痰涂片或细菌培养可发现致病菌，继发急性感染时白细胞计数和中性粒细胞明显增多。

（2）影像学检查：早期轻者胸部平片无异常，偶见患侧肺纹理增粗，后期病重者典型表现为粗乱肺纹理中有多个不规则的环状透亮阴影或沿支气管的卷发状阴影。有感染时阴影内出现液平面。

高分辨CT能够显示次级肺小叶为基本单位的肺内细微结构，已基本取代支气管造影。支气管造影可明确病变部位、范围、严重程度，主要用于准备外科手术的患者。

（3）纤维支气管镜检查：可明确出血、扩张或阻塞部位，还可进行局部灌洗，取冲洗液做微生物学检查。

5.治疗要点

根据药敏实验选用敏感抗生素，控制炎症。加强痰液引流，保持呼吸道通畅，减少继发感染，减轻全身中毒症状。对反复大量咯血或急性感染发作、病变范围比较局限（不超过两个肺叶）、全身情况良好、经药物治疗效果不佳者可考虑外科手术切除。

二、护理问题

1.清理呼吸道无效与痰液黏稠、体位不当、咳痰无效有关。

2.有窒息的危险与痰液潴留、大咯血有关。

3.营养低于机体需要量与长期反复继发呼吸道感染,导致机体消耗量增多有关。

4.焦虑与疾病迁延、反复发作、个体健康受到威胁有关。

5.潜在并发症:窒息。

三、护理目标

患者能有效排痰、保持呼吸道通畅;体重维持在理想范围内;焦虑程度减轻,情绪稳定;咯血减轻或停止、无窒息发生或一旦发生,能及时救治。

四、护理措施

1.病情观察

观察患者咳嗽、咳痰的性质和时间,痰液有无恶臭味。合并大咯血时,注意观察患者有无胸闷、气促、烦躁、情绪紧张、发绀等异常表现,准确估计和记录咯血量,每15~30min测一次呼吸、脉搏、血压,了解病情变化,防止窒息发生。

2.生活护理

(1)休息:协助患者取舒适体位,保证休息和睡眠。保持室内空气新鲜、流通,温湿度适宜。

(2)饮食:支气管扩张反复感染发作,易造成机体消耗量增加,故给予高蛋白、高营养、高维生素、易消化无刺激的饮食。合并发热时给予高热量流质饮食,鼓励患者多饮水,以补充消耗。

3.用药护理

急性感染时,除应用有效抗生素外,还可选用敏感的抗生素局部雾化吸入控制感染。也可用黏液溶解剂如乙酰半胱氨酸加生理盐水做超声雾化吸入,湿化呼吸道使痰液稀释,并辅以叩拍背部,有效促进痰液排出。

4.对症护理

协助患者有效排痰,保持气道清洁。痰液黏稠时,鼓励患者多饮水,每日可饮水1500~2000mL,以稀释痰液,从而有利于痰液的咳出。对长期卧床的,患者应经常帮助其变换体位及叩拍背部,指导患者深吸气后用力咳痰。对咳大量脓痰的患者,指导患者采取体位引流,有利于排痰。引流时病肺处于高处,引流支气管开口向下,引流时间每次15~30min,每日2~3次。

5.心理护理

由于疾病迁延反复,疗效不佳,患者往往焦虑、烦躁不安,应多关心、体贴和安慰患者。多与患者交谈,了解其心理状态,给予心理支持。解释与支气管扩张反复发作的病因及防治措施,消除患者不安情绪,树立战胜疾病的信心。

五、健康教育

(1)支气管扩张的发生与呼吸道感染、支气管阻塞密切相关。因此必须向患者及其家属说明防治呼吸道感染的重要性。

(2)及时清除上呼吸道慢性病灶如龋齿、扁桃体炎、鼻窦炎。避免受凉,减少刺激性气体吸入,劝告患者戒烟。

(3)对排脓痰量较多的患者,应学会自我监测病情,掌握体位引流。让患者理解实施体位引流的作用不亚于抗生素治疗。

（4）加强全身锻炼，减少急性发作，增加营养，保证适当的休息，以增强机体的抗病能力。

（张丽娜）

第十节 急性呼吸窘迫综合征

一、概述

急性呼吸窘迫综合征（acute respiratory distress syndrome，ARDS）是急性肺损伤（acute lung injury，ALI）的严重阶段，两者为同一疾病过程的两个阶段，ALI 和（或）ARDS 是由心源性以外的各种内、外致病因素导致的急性、进行性呼吸困难。临床上以呼吸急促、呼吸窘迫、顽固性低氧血症为特征。主要病理特征为肺微血管的高通透性所致的高蛋白质渗出性肺水肿和透明膜形成，可伴有肺间质纤维化。病理生理改变以肺顺应性降低、肺内分流增加及通气与血流比例失调为主。该病早期症状不典型，发展迅猛，预后极差，发现时一般已到中、晚期，目前已成为临床危重病学研究的热点和难点。

二、病因

ARDS 的病因尚不清楚。与 ARDS 发病相关的危险因素包括肺内源性（直接）因素和肺外源性（间接）因素两大类。

（一）肺内源性因素

肺内源性因素是指直接损伤肺的因素。

（1）胃内容物误吸：国外报道，误吸胃内容物是发生 ARDS 的最常见原因，当吸入物的 pH 值小于 2.5 时，尤其容易发生 ALI，但即使给予质子泵抑制剂也可以引起 ARDS，这说明低 pH 值不是唯一的致病因素。

（2）各种病原体引起的重症肺炎（这是我国最主要的危险因素）。

（3）毒气、烟尘、长时间吸入纯氧、溺水等。

（4）肺挫伤。

（二）肺外源性因素

（1）各种类型的休克。

（2）败血症。

（3）严重的非胸部创伤。

（4）药物或麻醉药物中毒。

（5）急性重症胰腺炎等。

三、病理

ARDS 的病理改变主要表现为肺广泛充血、水肿和肺泡内透明膜形成。主要有三个病理阶段：渗出期、增生期和纤维化期，常重叠存在。早期可见微血管充血、出血和微血栓，肺间质和肺泡内有炎细胞浸润和富含蛋白质的水肿液；72h 后形成透明膜，伴局灶性或大片肺泡萎陷;1~3周后Ⅱ型肺泡上皮合成纤维细胞增生、胶原沉积,透明膜吸收,出现肺泡修复或纤维化。肺内源性 ARDS 主要是肺泡上皮细胞的改变,肺泡萎陷明显,病理生理上以肺的弹性阻力增高为主。肺外源性 ARDS 主要是以肺血管受累明显,病理生理上以肺和胸壁的弹性阻力同时增加。

四、临床表现

(1)急性起病,在直接或间接肺损伤后 12~48h 内发病,进行性呼吸窘迫、气促、发绀,常伴有烦躁、焦虑、出汗等。

(2)常规吸氧后低氧血症难以纠正。

(3)肺部体征无特异性、急性期双肺可闻及湿啰音或呼吸音降低。

(4)早期病变以间质性为主,胸部 X 线片常无明显改变。病情进展后可出现肺内实变,表现为双肺野普遍密度增高,透明度降低,肺纹理增多增粗,可见散在斑片状密度增高阴影,即弥散性肺浸润影。

(5)无心功能不全的证据。

五、辅助检查

1. 胸部 X 线片

胸部 X 线片的表现以演变快速多变为特点。早期无异常或出现边缘模糊的肺纹理增多。继之出现斑片状并逐渐融合成大片状浸润阴影,大片阴影中可见支气管充气征。后期可出现肺间质纤维化改变。

2. 动脉血气分析

低 PaO_2、低 $PaCO_2$ 和高 pH 值为典型表现。

3. 床边肺功能监测肺

顺应性降低,无效腔通气量比例(V_D/V_T)增加,但无气流受限。

4. 血流动力学监测

血流动力学监测通常仅用于与左心衰竭鉴别有困难时。

六、治疗

ARDS 治疗应积极治疗原发病,防止病情继续发展。更紧迫的是及时纠正患者严重缺氧。在呼吸支持治疗中,要防止呼吸机所致肺损伤、呼吸道继发感染和氧中毒的发生。

(一)氧疗

一般需用面罩进行高浓度(50% 以上)给氧,使 $PaO_2 > 60mmHg$ 或 $SaO_2 > 90\%$。

(二)呼吸支持治疗

机械通气是 ARDS 的主要方法,由于 ARDS 主要表现为常规吸氧难以纠正的顽固性低氧血症,故多数患者需及早应用机械通气,以提供充分的通气和氧合,支持器官功能。但由于 ARDS 病变的不均匀性,传统的机械通气潮气量可以使顺应性较好地处于非下垂位肺区的肺泡过度充气而造成肺泡破坏,称为容量伤。

同时,处于下垂位肺区的已经萎缩的肺泡可由于机械通气使之反复开放和关闭造成剪切力损伤,使肺损伤进一步加重。因此,ARDS 患者的机械通气需采用肺保护性通气(lung - protective ventilation),主要措施如下。

1. 呼气末正压(PEEP)

适当的 PEEP 可以使萎缩的小气道和肺泡重新开放,减轻肺泡水肿,从而改善肺泡弥散功能和通气与血流比例,减少分流,达到改善氧合功能和肺顺应性的目的。但 PEEP 可增加胸腔正压减少回心血量,影响通气与血流比例,因此需从低水平开始,先从 $5cmH_2O$,逐渐增加到合适水平,一般为 $10 \sim 18cmH_2O$,以维持 $PaO_2 > 60mmHg$ 而 $FiO_2 < 60\%$。对于血容量不足的患者,应补充足够的血容量,但需要注意避免过量而加重肺水肿。

2. 小潮气量

由于 ARDS 导致肺泡萎缩和功能性残气量减少,有效参与气体交换的肺泡数减少,因此,要求以小潮气量通气,以防止肺泡过度通气。通气量为 $6 \sim 8mL/kg$。

3. 体位

若一侧肺浸润较明显,则取另一侧卧位,俯卧位更加有效,其主要作用是改善通气血流比值和减少动静脉分流和改善膈肌运动。

(三)液体管理

为减轻肺水肿,需要以较低的循环血量来维持有效循环,保持双肺相对"干"的状态,在血压稳定的前提下,出入量宜呈轻度负平衡。适当使用利尿剂可以促进肺水肿的消退。

(四)营养支持

ARDS 处于高代谢状态,应补充足够的营养。由于在禁食 $24 \sim 48h$ 后即可出现肠道菌群异位,且全静脉营养可引起感染和血栓形成等并发症,因此宜早期开始胃肠营养。

七、护理措施

(一)一般护理

1. 环境

保持病室安静、清洁、舒适、空气新鲜,温湿度适宜。避免感冒,防止剧烈咳嗽。

2. 卧位

以往 ARDS 患者多采取仰卧位,近年来国内外研究表明,采取俯卧位,有利于减轻心脏对肺的压迫,有助于肺膨胀,减少肺无效腔,改善氧合,对呼吸力学、血流动力学影响很小。

3. 饮食

进食易消化、高热量、高蛋白质、高维生素的流质或半流质饮食,必要时协助进食。ARDS处于高代谢状态,应补充足够的营养。不能经口进食者及早给予肠内营养。

(二)基础护理

预防和控制呼吸机相关性感染。

(1)严格执行手卫生制度,减少探视。

(2)口腔护理每天 2 次,注意观察口腔黏膜是否有真菌感染。

(3)严格执行无菌操作,如吸痰及各种侵入性检查、治疗时,均应遵守无菌技术原则。

(4)定时更换呼吸机管道或使用一次性呼吸机管道。

(5)定时翻身、拍背、转换体位,及时吸痰,减少肺内痰液的潴留。

(6)气管插管者,气囊充气合适,以免胃内容物误吸。可进行呼吸道分泌物的细菌培养和药敏试验,以指导有效使用抗生素。

(7)注意观察患者临床表现,监测体温、心率、白细胞计数等。

（三）专科护理

1. ARDS 患者应动态观察病情演变

①严密观察呼吸频率、节律、深度。安静平卧时呼吸频率 >28 次/分,且有明显缺氧表现,血氧饱和度小于 90%,经常规给氧方法不能缓解;②监测生命体征,尤其是心律、血压、体温的变化;③观察缺氧情况,动态观察血气分析,监测血氧饱和度、动脉血氧分压及发绀程度。

2. 建立通畅呼吸道,帮助改善通气功能

①湿化痰液、适当补液、清除气道分泌物。对咳嗽无力者定时翻身拍背,对痰液黏稠者给予雾化吸入,对无力咳嗽或昏迷者可吸痰;②必要时建立人工气道,建立口咽气道、气管插管或气管切开。

（四）心理护理

做好心理护理,ARDS 的患者因呼吸困难、预感病情危重、常会产生紧张、焦虑情绪,要关心安慰患者,解除思想顾虑。实行机械通气的患者,护理人员应鼓励患者通过表情、手势、书面语言等形式沟通,表达其痛苦及需求。护理人员要注意领会患者的求助信号,对于其合理的要求给予满足,帮助患者保持平衡的心态。做好心理护理对保持患者良好的心态,促进早日康复有重要意义。

（五）用药安全护理

1. 输液时的记录管理

准确记录液体出入量(ARDS 时肺间质与肺泡水肿,液体潴留增加);准确记录每小时的液体出入量,以防止液体大进大出,加重肺水肿;早期液体应以晶体为主,在毛细血管内皮损伤逐渐恢复后,可适当使用胶体液,以提高血浆胶体渗透压,促进肺间质及肺泡内液体吸收。

2. 糖皮质激素应用的观察

早期大量应用地塞米松可保护肺毛细血管内皮细胞,减少毛细血管渗出,减轻炎症反应,缓解支气管痉挛,但严重创伤后患者易并发消化道大出血,而使用糖皮质激素后更容易导致上消化道大出血,因此护士应密切观察胃液、大便颜色、性状量,并做常规检查。

八、健康教育

1. 疾病知识指导

向患者及家属讲解疾病的发生、发展和转归。语言应通俗易懂,使患者理解康复保健的意义与目的。

2. 呼吸锻炼的指导

教会患者有效咳嗽、咳痰技术,如缩唇呼吸、腹式呼吸、体位引流拍背等方法,提高患者的自我护理能力,加速恢复,延缓肺功能恶化。

3. 用药指导

出院时应将患者使用的药物、剂量、用法和注意事项告诉患者。

4. 活动与休息

与患者一起回顾日常生活中所从事的各项活动,根据患者的具体情况指导患者制订合理的活动与休息计划,教会患者避免氧耗量较大的活动,并在活动过程中增加休息。

5. 增强体质,避免诱因

①鼓励患者进行耐寒锻炼和呼吸功能锻炼,以提高呼吸道抗感染的能力;②指导患者合理

安排膳食,加强营养,达到改善体质的目的;③避免吸入刺激性气体,劝告吸烟患者戒烟;④避免劳累、情绪激动等不良因素刺激;⑤尽量少去人群拥挤的地方,避免与呼吸道感染者接触,减少感染的机会。

(刘　辉)

第十一节　肺　癌

一、护理评估

1.健康史

了解患者的生活及工作环境,有无长期吸烟史;了解患者的家族史及既往是否罹患过结核等病史。

2.临床表现

肺癌的症状与癌肿的部位、大小、是否压迫和侵犯邻近器官及有无转移等情况有关。约20%的患者无症状,尤其是早期周围型肺癌,只在体检做胸部 X 线片等检查时发现。

3.心理 - 社会状况

当患者被确诊为肺癌时,因对恶性肿瘤的恐惧,对治疗经济承受能力及治疗的预后担忧等因素,可使患者产生焦虑、恐惧,甚至绝望。

二、主要护理诊断及合作性问题

1.气体交换受损与肿瘤阻塞较大支气管、肺交换面积减少、手术切除肺组织、胸腔积液有关。

2.清理呼吸道无效与术后疼痛、痰液黏稠不易咳出有关。

3.焦虑/恐惧与惧怕手术或疾病预后等有关。

4.体温过高与免疫力低下、呼吸道引流不畅有关。

5.疼痛与手术创伤、癌症晚期有关。

6.潜在并发症:肺不张、肺部感染、支气管胸膜瘘等。

三、护理措施

(一)术前护理

1.一般护理

纠正营养和水分的不足。做好术前检查,如心电图、肺功能检查、肝肾功能和血糖等生化检查,按医嘱常规术前准备如普鲁卡因皮试、青霉素皮试、手术区域皮肤准备等。

2.戒烟

指导并劝告患者立即戒烟。因为抽烟会刺激肺、气管及支气管,使气管支气管分泌物增加,妨碍纤毛的清洁功能,使支气管上皮活动减少或丧失活力而致肺部感染。

3.保持呼吸道通畅

若有大量支气管分泌物,应先行体位引流。痰液黏稠不易咳出者,可行超声雾化,必要时吸痰。同时注意观察痰液的量、颜色、黏稠度及气味；遵医嘱给予支气管扩张剂、祛痰剂等药物，以改善呼吸状况。

4.心理护理

对有紧张、焦虑情绪，甚至丧失治疗信心的患者，需耐心地给予心理疏导，用成功的病例鼓励和增强其治疗疾病的信心。认真耐心地回答患者所提出的任何问题，以减轻其焦虑不安或害怕的程度。给予情绪支持，关心、同情、体贴患者，动员亲属给予患者心理等各方面的全力支持。

5.手术前指导

(1)练习腹式呼吸、有效咳嗽和翻身，可促进肺扩张，利于术后配合。

(2)练习使用深呼吸训练器，以便在手术后能有效配合术后康复，预防肺部并发症的发生。

(3)介绍胸腔引流的设备，并告诉患者在手术后安放引流管(或胸管)的目的及注意事项，指导患者在留置胸腔引流管时翻身的方法。

(4)术后 2~3d 不能下床，术前要进行训练床上大小便。

(5)告诉患者术后可能出现的伤口疼痛，指导疼痛时的放松方法，如冥想放松技巧、听音乐和深呼吸等。

(二)术后护理

1.合适的体位

麻醉未清醒时取平卧位，头偏向一侧，以免呕吐物、分泌物吸入而致窒息或并发吸入性肺炎。患者完全清醒，血压稳定后，采取半卧位。

肺叶切除者，可采取平卧或左右侧卧位。肺段切除术或楔形切除术者，应避免手术侧卧位，尽量选择健侧卧位，以促进患侧肺组织扩张。全肺切除术者，应避免过度侧卧，可采取 1/4 侧卧位，以预防纵隔移位和压迫健侧肺而导致呼吸循环功能障碍。有血痰或支气管瘘管者，应取患侧卧位。

2.观察和维持生命体征平稳

手术后 24~36h，接心电监护仪，密切监测生命体征，要注意此段时间血压常会有波动，若血压持续下降，应考虑是否为心脏疾病、出血、疼痛、组织缺氧或循环血量不足所造成，还要注意有无呼吸窘迫的现象。若有异常，立即通知医师。

3.呼吸道护理

(1)持续低流量氧气吸入。

(2)观察呼吸频率、幅度及节奏，双肺呼吸音；有无气促、发绀等缺氧征象及动脉血氧饱和度等情况，若有异常及时通知医师给予处理。

(3)患者清醒后，鼓励患者深呼吸及咳嗽：每 1~2h1 次。定时给患者叩背，叩背时由下向上，由外向内轻叩振荡，使存在肺叶、肺段处的分泌物松动流至支气管并咳出。患者咳嗽时，固定胸部伤口，减轻疼痛。

手术后最初几日由护理人员完成，以后可指导患者自己完成。固定胸部时，手掌张开，手指并拢。指导患者先慢慢轻咳，再将痰咳出。

(4)稀释痰液：若患者呼吸道分泌物黏稠，可用糜蛋白酶、地塞米松、氨茶碱、抗菌药物行药物超声雾化，以达到稀释痰液、解痉、抗感染的目的。

4. 术后维持体液平衡和补充营养

(1)记录出入水量,维持体液平衡。严格掌握液体的量和速度,防止前负荷过重而导致肺水肿。全肺切除术后应控制钠盐摄入量,24h 补液量宜控制在 2000mL 内,速度以 20 ~ 30 滴/分为宜。

(2)肠蠕动恢复后,即可开始进食清淡流质、半流质饮食;若患者进食后无任何不适可改为普通饮食,饮食宜为高蛋白质、高热量、丰富维生素、易消化的食物。以保证营养,提高机体抵抗力,促进伤口愈合。

5. 维持胸腔引流通畅

(1)经常挤压胸腔引流管,保持其通畅,密切观察引流液量、色和性状,当引流出大量血液(每小时 100 ~ 200mL)时,应考虑有活动性出血,需立即通知医师。

(2)对全肺切除术后所置的胸腔引流管一般呈钳闭状态,以保证术后患者胸腔内有一定的渗液,减轻或纠正明显的纵隔移位。一般酌情放出适量的气体或引流液,维持气管、纵隔于中间位置。每次放液量不宜超过 100mL,速度宜慢,避免快速多量放液引起纵隔突然移位,导致心搏骤停。

(3)术后患者病情平稳,无气体及液体引流后,行胸片检查确定肺组织已复张,可拔除胸腔引流管。

6. 活动与休息

(1)鼓励患者早期下床活动:可以预防肺不张,改善呼吸循环功能。术后生命体征平稳后,鼓励及协助患者下床或在床旁站立移步;带有引流管者要妥善保护;严密观察患者病情变化,出现头晕、气促、心动过速、心悸和出汗等症状时,应立即停止活动。然后可扶持患者围绕病床在室内行走 3 ~ 5min,以后根据患者情况逐渐增加活动量。

(2)促进手臂和肩关节的运动:预防术侧胸壁肌肉粘连、肩关节强直及失用性萎缩。患者麻醉清醒后,可协助患者进行臂部、躯干和四肢的轻度活动;术后第 2d 开始做肩、臂的主动运动。

7. 心理护理

认真细心地回答患者所提出的问题,向患者说明各项治疗和护理的意义,关心同情、体贴患者。

四、健康教育

(1)控制吸烟,加强职业防范措施,积极治理"三废",保护环境。

(2)争取早发现、早诊断。40 岁以上者应定期进行胸部 X 线检查;尤其是久咳不愈或者出现血痰者,应提高警惕,及时到医院检查。

(3)对高发区、高危人群(每日吸烟20 支以上、职业接触致癌物者),定期筛查。

(4)加强营养,适当活动,避免与烟雾化学刺激物的接触,若发生呼吸道感染,应及早返院治。

(5)定期随访,坚持后续治疗。

(师　洋)

第十章　心内科疾病护理

第一节　心力衰竭

心力衰竭(heart failure)，又称充血性心力衰竭，是指在静脉血回流正常的情况下，由于心肌收缩力减弱、心脏负荷过重或心室充盈受限，使心排出量不足以维持机体代谢需要的一组临床综合征。临床上以动脉系统缺血致组织血液灌注不足及肺循环和(或)体循环淤血为主要表现。心力衰竭与心功能不全的概念基本一致，但心功能不全的含义更为广泛，包括已有心排出量减少但尚未出现症状的这个阶段。

心力衰竭按照发生部位可分为左心衰竭、右心衰竭和全心衰竭；按照起病急缓可分为急性心力衰竭和慢性心力衰竭，临床上以慢性居多。

一、慢性心力衰竭患者的护理

慢性心力衰竭常由于各种心血管疾病发展到终末阶段导致心功能受损所致，是大多数心血管疾病最主要的死亡原因。根据临床症状可分为左心、右心和全心衰竭。左心衰竭最常见，主要表现为呼吸困难、咳嗽、咳痰、咯血和乏力等；右心衰竭主要表现食欲缺乏、恶心呕吐、水肿和尿少等。治疗以改善血流动力学和拮抗神经内分泌改变为主，同时针对病因治疗，防治诱发因素，从而减轻症状，延缓病情进展，降低病死率。良好的护理是治疗心力衰竭的重要环节，能减轻患者心脏负荷，缓解身心不适，长期维持心脏代偿功能。

(一)护理评估

1.病因、诱因及发病机制

(1)病因

1)心肌损害：如冠心病心肌缺血和(或)心肌梗死、心肌炎、心肌病等。

2)心脏负荷过重：①前负荷(容量负荷)过重：如二尖瓣关闭不全、主动脉瓣关闭不全、肺动脉瓣关闭不全及全身性血容量增多(甲状腺功能亢进症、贫血)等；②后负荷(压力负荷)过重：如高血压、主动脉瓣狭窄、肺动脉高压等。

3)心室舒张充盈受限：如缩窄性心包炎、肥厚型心肌病等。

(2)诱因：①感染：是诱发和加重心力衰竭的最常见原因，特别是呼吸道感染；②身心过劳：如过度劳累、情绪激动、精神压力过大等；③血容量增加：如输液过多过快、钠摄入过多、妊娠和分娩等；④严重心律失常：特别是心房颤动和各种快速性心律失常；⑤药物使用不当：如洋地黄用量不足或过量；⑥其他：如合并甲状腺功能亢进症、严重贫血等。

心力衰竭是一个逐渐发展的过程，不仅有血流动力学紊乱，而且存在有神经体液等机体代谢异常。心脏有较强的储备能力，当各种心脏病使心输出量下降时，机体主要通过神经体液调节、交感神经兴奋及心肌肥厚、心室扩张等方面进行代偿，使心排出量增加，能满足机体需要，临床上无明显症状，心功能处于代偿期。但这些代偿机制是有一定限度的，当感染等诱发因素使疾病加重或增加心脏前、后负荷,代偿超过限度不能维持心排出量,则进入失代偿期,出现肺循环和体循环淤血的表现。

护士应注意询问患者原有的心脏病史。评估有无诱发或加重心力衰竭的因素。

2.临床表现

(1)左心衰竭:以肺循环淤血为主要表现。

1)症状:①呼吸困难:是左心衰竭最主要的症状。最早出现的是劳力性呼吸困难,体力活动时加重,休息后可缓解。最典型的症状是夜间阵发性呼吸困难。晚期出现端坐呼吸,患者不能平卧。严重者可出现急性肺水肿,表现为极度的呼吸困难;②咳嗽、咳痰、咯血:咳嗽较早发生,常发生于夜间,坐位或立位时可减轻或消失。咳痰常呈白色泡沫状,有时呈粉红色泡沫痰,系肺泡和支气管黏膜淤血所致。如支气管黏膜下扩张血管破裂可导致大咯血;③心排出量降低为主的症状:可有乏力、疲倦、头晕、嗜睡、失眠、烦躁、心悸及尿少等,主要是脏器组织血液灌注不足及代偿性心率加快所致。

2)体征:除原有心脏病的体征外,多有左心室增大;心率加快,心尖部第一心音减弱并可闻及舒张期奔马律,肺动脉瓣区第二心音亢进;两肺底可闻及湿啰音;部分患者有交替脉和发绀。

(2)右心衰竭:以体循环淤血为主要表现。

1)症状:消化道症状是右心衰竭常见的症状。由于多脏器淤血,常有食欲缺乏、恶心、呕吐、肝区胀痛、腹胀、尿少等。

2)体征:①颈静脉怒张:是右心衰竭的早期表现。肝-颈静脉回流征阳性是右心衰竭的特征性表现,检查时用手掌压迫肝脏部位,颈静脉怒张更加明显,即为肝-颈静脉回流征阳性;②肝肿大:肝脏因淤血而肿大,压痛明显,长期肝脏淤血可导致心源性肝硬化;③水肿:轻者见于足踝、胫骨前,常于下午出现,休息后可消失,严重时可呈全身性水肿,并伴有胸腔积液、腹腔积液;④发绀:长期右心衰竭可有不同程度的发绀,最早常见于指端、口唇和耳郭。主要和血流缓慢、组织从毛细血管中摄取较多的氧而使血液中还原血红蛋白增加有关;⑤心脏体征:除原有心脏病的体征外,右心室增大导致心浊音界向左侧扩大,心率增快,三尖瓣区可闻及收缩期吹风样杂音,严重时胸骨左缘第3~4肋间可闻及舒张期奔马律。

(3)全心衰竭:同时具有左、右心衰竭的临床表现。但右心衰竭时,由于右心室排出量减少,可使呼吸困难等左心衰竭的肺淤血症状反而有所减轻。

(4)心功能分级:评估患者目前心功能状况。根据患者体力活动受限程度及心悸、气急等表现,将心功能分为四级。

Ⅰ级(心功能代偿期):患者患有心脏病,但无症状,一般体力活动不受限制。

Ⅱ级(心力衰竭一度):体力活动轻度受限。一般体力活动可引起乏力、心悸、气短。

Ⅲ级(心力衰竭二度):体力活动明显受限。小于一般体力活动即可引起乏力、心悸、气短。

Ⅳ级(心力衰竭三度):体力活动完全受限,不能从事任何活动。休息、睡眠时亦感乏力、心悸、气短。

(5)并发症

1)呼吸道感染:患者因肺淤血易并发呼吸道感染。呼吸道感染又可使心力衰竭加重。

2)下肢静脉血栓形成:主要因血流淤滞和长期卧床引起。一旦血栓脱落,则可能引起肺动脉栓塞。

3）心源性肝硬化：由于肝脏长期淤血、缺氧，导致肝细胞坏死及组织增生而形成。

4）电解质紊乱：由于食欲缺乏、呕吐、过度限制钠盐摄入、大量利尿等造成。

护士应评估患者的主要症状，重点检查患者的体位姿势、生命体征、意识，有无发绀、水肿、颈静脉怒张，心脏、肺部评估有无异常，有无肝肿大及压痛，有助于判断是否心力衰竭及其类型和程度。

3. 心理 - 社会状况

心力衰竭是心血管病发展至晚期的表现。患者常因疾病的长期折磨和心力衰竭的反复发作，心情忧郁、紧张；加之体力活动受到限制，生活上需他人照顾，和外界接触减少，患者容易产生焦虑、内疚、悲观失望情绪，对治疗失去信心。

4. 辅助检查

（1）胸部 X 线检查：左心衰竭可见左心室增大、肺纹理增多、肺门阴影增大等肺淤血表现；右心衰竭可见右心室增大、肺动脉段膨出。

（2）超声心动图：可判断左心室的收缩功能和舒张功能。左心衰竭时左室射血分数减低。

（3）心电图检查：可有左、右心室肥大及心律失常等心电图改变。

（4）创伤性血流动力学测定：将漂浮导管经皮静脉穿刺送至右心房、右心室、肺动脉，可测定肺毛细血管楔嵌压（PCWP）、心排出量（CO）、心脏指数（CI）、中心静脉压（CVP）。左心衰竭时 PCWP 增高，右心衰竭时 CVP 增高。

5. 防治要点

治疗原则以改善血流动力学和拮抗神经内分泌改变为主，如合理休息、限制钠盐摄入、应用药物控制心力衰竭等。同时去除病因，如治疗高血压、冠心病，手术治疗心瓣膜病等，积极防治诱因，控制呼吸道感染、心律失常等。治疗目的是减轻患者心脏负荷，缓解身心不适，延缓病情进展，改善生活质量，防止心肌损害进一步加重。常用药物有利尿剂、洋地黄类强心剂、血管扩张剂如血管紧张素转换酶抑制剂等。

（二）护理问题

1. 气体交换受损与左心衰竭致肺循环淤血有关。

2. 心输出量减少与心肌收缩力下降、心脏负荷加重致心排出量减少和脏器灌注不足有关。

3. 活动无耐力与心排血量减少、组织灌注不足有关。

4. 体液过多与右心衰竭致体循环淤血、钠水潴留有关。

5. 焦虑与病程漫长、反复发作，担心疾病预后有关。

6. 潜在并发症：洋地黄中毒、呼吸道感染、下肢静脉血栓形成。

（三）护理目标

患者呼吸困难减轻或消失；组织灌注改善，心率、血压、尿量等趋于正常；活动耐力增加，能进行日常活动；水肿、腹腔积液减轻或消失；保持情绪稳定；未发生洋地黄中毒、感染、下肢静脉血栓形成。

（四）护理措施

1. 病情观察

密切观察患者的生命体征、精神状态、食欲、尿量、体重、皮肤和黏膜等变化，原有症状有无加重或减轻，有无新的症状出现，早期发现并发症。左心衰竭易发生夜间阵发性呼吸困难，应特别注意加强夜间巡视。观察患者呼吸频率、节律、深度的改变,评估呼吸困难的严重程度。长期卧床患者易发生下肢静脉血栓形成,应询问并观察患者有无一侧肢体突然肿胀、局部疼痛、压痛或沉重感等相关表现。血栓脱落可引起肺栓塞,应观察患者有无突发严重的呼吸困难和胸痛等表现,一旦发现立即报告医师。

2. 生活护理

(1)休息:向患者解释休息是减轻心脏负荷的重要措施,包括体力和精神休息,以利于心功能的恢复。根据患者目前的心功能分级决定活动量,合理安排活动与休息:①心功能Ⅰ级:不限制一般的体力活动,但要避免剧烈运动和重体力劳动;②心功能Ⅱ级:适当限制体力活动,增加午睡时间,多休息,可做轻体力工作和家务劳动,若活动中有呼吸困难、胸痛、心悸、疲劳等不适时应停止活动;③心功能Ⅲ级:严格限制一般的体力活动,充分休息,但日常生活可自理或在他人协助下自理;④心功能Ⅳ级:绝对卧床休息,采取半卧位或坐位,使下肢回心血量减少,减轻心脏负荷,生活需要他人照顾。当病情好转后,鼓励患者在床上做适量下肢活动,以避免长期卧床导致的下肢静脉血栓形成。

(2)饮食:应摄入低热量、高蛋白、高维生素、清淡、易消化、不胀气饮食。低热量饮食可降低基础代谢率,减轻心脏负荷,但时间不宜过长;避免产气食物以免加重呼吸困难;应限制饮食中钠盐的摄入量,以 <3g/d 为宜,使用利尿剂者不必严格限制。注意少量多餐,避免过饱,可减少消化食物时所需血液量。鼓励患者多吃新鲜水果、蔬菜、红枣等,可补充维生素,有利于新陈代谢,同时可防止过度利尿引起血钾降低。饮食中富含适量纤维素,保持大便通畅,勿用力排便,必要时适量饮蜂蜜水,腹部按摩,给缓泻剂或肛塞开塞露,减少心力衰竭患者因进食少、肠道淤血、长期卧床及焦虑等原因使肠蠕动减弱而发生的便秘,减轻心脏负荷。

3. 用药护理

按医嘱使用强心剂、利尿剂及血管扩张剂等,同时观察药物的疗效及不良反应。

(1)洋地黄类强心剂:强心剂包括洋地黄类和其他正性肌力药物(多巴酚丁胺和多巴胺等)。临床上主要应用洋地黄类,可增强心肌收缩力(正性肌力作用),减慢心率(负性频率作用),增加心排出量而不增加心肌氧耗量,从而改善心力衰竭患者的血流动力学的变化。适用于治疗收缩功能衰竭、心脏扩大的低心排出量心力衰竭,尤其是伴心房颤动等快速性心律失常的患者。

1)常用药物及用法:常用洋地黄制剂有毛花苷 C(西地兰)、毒毛花苷 K 及地高辛。毛花苷 C 适用于急性心力衰竭或慢性心力衰竭加重时,特别适用于心力衰竭伴快速心房颤动者,毒毛花苷 K 适用于急性心力衰竭时,地高辛适用于中度心力衰竭的维持治疗。因洋地黄的治疗量和中毒量接近,易发生过量而中毒,而且个体差异较大,故使用时应严格遵医嘱用药。

2)用药注意事项:①洋地黄用量个体差异很大,老年人、心肌缺血缺氧、重度心力衰竭、低钾血症(如呕吐、腹泻及使用利尿剂等引起)、肝肾功能不全、原发性心肌疾病、甲状腺功能低下和低镁血症、高钙血症等均会改变心脏对药物的敏感性,易引起洋地黄中毒等,须谨慎应用,加强观察;②禁止与奎尼丁、普罗帕酮、维拉帕米、胺碘酮及钙剂等药物合用,以免增加药物毒性;③静脉给药时,必须用葡萄糖液稀释后缓慢静脉注射15min,随时观察心率及心律变化;④用药前后听心率、测脉搏,注意观察心率、心律的变化。给药前如心室率低于 60 次/min 时暂停给药,并报告医师。给药后若心率过快或过慢,节律变为不规则或不规则心律突然变为规则,应及时描记心电图;⑤注意询问患者有无食欲缺乏、恶心、呕吐、头痛、黄绿视,必要时监测血清地高辛浓度。如发现洋地黄中毒,立即报告医师并协助处理。

3)洋地黄的疗效指标:①心率减慢,安静时心率为 70～80 次/min,活动时不超过 90 次/min;②呼吸困难减轻,肺部湿啰音减少或消失;③尿量增加,水肿减轻或消退;④恶心、呕吐减退或消失,肝脏缩小,食欲增加。

4)洋地黄中毒:常见毒性反应有:①胃肠道反应:如食欲缺乏、恶心、呕吐、腹痛、腹泻等,常是洋地黄中毒的首发症状;②心血管系统反应:最重要、最严重的毒性反应是心律失常,以室性期前收缩最常见,多为二联律或三联律,还可出现心动过缓、房室传导阻滞等各种类型的心律失常。长期心房颤动患者使用洋地黄后心律变得规则,心电图 S－T 段呈鱼钩样改变,应注意有发生洋地黄中毒的危险;③神经系统反应:如头痛、头晕、嗜睡、抑郁、视力模糊、黄视和绿视等。

5)洋地黄中毒的处理:①遵医嘱立即停用洋地黄制剂;②如血钾低应补充钾盐,可口服或静脉补充氯化钾,同时停用排钾利尿剂;③纠正心律失常,对快速室性心律失常者首选苯妥英钠,效果不佳可用利多卡因治疗;缓慢性心律失常者,可用阿托品皮下或静脉注射或临时起搏。

(2)利尿剂:通过抑制钠、水重吸收,可排出体内过多的液体,减少循环血量,减轻心脏负荷而改善心功能。常用的排钾利尿剂包括噻嗪类如氢氯噻嗪和襻利尿剂如呋塞米,常用保钾利尿剂有螺内酯和氨苯蝶啶。利尿剂应间断、交替或联合应用,并注意水、电解质变化。

使用利尿剂时应注意:①观察患者的体重、尿量变化,记录 24h 出入液量,以判断利尿剂的效果和指导补液;②应用利尿剂容易导致水电解质紊乱,如噻嗪类利尿剂、襻利尿剂可引起低血钾,严重者伴碱中毒。保钾利尿剂长期应用可引起高血钾,因此应定期监测血钾,注意有无腹胀、肠鸣音减弱、乏力等低钾血症的表现,有无四肢麻木、极度疲乏、心率缓慢等高钾血症的症状。低钾血症应多补充含钾丰富的食物,如瓜果、红枣、蘑菇等,必要时遵医嘱补充钾盐;③噻嗪类利尿剂可引起高尿酸血症及高血糖,痛风及糖尿病者应慎用,肾功能不全者禁用保钾利尿剂;④非紧急情况下,利尿剂的使用时间宜选择在早晨或日间,避免夜间排尿过频而影响患者的休息。

(3)血管扩张剂:通过扩张容量血管和阻力血管,减轻心脏前、后负荷,改善心功能。常用药物有:①以扩张小动脉为主,减轻心脏后负荷的药物:如酚妥拉明静脉滴注;②以扩张小静脉为主,减轻心脏前负荷的药物:如硝酸酯类舌下含化;③同时扩张小动脉、静脉的药物,如硝普钠和血管紧张素转换酶抑制剂。血管紧张素转换酶抑制剂不仅能扩张血管,还可改善血流动力学异常,限制心肌小血管重塑,降低远期病死率,常用药物有卡托普利、培哚普利、贝那普利等。

使用血管扩张剂,要注意监测患者血压,避免血压下降。血管紧张素转换酶抑制剂的主要不良反应是咳嗽、低血压、头晕、肾损害、高血钾及血管神经性水肿等,需监测血钾和肾功能。如患者出现不能耐受的咳嗽或血管神经性水肿应停止用药。

(4)β受体阻滞剂:可减轻儿茶酚胺对心肌的毒性作用,防止、减缓和逆转肾上腺素能介导的心室重塑和内源性心肌收缩功能的异常,从而提高患者运动耐量,降低病死率。常用药物有美托洛尔、比索洛尔及卡维地洛。由于β受体阻滞剂具有负性肌力作用,使用时应待心力衰竭情况稳定后,首先从小剂量开始,逐渐增加剂量,适当长期维持。症状改善常在用药后 2～3 个月才出现。β受体阻滞剂禁用于支气管哮喘、心动过缓、二度及以上房室传导阻滞,用药期间应注意观察心率和血压。

4. 对症护理

为缓解呼吸困难,患者取半卧位或端坐位,使膈肌下移,以利于呼吸。给予氧气吸入,根据缺氧的轻重程度调节氧流量,一般为 2 ~ 4L/min。补液时控制输液量和速度,并向患者及其家属解释其重要性,以免加重心力衰竭。水肿患者应限制钠、水摄入量,并注意皮肤护理,床铺要平整、干燥,经常变换体位,防止压疮发生。在心功能改善后,应鼓励患者尽早适量活动,注意保暖,避免着凉,保持呼吸道通畅,防止呼吸道感染的发生。

5. 心理护理

因焦虑可使心率增快,增加心肌耗氧量,并可诱发心律失常,加重心脏负荷,所以应缓解患者精神紧张,稳定情绪。对高度紧张、焦虑、精神不易放松的患者除借助小剂量镇静剂外,更需要的是提高其对医护人员的信赖。医护人员应以认真、负责的工作态度,处处为患者着想,态度亲切和蔼,给患者以安慰,为患者提供一切方便和积极的心理支持,以调适心理压力,使患者保持心态平和,积极配合治疗,树立战胜疾病的信心。

(三)健康教育

(1)指导患者积极治疗原发病,维护心脏功能。

(2)教育患者避免诱发因素,如呼吸道感染、过度劳累、情绪激动、钠盐摄入过多等,育龄妇女应注意避孕。

(3)根据心功能合理安排活动与休息,活动量要适宜,以不出现心悸、气急为原则。适当活动有利于提高心脏储备力和活动耐力,建议患者可进行散步、打太极拳等运动,睡眠要充足。

(4)坚持合理饮食,宜清淡、低盐、易消化、富营养、含适量纤维素饮食,每餐不宜过饱,多食蔬菜、水果,防止便秘。戒烟酒。

(5)严格遵医嘱服药,不随意增减或撤换药物,服用洋地黄者应会识别中毒反应,并及时就诊。

(6)定期复查。指导患者学会自我监测病情,如自测脉搏,观察体重、尿量、踝部有无水肿,夜间平卧有无气急、咳嗽等,如有异常及时就诊。

二、急性心力衰竭患者的护理

急性心力衰竭是指由于急性心肌损害或心脏负荷突然加重,使心排出量急剧、显著降低导致急性肺淤血和组织器官供血不足的综合征。临床上急性左心衰竭最常见,主要表现为急性肺水肿,严重时伴心源性休克。患者常突发呼吸窘迫、端坐呼吸,咳白色或粉红色泡沫样痰,极度烦躁,发绀等。主要抢救措施为快速利尿、扩血管、强心治疗。急性右心衰竭少见,主要因急性肺栓塞或急性右心室梗死所致。本节主要讨论急性左心衰竭。

(一)护理评估

1. 病因

(1)急性弥散性心肌损害:急性广泛性心肌梗死、急性重症心肌炎等。

(2)急性心脏排血受阻:如严重二尖瓣狭窄、血压急剧升高等。

(3)急性容量负荷过重:感染性心内膜炎引起的瓣膜穿孔、腱索断裂所致急性心脏瓣膜性反流及静脉输液过多过快等。

(4)其他如严重心律失常(尤其是快速性心律失常)。

护士应了解既往心脏病病史,评估引起急性心力衰竭的诱发因素。以上这些因素均可使心排出量急剧下降,左心室舒张末压增高,肺静脉压、肺毛细血管压迅速升高,使血管内大量液体渗入肺间质和肺泡,导致急性肺水肿。

2.临床表现

急性左心衰竭起病急骤,病情可迅速发展至危重状态。主要临床表现为突发的严重呼吸困难,呼吸频率常达 30~40 次/min,频繁咳嗽、咳大量浆液泡沫痰或粉红色泡沫样痰。患者常极度烦躁不安,大汗淋漓,面色青灰,口唇发绀,端坐呼吸。查体可见心率增快,心尖部可闻及舒张期奔马律,两肺满布湿啰音和哮鸣音。血压常下降,严重者可出现心源性休克和阿-斯综合征。

3.心理-社会状况

患者因病情突然加重,出现严重呼吸困难及窒息感而产生紧张、焦虑、恐惧心理。家属也会因患者病情危重有焦虑或极度紧张情绪。

4.辅助检查

(1)心电图:窦性心动过速或各种心律失常、心肌损害及左房、左室肥大等。

(2)胸部 X 线检查:肺门附近可有典型薄雾状或"蝴蝶状"阴影,并向周围扩展。可有心界扩大、心尖搏动减弱等。

(3)超声心动图检查:左室射血分数(LVEF)<40%,左室舒张末压升高。

5.防治要点

急性左心衰竭患者病情危重,应迅速采取有效措施,缓解症状,以挽救患者生命。立即协助患者采取坐位,两腿下垂,用高流量鼻导管酒精湿化给氧,治疗重点在于应用快速起效的强心、利尿和扩张血管药物。强心药应选用静脉给予毛花苷 C,利尿剂应选用强效的利尿剂即呋塞米,扩张血管药物应给予可同时扩张动、静脉的药物如硝普钠。

(二)护理问题

1. 气体交换受损与急性肺水肿有关。

2. 恐惧与突发病情加重而担心疾病的预后有关。

(三)护理目标

患者呼吸困难和缺氧改善;情绪逐渐稳定。

(四)护理措施

1.病情观察

安置患者于监护病房,进行心电、呼吸、血压等监护,详细做护理记录。同时注意观察患者意识、精神状态、皮肤颜色及温度、心音、肺部湿啰音的变化与尿量等。测量脉搏时注意其速率、节律和强弱,发现异常立即报告医生。

2.生活护理

保持室内安静,减少探视,保证患者充分休息和足够睡眠。患者的日常生活活动由护士或家属协助进行,病情好转后,鼓励患者生活自理,并逐渐增加活动量。

3.用药护理

迅速建立静脉通道,遵医嘱及时、正确使用药物,观察药物不良反应。

(1)镇静:吗啡 5~10mg 皮下注射,必要时每间隔 15min 重复 1 次,共 2~3 次。吗啡可使患者镇静,减少躁动,还可扩张小血管,从而减轻心脏负荷。使用时注意有无呼吸抑制、心动过缓等。

（2）快速利尿：用呋塞米 20～40mg 静脉注射，10min 内起效，必要时每 4h 可重复 1 次。呋塞米有利尿及扩张静脉作用，可以减少血容量和降低心脏前负荷。应用利尿剂应严格记录尿量，注意有无水、电解质紊乱。

（3）血管扩张剂：给予同时扩张动、静脉的药物硝普钠，静脉滴注。使用时注意输液速度，开始应缓慢，同时密切观察血压，根据血压的变化调节滴速，防止低血压发生。

（4）强心剂：使用快速洋地黄制剂毛花苷 C 0.4mg 或毒毛旋花子苷 K 0.25mg，稀释后缓慢静脉注射，同时观察心率及心律变化。急性心肌梗死引起心力衰竭者 24～48h 内尽量避免使用洋地黄制剂，以免诱发严重心律失常。

（5）氨茶碱：用氨茶碱 0.25g 加于 5% 葡萄糖液 20mL 内稀释后缓慢静脉注射，可减轻支气管痉挛和加强利尿作用，注意患者有无心律失常发生。

（6）糖皮质激素：用地塞米松 10～20mg 静脉注射，可降低周围血管阻力，减少回心血量和解除支气管痉挛。

4. 对症护理

（1）协助患者立即取坐位或半卧位，两腿下垂，以利于呼吸和减少静脉回心血量，减轻肺水肿。

（2）给予高流量鼻导管吸氧，流量为 6～8L/min，并通过 20%～30% 的酒精湿化，可使肺泡内泡沫的表面张力降低，使泡沫易于破裂消散，有利于气体进入肺泡。

5. 心理护理

医护人员在抢救时必须保持镇静、操作熟练、忙而不乱，使患者产生信任、安全感。尽量守护患者，备好抢救用药。向患者解释恐惧对心脏的不利影响，使患者主动配合，减轻精神压力。指导患者做深呼吸，放松情绪。急性期避免在患者面前讨论病情，以减少误解。缓解期与患者分析产生恐惧的原因，鼓励患者说出内心感受。

（五）健康教育

（1）向患者及其家属讲解急性心力衰竭的诱因，并注意避免，同时积极治疗原有心脏疾病。

（2）嘱患者在静脉输液前主动告诉医护人员自己有心脏病史，以便护士在输液时控制输液量及滴速。

（高红艳）

第二节　原发性高血压

高血压（hypertension）是以体循环动脉血压升高为主要表现的临床综合征，分为原发性高血压和继发性高血压。病因不明的高血压，称之为原发性高血压，又称高血压病，占总高血压患者的 95% 以上；由某些明确而独立的疾病如肾脏病、内分泌疾病等引起的血压升高，称为继发性高血压或症状性高血压，约占高血压患者的 5%。

2002 年流行病学调查显示，我国成人高血压患病率为 18.8%，城市高于农村，北方高于南方，且存在着"三高"、"三低"现象，"三高"即发病率高、致残率高和病死率高；"三低"即知晓率低、服药率低和控制率低,值得引起重视。长期血压升高可引起心、脑、肾、眼底等靶器官损害,对人类的健康危害较大。高血压治疗原则是使血压下降达到或接近正常范围,预防或延缓靶器官损害。一般需长期甚至终身治疗。

目前我国采用国际上统一的高血压诊断标准,即收缩压≥140mmHg 和(或)舒张压≥90mmHg 即可诊断高血压。

一、护理评估

(一)病因及发病机制

原发性高血压的病因未明,目前认为可能和遗传因素、高盐低钙饮食、精神应激(如长期精神紧张、噪声刺激、焦虑)、从事脑力劳动且活动过少,以及其他因素如肥胖、年龄(男性 >55 岁、女性 >65 岁)、饮酒、大量吸烟、服用避孕药等有关,但高血压并非遗传性疾病。

发病机制尚不明确,高级神经中枢功能失调可能在高血压发病中占主导地位。在一定的遗传基础上,多种因素综合作用,引起大脑皮质兴奋与抑制功能失调,交感神经活动增强,肾素 - 血管紧张素 - 醛固酮系统(RAAS)激活,胰岛素抵抗,细胞膜离子转运及血管内皮功能异常等,最终导致血压调节机制失代偿,血管收缩,外周阻力增加,使血压升高。

护士应询问患者有无高血压家族史;有无摄盐过多、摄钙或摄钾过低、高脂饮食的习惯;有无烟酒嗜好;了解患者个性特征、职业及人际关系,是否从事脑力劳动,或从事精神紧张度高的职业和长期在噪声环境中工作;有无肥胖、心脏病、肾脏疾病、糖尿病、高脂血症及痛风等病史及用药情况。

(二)临床表现

1. 一般表现

大多数患者起病隐匿,进展缓慢。早期常无症状,偶在体检时发现血压升高,或在过度劳累、紧张和激动后血压升高,休息或去除诱因后血压便可恢复正常。部分高血压患者有头痛、头晕、眼花、耳鸣、失眠、心悸及乏力等不适症状,与高级神经和自主神经功能失调有关,头痛、头晕、头胀可能与高血压引起颈外动脉扩张及搏动增强有关。体检时多无阳性体征发现,部分患者可听到主动脉瓣第二心音亢进。

2. 并发症

随病程进展,血压持久升高,本病后期常可导致心、脑、肾、眼底等靶器官损害。

(1)心脏:长期高血压使左心室后负荷过重,引起左心室肥厚、扩大,形成高血压性心脏病,最终导致左心衰竭。体检可发现心尖搏动增强、左心室增大。高血压可促使冠状动脉粥样硬化的形成,并使心肌耗氧量增加,可发生心绞痛、心肌梗死。

(2)脑:长期高血压易形成颅内微小动脉瘤,血压突然增高时可引起破裂而致脑出血。血压急剧升高还可发生一过性脑血管痉挛,导致短暂性脑缺血发作及脑血栓形成,出现头痛、眩晕、失语、肢体麻木或瘫痪。血压极度升高可发生高血压脑病。

(3)肾脏:长期高血压可引起肾小动脉硬化,导致肾功能减退,可出现多尿、夜尿增多及蛋白尿,晚期可出现氮质血症和尿毒症。

(4)眼底:眼底表现可间接反映高血压的严重程度,分为四级:Ⅰ级:视网膜动脉痉挛、变细、反光增强;Ⅱ级:视网膜动脉狭窄,动静脉交叉压迫;Ⅲ级:眼底出血或渗出;Ⅳ级:视盘水肿。

（5）血管：除心、脑、肾血管病变外，严重高血压可促使主动脉夹层形成并破裂，常可致命。

3.临床特殊类型

（1）恶性或急进型高血压：多见于青、中年，起病急骤，少数患者病情急剧进展，血压显著升高，舒张压可持续≥130mmHg，很快出现头痛、视力模糊、眼底出血、渗出和视神经盘水肿，肾脏损害尤为突出，表现为持续蛋白尿、血尿与管型尿。如不及时有效地降压治疗，预后很差，可死于肾衰竭、脑卒中或心力衰竭。发病机制目前尚不清楚。

（2）高血压危象：是指在高血压病程中，由于突然的精神创伤、过度紧张、疲劳、寒冷刺激、女性内分泌紊乱及突然停用降压药等诱因，使全身小动脉发生强烈痉挛，引起血压骤升，从而出现的一系列症状。

高血压危象在高血压早期和晚期均可发生，其发生机制是交感神经兴奋性增加导致儿茶酚胺分泌过多。表现为头痛、烦躁、恶心、呕吐、心悸、气急、多汗、面色苍白或潮红、视力模糊等症状。严重者可出现心绞痛、肺水肿或高血压脑病等靶器官缺血症状。控制血压后病情可迅速好转，但易复发。

（3）高血压脑病：是指在高血压病程中脑小动脉发生持久而严重痉挛，导致脑循环急剧障碍、脑水肿、颅内压增高所引起的一系列临床表现。见于重症高血压患者，表现为血压突然升高，严重头痛、呕吐、烦躁、抽搐及不同程度的意识障碍。发生机制可能为过高的血压超过了脑血管的自身调节范围，致脑组织血流灌注过多而引起脑水肿。

4.高血压危险度分层

根据患者血压升高水平、心血管疾病的危险因素多少及靶器官损害情况，按其对心血管事件绝对危险的影响，可做出危险分层，将高血压患者分为低度危险组、中度危险组、高度危险组和极高度危险组，各组在随后的10年中发生一种主要心血管事件或脑卒中的危险性分别为低于15%、15%～20%、20%～30%和30%以上。危险分层对高血压患者的预后和治疗有临床指导意义。

心血管疾病危险因素包括：吸烟、高脂血症、糖尿病、男性>55岁、女性>65岁、心血管疾病家族史。靶器官损害有：左心室肥厚、蛋白尿和血肌酐轻度升高、动脉粥样硬化斑块、视网膜动脉狭窄及心脏疾病、脑血管病、肾脏疾病、周围动脉疾病和重度高血压性视网膜病变（≥Ⅲ级）。

护士应评估患者的血压水平、心血管疾病的危险因素多少及靶器官损害情况，判断患者有无高血压及高血压分级、心血管危险分级。

（三）心理－社会状况

高血压是一种慢性病，病程迁延不愈，需终身用药，且并发症多而严重，给患者带来生活痛苦和精神压力，给家庭带来沉重的生活及经济负担，常使患者产生紧张、焦虑和忧郁。

（四）辅助检查

1.心电图

左心室肥厚、劳损。

2.胸部X线

胸片可见主动脉弓迂曲延长、左心室增大。

3.超声心动图

提示左心室和室间隔肥厚，左心房和左心室增大。

4.动态血压监测

用小型携带式血压记录仪测定24h血压动态变化,对高血压的诊断有较高的价值。

5.实验室检查

后期可有蛋白尿、血尿、管型尿,血尿素氮、肌酐增高,空腹血糖、血脂及血尿酸增高。

(五)防治要点

高血压治疗原则是改善生活行为,积极应用药物控制血压。治疗的目的是使血压下降接近或达到正常范围;预防或延缓并发症的发生,并提高患者的生活质量。治疗措施包括以下几点。

1.非药物治疗

适用于各类高血压患者。主要是改善生活行为,包括:①减轻体重;②限制钠盐摄入,摄盐量≤6g/d;③补充钙和钾;④科学合理膳食,减少脂肪摄入;⑤戒烟限酒;⑥适度增加低、中度运动,可根据情况选择慢跑、快步走、太极拳等;⑦减轻精神压力,保持心理平衡。

2.降压药物治疗

目前常用降压药物主要有利尿剂、β受体阻滞剂、钙通道阻滞剂、血管紧张素转换酶抑制剂(ACEI)、血管紧张素Ⅱ受体阻滞剂(ARB)及α_1受体阻滞剂。降压药物的使用原则:①坚持长期用药:高血压患者一般需要长期甚至终身服药,不能在血压控制到正常范围后随意停药,一旦停药,血压还会再次升高;②个体化;③药物剂量从小量开始;④注意联合用药;⑤缓慢降压:降压忌过低过快,因其可减少组织血液供应,尤其对老年人,可因血压过低而影响脑部供血;⑥尽可能选用能持续平稳控制24h血压的长效降压药物。

3.高血压急症的治疗

①迅速降低血压,首选硝普钠;②有高血压脑病时给予脱水剂如甘露醇,或快速利尿剂如呋塞米静脉注射;③有烦躁、抽搐者应用地西泮、巴比妥类药物肌内注射或水合氯醛灌肠。

二、护理问题

1.慢性疼痛:头痛与血压升高有关。

2.有受伤的危险与头晕、视力模糊、意识障碍或发生体位性低血压有关。

3.缺乏疾病预防、保健知识和高血压用药知识。

4.潜在并发症:脑出血、心力衰竭、高血压急症。

三、护理目标

患者血压控制在合适的范围,头痛减轻;无意外发生;患者及其家属能说出高血压预防及保健方面的知识,积极配合治疗;无重要脏器损害,无并发症发生。

四、护理措施

(一)病情观察

定期监测血压,密切观察病情变化,有无并发症和高血压急重症发生。如患者出现心悸、气短,突发胸骨后疼痛,是心脏受损的表现;出现偏瘫、失语、意识障碍,是急性脑血管病的表现;如尿量变化或夜尿增多时,应考虑到肾功能减退的可能。一旦发现血压急剧升高、剧烈头痛、呕吐、大汗、烦躁不安、视力模糊、意识障碍及肢体运动障碍等异常,立即报告医师并配合处理。

（二）生活护理

1. 休息与活动

高血压初期可适当休息,保证充足的睡眠,选择合适的运动,如慢跑或步行、打太极拳、练气功等,不宜登高、提取重物和剧烈运动等。血压较高或有并发症者应多卧床休息。

2. 饮食护理

低盐低脂饮食,每人食盐摄入量以不超过 6g/d 为宜。补充钙和钾盐,多吃新鲜蔬菜,多饮牛奶。限制饮酒,饮酒量每日不能超过相当于 50g 酒精的量。

（三）用药护理

1. 用药注意事项

①告知患者遵医嘱应用降压药物,注意降压不可过快,不可自行增减或突然撤换药物,以防血压过低或过高;②服用降压药后可能发生低血压反应,如服药后有眩晕、恶心、乏力,应立即平卧,取头低足高位,以促进静脉回流,增加脑部血流量;③应指导患者起床或改变体位时动作宜缓慢,下床活动时穿弹力袜,服药后站立时间不宜太久,因长时间站立会使腿部血管扩张,血液淤积于下肢,脑部血流量减少;④避免用过热的水洗澡或蒸汽浴,防止周围血管扩张导致昏厥。

2. 常用降压药物、不良反应、适应证及禁忌证如下

（1）常用降压药物及其不良反应。

1）利尿剂:①作用机制及特点:减少细胞外液容量,降低心排出量,排钠作用;降压缓和;②药物:氢氯噻嗪、螺内酯;③不良反应:低钠、低钾、高尿酸血症高钾,加重氮质血症。

2）β 受体阻滞剂:①作用机制及特点:选择性地阻断 β 受体,降低交感神经活力,抑制肾素分泌;降压且减慢心率;②药物:阿替洛尔、美托洛尔;③不良反应:抑制心肌收缩力、心动过缓、使支气管收缩。

3）钙通道阻滞剂:①作用机制及特点:阻滞心肌细胞钙通道,抑制血管平滑肌收缩及钙离子内流;对血脂、血糖代谢无影响;②药物:硝苯地平、尼莫地平;③不良反应:头痛、面红、心率增快、下肢水肿头晕、面红、皮肤瘙痒。

4）血管紧张素转换酶抑制剂:①作用机制及特点:抑制 ACE 活性,减少血管紧张素 Ⅱ 的生成,使血管扩张;对肾脏等靶器官有保护作用;②药物:卡托普利、贝那普利;③不良反应:刺激性干咳、血管神经性水肿。

5）血管紧张素 Ⅱ 受体阻滞剂:①作用机制及特点:抑制 AT_1 受体,减少血管紧张素 Ⅱ 生成,使血管扩张;②药物:氯沙坦、缬沙坦;③不良反应:轻微腹泻、皮疹、眩晕。

6）α_1 受体阻滞剂:①作用机制及特点:阻断 α_1 受体,降低外周阻力;不影响血脂和血糖的代谢;②药物:哌唑嗪;③不良反应:体位性低血压、头晕、嗜睡。

（2）适应症及禁忌症。

利尿剂特别是噻嗪类适用于老年单纯收缩期高血压及合并心力衰竭、水肿的轻中度高血压患者;痛风、肾功能不全者禁用,糖尿病和高脂血症者慎用。

β 受体阻滞剂适用于高血压伴冠心病、快速性心律失常和青光眼的患者;对合并支气管哮喘、心动过缓、房室传导阻滞和周围血管者禁用,因其能影响糖脂代谢,且能掩盖低血糖的征象,合并糖尿病、高脂血症者不宜使用。

钙通道阻滞剂,尤其是长效制剂适用于老年高血压、合并肾功能不全、脑血管疾病、心绞痛

或糖尿病的高血压患者;短效二氢吡啶类如硝苯地平对严重肝功能损害者禁用,对水肿患者慎用,非二氢吡啶类对心动过缓和房室传导阻滞的患者不宜使用。

血管紧张素转换酶抑制剂适用于合并糖尿病、心力衰竭、心肌梗死或轻度肾功能减退患者;对伴有严重肾功能不全、高钾血症、双侧肾动脉狭窄患者及妊娠妇女禁用。

血管紧张素Ⅱ受体阻滞剂适用于对血管紧张素转换酶抑制剂不能耐受的高血压患者。

α_1 受体阻滞剂适用于伴有肥胖、高脂血症、肾功能不全或前列腺增生的患者,但容易发生体位性低血压,因此首次服药时应在临睡前药量减半服用。

常用复方降压制剂的主要成分是 2~3 种降压药,应用广泛、方便,特点是降压作用温和、不良反应少,但降压作用较弱,对中、重度高血压疗效不理想。

(四)对症护理

1. 头痛护理

询问患者头痛的部位、性质、程度及持续时间,是否伴头晕、恶心呕吐,评估头痛和高血压是否有关;指导患者学会放松,使头痛减轻;保持病室安静,减少声、光刺激,限制探视,护理操作动作要轻柔并集中进行,以免影响患者休息;卧床休息时床头宜适当抬高,使患者保持舒适体位;遵医嘱给予适量降压药,必要时给予脱水剂,因焦虑影响睡眠者可遵医嘱应用镇静剂,用药期间注意监测血压;避免激动、睡眠不足、吸烟、屏气、用力排便及环境嘈杂等诱发头痛的因素。

2. 头晕护理

了解头晕的程度,嘱患者卧床休息,外出或上厕所时应有人陪伴,严重者应协助患者生活护理;病室、走廊及患者活动范围内应无障碍物,保持地面平整、干燥,以避免患者受伤;指导患者避免迅速改变体位,起床不宜太快,动作不宜过猛,以保证患者安全。

3. 高血压急重症的护理

①一旦发现高血压急症,应绝对卧床休息,抬高床头,协助生活护理。稳定患者情绪,必要时使用镇静剂;②保持呼吸道通畅,吸氧 4~5L/min;③立即建立静脉通道,遵医嘱迅速降压,常首选硝普钠,需现配现用,避光滴注;④做好心电、血压、呼吸监护,每 5~10min 测血压 1 次,使血压缓慢下降并保持在安全范围,同时观察意识状态、瞳孔、尿量等,如血压过低或出现烦躁、出汗、心悸、胸骨后疼痛、意识障碍及抽搐等,立即报告医师;⑤制止抽搐,发生抽搐时用牙垫置于上、下白齿间以防止唇舌咬伤;⑥患者意识不清时应加床栏,防止坠床。

(五)心理护理

长期或反复的精神刺激、过度紧张,可导致血压升高,因此应指导患者学会自我调节,使用放松技术,进行音乐治疗、缓慢呼吸等,减轻精神压力,保持良好的心态。同时针对患者的性格特征和心理因素进行疏导,指导患者自我心理平衡调整,积极配合治疗。嘱患者家属应给患者以理解、宽容和支持,保证患者有安静舒适的环境。

五、健康教育

(1)向患者讲解高血压的有关知识及危害,使其对本病有足够的重视。教会患者和家属正确测量血压的方法。

(2)向患者解释坚持长期治疗的必要性,不能随意停药。如果血压能满意控制,可预防和减少并发症发生。

（3）改善生活方式，坚持低盐、低脂饮食，控制体重，戒烟酒。保持大便通畅。

（4）坚持参加运动，注意劳逸结合。避免情绪激动。

（5）定期测量血压，定期复查，低危或中危者每 1~3 个月左右随诊 1 次，高危者至少每个月随诊 1 次。血压升高或病情变化时立即就医。

（高红艳）

第三节　心脏瓣膜病

心脏瓣膜病（valvular heart disease）是指由于炎症、缺血坏死、退行性变、黏液样变性、先天性畸形及创伤等原因，引起心脏瓣膜（包括瓣叶、腱索或乳头肌）的结构或功能异常，造成单个或多个瓣膜狭窄和（或）关闭不全，导致心脏血流动力学显著变化的一组疾病。临床上常见的瓣膜病为风湿热所致的风湿性心脏瓣膜病，其次为动脉硬化及老年性退行性变所致的瓣膜钙化、增厚，冠心病、感染性心内膜炎、先天性畸形亦可引起瓣膜病。心脏瓣膜病最常受累的瓣膜是二尖瓣，其次是主动脉瓣。本节主要介绍风湿性心瓣膜病。

风湿性心瓣膜病简称风心病，是指风湿热后所遗留下来的以心脏瓣膜病变为主的心脏病。风心病在我国较常见，主要累及 40 岁以下的人群，女性略多于男性，目前风心病的发病率正在降低。在慢性瓣膜病的基础上，可以有急性风湿炎症的反复发作，称为风湿活动。

解决瓣膜病变的根本办法是手术治疗，包括瓣膜分离术、瓣膜修复术、瓣膜置换术等。但在风心病的整个病程中，积极预防和控制风湿活动、减轻症状、改善心功能仍是内科治疗的主要原则。护理风心病患者应注意减轻心脏负荷，预防风湿活动及并发症，维护心脏功能。预防风湿活动关键在于防治链球菌感染，避免上呼吸道感染、咽炎、扁桃体炎。

一、护理评估

（一）病因

风湿热与甲族乙型溶血性链球菌感染有关。感染后人体对链球菌可产生免疫反应，使心脏、关节、皮肤、神经等部位的结缔组织发生炎症病变。通常，从初次发生风湿性心脏炎到出现明显的风心病的症状可长达 10~20 年。心脏瓣膜在长期慢性的风湿性炎症及修复过程中，发生纤维化、增厚、僵硬、钙化、挛缩或相互粘连而致瓣膜开放受到限制，阻碍血流通过，称为瓣膜狭窄；瓣膜也可因增厚、缩短而导致不能完全闭合，使部分血液反流，称为瓣膜关闭不全。瓣膜狭窄或关闭不全均可引起血流动力学的改变及心脏负荷的变化。病变早期，心脏尚能通过代偿维持其功能状态，一旦代偿功能不全，便出现心力衰竭的各种临床表现。反复的风湿活动、劳累、激动、呼吸道感染、妊娠与分娩、感染性心内膜炎等，是促使病情加重、心功能恶化的主要诱因。

护士应询问患者既往健康状况，有无咽喉炎、扁桃体感染史及上述诱发因素。

（二）临床表现

1. 二尖瓣狭窄

由于二尖瓣狭窄，心室舒张时，血流从左心房流入左心室时受限，使左心房压力明显增高，左心房代偿性肥厚、扩大;随着瓣膜口狭窄加重,左心房代偿超过限度,压力逐渐升高,从而影响肺静脉回流,导致肺静脉淤血和肺毛细血管压升高,血浆渗出过急、过多而淋巴引流不及,则血浆和血细胞即渗入肺泡,引起急性肺水肿;长期肺淤血使肺顺应性下降,反射性引起肺小动脉痉挛、收缩,导致肺动脉高压,右心室后负荷加重,使右心室肥厚、扩张,最终发生右心衰竭。

(1)症状:早期患者可无症状,随病情进展可出现:①呼吸困难:为最早、最常见的症状,主要由肺淤血引起肺的顺应性降低所致。开始先出现劳力性呼吸困难,随狭窄加重,出现阵发性夜间呼吸困难,重者呈端坐呼吸。当有劳累、情绪激动、呼吸道感染、妊娠、快速心房颤动等诱因时,可发生急性肺水肿;②咳嗽、咯血:咳嗽多在夜间睡眠时及劳动后发生,多为干咳。咯血常见,若肺泡壁或支气管内膜毛细血管破裂可致痰中带血;若因肺静脉压力升高使曲张的支气管静脉破裂则可发生大咯血,急性肺水肿时咳粉红色泡沫样痰;③乏力、心悸:前者由心功能减退、心输出量减少致供血不足所致,后者由心律失常尤其是心房颤动所致;④食欲减退、腹胀、肝区胀痛、下肢水肿:由右心衰竭致体循环淤血所致。

(2)体征:①二尖瓣面容,见于重度二尖瓣狭窄患者;②心尖部可触及舒张期震颤;③叩诊心浊音界在胸骨左缘第三肋间处向左扩大,呈"梨形心";④听诊心尖区低调、舒张中晚期隆隆样杂音是二尖瓣狭窄最重要的体征;⑤心尖区第一心音亢进呈拍击样及二尖瓣开放拍击音(开瓣音,OS),提示二尖瓣虽狭窄但瓣膜尚有弹性及活动良好;⑥肺动脉瓣区第二心音亢进、分裂。

(3)并发症:①心律失常:以心房颤动最常见;②充血性心力衰竭:是晚期常见并发症及风心病患者死亡的主要原因,呼吸道感染是常见诱因;③栓塞:多见于伴有心房颤动的患者。由于左心房扩张、淤血,易形成附壁血栓,左心房内血栓脱落后可引起周围动脉栓塞,以脑动脉栓塞最常见,亦可发生于四肢、肠、肾、脾等处;④肺部感染:长期肺静脉压力增高及肺淤血,易合并肺部感染,出现肺部感染后又可加重或诱发心力衰竭;⑤急性肺水肿:是重度二尖瓣狭窄的严重并发症,多发生于剧烈体力活动、情绪激动、感染、突发心动过速或快速心房颤动时,妊娠和分娩时更易诱发;⑥感染性心内膜炎,较少见。

2.二尖瓣关闭不全

左心室收缩时,部分血液从左心室反流入左心房,左心房除接受肺静脉回流的血液外,还接受左心室反流的血液,使左心房容量负荷增加,导致左心房扩张、肥大、压力升高,引起肺静脉淤血和肺动脉高压,继而引起右心衰竭。同时左心房内增多的血液,在舒张期又流入左心室,使左心室容量负荷增加,左心室扩张、肥厚,最终导致左心衰竭。临床上表现为肺淤血和体循环灌注不足。晚期可出现肺动脉高压和全心衰竭。

(1)症状:早期无症状,严重反流时心排出量减少,首先出现乏力,呼吸困难等肺淤血症状出现较晚。晚期可出现右心衰竭的表现。

(2)体征:①心尖搏动呈抬举性,向左下移位;②心尖区粗糙、响亮的全收缩期吹风样杂音是二尖瓣关闭不全的最重要体征,向左腋下、左肩胛下传导,第一心音减弱;③肺动脉瓣第二心音亢进或分裂。

(3)并发症:与二尖瓣狭窄相似,但出现较晚。感染性心内膜炎较多见,栓塞少见。

3.主动脉瓣狭窄

收缩期左心室排血阻力增加,左心室收缩增强,逐渐引起左心室代偿性肥厚、扩张,舒张期末压力增高。瓣口严重狭窄时,左心室排出量减少而心肌耗氧量增加可出现心绞痛、左心衰竭和脑动脉供血不足。

（1）症状:出现较晚,劳力性呼吸困难、心绞痛和昏厥为三大典型症状。

（2）体征:①心尖区搏动呈抬举性;②主动脉瓣第一听诊区粗糙而响亮的喷射性收缩期杂音是主动脉瓣狭窄最重要的体征,向颈部传导;③脉压缩小。

（3）并发症:可有心力衰竭、心律失常、栓塞等。心力衰竭多见且可引起猝死。

4. 主动脉瓣关闭不全

左心室在舒张期不仅要容纳左心房流入的血液,还要接受大量从主动脉反流的血液,使左心室舒张期容量负荷加重,左心室扩张、肥厚,最后导致左心衰竭;同时舒张期主动脉瓣血液反流明显,主动脉内压力降低,导致冠状动脉灌注减少,从而导致心肌缺血。

（1）症状:早期多无症状,或仅有心悸、心前区不适及眩晕,为左心室心尖搏动增强和动脉供血不足所致。脉压增大时可有头颈部动脉搏动感。病变严重时出现呼吸困难等左心衰竭的表现。心绞痛较主动脉瓣狭窄时少见,常有体位性头晕。

（2）体征:①心尖搏动向左下移位,呈抬举性搏动;②叩诊心浊音界向左下扩大,呈"靴形心";③胸骨左缘第3、4肋间主动脉瓣第二听诊区舒张期叹气样杂音是主动脉瓣关闭不全最重要的体征,向心尖部传导,坐位前倾和深呼气后屏气最清楚;④严重主动脉瓣关闭不全时,患者由于收缩压升高、舒张压降低,致脉压增大,出现周围血管征,包括颈动脉搏动明显、随心脏搏动的点头征、水冲脉、毛细血管搏动征、股动脉枪击音及 Duroziez 双重杂音。

（3）并发症:左心衰竭为其主要并发症,也是本病的主要死亡原因。感染性心内膜炎亦可见,栓塞少见。

5. 联合瓣膜病

风湿性心瓣膜病同时有两个或两个以上瓣膜损害时,称为联合瓣膜病,临床上常见的是二尖瓣狭窄合并主动脉瓣关闭不全。联合瓣膜病患者血流动力学异常较单一瓣膜病损害严重,因而症状明显,预后差。

（三）心理 - 社会状况

风湿性心瓣膜病在瓣膜损害早期,症状不明显,患者思想上常不重视,个体防御意识较差。随着瓣膜损害的加重,患者可出现心力衰竭、心律失常及栓塞等并发症,影响患者的活动、休息及睡眠,易产生烦躁和焦虑情绪。当病情进展,患者劳动力丧失或疗效不明显需外科手术时,患者常因经济原因,或担心手术风险等,会产生悲观、厌世的情绪。

（四）辅助检查

1. 超声心动图

超声心动图是确诊心脏瓣膜病最主要的辅助检查。二维和多普勒超声可见瓣膜狭窄、关闭不全及血流反流程度等。尤其对二尖瓣狭窄来说,超声心动图检查是最敏感和特异的诊断方法,M 型超声可见"城垛样"改变。

2. X 线检查

二尖瓣狭窄可见左心房及右心室增大,由于左心房增大、肺动脉高压,使心腰部膨出,心影呈"梨形";二尖瓣关闭不全可见左心房及左心室增大;主动脉瓣狭窄可见左心室增大和主动脉瓣钙化影;主动脉瓣关闭不全见左心室增大,心影呈"靴形"。

3. 心电图检查

二尖瓣狭窄主要表现左心房增大（双峰型 P 波,即二尖瓣型 P 波）和右心室增大;二尖瓣关闭不全主要显示左心室肥厚和劳损;主动脉瓣狭窄和关闭不全均可显示左心室肥大。此外,可有各种心律失常的心电图表现,以心房颤动最常见。

(五)防治要点

治疗原则为积极预防和控制风湿活动,减轻症状,改善心功能,预防并发症。

(1)手术及介入治疗为有效的治疗方法,如人工瓣膜置换术、经皮球囊瓣膜成形术(PB-MV)等。其中经皮球囊二尖瓣成形术是缓解单纯二尖瓣口机械狭窄的首选方法。

(2)有风湿活动的患者应及时应用有效抗生素,有风湿热发生者应积极抗风湿治疗。无症状者注意预防感染,避免剧烈运动及体力活动,定期复查。

二、护理问题

1.活动无耐力与心输出量减少、冠状动脉灌注不足等有关。

2.有感染的危险与长期肺淤血、呼吸道抵抗力低下及风湿活动等有关。

3.缺乏与心瓣膜病相关的预防保健和治疗知识。

4.潜在并发症:心力衰竭、心律失常、栓塞、呼吸道感染、感染性心内膜炎。

三、护理目标

患者活动耐力增加,生活自理;无感染发生;能叙述风湿性心瓣膜病的疾病特点和治疗保健措施;无并发症发生。

四、护理措施

(一)病情观察

注意观察患者的心功能状态,有无风湿活动的表现,有无并发症发生。

(1)观察患者生命体征及意识变化。

(2)观察患者有无关节红肿、疼痛、环形红斑及皮下结节等风湿活动的表现。

(3)观察患者有无呼吸困难、乏力、食欲减退、尿少及水肿等心力衰竭的表现,定期测体重,注意体重变化。检查有无肺部湿啰音、颈静脉怒张、肝大、下肢水肿等体征。

(4)观察患者有无栓塞征象。脑栓塞可有偏瘫、失语;肢体栓塞可引起肢体剧痛、动脉搏动消失,局部皮肤发凉、苍白或发绀甚至坏死;肾栓塞可有肾区剧痛、血尿及蛋白尿;脾栓塞时突感左上腹剧痛伴脾大;肠系膜动脉栓塞时出现剧烈腹痛,可伴有便血;肺栓塞可出现突然剧烈胸痛、呼吸困难、咯血及休克等。一旦发现有栓塞征象,应立即报告医师,配合抢救处理。

(5)观察患者心音、心率、心律及脉率的变化,注意有无心律失常发生。其中心房颤动最常见。

(6)观察患者有无不明原因的发热、皮肤黏膜淤点、甲床下条纹状出血、贫血、脾大、杵状指及栓塞等感染性心内膜炎的表现。

(二)生活护理

1.休息与活动

对患者的心功能状态进行评估,按心功能程度适当安排活动和休息。应避免剧烈活动和过度疲劳。有风湿活动、并发症、心力衰竭时应卧床休息。

2.饮食护理

宜摄取低热量、高蛋白、低盐、低脂、低胆固醇、富含维生素、易消化饮食,以增强机体抵抗力。心力衰竭时适当限制钠盐,每餐不宜过饱。

(三)用药护理

出现并发症时遵医嘱使用抗生素、洋地黄、利尿剂、抗心律失常药及抗凝药等药物,密切观察疗效和药物不良反应。

(四)对症护理

1. 预防和控制感染

关键在于积极防治链球菌感染,应避免上呼吸道感染、咽炎、扁桃体炎等,如发生感染应及时用青霉素等药物控制。经常有风湿活动的患者,可长期甚至终身肌内注射苄星青霉素(长效青霉素),120万 U,1 次/月。平时注意保暖,预防感冒。

2. 控制风湿活动

有关节炎时,尽量减少关节活动,肿痛关节下面可垫软垫,减少其受压,局部热敷可促进血液循环、减轻肿痛。有心脏炎时,应绝对卧床休息,直至症状控制及实验室指标恢复正常后,方可逐步增加活动。对发热患者,应定时测量体温,观察热度和热型,体温高于 38.5℃ 时,应给予物理降温。必要时遵医嘱给予药物降温,并注意观察药物不良反应。

3. 并发症的预防及护理

(1)充血性心力衰竭:避免心力衰竭的诱因,如防止呼吸道感染,纠正心律失常,避免身心过劳,保持病室和环境清洁,加强口腔护理,保持有规律的生活,根据病情适当进行体育锻炼,提高机体抵抗力。监测生命体征,一旦出现心力衰竭的表现,则按心力衰竭护理。

(2)心律失常:最常见为房颤。应注意稳定患者情绪,避免各种诱因。心室率不快及症状不明显者,不需要处理;心室率较快的,常口服地高辛来减慢心率,应教患者学会听诊心率和检查脉搏的方法,以便调整用药,一般使心室率控制在休息状态下 70 次/分钟左右,活动状态下 90 次/分钟左右即可。用药期间注意洋地黄的毒副作用。

(3)栓塞:应遵医嘱使用抗血小板聚集的药物,若超声提示左心房扩大并有巨大附壁血栓者应严格卧床休息,以防血栓脱落。长期卧床的心力衰竭患者,如病情允许,应鼓励并协助其床上活动或下床活动,每天用温水泡脚或做下肢被动活动和按摩,其目的是促进下肢血液循环,防止下肢深静脉血栓形成,如血栓脱落可导致肺栓塞。密切观察有无栓塞的征象,如有异常,应立即报告医师,并配合抢救,做好相应的护理。

(4)感染性心内膜炎:如有感染性心内膜炎的发生,及时通知医师,并遵医嘱采血、送血培养及应用抗生素。具体护理措施详见"感染性心内膜炎患者的护理"有关内容。

(五)心理护理

向患者解释本病目前虽无有效药物治疗,但只要注意避免诱因,防止风湿活动及并发症发生,使心功能长期处于代偿期,患者仍可参加一定的工作和活动,保持较高的生活质量,以此来安慰鼓励患者,使患者正确认识疾病,消除焦虑、悲观等不良情绪,保持情绪稳定,心情舒畅。

五、健康教育

(1)向患者及其家属说明本病的相关知识,鼓励其正确对待,积极配合。如患者有手术适应证,应劝说患者尽早择期手术并取得家庭的支持与配合。

(2)注意休息与活动。在心功能代偿期可适当锻炼,以不感心悸、气促为度,保证睡眠充足,心情愉快;心功能不全时不宜参加运动和体力劳动,应增加卧床休息时间,避免情绪激动。

（3）加强营养，提高机体抵抗力，注意防寒、保暖、避湿，预防上呼吸道感染、咽炎、扁桃体炎等。育龄期妇女要根据心功能情况，在医生的指导下控制好妊娠与分娩的时机。

（4）在施行拔牙、内镜检查、导尿术、分娩、人工流产等手术操作前，应告诉有关医护人员自己的风心病病史，严格无菌操作。

（5）指导患者学会自我护理方法及正确用药，特别是行瓣膜置换术的患者，由于须终身服用抗凝药，应坚持按医嘱服药，定期门诊复查。

（高红艳）

第四节　感染性心内膜炎

感染性心内膜炎（infective endocarditis）是微生物感染所致的心内膜炎症，常伴赘生物形成。赘生物为大小不等、形状不一的血小板和纤维团块，内含大量微生物和少量炎症细胞。本病可见于任何年龄，青年多见，男女比例约为 2:1。

感染性心内膜炎按临床病程分为急性和亚急性两种，临床上以亚急性多见；根据瓣膜类型可分为自体瓣膜、人工瓣膜和静脉药瘾者的心内膜炎。亚急性感染性心内膜炎最常见的病因是风湿性心瓣膜病，以主动脉瓣关闭不全和二尖瓣关闭不全最常见，其次为先天性心血管病。其临床特点为发热、心脏杂音、脾大、淤点、周围血管栓塞和血培养阳性。治疗原则是及早使用杀菌性抗生素，剂量要足，疗程要长。

一、护理评估

（一）病因

亚急性感染性心内膜炎主要发生于器质性心脏病，以风湿性心瓣膜病为主，其次为先天性心血管病。亚急性感染性心内膜炎最常见的致病菌为草绿色链球菌，而急性感染性心内膜炎最常见的致病菌为金黄色葡萄球菌，其他病原微生物有肺炎球菌、A 族链球菌和流感杆菌等。最常受累部位是心瓣膜。其特征是在心瓣膜上形成赘生物和微生物经血行播散至全身器官和组织。

当有心血管器质性病变，如心脏瓣膜病存在时，可使受血流冲击处的内膜损伤，内层胶原暴露，血小板聚集，形成血小板微血栓和纤维蛋白附着，成为结节样无菌性赘生物。当细菌在咽峡炎、扁桃体炎、上呼吸道感染或拔牙、扁桃体摘除术、泌尿系器械检查或心脏手术时侵入血流，这些循环中的致病菌易黏附在无菌性赘生物上，并生长繁殖。当赘生物脱落时，细菌随着赘生物进入血流，引起菌血症、败血症；赘生物碎片可引起组织器官栓塞、梗死。

护士应了解患者有无心脏瓣膜疾病、先天性心脏病史；身体各部位是否有化脓性感染灶；近期是否进行过口腔手术（如拔牙）、扁桃体摘除手术、泌尿系器械检查、心导管检查、心脏手术及应用抗生素的情况；有无静脉药瘾。

（二）临床表现

1. 主要症状

从暂时的菌血症至出现症状的时间长短不一，多在 2 周以内。

（1）发热：是亚急性感染性心内膜炎最常见的症状。多呈弛张热，午后和夜间较高，可有全身不适、软弱无力、食欲缺乏、面色苍白、体重减轻等非特异性症状。头痛、背痛和肌肉关节痛亦常见。

（2）败血症：急性感染性心内膜炎以败血症为主要表现。起病急骤，进展迅速，患者寒战、高热、呼吸急促，伴头痛、胸痛、背痛和四肢肌肉关节疼痛，突发心力衰竭者较常见。

（3）动脉栓塞和血管损害：多见于病程后期，急性较多见。可发生在机体的任何部位：①脑：引起脑栓塞、脑出血（细菌性动脉瘤破裂引起）和弥散性脑膜炎。患者出现神志和精神改变、失语、视野缺损、轻偏瘫、抽搐或昏迷等表现；②肾：肾栓塞患者常出现血尿、腰痛等；③脾：脾栓塞患者可出现左上腹剧痛，呼吸或体位改变时加重；④肺：肺栓塞患者常出现突然胸痛、胸闷、气急、发绀、咯血等；⑤肠系膜动脉损害可出现急腹症症状；肢体动脉损害出现受累肢体变白或发绀、发冷、疼痛、跛行，甚至动脉搏动消失。

2.体征

（1）心脏杂音：绝大多数患者可闻及心脏杂音，杂音性质的改变是本病特征性表现，急性者要比亚急性者更易出现杂音强度和性质的变化，与赘生物的生长和破裂、脱落有关。腱索断裂或瓣叶穿孔是迅速出现新杂音的重要因素。

（2）周围体征：由感染毒素作用于毛细血管使其脆性增加和破裂、出血或微栓塞所引起，表现为：①淤点：以锁骨以上皮肤、口腔黏膜和睑结膜等部位最常见。②指（趾）甲下线状出血；③Roth 斑：为视网膜卵圆形出血斑块，其中心呈白色，亚急性者多见；④Osler 结节：分布于指或趾垫、足底或大小鱼际处豌豆大的红色或紫色痛性结节，亚急性者较常见；⑤Janeway 损害：位于手掌或足底处直径 1~4mm 无压痛的出血红斑，急性者常见。

（3）其他表现：进行性贫血，由感染导致骨髓抑制而引起。病程超过 6 周者有脾大、杵状指。

3.并发症

心力衰竭是亚急性感染性心内膜炎的首要致死原因。亦可出现细菌性动脉瘤及转移性脓肿等。

（三）心理-社会状况

本病治疗时间长，症状逐渐加重，累及多个脏器，患者会出现紧张、焦虑，当病情进展且疗效不明显时，患者多会出现悲观、绝望等心理反应。

（四）辅助检查

1.血培养和药物敏感试验

血培养是诊断感染性心内膜炎最重要的方法，药物敏感试验可为治疗提供依据。

2.超声心动图检查

超声心动图检查可探测出赘生物，显示瓣膜和心脏功能损害。

3.血液检查

正常色素型正常细胞性贫血较常见，白细胞计数正常或升高，红细胞沉降率增快。

4.尿液检查

尿液检查可有镜下血尿和轻度蛋白尿，肉眼血尿提示肾梗死。

（五）防治要点

抗微生物药物治疗是最重要的治疗措施。治疗原则是：①早期应用；②充分用药，选用灭菌性抗微生物药物,大剂量、长疗程;③静脉用药为主;④可联合用药,并监测血清杀菌滴度调整药物剂量。抗微生物药物的选择应根据血培养和药敏试验的结果,选用敏感药物。对青霉素敏感的细菌,首选青霉素或青霉素联合庆大霉素,所有患者用药至少4周;对青霉素耐药的链球菌和肠球菌,考虑青霉素加庆大霉素静脉滴注,疗程为4~6周。对抗生素治疗无效、有严重并发症者应考虑手术治疗。

二、护理问题

1. 体温过高与感染有关。
2. 活动无耐力与心瓣膜破坏、关闭不全导致血流动力学改变和心力衰竭有关。
3. 营养低于机体需要量与长期发热致机体消耗过多,食欲缺乏有关。

三、护理目标

患者体温下降或恢复正常;心功能改善,活动耐力增加;营养改善,抵抗力增强。

四、护理措施

(一)病情观察

密切观察患者的体温变化情况,每4~6h测量体温1次并记录;注意有无皮肤淤点、甲床下出血、Osler结节等皮肤损害及消退情况,心脏杂音的性质和强度有无变化及有无新杂音的出现;观察有无脑、肾、脾、肺、肠系膜动脉及肢体动脉栓塞征象,一旦发现应立即报告医师并协助处理。

(二)生活护理

急性期患者应卧床休息,限制活动;急性期后可在医生指导下适当活动,避免剧烈运动和情绪激动;加强营养,给予高热量、高蛋白、高维生素、低胆固醇、易消化的半流质或软食,有心力衰竭者应限制总热量;鼓励患者多饮水,做好口腔护理。

(三)用药护理

严格遵医嘱给予抗生素治疗,并注意观察药物疗效及不良反应。治疗时间一般为4~6周,均采用静脉给药,需坚持大剂量、全疗程、较长时间的抗生素治疗才能杀灭病原体,应严格按照时间给药,以确保维持有效的血药浓度。注意保护静脉,可使用静脉留置针,避免多次穿刺增加患者的痛苦。

(四)对症护理

高热患者应进行物理降温,如冰袋、温水擦浴等,及时记录体温变化。

(五)心理护理

对患者提出的各种疑虑,应做出清晰的解释,鼓励患者树立信心。多与患者沟通,给予心理支持,使其积极配合治疗与护理。

(六)正确采集

血培养标本采集血培养标本时应注意:患者入院第1日每隔1h采血1次,每次采静脉血10~15mL,共3次,同时做需氧和厌氧菌培养。若次日未见细菌生长,重复采血3次后开始抗生素治疗,已用过抗生素者,停药2~7d后采血。

五、健康教育

（1）向患者及其家属解释本病的有关知识及坚持抗生素治疗的重要意义。

（2）告诉有心瓣膜病或心血管畸形的患者就医时应向医护人员说明有风心病病史,在施行侵入性检查及其他外科手术治疗前应预防性使用抗生素。日常生活中注意避免诱因。

（3）嘱患者注意防寒保暖,保持口腔和皮肤清洁,减少病原体入侵的机会。预防上呼吸道感染。

（4）教会患者自我监测病情变化,若有异常,及时就诊。

（高红艳）

第五节　心肌疾病

心肌疾病是指除心脏瓣膜病、冠状动脉粥样硬化性心脏病、高血压性心脏病、肺源性心脏病和先天性心脏病以外的,以心肌病变为主要表现的一组疾病。根据病因是否明确分为特异性心肌病和原发性心肌病。

一、病毒性心肌炎患者的护理

病毒性心肌炎(viral myocarditis)是指由嗜心肌性病毒感染引起的,以心肌非特异性间质性炎症为主要病变的心肌炎,包括局限性和弥散性心肌炎症。本病多见于儿童和青少年。最常见的病毒是柯萨奇病毒B。本病临床特征是发热程度与心律失常不成比例。急性期如能及时卧床休息及加强营养,进行对症和支持疗法,预后多良好,多数可痊愈;部分病毒性心肌炎若不能完全恢复可转为慢性心肌炎,也有可能演变为扩张型心肌病。急性期护理重点是进行心电监护,及时发现严重心律失常,并迅速协同医师紧急处理,可有效减少心肌损害,促进康复,预防复发。

（一）护理评估

1.病因

多种病毒都可引起心肌炎,其中以肠道病毒包括柯萨奇A组病毒、柯萨奇B组病毒、埃可(ECHO)病毒及脊髓灰质炎病毒等较为常见,尤其是柯萨奇B组病毒最常见。此外,流感、风疹、单纯疱疹及肝炎病毒等均能引起心肌炎。病毒性心肌炎的发病机制尚不明确,目前认为系病毒经血流直接侵犯心肌和心肌内小血管,造成心肌细胞溶解、间质水肿、炎性细胞浸润等改变,同时也可通过免疫反应致病,引起心肌损害、微血管损伤及心功能障碍。

护士应询问患者发病前有无病毒感染史,如上呼吸道感染、肺炎、腹泻等;有无诱发因素如细菌感染、营养不良、剧烈运动、寒冷、酗酒、过度疲劳、妊娠及缺氧等。

2.临床表现

（1）症状:临床表现取决于病变的广泛程度,轻重差异很大,轻者可完全没有症状,重者可致猝死。多数病毒性心肌炎患者在发病前1~3周可有发热、全身倦怠感等"感冒"或恶心、呕吐、腹泻等消化道症状,心脏受累后,患者出现心悸、胸痛、呼吸困难、水肿,甚至急性肺水肿、

阿 - 斯综合征等症状。

（2）体征：心脏扩大，有与发热程度不成比例的各种心律失常，如心动过速、心尖部第一心音减弱，可听到第三心音或杂音。可有肺部湿啰音、颈静脉怒张及肝大等心力衰竭的表现。

3．心理 - 社会状况

症状较轻或无明显不适的患者，常不引起重视，即使接受休息及治疗，也不能安下心积极配合治疗；症状明显时患者往往有害怕患"心脏病"的顾虑，担心留下后遗症而紧张、焦虑。若有严重并发症发生，会影响患者以后的生活和工作，患者易产生担心和恐惧情绪。

4．辅助检查

（1）血液检查：病毒性心肌炎急性期白细胞增多；血沉增快；血清天门冬氨酸氨基转移酶（AST）、乳酸脱氢酶（LDH）、肌酸磷酸激酶（CPK）升高；C 反应蛋白增加，血清病毒抗体滴定度可增高。

（2）心电图检查：多有 ST - T 改变、R 波降低、心室肥大和各种心律失常，以室性期前收缩及房室传导阻滞多见。

（3）胸部 X 线检查：心影扩大或正常，心力衰竭者可有肺淤血征象。

（4）心内膜心肌活检：对病毒性心肌炎的诊断有较大的价值。

5．防治要点

病毒性心肌炎目前无特异性治疗。急性期应卧床休息，加强营养，改善心肌代谢，出现心力衰竭、心律失常时应对症治疗。常用营养心肌、促进心肌代谢的药物，如能量极化液、大剂量维生素 C、辅酶 Q_{10} 和肌苷等，有利于心肌修复。不主张早期使用肾上腺糖皮质激素，但对有难治性心力衰竭、房室传导阻滞、重症患者或发病与自身免疫有关的患者可慎用。

（二）护理问题

1．活动无耐力与心肌受损、心律失常有关。

2．焦虑与起病急、担心疾病预后等有关。

3．潜在并发症：心力衰竭、心律失常。

（三）护理目标

患者活动时疲劳感减轻或消失；保持情绪稳定；无并发症发生。

（四）护理措施

1．病情观察

（1）密切观察生命体征、意识、皮肤和黏膜颜色、尿量，注意有无呼吸困难、咳嗽、易疲劳、颈静脉怒张、水肿、奔马律、肺部湿啰音等心力衰竭的表现。

（2）严重者应持续心电监护，注意心率和心律的变化，发现频发室性期前收缩、阵发性室性心动过速、房室传导阻滞等，立即通知医师，备好抢救仪器及药物，并协助处理。

2．生活护理

（1）休息与活动：急性期患者应充分休息，减轻心脏负担及心肌耗氧量，防止心脏扩大，有利于心功能的恢复。轻症患者卧床休息半月，3 个月内不参加体力活动。重症或伴有心律失常、心力衰竭患者卧床休息 1 个月，直至症状消失，以及血心肌酶学、心电图检查均恢复正常后，方可起床活动，然后逐渐增加活动量，半年内不参加体力活动。

（2）饮食护理：少量多餐，避免过饱，给予高蛋白、高维生素、易消化饮食，多吃蔬菜和水果，禁烟酒、浓茶及咖啡等。严重心肌炎伴水肿者应限制钠、水摄入。

3. 用药护理

遵医嘱应用洋地黄、抗心律失常药物、糖皮质激素等,注意观察药物疗效及不良反应。应用洋地黄时应观察患者有无毒性反应,因心肌炎时心肌细胞对洋地黄的耐受性差,可选用利尿剂、血管扩张药物减轻心脏负荷。糖皮质激素可以抑制免疫反应,消除心肌炎症,减轻毒素作用,对于严重心律失常、心力衰竭、心源性休克等重症患者可短期应用。但因其可抑制干扰素合成与释放,有利于病毒复制而加重心肌损害,故病毒性心肌炎患者早期(发病 10d 内)或轻症者不良反应。

4. 对症护理

给予患者鼻导管吸氧,氧流量视病情酌情调节,一般为 3 ~ 5L/min。严格控制输液的量和速度,防止发生急性肺水肿。配合临时起搏及电复律等治疗,做好相应护理。

5. 心理护理

向患者说明本病的发展过程及预后,告知患者经过治疗大多可以痊愈,以解除患者的心理压力,耐心解释卧床休息的必要性,用平和的态度回答患者提出的各种问题,鼓励患者树立战胜疾病的信心。

(五)健康教育

(1)急性心肌炎患者出院后需继续休息,避免劳累,3 ~ 6 个月后可逐渐恢复部分或全部轻体力学习或工作,半年至 1 年内避免妊娠、较剧烈的活动、缺氧等对心脏有害的因素。

(2)恢复期加强营养,提高机体抵抗力。禁烟酒、咖啡等刺激性物质。注意保暖,预防呼吸道感染。

(3)教会患者及其家属测脉率、节律及严重心律失常的自救方法。定期复查,若发现异常或有胸闷、心悸等不适应证状时及时复诊。

二、原发性心肌病患者的护理

原发性心肌病(primary cardiomyopathy)也称心肌病,是一组原因未明的心肌疾病,伴有心肌功能障碍。近年来心肌病有明显增多的趋势,青年男性发病尤多。根据 WHO 的建议,心肌病可分为 4 种类型,即扩张型心肌病、肥厚型心肌病、限制型心肌病和致心律失常型右室心肌病,其中以扩张型心肌病最常见,其次为肥厚型心肌病。

扩张型心肌病(DCM)主要特征是单侧或双侧心腔扩大、室壁变薄,心肌收缩功能障碍,伴或不伴充血性心力衰竭。常合并心律失常,病死率较高,发病率为(5 ~ 10)/10 万,男多于女(2.5∶1)。DCM 病因尚不清楚。治疗原则主要针对充血性心力衰竭和各种心律失常,一般是限制体力活动、低盐饮食,应用洋地黄、利尿剂、血管扩张剂等。心脏移植术作为治疗严重心肌病的方法已得到公认,我国已有成功的病例。本病病程长短不等,预后不良,死亡原因多为心力衰竭和严重心律失常。

肥厚型心肌病(HCM)是以心肌非对称性肥厚(尤其是室间隔肥厚)、心腔变小、左心室血液充盈受阻、舒张期顺应性下降为特征的心肌病。临床上根据左心室流出道有无梗阻可分为梗阻性肥厚型心肌病及非梗阻性肥厚型心肌病两类。主要症状为劳力性呼吸困难、心悸、胸痛和猝死。治疗原则为弛缓肥厚的心肌,防止心动过速及维持正常窦性心律,减轻左室流出道狭窄和抗室性心律失常,常用 β 受体阻滞剂如普萘洛尔和钙通道阻滞剂如硝苯地平、维拉帕米等。药物治疗无效,可行手术或介入治疗。本病的预后可从无症状到心力衰竭、猝死等,本病常为青年猝死的原因,在有阳性家族史的青年中尤其多发。

(一)护理评估

1. 病因

(1)扩张型心肌病:病因尚不清楚。除特发性家族遗传因素外,近年来认为病毒感染是其重要原因。此外,与围生期、酒精中毒、抗肿瘤药物及代谢异常等所致各种心肌损害有关,也有人认为是一种自身免疫过程引起的疾病。

(2)肥厚型心肌病:病因尚未明了。约1/3患者有明显的家族史,提示与遗传因素有关,目前被认为是常染色体显性遗传疾病。儿茶酚胺代谢异常、高血压、高强度运动等可诱发疾病的发生。

护士应询问家族中有无心肌病患者;评估加重心肌损害的因素,发病前有无劳累、感染、代谢异常及酒精中毒等;有无情绪激动、高血压及高强度运动等诱因。

2. 临床表现

(1)扩张型心肌病:起病缓慢,早期虽已有心脏扩大和心功能减退,但多无症状,仅在体检时发现。晚期以活动后气急、心悸、胸闷、乏力、夜间阵发性呼吸困难、水肿、肝大等充血性心力衰竭为主要表现,严重者出现端坐呼吸和急性肺水肿。多数患者常合并各种心律失常。部分患者可发生血栓栓塞或猝死。主要体征有心浊音界扩大,左、右心衰竭的体征,可闻及奔马律。

(2)肥厚型心肌病:起病缓慢,多数患者在30~40岁时出现症状,部分患者可完全无自觉症状,因猝死或在体检中被发现。患者最常见的症状是心悸、劳力性呼吸困难,还可有心绞痛、乏力、昏厥等。伴流出道梗阻的患者,可在起立或运动时出现昏厥,与心排出量减少有关。部分患者因心肌耗氧增多而致心绞痛,用硝酸甘油和休息多不能缓解。严重心律失常是本病患者晚期猝死的主要原因。主要体征为心脏轻度增大,流出道梗阻的患者可在胸骨左缘第3~4肋间闻及粗糙的喷射性收缩中、晚期杂音,心尖部可闻及收缩期吹风样杂音,凡使心肌收缩力增强或左心室容量减少的因素,均可使肥厚型心肌病患者杂音增强,如屏气、运动、应用强心剂、含化硝酸甘油等;反之,心肌收缩力减弱或左室容量增加,均可使肥厚型心肌病患者杂音减弱,如应用 β 受体阻滞剂或做下蹲动作等。

3. 心理 - 社会状况

由于病情漫长,反复出现心慌、气促甚至心力衰竭,影响生活和工作,常使患者心情忧郁、焦虑,甚至恐惧。

4. 辅助检查

(1)胸部 X 线检查:扩张型心肌病心影明显增大,心胸比值 >50% ,可见肺淤血征象;肥厚型心肌病心影多增大,如有心力衰竭时心影明显增大。部分病例心影可接近正常。

(2)心电图检查:最常见左心室肥大,可有 ST - T 改变、病理性 Q 波及各种心律失常等。

(3)超声心动图检查:扩张型心肌病心脏各腔均增大,以左侧为著,左心室扩大出现早而显著,左心室流出道增宽,心室壁运动减弱;肥厚型心肌病超声心动图对本病诊断有非常重要的意义,可显示室间隔非对称性肥厚,舒张期室间隔厚度与左心室后壁厚度之比值≥1.3,室间隔运动低下。

5. 防治要点

扩张型心肌病治疗原则主要是纠正心力衰竭,控制各种心律失常,防止猝死。同时应用营养心肌药物,晚期如条件允许可行心脏移植术。肥厚型心肌病治疗原则为弛缓肥厚的心肌,减轻左室流出道狭窄,防止心动过速及维持正常窦性心律。常用药物为β受体阻滞剂如普萘洛尔和钙通道阻滞剂如硝苯地平、维拉帕米等,以降低心肌收缩力,从而减轻流出道的梗阻,改善症状。如药物治疗无效,可行手术或介入治疗。

(二)护理问题

1. 心输出量减少与心肌收缩力降低、心腔变小及心力衰竭有关。
2. 活动无耐力与心肌病变使心脏收缩力减退,心搏出量减少有关。
3. 恐惧与病程长、治疗效果不明显、有猝死的危险有关。
4. 潜在并发症:心律失常、栓塞、猝死等。

(三)护理目标

患者心输出量有所增加,心悸及呼吸困难减轻;活动耐力逐渐增加;情绪稳定,自我护理意识和能力增强;无并发症发生。

(四)护理措施

1. 病情观察

密切观察患者心率、心律、血压、呼吸的变化,必要时进行心电监护。观察有无心力衰竭、心律失常及栓塞征象。肥厚型心肌病注意有无昏厥发生。

2. 生活护理

(1)休息与活动:心肌病患者应卧床休息,限制活动,避免过劳。休息可减轻心脏负荷,减少心肌耗氧量,有利于心肌病变恢复。如有心力衰竭症状者应绝对卧床休息。肥厚型心肌病患者应避免剧烈运动,如跑步、参加球赛及搬重物、屏气等,减少昏厥和(或)猝死的危险。

(2)饮食护理:加强营养,给予高蛋白、高维生素的清淡饮食,多吃新鲜蔬菜和水果,少多餐,避免饱餐。心力衰竭时限制水和钠盐摄入。

3. 用药护理

(1)扩张型心肌病:遵医嘱应用洋地黄、利尿剂、血管扩张剂等,以控制心力衰竭。因心肌病患者对洋地黄敏感性增强,故在使用洋地黄时应密切观察有无洋地黄毒性反应,剂量宜小,以免中毒;应用利尿剂时,记录尿量并监测有无电解质紊乱;应用血管扩张药物时注意监测血压;心力衰竭者应慎用β受体阻滞剂,注意血压过低和心动过缓等不良反应。

(2)肥厚型心肌病:遵医嘱长期应用β受体阻滞剂和钙通道阻滞剂,注意观察患者的心率及血压。心力衰竭患者应慎用洋地黄及利尿剂,因其可使心肌收缩力加强及减少心室充盈量,反而加重流出道梗阻,使病情加重。梗阻性肥厚型心肌病患者合并心绞痛发作时,不宜用硝酸酯类药物,因其可减少静脉回心血量,加重左心室流出道梗阻,胸痛症状更严重。应用抗心律失常药物时,密切观察心率、心律变化,如有异常立即报告医生并协助处理。

4. 并发症的预防及护理

(1)心力衰竭:严格限制液体量和滴速,严格无菌操作,防寒保暖,预防上呼吸道感染,避免心力衰竭发生或加重。遵医嘱给予吸氧,缓解呼吸困难。

(2)栓塞:遵医嘱给予抗凝剂,以防血栓发生。随时观察患者,以便及时发现周围动脉栓塞征象并处理。

(3)心绞痛:肥厚型心肌病患者发生昏厥时应立即使其平卧位,抬高下肢,使心室充盈量增加,从而增加心搏出量。心绞痛发生时立即报告医生,遵医嘱给予患者舌下含化硝酸甘油或心痛定等药物,做心电图,必要时给予持续吸氧,吸氧流量为2~4L/min。

5.心理护理

护士应多与患者交谈沟通,介绍心肌病的治疗进展,鼓励患者树立信心战胜疾病,缓解患者的思想顾虑。患者出现昏厥、心绞痛时,医护人员应陪护、安慰患者,解除其焦虑及紧张情绪,使患者保持情绪稳定。

(五)健康教育

(1)避免诱因。嘱扩张型心肌病患者避免劳累、病毒感染及酗酒,合理休息;肥厚型心肌病患者应避免剧烈运动、持重或屏气、情绪激动、突然用力等,下蹲或起立时不宜过快,以免引起昏厥或猝死发生。有昏厥病史者,应避免独自外出。

(2)遵医嘱坚持服药,教会患者观察洋地黄等药物的疗效及不良反应,并定期复查,以便随时调整药物剂量。严密注意病情变化,症状加重时立即就医。

(3)注意防寒保暖,预防上呼吸道感染。合理饮食,促进心肌代谢,改善症状。

(4)鼓励患者与家人一起居住,不宜独居。

(高红艳)

第六节　心包炎

心包炎(pericarditis)是指由多种因素引起的心包脏层和壁层的炎症。可分为急性和慢性两类,急性心包炎常由细菌、病毒、自身免疫、物理和化学等因素引起,慢性期可发生心包粘连、增厚、缩窄、钙化等病变。临床上以急性心包炎和慢性缩窄性心包炎最为常见。

急性心包炎是心包脏层和壁层的急性炎症,过去常见的病因是风湿热、结核性及细菌感染,近年来,病毒感染、肿瘤、尿毒症性及心肌梗死性心包炎发病率逐渐增多。急性心包炎可分为纤维蛋白性和渗出性两种。心前区疼痛是纤维蛋白性心包炎的主要症状,心包摩擦音为其典型体征。呼吸困难是心包积液最突出的症状。主要治疗是针对病因用药,如抗结核药、抗生素等;心包穿刺抽液及引流可减轻症状。

慢性缩窄性心包炎在我国仍以结核性为最常见,多表现为劳力性呼吸困难,主要治疗方法为心包切除手术。

一、护理评估

(一)病因、发病机制

急性心包炎的主要病因包括:①感染性:结核性、病毒性、化脓性感染;②非感染性:自身免疫性疾病(如风湿热、系统性红斑狼疮)、肿瘤、内分泌及代谢性疾病(如痛风)、急性非特异性心包炎、急性心肌梗死时反应性心包炎等。

急性心包炎可分为纤维蛋白性和渗出性两种。急性期,心包腔有纤维蛋白、白细胞及少许内皮细胞渗出,此时为急性纤维蛋白性心包炎。当渗出物中的液体增多时称为渗出性心包炎,多为浆液纤维蛋白性,呈黄而清的液体,有时也可为脓性或血性,渗出量为100～500mL,多时可达2～3L。积液一般在数周至数月内被吸收。如液体在短时间内大量积聚可引起心脏压塞。

我国缩窄性心包炎以结核性心包炎最常见,其次为化脓性或创伤性心包炎后演变而来。部分急性心包炎后,随着积液吸收可有纤维组织增生、心包增厚粘连,使心包失去伸缩性,致使心脏舒张期充盈受限而产生血液循环障碍。

护士应询问患者有无结核、病毒感染等病史;有无自身免疫性疾病、肿瘤、代谢性疾病及心肌梗死等病史。

(二)临床表现

1. 症状

(1)急性心包炎:①心前区疼痛:是纤维蛋白性心包炎的主要症状,常出现在早期。疼痛常随发热而突然出现,多位于心前区,可放射至颈部、左肩、左臂,呈缩窄性或尖锐性疼痛,与呼吸运动有关,常因咳嗽、深呼吸或变换体位而加重。疼痛也可位于胸骨后,需注意与心肌梗死鉴别;②呼吸困难:是心包积液最突出的症状,与肺淤血或肺、支气管受压有关。当心包积液产生过快、过多时,呼吸困难严重,患者出现端坐呼吸、身体前倾、呼吸浅快、发绀等心脏受压症状;③其他症状:有发热、出汗、乏力、烦躁及上腹胀痛等,因气管、喉返神经、食管受压还可出现干咳、声音嘶哑及吞咽困难等。

(2)慢性缩窄性心包炎:起病缓慢,多在急性心包炎后1年内形成,少数可达数年,平均为2~4年。主要症状是劳力性呼吸困难,与心室充盈受限、心搏出量减少有关,严重时可因肺淤血出现端坐呼吸,体循环淤血时出现上腹胀满或疼痛、食欲减退、乏力、心悸等。

2. 体征

(1)急性心包炎:①心包摩擦音:是纤维蛋白性心包炎的典型体征,在胸骨左缘第3、4肋间最清楚,呈搔刮样,收缩期和舒张期均可听到。一般持续数小时或数日,当积液增多时摩擦音即消失。部分患者可有心包摩擦感;②心包积液的体征:心尖搏动减弱或消失,搏动消失提示积液量在200~300mL以上;心浊音界向两侧扩大,皆为绝对浊音区,并随体位改变而改变;心率快,心音低而遥远;大量心包积液时可出现心包积液征,即在左锁骨下叩诊浊音和闻及因左肺受压引起的支气管呼吸音;③心脏压塞:快速、大量心包积液时可引起急性心脏压塞,表现为明显心动过速、血压下降、脉压变小及奇脉等,还可累及静脉回流,使静脉压显著升高,出现颈静脉怒张、肝大、腹腔积液、下肢水肿等;如心排出量显著下降可引起急性循环衰竭、休克等。

(2)慢性缩窄性心包炎:心浊音界正常或稍增大,心尖搏动不明显、心率增快、心音减低,脉压变小可触及奇脉,约少数患者在胸骨左缘3、4肋间可闻及心包叩击音。心脏受压的表现有颈静脉怒张、肝大、腹腔积液、下肢水肿、胸腔积液等体征。

(三)心理-社会状况

急性心包炎患者由于呼吸困难、心前区疼痛逐渐加重,影响活动、休息及睡眠,使患者产生焦虑情绪,若病情迁延成缩窄性心包炎或需手术治疗时,患者可产生恐惧或消极心理。

(四)辅助检查

1. 超声心动图

超声心动图是诊断心包积液迅速又可靠的辅助检查。急性渗出性心包炎可见液性暗区;慢性缩窄性心包炎可见心包增厚、心室容积变小、室壁活动减弱及室间隔矛盾运动等。

2. 胸部X线检查

急性渗出性心包炎可见心影向两侧增大,立位呈"烧瓶"样,而肺部无充血现象,是心包积液的有力证据。缩窄性心包炎心影偏小、正常或轻度增大,部分患者可见心包钙化影。

3. 心电图检查

急性心包炎时,常出现心动过速,常规导联(除 aVR 外)皆呈弓背向下的 S-T 段抬高、T 波低平或倒置。渗出性心包炎时可有 QRS 波群低电压,无病理性 Q 波;缩窄性心包炎有 QRS 波群低电压、T 波低平或倒置。

4. 血液检查

感染性心包炎常有白细胞计数增加及血沉增快等。

5. 心包穿刺液检查

心包穿刺液常规检查与细菌培养可鉴别积液性质和确定病原体。

(五)防治要点

急性心包炎治疗包括病因治疗和对症治疗,如应用抗结核药、抗生素、化疗药物及镇痛剂等。出现心脏压塞时行心包穿刺术,必要时可用心包切开引流及心包切除术。缩窄性心包炎应早期施行心包切除术。

二、护理问题

1. 急性疼痛:胸痛与心包炎症有关。
2. 气体交换受损与肺淤血、肺或支气管受压有关。
3. 活动无耐力与疲乏、氧的供需失调有关。

三、护理目标

患者心前区疼痛缓解;呼吸困难减轻或缓解;乏力减轻或消失,活动耐力增加。

四、护理措施

(一)病情观察

监测患者的生命体征、意识状态及心前区疼痛的变化情况,观察患者有无心脏压塞表现。

(二)生活护理

1. 休息与体位

急性期或有大量积液时应卧床休息。呼吸困难者根据病情帮助患者采取半卧位或前倾坐位,提供可依靠的床上小桌,并保持舒适体位。

2. 饮食护理

给予高热量、高蛋白、高维生素、易消化的半流质或软食,限制钠、水摄入。

(三)用药护理

遵医嘱给予解热镇痛剂,观察有无胃肠道症状、出血等不良反应。应用抗生素、抗结核、抗肿瘤等药物治疗时,注意观察药物疗效并做好相应护理工作。若疼痛严重,可适量应用吗啡类药物。

(四)对症护理

1. 疼痛护理

评估心前区疼痛的部位、性质及其变化情况。疼痛严重时应卧床休息,遵医嘱用药,缓解心前区疼痛。保持情绪稳定,呼吸平稳,勿深呼吸、用力咳嗽或突然改变体位,以免使疼痛加重。

2.吸氧

给予氧气吸入,根据缺氧程度调节氧流量,注意观察氧疗效果。

3.心包穿刺术的护理

(1)术前做好解释工作,向患者说明心包穿刺术的意义和必要性,解除其思想顾虑,必要时遵医嘱术前用少量镇静剂。协助患者做心脏超声检查,标记穿刺部位,确定心包积液量。

(2)建立静脉通道,并准备好穿刺包、抢救的器械和药物。

(3)术中嘱患者勿深呼吸或剧烈咳嗽,穿刺过程中如有不适应立即报告医师。严格无菌操作,抽液过程中注意随时夹闭胶管,防止空气进入心包腔。

(4)抽液要缓慢,首次抽液量不宜超过200～300mL,每次抽液量不超过1000mL,以防急性右室扩张。记录抽液量、性质,按要求留标本送检。

(5)心包注入药物时,注意有无局部刺激反应。如患者有面色苍白、头晕、心率及血压变化,立即协助医师处理。

(6)穿刺术后2h内继续心电监护,观察患者生命体征变化。心包引流者需做好引流管护理。

(五)心理护理

对病程迁延的心包炎患者,护士要做细致的工作,体贴关心患者,通过交谈,做好劝导工作,使患者树立战胜疾病的信心。对于需要做心包切开的患者,应向患者说明手术的必要性,解除其对手术的顾虑和疑虑,增加对医护人员的信任感,消除患者的不良心理反应。

(六)健康教育

(1)嘱患者注意休息,加强营养,提高机体抵抗力。注意防寒保暖,防止呼吸道感染。

(2)告知患者坚持足够疗程药物治疗的重要性,勿擅自停药,防止复发,定期随访。

(高红艳)

第七节　心肌梗死

心肌梗死(myocardial infarction)是在冠状动脉病变的基础上,发生冠状动脉供血急剧减少或中断,使相应的心肌严重而持久地缺血导致心肌坏死。临床表现为持久的胸骨后剧烈疼痛、血清心肌酶增高及心电图进行性改变,可发生心律失常、心力衰竭或休克,是冠心病的严重类型。

本病男性多见,男、女之比约为(2～5):1。40岁以上占绝大多数。冬春两季发病较多,北方地区较南方地区为多。其发病的危险因素有原发性高血压、高脂血症、糖尿病、吸烟等。心肌梗死的基本病因是冠状动脉粥样硬化。促使心肌梗死发生的主要诱因是体力劳动、情绪激动、用力排便、血压骤升、饱餐、休克、脱水、外科手术、严重心律失常或不稳定粥样斑块破溃等,使冠状动脉供血明显不足或血管完全闭塞。

心肌梗死治疗原则是保护和维持心脏功能,挽救濒死心肌,防止梗死扩大,缩小心肌缺血范围。如药物治疗不能缓解或冠状动脉主干发生病变,可行冠状动脉旁路移植手术(简称冠脉搭桥术)。

一、护理评估

（一）病因

心肌梗死的基本病因是冠状动脉粥样硬化,造成管腔严重狭窄和心肌供血不足,而侧支循环未充分建立,血液供应急剧减少或中断,或各种原因导致心排出量锐减,心肌耗氧量剧增,以致心肌严重而持久地急性缺血达 1h 以上,即可发生心肌梗死。可诱发心肌梗死发生的因素有:①不稳定粥样斑块破溃,继而出血或管腔内血栓形成,或血管持续痉挛使冠状动脉完全闭塞;②休克、脱水、出血、外科手术或严重心律失常,使排出量骤降,冠状动脉灌流量锐减;③体力劳动、情绪过分激动、用力排便及血压骤升、饱餐,特别是大量脂肪餐后血黏度增高等,致使左心负荷明显加重,儿茶酚胺分泌增多,心肌耗氧量骤增,冠状动脉供血明显不足。

冠状动脉或其分支闭塞后 20 ~ 30min,受其供血的心肌即有少数坏死。1 ~ 2h 之间绝大部分心肌呈凝固坏死。继之坏死的心肌纤维逐渐溶解,以后肉芽组织逐渐形成。坏死组织在 1 ~ 2 周后开始吸收,并逐渐纤维化,6 ~ 8 周形成瘢痕愈合,称为陈旧性心肌梗死。急性心肌梗死发生后,常伴有不同程度的左心衰竭和血流动力学的改变,主要包括心脏收缩力减弱、心排出量减少、动脉血压下降,心率增快或有心律失常,外周血管阻力有不同程度的增加,动脉血氧含量降低等。

护士应询问患者有无冠心病危险因素及心绞痛发作史;有无体力劳动、情绪激动、用力排便、血压突然升高、饱餐、休克、脱水、外科手术及严重心律失常等诱发因素。

（二）临床表现

1. 先兆

大多数患者在起病前数日至数周有乏力、胸部不适、活动时心悸、气急、烦躁及心绞痛等前驱症状,其中以新发生心绞痛或原有心绞痛加重最为突出。心绞痛发作较以往频繁,程度较重,时间较长,硝酸甘油疗效较差,诱发因素不明显。疼痛时伴恶心、呕吐、大汗和心动过速,或伴有心力衰竭、严重心律失常,同时心电图提示明显缺血性改变。及时发现并处理先兆症状,可使部分患者避免心肌梗死的发生。

2. 主要症状

临床症状与心肌梗死面积的大小、部位及侧支循环情况密切相关。

（1）疼痛:为最早、最突出的症状。疼痛的性质和部位与心绞痛相似,但多无明显诱因,常发生于清晨或安静时,程度更剧烈,呈难以忍受的压榨、窒息或烧灼样的疼痛,持续时间较长,可达数小时或数日,含化硝酸甘油无效。患者常烦躁不安、大汗、恐惧或有濒死感。少数患者可无疼痛,开始即表现为休克或急性心力衰竭。部分患者疼痛可向上腹部、颈部、下颌、背部放射而被误诊。部分患者疼痛位于上腹部,常误诊为胃痉挛、胃穿孔或急性胰腺炎等急腹症。

（2）全身症状:一般在疼痛发生后 24 ~ 48h 出现发热、心动过速等,由坏死物质吸收所致,体温多在 38℃ 左右,很少超过 39℃,持续约 1 周。

（3）胃肠道症状:疼痛剧烈时常伴频繁的恶心、呕吐和上腹部胀痛,与迷走神经受坏死心肌刺激和心排出量降低、组织灌注不足等有关。

（4）心律失常:见于 75% ~ 95% 的患者,多发生在起病 1 ~ 2 周内,尤其是 24h 内最多见。心律失常是急性心肌梗死患者早期死亡的主要原因。急性心肌梗死后发生的各种心律失常中以室性心律失常最多见,而室性心动过速、频发、多源、RonT 现象的室性期前收缩,应视为室颤的先兆。前壁心肌梗死易发生室性心律失常,下壁心肌梗死易发生房室传导阻滞。

(5)休克:见于约 20% 的患者,多在起病后数小时至 1 周内发生,表现为收缩压 < 80mmHg、烦躁不安、面色苍白、皮肤湿冷、脉细而快、大汗淋漓、尿量减少(尿量 <20mL/h)及意识模糊。主要因心肌广泛坏死、心排出量急剧下降导致心源性休克。

(6)心力衰竭:见于 32% ~48% 的患者,主要为急性左心衰竭,可在起病最初几日内发生,或在梗死演变期出现,为梗死后心肌收缩力明显减弱和不协调所致。患者表现为呼吸困难、咳嗽、发绀及烦躁等,重者出现肺水肿。

3.体征

心率多增快,也可减慢,心尖部第一心音减弱,可闻及舒张期奔马律。可有各种心律失常,血压下降。

4.并发症

①乳头肌功能失调或断裂;②心脏破裂;③心室壁瘤;④栓塞;⑤心肌梗死后综合征。

(三)心理 - 社会状况

患者因突发剧烈胸痛、呼吸困难及濒死感,意识到病情危重而产生极度的紧张和恐惧感。因活动耐力、自理能力下降影响以后的生活和工作,可产生焦虑和悲观情绪。家属、亲友对疾病的认识态度和对患者的态度,直接影响患者的情绪和预后。

(四)辅助检查

1.心电图检查

有定性和定位诊断价值。

(1)特征性改变:宽而深的 Q 波(病理性 Q 波),在面向透壁坏死区的导联上出现;S - T 段抬高呈弓背向上,在面向坏死区周围心肌损伤区的导联上出现;T 波倒置,在面向损伤区周围心肌缺血区的导联上出现。在背向心肌梗死区的导联则出现相反的改变。

(2)动态性改变:发病数小时内,可见 T 波高耸,为超急性期;数小时后,出现 S - T 段明显抬高呈弓背向上,并出现异常 Q 波,R 波减低,为急性期;S - T 段逐渐回到基线,T 波平坦或倒置,并逐渐加深呈冠状 T 波,为亚急性期;数月后倒置的 T 波逐渐变浅最后直立,为慢性期,但异常 Q 波大多持续存在。

(3)定位诊断:冠状动脉分为左、右两支,左冠状动脉又分为左回旋支和左前降支。左冠状动脉前降支阻塞常见。阻塞的分支不同,梗死的部位不同,特征性心电图出现的导联不同。

2.实验室检查

(1)血清心肌酶测定:血清肌酸磷酸激酶同工酶(CK - MB)在起病后 6h 内升高,24h 达高峰,3 ~4d 恢复正常,诊断特异性最高,是确诊急性心肌梗死的重要指标。CK - MB 和血清肌钙蛋白(cTnT 或 cTnI)、肌红蛋白(Mb)合称"心肌梗死三项",在心肌梗死发生早期均明显升高,是目前公认的比较好的心肌损伤标志物,对于诊断心肌梗死、评价溶栓治疗的效果具有重要的意义。此外尚有天门冬氨酸氨基转移酶(AST)和乳酸脱氢酶(LDH)升高。

(2)血液检查:发病 24 ~48h 后,白细胞计数增高,红细胞沉降率增快,可持续 1 ~3 周。

3.其他检查

放射性核素检查、超声心动图有助于定位诊断。

4.冠状动脉造影

对心肌梗死可明确诊断,并可直接判断冠状动脉溶栓是否成功。

（五）防治要点

心肌梗死的治疗原则是尽早使心肌血液再灌注以挽救濒死的心肌,增加供氧,防止梗死面积扩大,维护心脏功能,及时处理心律失常、心力衰竭和休克,防止猝死。对 S－T 段抬高的急性心肌梗死,应早发现、早住院,并加强住院前的就地抢救。

1. 解除疼痛

①哌替啶肌内注射或吗啡皮下注射;②疼痛较轻者可给予可待因、罂粟碱;③可再试用硝酸甘油或硝酸异山梨酯等。

2. 再灌注心肌

①经皮冠状动脉介入治疗(PCI):是最有效的心肌再灌注的方法,如有条件施行可作为首选治疗;②溶栓疗法:常用药物有尿激酶、链激酶、重组组织型纤溶酶原激活剂(rt－PA)。发病 3~6h 内静脉用药或冠状动脉内给药,可使闭塞的冠状动脉再通,心肌得到再灌注。

3. 对症治疗

控制心律失常,纠正休克,治疗心力衰竭。本病早期极易发生心律失常而致死,故必须早期发现,及时控制。

4. 其他治疗

如抗凝治疗、极化液疗法,应用 β 受体阻滞剂、钙通道阻滞剂、血管紧张素转换酶抑制剂等。

三、护理问题

1. 急性疼痛:胸痛与心肌缺血坏死有关。
2. 活动无耐力与心肌氧的供需失调有关。
3. 恐惧与剧烈疼痛及濒死感有关。
4. 有便秘的危险与进食少、活动少、不习惯床上排便有关。
5. 潜在并发症:心律失常、心力衰竭、心源性休克。

四、护理目标

患者主诉疼痛程度减轻或消失;活动耐力逐步增加;恐惧感减轻或消失,情绪平稳;能描述预防便秘的措施,排便通畅;无并发症发生。

五、护理措施

（一）病情观察

(1)安置患者于冠心病监护病房(CCU),密切监测心电图、血压、呼吸 3~5d,注意观察并记录意识、皮肤和黏膜色泽、尿量及体温等变化。发现异常,立即报告医师。

(2)急性期持续心电监护,观察有无室性期前收缩等严重的心律失常,有无血压下降、脉压减小、脉搏细速等休克早期征象,有无突发呼吸困难、心率增快、舒张期奔马律及两肺湿啰音等心力衰竭的表现。如有上述表现立即报告医师,遵医嘱使用药物,准备好除颤器等抢救设备和急救药物,随时准备抢救。对心力衰竭患者需监测肺毛细血管压和静脉压。

（二）生活护理

(1)休息与活动:根据患者疾病的不同阶段指导休息与活动:①急性心肌梗死后第 1~3d,病情易变,病死率高,患者应绝对卧床休息,进食、排便、翻身、洗漱等活动由护理人员协助完成;②第4~6d,卧床休息,若病情稳定无并发症,可在床上做上、下肢的被动与主动运动;③第1~2周,开始在床边、病室内走动,根据病情恢复逐渐增加活动量和活动时间。2周后可在室外走廊行走,以后再尝试上下楼梯的活动等,适度活动可增加机体摄氧能力,有利于患者活动耐力的恢复,恢复正常生活至少需要3个月时间。对病情严重者,病情稳定后7d再参照上述计划逐步增加活动量。

(2)饮食护理:宜低盐、低脂、清淡、易消化饮食,少量多餐,进食不宜过快过饱。发病第1周流质饮食,第2周半流质,第3周软食,第4周恢复普通饮食。

(3)保持大便通畅:评估患者排便情况,向患者解释床上排便的重要性。指导患者采取通便的措施,养成每日定时排便的习惯,饮食中及时添加纤维素丰富的食物,每日清晨给予蜂蜜20mL加适量温开水同饮;适当腹部按摩(按顺时针方向)以促进肠蠕动。嘱患者勿用力排便,必要时遵医嘱给予缓泻剂,使用开塞露。

(4)保持病室安静、舒适,限制探视,减少干扰,保证患者足够睡眠。

(三)用药护理

1. 溶栓药物

应用溶栓药前,询问患者有无脑血管疾病病史、活动性出血、近期大手术或外伤史、消化性溃疡等溶栓禁忌证;检查血常规、出凝血时间和血型;准确、迅速地配制并输注溶栓药物;溶栓过程中应观察患者有无寒战、发热、皮疹等过敏反应,有无低血压和出血等不良反应,出血严重应立即终止治疗;用药后监测心电图、心肌酶及出凝血时间,以判断溶栓疗效。如患者2h内胸痛基本消失,心电图S-T段回降大于50%、CK-MB峰值前移和再灌注心律失常出现是溶栓成功的指征。

2. 其他药物

应用吗啡或哌替啶缓解疼痛时,应密切观察生命体征,注意有无呼吸抑制、脉搏加快、血压下降等不良反应;应用硝酸酯类药物时,应随时监测血压变化,严格控制静脉输液滴速;急性心肌梗死发生后24h内尽量避免应用洋地黄类药物,以免诱发室性心律失常;应用阿司匹林、肝素、双香豆素时严密观察有无出血倾向;快速室性心律失常者首选利多卡因;静脉输液时控制滴速和输入量,以防心脏负荷加重。

(四)对症护理

1. 吸氧

鼻导管吸氧,氧流量为3~5L/min,以增加心肌氧供应量,改善心肌缺血。

2. 止痛

遵医嘱给予吗啡、哌替啶、硝酸甘油等药物,有效缓解胸痛,并注意询问胸痛的变化。

(五)心理护理

患者疼痛发作时,应保持环境安静,防止不良刺激,有专人陪伴,安慰患者,稳定患者情绪。向患者介绍CCU的环境、监护仪的作用等,讲明住进CCU后,病情的任何变化都在医护人员的严密监护下,并能得到及时的治疗,以消除患者的恐惧心理。医护人员进行各项抢救操作时,应沉着冷静,技术娴熟,给人以安全感。以亲切的语言和耐心的态度,及时向家属通告患者病情和治疗情况,解答家属提出的问题,协助患者和家属提高应对疾病的能力。

六、健康教育

(1)调整生活方式,保持平和心态,减轻工作压力,保证足够的睡眠。

（2）合理膳食，均衡营养，控制体重，戒烟酒，防止便秘。

（3）合理安排休息与活动，适当参加力所能及的体力活动。发病6周后可逐渐增加活动量，以不感到疲劳为宜。3~6个月后可部分或完全恢复工作，工作量不宜过重。

（4）防治冠心病的易患因素，如高血压、糖尿病、肥胖等。

（5）指导患者遵医嘱坚持服药，定期复查。随身携带急救药物，以备急用。

（6）告知家属配合与支持患者改变生活方式，为患者创造良好的身心休养环境。

（罗万英）

第十一章 消化内科疾病护理

第一节 急性胃炎

急性胃炎系由多种病因引起的胃黏膜急性炎症。按照病因可分为急性外因性胃炎与急性内因性胃炎两类。凡致病因子经口进入胃内引起的胃炎称外因性胃炎,包括细菌性胃炎、中毒性胃炎、腐蚀性胃炎、药物性胃炎等;凡有害因子通过血液循环到达胃黏膜而引起的胃炎,称内因性胃炎,包括急性传染病合并胃炎、全身性疾病合并胃炎、化脓性胃炎、过敏性胃炎和应激性胃炎等。

一、病因及发病机制

(一)理化因素

过冷、过热、过于粗糙的食物和饮料,如浓茶、浓咖啡、烈酒、刺激性调味品及特殊类型药物(如非甾体类消炎药阿司匹林、吲哚美辛等)均可刺激胃黏膜,破坏黏膜屏障造成胃黏膜损伤和炎症。非甾体类消炎药还能干扰胃黏膜上皮细胞合成硫糖蛋白,使胃内黏液减少,脂蛋白膜的保护作用削弱,引起胃腔内氢离子逆扩散,导致黏膜固有层肥大细胞释放组胺,血管通透性增加,以致胃黏膜充血、水肿、糜烂和出血等病理过程,同时药物还抑制前列腺素合成,使胃黏膜的修复受到影响而加重炎症。

(二)生物因素

生物因素包括细菌及其毒素。常见致病菌为沙门氏菌、嗜盐菌、致病性大肠埃希菌等,常见毒素为金黄色葡萄球菌及肉毒杆菌毒素,尤其是前者较为常见。

进食污染细菌或毒素的不洁食物数小时后即可发生胃炎或同时合并肠炎,此即急性胃肠炎。葡萄球菌及其毒素摄入后发病更快。近年因病毒感染而引起本病者也不在少数,集体中毒事件影响更大。

(三)其他

胃内异物或胃石、胃区放射治疗均可作为外源性刺激导致本病。情绪波动、应激状态及体内各种因素引起的变态反应也可作为内源性刺激而致病。

二、护理评估

(一)健康史

(1)询问患者的饮食习惯、用药史以及有无应激因素等,了解与本疾病有关的诱因。

(2)评估患者有无嗳气、反酸、食欲减退、上腹饱胀、隐痛、恶心、呕吐等胃肠道症状。

(3)评估患者有无黑便或呕血,并评估呕吐物和排泄物的量及性状。

(4)密切观察各种药物作用和不良反应。

(5)评估患者对疾病的认知程度及心理状态,有无焦虑、抑郁等情绪。

（二）身体状况

1. 症状

多数急性起病,症状轻重不一。主要表现为上腹饱胀隐痛、食欲减退、嗳气、恶心、呕吐等。由沙门菌或金葡菌及其毒素致病者,常于进不洁饮食数小时或 24h 内发病,多伴有腹泻、发热,严重者有脱水、酸中毒或休克等。

2. 体征

左下腹部压痛。

三、护理诊断及合作性问题

1. 疼痛

疼痛与胃酸刺激溃疡面引起化学性炎症有关。

2. 睡眠形态紊乱

睡眠形态紊乱与夜间疼痛使睡眠中断有关。

3. 营养失调:低于机体需要量

低于机体需要量与疼痛导致摄入量减少及消化吸收有关。

4. 焦虑

焦虑与疼痛、出血有关。

5. 知识缺乏

缺乏有关本病的病因及防治知识。

6. 潜在并发症

潜在并发症包括出血、穿孔、幽门梗阻、癌变。

四、治疗原则

(1)去除病因、卧床休息、清淡流质饮食,必要时禁食 1~2 餐。

(2)呕吐、腹泻剧烈者注意水与电解质补充,保持酸碱平衡。

(3)对症处理,给予胃黏膜保护剂,一般轻症患者可单纯给予胃黏膜保护剂,如硫糖铝、铝碳酸镁、瑞巴派特等;疼痛明显,胃镜下糜烂、出血病灶广泛的患者可同时给予抑酸药物如 H_2 受体拮抗剂;重患者尤其以消化道出血为表现者,需要在应用胃黏膜保护剂的同时应用更强的抑酸剂治疗如质子泵抑制剂。临床上对存在应激状态,可能引起急性胃黏膜病变的患者常给予适当抑酸治疗达到预防目的。对长期服用非甾体类消炎药物患者应首选肠溶片,饭后服用,加用黏膜保护剂或小剂量 H_2 受体拮抗剂,根除幽门螺杆菌等措施,达到减少急性糜烂出血性胃炎发生或减少其大出血等并发症发生的目的。

(4)细菌感染所致者应给予抗生素。

(5)腹痛明显者可给予阿托品或山莨菪碱。

五、护理目标

(1)腹痛减轻或消失。

(2)睡眠好转,在不用镇静药情况下安静入睡。

(3)营养状况得到改善,正常进食。

(4)情绪平稳,对治疗充满信心。

(5)患者及家属了解本病的病因及诱发因素,并能积极预防。

六、护理措施

（一）一般护理

1. 休息与活动

保持环境安静、舒适,避免刺激。注意休息,减少活动,避免紧张劳累,保证充足的睡眠,急性应激造成者应卧床休息。

2. 饮食护理

注意饮食卫生,进食应定时、有规律,不可暴饮暴食。一般进少渣、温凉、半流质饮食,少量多餐,每日 5～7 次。如有少量出血可给牛奶、米汤等流质饮食以中和胃酸,有利于胃黏膜的修复。急性大出血或呕吐频繁时应禁食。

（二）病情观察

(1)注意观察疼痛的规律和特点,在疼痛发作时及时服药以防止疼痛。

(2)观察有无上腹部不适、腹胀、食欲减退等消化不良的表现。

(3)密切注意上消化道出血的征象,如有无呕血和(或)黑便等,同时监测粪便隐血检查,以便及时发现病情变化。

（三）用药护理

禁用或慎用阿司匹林吲哚美辛等对胃黏膜有刺激的药物。指导患者正确服用抑酸剂、胃黏膜保护剂等药物,如抗酸药宜饭后一小时服用,避免与奶制品同用,不宜与酸性食物及饮料同用；H_2 受体拮抗剂应在餐中或餐后服用。

（四）心理护理

患者常因起病急且有上腹部不适,或有呕血和(或)黑便,使其及家属紧张不安,尤其是严重疾病引起的急性应激导致出血的患者,常出现焦虑、恐惧的心理反应,护理人员应向患者解释有关急性胃炎的基本知识,向患者说明紧张与焦虑可使血管收缩、血压增高、诱发和加重病情,使其认识到消除紧张、焦虑的心理,保持轻松愉快心情对疾病康复的重要性。此外,护理人员还应经常巡视、关心、安慰患者,及时清除血迹、污物,以减少对患者的不良刺激,增加其安全感,从而安心配合治疗,减轻紧张、焦虑心理,利于疾病的康复。

七、健康教育

(1)向患者及家属介绍急性胃炎的有关知识、预防方法和自我护理措施。

(2)根据患者的病因、具体情况进行指导,如避免使用对胃黏膜有刺激的药物,须使用时应同时服用抑酸剂；规律进食,避免过冷、过热、辛辣等刺激性食物及浓茶、咖啡等饮料；嗜酒者应戒酒；注意饮食卫生,生活要有规律,保持轻松愉快的心情,积极配合治疗。

(3)严格按医嘱给药,掌握药效与不良反应,以减少复发。

(4)定期复查,如有呕吐、宿食、黑便、呕血时应及时就医。

（陶如英）

第二节　慢性胃炎

慢性胃炎是由多种病因所致的胃黏膜慢性非特异性炎症。

一、病因

1. 幽门螺杆菌(Helicobacter pylori,H. pylori)感染

目前认为幽门螺杆菌感染是慢性胃炎最主要的病因。研究表明,绝大多数慢性活动性胃炎患者胃黏膜中可检出幽门螺杆菌,根除幽门螺杆菌可使胃黏膜炎症消退。幽门螺杆菌具有鞭毛结构,可在胃内黏液层中自由活动,其所分泌的黏附素能使其贴紧上皮细胞,其释放尿素酶分解尿素产生 NH_3,而中和胃酸,从而保持细菌周围中性环境,有利于幽门螺杆菌定居和繁殖。幽门螺杆菌产生的细胞毒素能使上皮细胞空泡变性,造成黏膜损害和炎症,其菌体胞壁可作为抗原产生免疫反应,造成自身免疫损伤。

2. 饮食

流行病学研究显示,饮食中高盐和缺乏新鲜蔬菜水果与胃黏膜萎缩、肠化生以及胃癌的发生密切相关。

3. 自身免疫

自身免疫性胃炎患者血液中存在自身抗体,如壁细胞抗体,伴恶性贫血者还可查到内因子抗体。自身抗体可使壁细胞总数减少,导致胃酸分泌减少或丧失,内因子抗体与内因子结合,阻碍维生素 B_{12} 吸收不良,从而导致恶性贫血。

4. 其他因素

(1)十二指肠液反流:幽门括约肌功能不全时,含胆汁和胰液的十二指肠液反流入胃,可削弱胃黏膜屏障功能。吸烟也可影响幽门括约肌功能,引起反流。

(2)胃黏膜损伤因子:长期饮浓茶、酒、咖啡,食用过热、过冷、过于粗糙的食物,服用大量 NSAID 等药物,可长期反复损伤胃黏膜,造成炎症持续不愈。慢性右心衰竭、肝硬化、门静脉高压都可引起胃黏膜淤血、缺氧,这些因素可各自或与幽门螺杆菌感染协同作用而引起或加重胃黏膜慢性炎症。

二、护理评估

(一)健康史

幽门螺杆菌的感染可能通过人与人的接触相传播,故需询问患者家庭成员是否有相同病史;是否长期饮浓茶、烈酒、咖啡及食用过热、过冷、过于粗糙的食物;是否长期大量服用非甾体类消炎药、糖皮质激素等药物;有无不规律的饮食习惯或不良烟酒嗜好;有无慢性口腔、咽喉炎症,肝、胆、胰腺疾病及心力衰竭、类风湿性关节炎等易并发慢性胃炎的疾病存在。

(二)身体状况

1. 症状

慢性胃炎进展缓慢,病程迁延。由幽门螺杆菌引起的慢性胃炎多数患者无症状;部分患者有上腹隐痛餐后饱胀感、食欲缺乏、嗳气、反酸、恶心、呕吐等消化不良的表现,这些症状的有无及严重程度与胃镜所见及组织病理学改变无肯定的相关性,而与病变是否处于活动期有关。

自身免疫性胃炎患者消化道症状较少,可伴有贫血,在典型恶性贫血时,除贫血外还可伴有全身衰弱、神情淡漠和周围神经系统改变等维生素 B_{12} 缺乏的临床表现。

2.体征

体征多不明显,可有上腹轻压痛。

(三)辅助检查

1.纤维胃镜检查

结合直视下组织活检是最可靠的确诊方法。通过活检可明确病变类型,由于慢性胃炎病变可呈多灶分布,活检应在多部位取材。

2.血清学检查

多灶萎缩性胃炎时,抗壁细胞抗体滴度低,血清促胃泌素水平正常或偏低;自身免疫性胃炎时,抗壁细胞抗体和抗内因子抗体可呈阳性,血清促胃泌素水平明显升高。

3.胃液分析

自身免疫性胃炎时,胃酸缺乏;多灶萎缩性胃炎时,胃酸分泌正常或偏低。

(四)心理—社会状况

慢性胃炎病程迁延,多无明显症状,易被患者忽视。一旦症状明显又经久不愈,易使患者产生焦虑等不良情绪。少数患者因担心癌变而存在恐惧心理。

三、护理诊断及合作性问题

1.疼痛

腹痛与黏膜炎性病变有关。

2.营养不良:低于机体需要量

低于机体需要量与畏食、消化吸收不良等有关。

3.知识缺乏

缺乏对慢性胃炎病因和防治知识的了解。

四、治疗原则

1.根除治疗

根除治疗特别适用于有消化不良症状者,有胃癌家族史者,伴有胃黏膜糜烂、萎缩,肠化生、异型增生者。

成功根除幽门螺杆菌可改善胃黏膜组织学,可预防消化性溃疡及可能降低胃癌发生的危险性,少部分患者消化不良症状也可取得改善。常应用抗生素,如阿莫西林、克拉霉素、替硝唑等和(或)枸橼酸铋钾二联或三联治疗。

2.对因治疗

NSAID 引起者,应立即停服并给予抗酸剂或硫糖铝等胃黏膜保护药;胆汁反流引起者,可应用吸附胆汁药物(如氢氧化铝凝胶、考来烯胺等);自身免疫性胃炎,尚无特异治疗,有恶性贫血者可肌内注射维生素 B_{12} 加以纠正。

3.对症处理

胃酸缺乏者可用稀盐酸、胃蛋白酶合剂;胃酸增高者,可应用抑酸剂或抗酸剂;有胃肠蠕动减慢者,可在饭前 30min 口服促胃肠动力药如多潘立酮(吗丁啉)、依托必利(为力苏)等。

4. 异型增生的治疗

异型增生是胃癌的癌前病变,应予高度重视。对轻度异型增生除给予上述积极治疗外,应定期随访。对重度异型增生宜给予预防性手术。

五、护理目标

(1)患者主诉不适感减轻或消失。

(2)患者的营养状况改善,体重增加。

(3)患者能正确描述疾病的病因、合理的饮食结构、药物作用与不良反应及正确的服药方法。

六、护理措施

(一)一般护理

1. 休息与活动

急性发作时应卧床休息,恢复期的日常生活要有规律,注意劳逸结合,避免过度劳累。

2. 饮食护理

(1)急性发作期:予无渣、半流质的温热饮食,如患者有少量出血可给予牛奶、米汤等,中和胃酸以利于黏膜的恢复。剧烈呕吐、呕血的患者应禁食,进行静脉补充营养。

(2)恢复期:予高热量、高蛋白、高维生素、易消化的饮食,避免摄入过冷、过热、粗糙和辛辣的刺激性食物及饮料,戒除酒。养成按时进餐、少量多餐及细嚼慢咽的饮食习惯。高胃酸者,禁用浓缩肉汤及酸性食品,以免引起胃酸分泌过多,可用牛奶、豆浆、碱性馒头、面包等;低胃酸者,酌情食用酸性食物,如山楂、食醋浓肉汤、鸡汤等,烹调食物应将食物完全煮熟后食用,有利于消化吸收。

指导患者及家属注意改进烹调技巧,粗粮细做,软硬适中,注意食物的色、香、味的搭配,以增进患者食欲。

(3)进餐环境:提供舒适清洁的进餐环境,避免环境中的不良刺激,如噪声、不良气味等。

鼓励患者晨起、睡前进餐前后刷牙或漱口,保持口腔清洁舒适,促进食欲。

(二)病情观察

密切观察腹痛的部位、性质,呕吐物与大便的颜色、量、性质,用药前后患者症状是否改善,以便及时发现病情变化。

(三)用药护理

遵医嘱给患者应用根除幽门门螺杆菌感染治疗以及应用抑酸剂、胃黏膜保护剂时,注意观察药物的疗效及不良反应。

(四)腹痛护理

指导患者避免精神紧张,采用转移注意力、做深呼吸等方法缓解疼痛;也可用热水袋热敷胃部,以解除痉挛,减轻腹痛;借助中医针灸疗法来缓解疼痛。

(五)心理护理

对有焦虑悲观、恐惧癌症的患者,鼓励患者说出心理感受,保持情绪稳定,增强患者对疼痛的耐受性。指导患者掌握有效的自我护理和保健措施,减少疾病的复发次数。

八、健康教育

1. 疾病知识指导

向患者及家属讲解有关病因、预后及诱发因素,指导患者养成规律的生活习惯,注意劳逸结合,保持良好心态,避免使用对胃黏膜有刺激的药物,如必须使用时应在医生指导下,同时服用制酸剂或胃黏膜保护剂。讲明吸烟、饮酒对人体的危害,帮助患者制订戒烟戒酒计划。

2. 饮食指导

教育患者加强饮食卫生及养成有规律的饮食习惯。进食时要细嚼慢咽,避免过冷、过热、辛辣等刺激性食物以及浓茶、咖啡等饮料。

3. 用药指导

指导患者遵医嘱按时服药,并向患者介绍常用药物的名称、作用、疗程、服用的剂量和方法。

4. 定时复查

15%~20%幽门螺杆菌感染引起的慢性胃炎会发生消化性溃疡,极少数慢性多灶萎缩性胃炎有恶变的可能,嘱患者定期进行门诊复查。

(陶如英)

第三节　消化性溃疡

消化性溃疡是指胃肠道黏膜被胃酸和胃蛋白酶消化而发生的溃疡,好发于胃和十二指肠,也可发生在食管下段、小肠、胃肠吻合口,以及异位的胃黏膜,如位于肠道的 Meckel 憩室。胃溃疡和十二指肠溃疡是最常见的消化性溃疡。

一、病因和发病机制

近年来的实验与临床研究表明,胃酸分泌过多、幽门螺杆菌感染和胃黏膜保护作用减弱等因素是引起消化性溃疡的主要环节。胃排空延缓和胆汁反流、胃肠肽的作用、遗传因素、药物因素、环境因素和精神因素等,都和消化性溃疡的发生有关。

二、护理评估

(一)健康史

询问有关疾病的诱因和病因,如有无暴饮暴食、喜食酸辣等刺激性食物的习惯;有无慢性胃炎病史;是否经常服用阿司匹林等药物;家族中有无患溃疡病者;是否嗜烟酒;发病是否与天气变化、饮食不当或情绪激动等有关等。询问患者有关临床表现,如询问疼痛发作的过程,首次发作的时间,疼痛与进食的关系,有无规律,部位及性质如何,如何能缓解疼痛;是否伴有恶心呕吐、反酸、嗳气等消化道症状;有无呕血、黑便频繁呕吐等并发症的征象。此次发病与既往有无不同。注意观察有无痛苦表情,有无消瘦、贫血貌,生命体征是否正常,上腹部有无固定压痛点,有无胃蠕动波,全腹有无压痛、反跳痛、腹肌紧张,肠鸣音有无减弱或消失等。注意评估实验室及其他检查结果,如血常规、大便隐血试验、幽门螺杆菌检测、胃液分析、X线钡餐检查及胃镜检查等是否异常。此外，还应评估患者及家属对疾病的认识程度，患者有无焦虑或恐惧等心理，了解患者家庭经济状况和社会支持情况。

（二）身体状况

1. 症状

本病患者临床表现不一，多数表现为中上腹反复发作性节律性疼痛，少数患者无症状，或以出血、穿孔等并发症的发生作为首发症状，其他症状本病除中上腹疼痛外，尚可有唾液分泌增多、胃灼热、反胃、嗳酸、嗳气、恶心、呕吐等其他胃肠道症状。

2. 体征

消化性溃疡缺乏特异性体征。溃疡活动期，多数患者有上腹部局限性轻压痛，十二指肠溃疡疼痛偏右，少数患者伴有营养不良或贫血。

3. 辅助检查

(1)纤维胃镜和胃黏膜活组织检查：是确诊消化性溃疡的首选检查方法。胃镜检查可直接观察溃疡部位病变大小、性质，并可在直视下取活组织作组织病理学检查和幽门螺杆菌检查。

(2)X线钡餐检查：溃疡的X射线直接征象是龛影，适用于对胃镜检查有禁忌或不愿接受胃镜检查者。

(3)幽门螺杆菌检测：可通过侵入性(如快速尿素酶测定、组织学检查和幽门螺杆菌培养等)和非侵入性(如 ^{14}C 尿素呼气试验、粪便幽门螺杆菌抗原检测和血清学检测等)方法检测出幽门螺杆菌。

其中 ^{13}C 或 ^{14}C 尿素呼气试验检测幽门螺杆菌感染的敏感性及特异性均较高而无须胃镜检查，常作为根除治疗后复查的首选方法。

(4)大便隐血试验：隐血试验阳性提示溃疡有活动，如胃溃疡患者持续阳性，应怀疑有癌变的可能。

三、护理诊断及合作性问题

1. 疼痛

腹痛与胃、十二指肠溃疡有关。

2. 知识缺乏

缺乏病因及防治知识。

3. 潜在并发症

潜在并发症包括上消化道大量出血、穿孔、幽门梗阻溃疡癌变。

4. 焦虑

焦虑与疾病反复发作、病程迁延有关。

四、治疗原则

1. 一般治疗

消化性溃疡属于典型的身心疾病范畴，心理—社会因素对发病起着重要作用，因此，乐观的情绪、规律的生活、避免过度紧张与劳累，无论在本病的发作期或缓解期均很重要。当溃疡活动期，症状较重时，卧床休息几天乃至1~2周。

2.饮食疗法

在 H_2 受体拮抗剂问世以前,饮食疗法曾经是消化性溃疡的唯一或主要的治疗手段。对消化性溃疡患者的饮食持下列观点:①细嚼慢咽,避免急食,咀嚼可增加唾液分泌,后者能稀释和中和胃酸,并可能具有提高黏膜屏障作用;②有规律的定时进食,以维持正常消化活动的节律;③在急性活动期,以少吃多餐为宜,每天进餐 4～5 次,但症状得到控制后,应鼓励较快恢复为平时的一日三餐;④饮食宜注意营养,但无须规定特殊食谱;⑤餐间避免零食,睡前不宜进食;⑥在急性活动期,应戒烟、酒,并避免咖啡、浓茶、浓肉汤和辣椒酸醋等刺激性调味品或辛辣的饮料,以及损伤胃黏膜的药物;⑦饮食不过饱,以防止胃窦部的过度扩张而增加胃泌素的分泌。

3.镇静

对少数伴有焦虑、紧张、失眠等症状的患者,可短期使用一些镇静药或安定剂。

4.避免应用致溃疡药物

应劝阻患者停用诱发或引起溃疡病加重或并发出血的有关药物,包括:①水杨酸盐及非类固醇抗炎药(NSAIDs);②肾上腺皮质激素;③利血平等。如果因风湿病或类风湿病必须用上述药物,应当尽量采用肠溶剂型或小剂量间断应用。同时进行充分的抗酸治疗和加强黏膜保护。

5.药物治疗

根除幽门螺杆菌治疗可使大多数幽门螺杆菌相关性溃疡患者完全达到治疗的目的。

五、护理目标

患者能描述导致和加重疼痛的因素并能够避免;能应用缓解疼痛的方法和技巧,疼痛减轻或消失;能够描述正确的溃疡防治知识,主动参与、积极配合防治;不发生上消化道出血、穿孔、幽门梗阻、溃疡癌变等并发症,或上述征象被及时发现和处理;焦虑程度减轻或消失。

六、护理措施

(一)一般护理

1.休息和活动

对溃疡活动期患者,症状较重或有上消化道出血等并发症时,应卧床休息可使疼痛等症状缓解。溃疡缓解期,应鼓励适当活动,根据病情严格掌握活动量,工作宜劳逸结合以不感到劳累和诱发疼痛为原则,餐后避免剧烈活动。有夜间疼痛时,指导患者加服 1 次抑酸剂,以保证夜间睡眠。

2.饮食护理

定时定量、少食多餐、细嚼慢咽,食物选择应营养丰富、搭配合理清淡、易于消化,以避免食物对溃疡病灶的刺激。调节进餐时的情绪,避免精神紧张,否则,易致大脑皮层功能紊乱,胃酸分泌过多,不利于溃疡愈合。

(二)病情观察

生命体征观察,病情较重或有休克者应及时观察患者神志、尿量、体温等。

(三)用药护理

指导患者服药及用药方法,避免服用非甾体抗炎药和皮质激素药物,如阿司匹林、芬必得、泼尼松等。

(四)心理护理

要安慰患者,耐心解答患者提出的问题,消除患者紧张、焦虑心理,积极治疗。

(五)并发症的护理

有幽门梗阻者应禁饮食,做好胃肠减压的护理,遵医嘱给予高渗盐水洗胃以减轻水肿,禁食期间应补液,并记录出入量,防止水、电解质失衡,对于穿孔患者,应尽快手术。

七、健康教育

1. 生活指导

向患者及家属讲解引起和加重溃疡病的相关因素。指导患者保持乐观的情绪、规律的生活,避免过度紧张与劳累,选择合适的锻炼方式,提高机体抵抗力。指导患者建立合理的饮食习惯和结构,戒除烟、酒,避免摄入刺激性食物。

2. 用药指导

指导患者慎用或勿用致溃疡药物,如阿司匹林、咖啡因、泼尼松等,指导患者按医嘱正确服药,学会观察药效及不良反应,不擅自停药或减量,防止溃疡复发。

3. 疾病知识指导

嘱患者定期复诊,并指导患者了解消化性溃疡及其并发症的相关知识,若上腹疼痛节律发生变化并加剧,或者出现呕血黑便时,应立即就医。

4. 心理指导

安慰患者,及时、耐心解答患者提出的问题,指导患者保持乐观情绪,避免情绪紧张、焦虑、忧伤等。

(陶如英)

第四节　胃食管反流病

胃食管反流病(gastroesophageal reflux disease,GERD)系指胃内容物反流入食管,引起不适症状和(或)并发症的一种疾病。可分为非糜烂性反流病、糜烂性食管炎和 Barrett 食管三种类型。在 GERD 的三种疾病形式中,非糜烂性反流病最为常见,约占 GERD 的 70%。糜烂性食管炎(erosiveesophagitis,EE)可合并食管狭窄、溃疡和消化道出血,Barrett 食管(Barrett's esophagus,BE)有可能发展为食管腺癌。

一、病因和发病机制

1. 食管抗反流防御机制减弱

抗反流防御机制包括抗反流屏障,食管对反流物的清除及黏膜对反流攻击作用的抵抗力。食管下括约肌(low esophageal sphincter,LES)是指食管末端 3~4cm 长的环形肌束。正常人静息时 LES 为一高压带,防止胃内容物反流入食管。一些因素可导致 LES 压降低,如某些激素(如缩胆囊素、胰升糖素、血管活性肠肽等)、食物(如高脂肪、巧克力等)、药物(如钙拮抗剂、地西泮)等。腹内压增高(如妊娠、腹腔积液、呕吐、负重劳动等)及胃内压增高(如胃扩张、胃排空延迟等)均可引起 LES 压相对降低而导致胃食管反流。

2.食管清除作用降低

食管裂孔疝是部分胃经膈食管裂孔进入胸腔的疾病,可引起胃食管反流并降低食管对酸的清除,导致胃食管反流病。

3.食管黏膜屏障功能降低

任何导致食管黏膜屏障作用下降的因素(长期吸烟、饮酒以及抑郁等),将使食管黏膜不能抵御反流物的损害。

二、护理评估

注意观察疼痛发生的时间、部位疼痛规律及全身症状和精神、感情状况。

(一)健康史

患者有反酸病史。

(二)身体状况

1.症状

心前区烧灼感、恶心及呕吐、上腹不适、胸痛、吞咽困难、泛酸、反流症状。

2.体征

体重减轻,贫血。

3.辅助检查

辅助检查主要包括 X 线和放射性核素检查、24h 食管 pH 监测、内镜检查、食管诱发试验、食管测压、食管多通道腔内阻抗监测等。

三、护理诊断及合作性问题

1.胸痛

胸痛与反流刺激有关。

2.知识缺乏

缺乏有关疾病的病因及防治知识。

3.焦虑

焦虑与病情反复有关。

四、治疗原则

治疗目标为愈合食管炎症,消除症状,防治并发症,提高生活质量,预防复发。治疗包括调整生活方式及内科、外科和内镜治疗。治疗策略包括:抑酸以提高胃内 pH;增加食管对酸、碱反流物的清除;促进胃排空;增加 LES 张力。

(一)调整生活方式

体位是减少反流的有效方法,如餐后保持直立、避免过度负重、不穿紧身衣、抬高床头等。肥胖者应减肥。睡前 3h 不进食。避免高脂肪饮食,限制咖啡因、酒精、酸辣食品、巧克力等;戒烟;许多药物能降低 LES 的压力,如黄体酮、茶碱、抗胆碱药、β 受体兴奋剂、α 受体阻滞剂、多巴胺、地西泮和钙通道阻滞剂等,应加以注意。

（二）内科药物治疗

药物治疗的目的在于抑制胃酸,加强抗反流屏障功能。

（三）GERD 的内镜下治疗

GERD 的内镜下治疗近年来刚起步。目前美国 FDA 批准的有对 LES 区域进行射频治疗、内镜下缝合治疗。

对于发生食管狭窄的患者,应当首选扩张治疗。尽管目前认为这些新方法是安全的,但远期疗效如何及有无未被证明的治疗相关风险仍需要进一步研究。目前还不能推荐内镜下治疗的广泛应用。

（四）手术治疗

GERD 一经确诊且有症状的,应立即给予内科保守治疗,少数患者如果症状严重或伴有内科不能控制的并发症,应当根据每个患者的具体情况合理选用最适宜的抗反流手术治疗。

腹腔镜胃底折叠术是国际上公认的治疗反流性食管炎的最佳手术方式,它具有创伤小,住院时间短,抗反流效果好等明显优势,已被广泛用于治疗反流性食管炎和食管裂孔疝。

五、护理目标

（1）患者胸痛症状消失。

（2）改善患者不良生活习惯,使其保持健康的生活方式。

（3）减轻患者焦虑程度,改善其治疗依从性。

六、护理措施

1. 病情观察

观察患者疼痛部位、性质、程度、持续时间及伴随症状,及时发现和处理异常情况。

2. 去除和避免诱发因素

（1）避免应用引起胃排空延迟的药物。

（2）避免饭后剧烈运动,避免睡前 2h 进食,白天进餐后不宜立即卧床,睡眠时将床头抬高 15～20cm,以改善平卧位食管的排空功能。

（3）易消化饮食为主,少食多餐,戒烟禁酒。

（4）注意减少一切引起腹压增高的因素,如肥胖、便秘、紧束腰带等。

3. 指导并协助患者减轻疼痛

（1）保持环境安静,减少对患者的不良刺激和心理压力。

（2）疼痛时深呼吸,以腹式呼吸为主。减少胸部压力刺激。

（3）舒适体位。

（4）保持情绪稳定。

（5）指导患者放松和转移注意力的技巧。

4. 用药护理

遵医嘱使用促动力药、抑酸药。

七、健康教育

1. 疾病知识指导

介绍有关病因,避免诱发因素,保持良好心理状态,劳逸结合,积极配合治疗。

2. 饮食指导

加强饮食卫生和饮食营养,规律饮食。

3. 用药指导

根据病因、具体情况进行指导。

（孟晓姣）

第五节　慢性腹泻

正常人大便次数为每周 3 次至每日 3 次,粪便含水量为 60% ~ 80%,粪便量一般 < 200g/d。

当粪便稀薄(含水量 > 85%),且次数 > 3 次/日,排粪量 > 200g/d 时,则为腹泻。腹泻可分为急性和慢性两种,一般将病程长于 4 周者定义为慢性腹泻。

一、病因与发病机制

正常人每天摄入的饮食和分泌到胃、肠腔内的液体总量约9L,经过空肠、回肠以及结肠的进一步吸收,到达直肠时液体只剩下约 0.1L。在病理状态下,进入回盲部的液体量超过结肠正常吸收容量和(或)结肠吸收容量减少时,便会发生腹泻。从病理生理的角度,可将腹泻发生的机制分为渗透性、分泌性、炎症性和动力性四类,多数腹泻并非由某种单一机制引起,而是多种因素和机制共同作用下发生的。

二、护理评估

（一）健康史

患者自诉进食不洁食物后发生腹泻,迁延未愈。腹痛、腹胀,里急后重,排便后腹痛缓解。询问患者既往是否有胰腺疾病,发病时长,发病是否有间歇;有无体重减轻和发热等伴随症状。

（二）身体评估

1. 症状

(1)腹泻:每日排稀便 5 ~ 20 次,不同类型腹泻患者,粪便形态不同。渗透性腹泻患者排稀水样便;炎症性腹泻患者的粪便呈黏液脓血便或水样便;脂肪性腹泻患者粪便容量大,腐臭味,浅黄或灰白色稀水样便或糊状,表面漂浮油脂状物。

(2)腹痛:有部分患者存在里急后重和不同程度的腹痛,随粪便排出,症状有所缓解。

(3)发热:部分患者有不同程度的发热。

2. 体征

①患者可表现为脱水、营养不良、贫血、消瘦;②皮肤潮红、皮疹、色素沉着;③甲状腺肿块;④肺部哮鸣音;⑤心脏杂音;⑥肝脾肿大、腹腔积液、压痛;⑦肛周脓肿和瘘管、括约肌松弛;⑧四肢关节炎、水肿等。

3. 辅助检查

辅助检查主要包括粪便检查、常规实验室检查、X 线检查、内镜检查、B 超、超声内镜、CT、

MRI、血浆激素和介质测定、小肠吸收功能试验、肠黏膜活检等。

三、护理诊断与合作性问题

1. 腹泻

腹泻与饮食不当、感染导致肠道功能失常及某些原发疾病有关。

2. 腹痛

腹痛与肠道炎症溃疡有关。

3. 营养不良

营养不良与腹泻、进食少及吸收障碍有关。

4. 焦虑

焦虑与病情反复、迁延不愈有关。

5. 有体液不足的危险

体液不足与腹泻导致体液丢失过多及摄入不足有关。

6. 有皮肤完整性受损的危险

皮肤完整性受损与大便对臀部皮肤刺激有关。

四、治疗原则

(一)支持治疗和对症治疗

在腹泻病因诊断不明或疾病过程未得到控制时,需要支持治疗及必要的对症治疗。

1. 水、电解质和酸碱平衡失调及营养不良的处理

脂肪泻者一般在饮食上给予高蛋白质低脂肪食物。注意补充必需氨基酸和有足够的总热量供应。对于维生素、矿物质和微量元素缺乏的患者也应给予补足。有贫血者应相应补充铁剂、叶酸和维生素 B_{12}。脂肪泻者需补充脂溶性维生素和钙,配合静脉补充营养物质,必要时给予全胃肠外营养支持。

2. 止泻药

腹泻主要应针对病因治疗,盲目给予止泻药有时非但无效,反而会干扰腹泻对机体的保护,甚至引起严重并发症。过度频繁的排便使患者不适难忍,亦可导致水、电解质酸碱平衡失调,在这种情况下可短期内使用止泻药作为辅助治疗。对于功能性腹泻,合理使用止泻药则是治疗的主要措施之一。

3. 抗胆碱药

伴腹痛者可用抗胆碱药,如654-2,必要时可合用镇静药。

4. 肠道微生态制剂

肠道菌群紊乱可致腹泻,长期腹泻也会引起正常肠道细菌减少。益生菌和益生元调节肠道菌群,改善肠道微生态环境,可作为相关疾病的主要治疗或辅助治疗。

5. 生长抑素

生长抑素具有抑制内分泌肿瘤细胞分泌激素抗肠分泌和抑制肠蠕动的作用,适用于类癌综合征和其他内分泌肿瘤引起的腹泻,对特发性分泌性腹泻也有一定疗效。

(二)病因治疗

对乳糖不耐受患者饮食中避免乳制品,对乳糜泻患者给予无麦胶饮食,小肠细菌过度生长

或肠道感染者给予抗生素治疗,炎症性肠病者应用糖皮质激素或氨基水杨酸制剂。

(三)替代疗法

替代疗法主要是针对胰源性消化不良,治疗需要补充胰酶。各种胰酶制剂的脂肪酶、蛋白酶、淀粉酶的含量不同,可根据病情选择,使用时要与餐同服,并根据症状调整剂量。

五、护理目标

(1)腹泻次数减少,大便成型。

(2)腹痛减轻或消失。

(3)进食量逐渐增多,营养不良纠正。

(4)情绪平稳,积极乐观配合医护治疗。

(5)体液不足,无水、电解质紊乱和酸碱失衡。

(6)皮肤黏膜完好,肛周皮肤无破损。

六、护理措施

(1)密切观察生命体征变化,严格记录排便次数、量、性状及24h出入量。

(2)给予少渣、低脂、易消化、低纤维素、高热量的流食、半流食,避免生冷、刺激性食物。注意营养的补充。

(3)注意腹部保暖,用热水袋热敷以缓解腹泻时伴随的腹痛症状。

(4)指导患者卧床休息,必要时为患者提供床旁便器。

(5)嘱患者多饮水,必要时静脉输液,以防频繁腹泻引起脱水。

(6)注意保护肛周皮肤,嘱患者便后用清水冲洗肛门,软纸擦拭。

(7)查找病因,回避容易致病的食物。另一方面腹泻会造成营养不良的情况,尤其要注意补充脂溶性维生素和锌。

(8)心理护理:慢性腹泻病程长,迁延不愈,告知患者不良情绪对疾病的影响,鼓励患者适当活动,积极表达自身感受,树立战胜疾病的信心。

七、健康教育

(1)教会患者识别引起腹泻的危险因素并积极规避。

(2)注意饮食卫生,避免摄入刺激性强的食物。

(3)指导患者按时服药,积极治疗原发疾病。

(4)定期复查,突发剧烈腹痛时立即就医。

(孟晓姣)

第六节　上消化道出血

上消化道出血(upper gastrointestinal hemorrhage,UGH)系指十二指肠悬肌(屈氏韧带)以上的消化道(食管、胃、十二指肠)或胰、胆等病变引起的出血,胃、空肠吻合术后的空肠病变所致的出血亦属于这一范畴。UGH的临床表现一般取决于病变的性质、部位、出血量与出血速度。通常表现为呕血与黑便、失血性周围循环衰竭、发热和氮质血症。UGH 是临床常见的危重急症,处理必须果断、及时,否则将会贻误治疗时机。

一、常见护理问题

(一)失血性休克

1.相关因素

与出血量大、出血速度快等有关。

2.临床表现

患者出现口干、乏力出冷汗、皮温降低,静脉充盈差,血压下降等表现。

3.护理措施

(1)迅速建立静脉通道,恢复血容量。失血量过大、出血不止或治疗不及时,有效循环血量锐减,严重影响心、脑、肾等重要脏器血液供应,易形成不可逆的休克,导致死亡。护士应迅速建立两条以上的静脉通道,外周静脉和中心静脉留置管,防止脱针,立即抽血配血,做好输血的准备。在着手准备输血时,立即静脉输入 5% ~ 10% 葡萄糖液或平衡液。强调不要一开始单独输血或代血浆而不输液,因为患者急性失血后血液浓缩,血较黏稠,此时输血并不能更有效地改善微循环的缺血、缺氧状态。因此主张先输液,或者紧急时输液、输血同时进行。

当收缩压在 6.67kPa(50mmHg)以下时,输液、输血速度要适当加快,甚至需加压输血,以尽快把收缩压升高至 10.67 ~ 12kPa(80 ~ 90mmHg)水平,血压能稳住则减慢输液速度。输入库存血较多时,每 600mL 血应静脉补充葡萄糖酸钙 10ml。对肝硬化或急性胃黏膜损害的患者,尽可能采用新鲜血。对于有心、肺、肾疾患及老年患者,要防止因输液、输血量过多、过快引起的急性肺水肿。因此,必须密切观察患者的一般状况及生命体征变化,尤其要注意颈静脉的充盈情况。监测中心静脉压。补液量与速度根据血压、中心静脉压调整,记录尿量。输液速度不宜过快,输液量不宜过多,否则可引起肝门静脉压力升高,诱发食管、胃底静脉再次破裂出血。输注新鲜全血、血浆、白蛋白及高渗性药物要经过中心静脉通道。

补液试验:取等渗盐水 250ml,于 5 ~ 10min 内经静脉滴入,若血压升高而 CVP 不变,提示血容量不足;若血压不变而 CVP 升高 0.29 ~ 0.49kPa(3 ~ 5cmH$_2$O),则提示心功能不全。

血容量已补足的指征有下列几点:四肢末端由湿冷、青紫转为温暖、红润;脉搏由快、弱转为正常、有力;收缩压接近正常,脉压 >4kPa(30mmHg);肛温与皮温差从 >3℃ 转为 <1℃;尿量 >30mL/h;中心静脉压恢复正常(5 ~ 13cmH$_2$O)。

(2)绝对卧床休息,取平卧位并将下肢抬高 20° ~ 30°,以保证脑部及重要脏器供血供氧。

(3)保持呼吸道通畅:患者平卧,头偏向一侧,避免呕血时误吸而引起窒息。给予氧气吸入。常规备负压吸引器,吸痰管数根,有利急救。

(4)心理护理:说明安静休息有利于止血,关心、安慰患者。抢救工作应迅速而不忙乱,以减轻患者的紧张情绪。经常巡视,大出血时陪伴患者,使其有安全感。呕血及黑便后及时清除血迹、污物,以减少对患者的不良刺激。解释各项检查、治疗措施,听取并解答患者和亲属的提问,以减轻他们的疑虑。

(5)病情观察:大出血时严密监测患者的心率、血压、呼吸及神志变化,必要时进行心电监护。准确记录出入量,疑有休克时留置导尿管,测每小时尿量,应保持尿量 >30mL/h。症状体征的观察,如患者烦躁不安、面色苍白、皮肤湿、四肢冰凉提示微循环血液灌注不足;而皮肤逐渐转暖、出汗停止则提示血液灌注好转。观察呕吐物及粪便的性质、颜色及量。定期复查红细胞计数、血细胞比容、血红蛋白、网织红细胞计数、血尿素氮,以了解贫血程度、出血是否停止。急性大出血时,经由呕吐物、鼻胃管抽吸和腹泻,可丢失大量水分和电解质,故应密切监测血清电解质的变化。

继续或再次出血的判断。观察中出现下列迹象:反复呕血,甚至呕吐物由咖啡色转为鲜红色;黑便次数增多且粪质稀薄,色泽转为暗红色,伴肠鸣音亢进;周围循环衰竭的表现经补液、输血而未改善,或好转后又恶化,血压波动,中心静脉压不稳定;红细胞计数、血细胞比容、红细胞计数不断下降,网织红细胞计数持续增高;在补液足够、尿量正常的情况下,血尿素氮持续或再次增高;门静脉高压的患者原有脾大,在出血后常暂时缩小,如不见脾恢复至脾大亦提示出血未止。

(二)恐惧

1. 相关因素

与消化道出血、健康受到威胁、担心疾病后果有关。

2. 临床表现

主诉担心、害怕疾病,感到无能为力,睡眠差或不稳,紧张、沮丧。

3. 护理措施

①保持病室安静、整洁。治疗和护理工作应有计划进行,不慌不乱;②尽量主动满足患者生理、心理需求,让患者对医护人员产生信任感;③耐心听取患者主诉。针对患者的顾虑给予确认、解释或指导;④介绍同室病友,帮助建立病友的互助、和谐关系,加强沟通;⑤耐心解释患者的症状、体征和病情的发展、治疗过程。减轻患者精神紧张、心理不安和恐惧。

(三)活动无耐力

1. 相关因素

与血容量减少、虚弱、疲乏有关。

2. 临床表现

患者诉心慌、乏力、头晕等症状。

3. 护理措施

(1)休息与活动:精神上的安静和减少身体活动有利于出血停止。少量出血者应卧床休息。大出血者应绝对卧床休息,协助患者取舒适体位,给予吸氧,注意保暖,治疗和护理工作应有计划集中进行,以保证患者的休息和睡眠。病情稳定后,逐步增加活动量。

(2)安全:轻症患者可起身稍事活动,可上厕所大小便。但应注意有活动性出血时,患者常因有便意而至厕所,在排便时或便后起立时昏厥。故应嘱患者坐起、站起时动作缓慢;出现头晕、心慌、出汗时立即卧床休息并告知护士;必要时由护士陪伴或改为床上排便。重症患者应多巡视,并用床栏加以保护。

(3)生活护理:限制活动期间,协助患者完成个人日常生活活动,例如进食、口腔清洁、皮肤清洁、排便。卧床者特别是老年人和重症患者注意预防压疮。呕吐后及时漱口。排便次数多者应注意肛周皮肤清洁和护理。

(四)营养失调

1. 相关因素

与出血、禁食、肝功能差、蛋白合成障碍有关。

2. 临床表现

贫血貌,血压低于正常值,体重下降,皮肤灰暗。

3. 护理措施

(1)出血禁食期间根据患者出入量、体重等计算每天所需补液量,并按时输入,保证每天足够的热能。

(2)活动出血时应禁食。止血后 1～2d 可进高热量、高维生素流质,无再出血可渐改为半流质、软食,限制钠和蛋白质的摄入,避免粗糙、坚硬、刺激性食物,如芹菜、韭菜、辛辣冷烫、大块肉粒、坚果等。保持室内环境清洁、愉快地进食。

(3)和营养师一起指定饮食计划,根据患者热量需要供给高蛋白、高热量、高维生素饮食。

(4)向患者解释摄取足够营养以满足身体需要,对保持和恢复身体健康的重要性。

(5)肝硬化患者指导选择优质蛋白饮食,如牛奶、鸡蛋、鱼虾、牛肉等,必要时可辅助进食些蛋白粉和氨基酸胶囊;肝功能白蛋白低于 30g 者应静脉输注入人血白蛋白。

(6)溃疡出血患者避免干硬、油炸食品,应少量多餐,减轻胃的饱腹感。

(7)每周测体重。

(五)有感知改变的危险

1. 相关因素

与肝功能差、消化道大出血后肠腔内积血经细菌作用后至肠道内血氨增高有关。

2. 临床表现

昏睡、躁动、烦躁不安、行为异常等。

3. 护理措施

(1)安全:加床栏,必要时使用约束带,预防患者坠床。

(2)病情观察:密切观察患者有无躁动、幻觉、谵语、扑翼样震颤等表现。

(3)治疗护理:输血时宜输新鲜血,因库存血含氨较多,可诱发肝性脑病。门静脉高压出血患者烦躁时慎用镇静药。出血停止后遵医嘱及时给予乳果糖 60mL + 生理盐水 100mL 小剂量不保留灌肠,促进肠道积血及时清除。出血停止后 3d 给予低蛋白饮食,可选择静脉给予人血白蛋白。

二、健康教育

(一)心理指导

患者常常出现一些消极心理状态,如忧虑、悲观、孤独感、被遗弃感等,既担心疾病的预后,又担心反复多次的住院加重家庭负担,甚至有的患者害怕家属和周围的朋友厌烦歧视自己。针对这些心理障碍,我们应耐心、细致地做好患者的心理工作,正确疏导患者,鼓励其树立战胜疾病的信心,告之不良的情绪同样可诱发出血。把预后比较好的患者的情况,讲给他们听;同时做好家属的思想工作,不要歧视、厌烦患者,应关心、爱护、照料他们。患者的生活质量与家庭、社会等因素密切相关,故应加强与其家属的沟通,提高家庭支持的有效性,争取家庭在心理上、经济上的积极支持和配合,解除患者的后顾之忧。实践证明家属的理解、支持、关心对患者有不可估量的作用。

(二)饮食指导

提倡半流质食物和软食,忌硬、粗糙、刺激性食物。含纤维素多的食物如韭菜、芹菜等。禁食如酒、浓茶、咖啡、酸辣油煎食物,花生、瓜子、糖葫芦等。食物要多样化,易消化、清淡又富有营养。少食多餐,不可过饱。进食不可过快,做到细嚼慢咽。不可过热,宜温凉。对大片药物应研碎后服用。需要特别强调的是肝硬化食管静脉曲张患者无论何时均不能进硬食,特别是有棱角或多渣的食物,吞咽后在食管内可能造成曲张静脉破裂出血。同样,我们鼓励患者食水果,但食用苹果、梨等时,应咬碎,最好不要把这类水果渣吞下,因为总有很小部分可能带有硬棱角。

(三)生活方式指导

既要注意休息,又要适当活动,以不疲劳为宜,保持劳逸结合,动静结合。提倡散步、气功、太极拳等运动,不主张快跑、急走等剧烈运动。避免受凉感冒、咳嗽。要保持大便通畅,养成定时排便的习惯,切忌大便时用力过度和憋气。生活要有规律。养成良好的生活习惯,不可熬夜、酗酒、吸烟。

(四)随诊指导

出院后定期到医院作相关检查(如血常规、肝肾功能、肝纤三项、大便常规及隐血试验等),同时进行肝、胆、脾B超检查。经济条件允许的患者尚可行CT或磁共振检查,以便及时了解病情动态变化,及时就诊。

(五)自我护理指导

提高患者和家属的卫生常识,学会自我护理。掌握上消化道出血的基本医学知识以及引起上消化道出血的各种诱因,明白饮食控制的重要性。知道有黑便或柏油样便应立即休息,及时就诊。禁止使用对肝脏有损害的药物,不滥用药物。

通过对患者实施健康、正确的出院指导,能让患者充分认识到护理的重要性,掌握疾病护理要点。提高患者的自我护理能力和保健能力,消除疾病危险因素,减少出血机会。有利于患者回归家庭、回归社会,提高生活质量。

(于时雨)

第十二章　精神内科疾病护理

第一节　焦虑症

焦虑临床分为广泛性焦虑(慢性焦虑障碍)和惊恐障碍(急性焦虑障碍)两种主要形式。广泛性焦虑(generalized anxiety)或称广泛焦虑障碍(generalized anxiety disorder),以持续的显著紧张不安,伴有自主神经功能兴奋和过分警觉为特征。发病与遗传、神经生化及心理－社会因素有关。

临床主要表现为焦虑和烦恼、运动性不安、自主神经兴奋(头晕、心悸、出汗等)和过分警觉。多隐渐起病,往往无明显诱因,较少自发缓解,有效的药物和心理治疗可以缓解症状。可起病于任何年龄,40岁以前多见。

一、护理评估

(一)病因

1. 遗传因素

据 Kendler 等报告广泛焦虑障碍的一组女性双生子,本病的遗传度约为30%,另一些研究表明,本病的遗传倾向不如惊恐障碍显著。

2. 生化因素

苯二氮卓类治疗焦虑症取得良好的效果,提示脑内苯二氮卓受体系统异常可能为焦虑的生物学基础。

3. 心理－社会因素

奥地利精神分析学家弗洛伊德认为焦虑是一种生理的紧张状态,起源于未获得解决的无意识冲突。另有报道约1/3广泛焦虑障碍患者伴有人格障碍,最常见者为依赖型人格障碍。

评估时应注意询问患者的家族史,是否属于依赖型人格,发病有无明显诱因。

(二)临床表现

焦虑症的表现并非由于实际的威胁所致,且其紧张惊恐的程度与现实情况很不相称。症状的产生无明确的客观对象。

1. 焦虑和烦恼

表现为对未来可能发生的、难以预料的某种危险或不幸事件的经常担心,是广泛性焦虑的核心症状。尽管也知道这是一种主观的过虑,但患者不能自控而颇感苦恼。患者常有恐慌的预感,终日心烦意乱、坐卧不宁、忧心忡忡,好像大祸即将降临在自己或亲人的头上。对其日常生活中的事物失去兴趣,以致学习和工作受到严重影响。

2. 运动性不安

表现为搓手顿足、来回踱步、紧张不安、不能静坐,可见眼睑、面肌或手指震颤,或患者自感战栗。有的患者双眉紧锁,面肌和肢体肌肉紧张、疼痛或感到肌肉抽动,经常感到疲乏。

3. 自主神经功能兴奋

常见的有心悸、气促和窒息感、头晕、多汗、面部发红或苍白、干、吞咽哽噎感、恶心、腹痛、腹泻、尿频等症状。有的患者可出现阳痿、早泄及月经紊乱等内分泌失调症状。

4. 过分警觉

表现为惊恐,易受惊吓,对外界刺激易出现惊跳反应;注意力难以集中,易受干扰;有时感到脑子一片空白;难以入睡和易惊醒,常诉恶梦、夜惊;以及情绪易激惹,感觉过敏等。

评估时应询问患者有无经常过分担心、紧张不安、易激惹、注意力难以集中、肌肉紧张、易疲劳、入睡困难和睡眠不稳等症状。

(三)心理－社会状况

患者一般自知力完好,有明显主观痛苦感,有主动求治愿望;社会功能受到影响但大多保持相对完整。起病年龄越早,焦虑症状越重,社会功能也较多受到损害。

(四)辅助检查

实验室检查一般无阳性发现,心电图、脑电图检查均正常。必要时应用心理评定量表进行评估。

(五)治疗要点

1. 心理治疗

(1)心理教育:首先引导患者认识本病的性质,可降低患者对健康的焦虑,增进其在治疗中的合作,坚持长期治疗。

(2)认知行为疗法:包括焦虑控制训练和认知重建。采用想象或现场诱发焦虑,然后进行放松训练,可减轻紧张和焦虑时的躯体症状。对导致焦虑的认知成分,则运用认知重建,矫正患者的歪曲认知。

(3)生物反馈疗法:利用生物反馈仪,把患者的生理情况进行记录,然后转化为声音或光线信号训练患者放松,以减轻焦虑。

2. 药物治疗

(1)苯二氮卓类:使用广泛、有效。常用的药物有地西泮、阿普唑仑、劳拉西泮、氯硝西泮,对本病的躯体症状的效果较其他药物为佳。缺点是长期大剂量应用可引起药物依赖,突然撤药时可出现戒断症状。

(2)丁螺环酮:对广泛焦虑障碍有效,但起效较苯二氮卓类慢,较少产生药物依赖和戒断症状。

(3)抗抑郁药物:对负性情绪和认知症状较苯二氮卓类为佳,对躯体症状效果不佳,常用药物为丙咪嗪。

二、护理问题

1. 焦虑与不合理的想法、内心紧张有关。
2. 睡眠型态紊乱与严重焦虑、过分警觉有关。

三、护理目标

患者焦虑感减轻或消失;能养成良好的睡眠习惯,能说出 2~3 种改善睡眠的方法,睡眠得到改善。

四、护理措施

（1）建立信任、协调的护患关系，对患者既要尊重、同情、关心，又要保持坚定的态度；语言亲切，简明扼要；注意倾听患者的诉说。

（2）消除环境对患者的不良影响，尽量排除其他患者的不良干扰，满足患者的合理需求，帮助其尽快适应新的环境，减少压力。

（3）教导患者放松技巧：①鼓励患者以语言表达的方式疏泄情绪，表达其焦虑感受，护理人员针对患者传达的焦虑情绪，做好自我调适；②督导患者进行放松调适，如在光线柔和的环境里，随着护士的指导语和音乐进行肢体放松、深呼吸或慢跑等；③转移注意力，减轻焦虑情绪。鼓励其多参与工娱治疗活动，视患者的爱好、兴趣，安排、扩展生活领域及兴趣范围。

（4）帮助患者认识焦虑时所呈现的行为模式，护士要接受患者的病态行为，不加以限制和批评；在有良好治疗关系的前提下，可用说明、解释、分析、推理等技巧使患者认识其病态症状，用明确的态度指出其焦虑行为，使其认知并努力减少焦虑。

（5）做好基础护理，关注其睡眠环境，根据患者的特点尽量满足其合理要求，必要时遵医嘱使用药物；观察用药情况，出现药物不良反应及时上报医生并给予相应的处理。保证患者生理需求。

五、健康教育

（1）教导患者及其家属有关疾病的相关知识。

（2）与患者共同探讨其产生焦虑的诱因，以及焦虑时的行为模式，制订和尝试适合患者减轻焦虑的应对方式，并加以训练和强化，鼓励其坚持不懈按计划做，并给予支持。

（张媛媛）

第二节　强迫症

强迫症（obsessive – compulsive neurosis）又称强迫障碍，是以反复出现强迫观念和强迫行为为基本特征的一类神经症。

发病与遗传、生化、解剖因素及心理–社会应激有关。临床主要表现：①强迫观念：强迫思想、强迫情绪、强迫意向；②强迫动作：强迫检查、强迫清洗、强迫询问等。大多数病例起病缓慢，无明显诱因，就诊时病程往往已数年。药物和心理治疗使本病的预后有所改善。发病年龄多在16～30岁，性别间无差异，脑力劳动者居多。

一、护理评估

（一）病因

1. 遗传因素

一些研究结果提示强迫行为的某些素质是可以遗传的。

2. 解剖因素

发病可能与选择性基底节功能失调有关。

3. 生化因素

选择性 5 - 羟色胺再摄取抑制剂治疗强迫症有效,提示 5 - 羟色胺系统功能增高与强迫症的发病有关。

4. 心理 - 社会因素

弗洛伊德学派认为防御机制不能处理好强迫性格形成的焦虑,于是产生强迫症状。强迫型人格特征有:过分要求秩序严格和完美,缺少灵活性、开放性和效率;遇事按部就班,力求一丝不苟,反复推敲,生怕遗漏等。此外,心理社会应激如工作责任加重、家庭不和、濒于破产等也可成为发病诱因。

评估时注意询问患者的既往史、家族史、病前是否具有强迫人格特点、生活中有无应激性事件发生等。

（二）临床表现

强迫症的基本症状是强迫观念和强迫行为。强迫观念是以刻板形式反复进入患者意识领域的思想、表象或意向。患者明知强迫观念源自于自己的头脑,是没有现实意义的、不合理的,但又无法控制和摆脱,因而焦虑、苦恼。强迫行为多为减轻强迫观念引起的焦虑而不得不采取的顺应行为。

1. 强迫观念

(1)强迫思想:一些字句、话语、观念或信念,反复进入患者意识领域,干扰了正常思维过程,但又无法摆脱。

1)强迫怀疑:患者对自己言行的正确性反复产生怀疑;明知毫无必要,但又不能摆脱,同时常伴有焦虑不安,因而促使患者对自己的言行反复检查。如门已锁好,怀疑是否锁好;信已寄出,担心是否贴了邮票。

2)强迫性穷思竭虑:患者对日常生活中的一些事情或自然现象,寻根究底,反复思索,明知缺乏现实意义,没有必要,但又不能自控。如:"树叶为什么是绿的"、"1 加 1 为什么等于 2"。有的患者表现为与自己的头脑欲罢不能地无休止的争辩,分不清孰是孰非。

3)强迫联想:患者脑子里出现一个观念或看到一句话,便不由自主地联想起另一个观念或语句。由于观念的出现违背患者的主观意愿,常使患者感到苦恼。

4)强迫表象:在头脑里反复出现生动的视觉体验(表象),常具有令人厌恶的性质,无法摆脱。

5)强迫回忆:对于往事、经历,反复回忆,明知没有必要,但不由自主地在脑海中反复呈现,无法摆脱,感到苦恼。

(2)强迫情绪:表现为对某些事物的担心或厌恶,如担心自己说错话、担心自己受到毒物的污染等,或看到棺材、出丧、某个人,立即产生强烈的厌恶感或恐惧,明知不必要或不合理,却无法摆脱。

(3)强迫意向:患者反复体验到想要做某种违背自己意愿的动作或行为的强烈内心冲动。如患者站在高楼上,就有"跳下去"的冲动;抱起孩子,便出现"掐死他"的冲动。明知这样做是荒谬的、不可能的,努力控制自己不会付诸行动,但无法摆脱这种冲动。

2. 强迫行为

强迫行为是指反复出现的、刻板的仪式动作;患者明知不合理,但又不得不做。以强迫检查和强迫清洗最为常见,常继发于强迫怀疑。

（1）强迫检查：是患者为减轻强迫怀疑引起的焦虑而采取的措施。

（2）强迫清洗：是为了消除对受到脏物、毒物或细菌污染的担心而采取的行为。患者可每日洗手十余次甚至几十次，每次数十分钟。有的患者不仅自己反复清洗，而且同样要求与其一道生活的人。

（3）强迫计数：主要表现为无目的地清点街道两旁的门窗、楼层、台阶、电线杆等，稍有误差便重新点数。

（4）强迫询问：是患者常常不相信自己，为了消除疑虑或穷思竭虑给自己带来的焦虑，反复要求他人不厌其烦地给予解释或保证。有的患者可表现为在自己头脑里自问自答，反复进行，以增强自信。

（5）强迫性仪式动作：是一些重复出现的动作，他人看来是不合理或荒谬可笑的，但却可以减轻或防止强迫观念引起的紧张不安。

（6）强迫性迟缓：可因仪式动作而行动迟缓；这类患者往往并不感到焦虑。

评估时应重点询问患者有无强迫思想、强迫意向、强迫行为等症状，以及症状的特点和发作的背景因素。

（三）心理－社会状况

一般自知力完好，主观感到痛苦，有求治愿望。病情迁延者，患者在试图摆脱强迫症状失败后，形成了适应其病态心理的行为方式，可表现为以仪式动作为主而不再感到苦恼，不再要求治疗，但社会功能严重受损。

（四）辅助检查

实验室检查一般无阳性发现，心电图、脑电图检查均正常。必要时应用心理评定量表进行评估。

（五）治疗要点

1. 心理治疗

（1）支持性心理治疗：对强迫症患者进行耐心细致的解释和心理教育，使患者了解其疾病的性质，指导患者把注意力从强迫症状转移到日常生活、学习和工作中去，有助于减轻焦虑。

（2）行为疗法：采用暴露疗法和反应防止法。反复地暴露在诱发焦虑的环境中可经脱敏而逐渐减轻焦虑反应；反应防止是让患者认识到，在其认为必须出现强迫行为时，强迫行为只是减轻焦虑和不愉快情绪的手段，实际上患者是可以逐渐适应并学习以非强迫行为的方式应对这些诱发焦虑的情景，目的在于减少仪式动作和强迫思维出现的频率。

2. 药物治疗

（1）氯米帕明对强迫症状和伴随的抑郁症状都有治疗作用。一般在达到治疗剂量 2～3 周后开始显现疗效。

（2）选择性 5－羟色胺再摄取抑制剂包括氟西汀、氟伏沙明、帕罗西汀、舍曲林，与氟米帕明均属治疗强迫障碍的一线药物。

二、护理问题

1. 焦虑与无法摆脱强迫观念有关。

2. 有施行暴力的危险（对自己、对他人）与强迫行为有关。

三、护理目标

患者焦虑感减轻或消失;住院期间不发生暴力行为。

四、护理措施

(1)要同情、关心,充分理解患者。满足患者的合理要求,赢得信任;在此基础上密切观察患者的症状及变化,耐心倾听患者对疾病体验的诉说。

(2)在患者了解、接受症状和相互信任的基础上,让其共同参与护理计划的制订,使患者能够感受到被关注、被信任和支持,以减少其焦虑情绪和无助感。

(3)以行为治疗理论为指导,帮助患者减少和控制症状。

1)在患者自愿的前提下,当患者出现强迫症状之前向护士汇报。护士可帮助患者分析此时的心态和不良感受,而后转移其注意力,引导其参与使其愉悦的活动或森田治疗。

2)第一次的尝试很重要,并且治疗中护士一定要始终陪伴患者,给予支持和鼓励。当患者按计划执行,立即给予奖励和强化,使患者及时体验成功,并鼓励其继续尝试。

3)重视了解患者的体验,根据具体情况及时调整护理措施,尽量避免给予患者过大压力。

(4)做好安全护理。

1)掌握患者的心理状况,避免激惹患者,尊重患者的行为模式,采取有效的保护措施,及时疏导和安慰。

2)密切观察强迫症状、行为对躯体的损害情况,采取相应的保护措施。

3)对有自杀和伤害他人行为的患者,要严密看护,必要时清除危险物品。对自身伤害严重时,立即给予制止,对伤害部位及时进行处理。

五、健康教育

(1)指导患者有关强迫症的相关知识,如病因、临床表现、药物的不良反应等。

(2)指导患者调适心态、自我控制训练和放松的方法,用合理的行为模式代替原有的不良行为模式,减少强迫症状和焦虑情绪。

(3)帮助患者家属了解疾病的知识和患者的心理状态,教导配合患者实施自我控制的阳性强化技能,鼓励和支持患者控制强迫症状,使其坚持治疗。

(张媛媛)

第三节 癔 症

癔症(hysteria)又称歇斯底里或分离/转换障碍,是一类由精神因素,如重大生活事件、内心冲突、情绪激动、暗示或自我暗示,作用于易患个体引起的精神障碍。患者多具有癔症性格特征。临床表现复杂多样,主要有分离性障碍(意识改变状态)、转换性障碍(感觉障碍、运动障碍)等,但不能查出相应的器质性损害。其症状常具有夸大、表演或富有情感色彩等特点,可因暗示而产生或消失,有反复发作倾向。本病大多急性发病,一般预后良好。好发于青壮年,女性较男性多,多见于农村。

一、护理评估

（一）病因

1. 心理 – 社会因素

精神因素特别是精神紧张、恐惧是引发本病的重要因素。各种使患者不愉快的心境、气愤、委屈、羞愧、悲伤、惊恐等精神刺激常是初发的诱因，以后可通过触景生情、联想或自我暗示而发病。具有癔症性格的人较易发病，癔症型性格（又称表演型人格）特点为情感丰富、暗示性高、自我中心、富于幻想。

2. 遗传因素

研究结果不一，可能是多因素遗传模式。

3. 病理心理学解释

转换，泛指通过躯体症状表达心理痛苦的病理心理过程；分离，是一种积极的防卫过程，它的作用在于把令人感到痛苦的情感和思想从意识中排除掉。

评估时应重点询问患者的性格类型，病前是否受到精神刺激，患者的情感反应特点及易受暗示程度等。

（二）临床表现

1. 分离障碍（又称癔症性精神障碍）

分离障碍主要表现为急骤发生的意识范围狭窄、具有发泄特点的情感爆发、选择性遗忘及自我身份识别障碍。

（1）分离性神游症：发生在白天觉醒时，患者突然从家中或工作场所出走到外地。此时患者意识范围缩小。历时几十分钟到几天，清醒之后对病中经过不能回忆。

（2）分离性遗忘症：对自己经历的重大事件突然失去记忆；被遗忘的事件往往与精神创伤有关。

（3）分离性木僵状态：出现较深的意识障碍，在相当长时间维持固定的姿态，没有言语和随意动作，对光线、声音和疼痛刺激也没有反应。

（4）分离性恍惚状态和附体状态：恍惚状态表现为明显的意识范围缩小，患者处于自我封闭状态，其注意和意识活动局限于当前环境的一两个方面。

（5）分离性身份障碍：患者突然失去对自己往事的全部记忆，对自己原来的身份不能识别，以另一种身份进行日常社会活动。表现为两种或两种以上明显不同的人格，各自独立，交替出现，互无联系。常见形式为神怪或亡灵附体。

（6）其他分离障碍：除上述类型外，临床上还可见以下特殊类型分离障碍。

1）情感爆发：常在与人争吵、情绪激动时突然发作，意识障碍较轻，哭啼、叫喊，在地上打滚，捶胸顿足，撕衣毁物，扯头发或以头撞墙；有明显发泄情绪的特点。在多人围观的场合发作尤为剧烈。

2）癔症性假性痴呆：在精神创伤之后突然出现严重智力障碍，甚至对最简单的问题和其自身状况不能做出正确回答，或给予近似的回答，给人以呆滞的印象。常见的有：①Ganser（刚塞）综合征：患者有轻度意识模糊，对提问可以理解，但经常给予近似的回答，如"2 + 2 = 3"、"牛有 5 条腿"等；②童样痴呆：精神创伤之后突然表现为如儿童样子的幼稚语言、表情和动作；患者以幼儿自居，把周围人称呼为"叔叔"或"阿姨"。

3)癔症性精神病:受到严重的精神创伤之后突然起病,主要表现为明显的行为紊乱,哭笑无常,短暂的幻觉妄想和思维障碍,以及人格解体等。

2.转换障碍(又称癔症性躯体障碍)

常见类型有以下几种。

(1)运动障碍:可表现为动作减少、增多或异常运动。

1)肢体瘫痪:可表现单瘫、偏瘫或截瘫,伴有肌张力增强或弛缓。

2)肢体震颤、抽动和肌阵挛:表现为肢体粗大颤动,或不规则抽动,肌阵挛则为一群肌肉的快速抽动,类似舞蹈动作。

3)起立、步行不能:患者双下肢可活动,但不能站立,扶起则需人支撑,否则向一侧倾倒;也不能起步行走,或行走时双足并拢,呈雀跃状跳行。

4)缄默症、失音症:患者不用语言表达意见或回答问题,但可用书写或手势与人交谈,称缄默症。想说话但发不出声音,或仅发出含糊不清、嘶哑的声音。检查声带正常,可正常咳嗽。

5)痉挛障碍:常于情绪激动或受到暗示时突然发生。缓慢倒地或卧于床上,呼之不应,全身僵硬,肢体一阵阵抖动,或在床上翻滚,或呈角弓反张姿态。但无咬破舌头或大小便失禁。大多历时数十分钟,症状缓解。

(2)感觉障碍:可表现为躯体感觉缺失、过敏或异常,或特殊感觉障碍。

1)视觉障碍:可表现为弱视、失明、管视、单眼复视。常突然发生,也可经过治疗,突然恢复正常。眼底正常,视诱发电位正常。

2)听觉障碍:多表现为突然听力丧失,听诱发电位正常,缺乏器质性耳聋的证据。

评估时应询问患者有无癔症性神游症、遗忘症、身份障碍、运动和感觉障碍及其他癔症表现形式,癔症发作时的症状特点、类型、频度及严重程度。

(三)心理－社会状况

患者常自觉其精神活动能力受损,产生焦虑和烦恼,或为各种躯体障碍感到痛苦。一般对患病有自知力,主动就医,无持久的精神病性症状。社会功能受到影响但保持相对完整。部分患者和家属因对癔症带迷信的看法而产生恐惧心理。

(四)辅助检查

实验室及其他检查:血、尿、粪检查及心电图、脑电图检查均正常。

(五)治疗要点

治疗原则:主要采用心理治疗和药物治疗相结合的疗法。

1.心理治疗

心理治疗是最重要的方法。常用解释性心理治疗、心理分析等方法,引导患者正确认识致病因素,认识疾病的性质,帮助患者分析性格缺陷,指导患者加强自我锻炼,学习新的应对技巧,增强适应能力。

2.对症治疗

对症治疗包括暗示疗法、药物疗法、理疗等。

(1)暗示疗法:治疗时可借助于针灸或感应电刺激,或用10%葡萄糖酸钙10mL静脉缓慢推注,同时配合言语强化,可获得较好的疗效。

(2)药物治疗:癔症的精神病状态、兴奋状态或痉挛发作时最好做紧急处理。可用地西泮或氯丙嗪肌内注射,待安静后,可口服安定剂或进行心理治疗。

(3)其他治疗:针灸或电针治疗及中医中药的应用,在易受暗示基础上,可获得较好疗效。

二、护理问题

1. 受伤的危险与情感爆发和痉挛有关。

2. 废用综合征的危险与癔症性瘫痪有关。

3. 自理缺陷(进食、如厕、沐浴等)与癔症性感觉障碍和运动障碍有关。

三、护理目标

患者住院期间,无受伤事件发生;症状改善,躯体活动功能正常;经治疗,日常生活能够自理。

四、护理措施

1. 安全护理

提供安静舒适的环境,减少外界无关人员的围观和关注,严格控制探视。对癔症性神游和意识障碍者,加强看护,防止走失或受到伤害。情感爆发或痉挛发作时,应安置在单间,适当约束,防止碰伤,必要时专人看护。

2. 生活护理

保证患者的营养和睡眠,防止便秘,协助患者料理生活,但要以暗示法逐渐训练患者自身的生活能力。

3. 对症护理

癔症性瘫痪者,注意口腔和皮肤护理,定时翻身,防止压疮。配合医生,给予药物、催眠、暗示等治疗。观察用药效果和不良反应,及时上报医生并给予相应处理。

4. 心理护理

(1)建立良好的护患关系,鼓励患者表达、宣泄负性情绪,倾听其身心感受,不轻易否定症状的存在,但也不能过分关注。在患者疑病的相关问题上,要遵循科学依据,特别是医护一定要保持高度一致,防止医源性的不良影响。

(2)稳定患者的情绪,帮助患者认识自身的性格缺陷,指导患者正确看待和评价应激事件,改变不正确的应对方式,教会放松技术,如慢跑、深呼吸运动等,坚定战胜疾病的信心。

五、健康教育

(1)帮助患者及其家属认识疾病的特点、发病与自身性格的关系。

(2)指导患者用理智而不是用情感应对一些事件。

(3)教育家属避免消极的不良暗示,多给予鼓励和帮助,以促进患者身心健康。

(张媛媛)

第十三章　风湿免疫科疾病护理

第一节　痛　风

痛风(gout)是慢性嘌呤代谢障碍所致的一组代谢性疾病。临床特点为高尿酸血症(hyperuricemia)、反复发作的痛风性关节炎、痛风石、间质性肾炎,严重者呈关节畸形及功能障碍,常伴有尿酸性尿路结石。

一、护理评估

1. 病因

可分为原发性和继发性两大类。其中以原发性痛风占绝大多数。

(1)原发性痛风:痛风的生化标志是高尿酸血症。导致高尿酸血症的原因主要为:①尿酸排泄减少:尿酸排泄障碍是引起高尿酸血症的重要因素;②尿酸生成过多:在嘌呤代谢过程中,各环节都有酶参与调控。当嘌呤核苷酸代谢酶缺陷和(或)功能异常时,则引起嘌呤合成增加而导致尿酸水平升高。上述因素不同程度存在,但以肾小管尿酸的分泌减少最为重要。

(2)继发性痛风:可由肾病、血液病、药物及高嘌呤食物等多种原因引起。

(3)诱因:酗酒、劳累、手术、感染、寒冷、摄入高蛋白和高嘌呤食物等。

护士应询问患者的家族史、既往病史,了解患者的饮食习惯及用药情况,有无诱发因素。

2. 临床表现

临床表现多见于中老年男性、绝经后妇女,5% ～25%患者有痛风家族史。发病前常有漫长的高尿酸血症病史。

(1)高尿酸血症:仅有血尿酸持续性或波动性增高。从血尿酸增高至症状出现,时间可长达数年至10年,有些可终生不出现症状。

(2)急性关节炎:为痛风的首发症状,呈剧痛,常在午夜或清晨突然发病,因疼痛而惊醒,最易受累的部位是拇指及第一跖趾关节,其余为踝、膝、腕、肘等关节。初次发作常呈自限性,一般经1～2d或数周自然缓解,缓解时局部偶可出现特有的脱屑和瘙痒表现。缓解期可数月、数年乃至终生。

(3)痛风石及慢性关节炎期:痛风石(tophi)是痛风的一种特征性损害,以耳轮、跖趾关节、指间关节等处多见。呈黄白色大小不一的隆起,小如芝麻,大如鸡蛋,初起质软,随着纤维增多逐渐变硬如石。严重时痛风石处皮肤发亮、菲薄,容易经皮破溃排出白色尿酸盐结晶,瘘管不易愈合。痛风石可存在于任何关节、肌腱和关节周围软组织,导致骨、软骨的破坏及周围组织的纤维化和变性。常累及多关节,且多见于关节远端,受累关节可表现为以骨质缺损为中心的关节肿胀、僵硬及畸形,无一定形状且不对称。

(4)肾病变:痛风性肾病是痛风特征性的病理变化之一。尿酸盐结晶沉积引起慢性间质性肾炎,进一步发展累及肾小球,可出现蛋白尿、夜尿增多、血尿和等渗尿,进而发生高血压、氮质血症等肾功能不全表现。最终可因肾衰竭或并发心血管病而死亡。

（5）尿酸性尿路结石：约 10%～25% 的痛风患者有尿酸性尿路结石，常无症状，较大者有肾绞痛、血尿，易并发感染，感染可加速结石增长和肾实质的损害。

（6）高尿酸血症与代谢综合征：高尿酸血症常伴有肥胖、冠心病、原发性高血压、高脂血症、2 型糖尿病等，统称代谢综合征。

护士应询问患者有无关节疼痛、肿胀、变形，检查耳郭、关节有无结节及排尿有无异常。

3. 心理 - 社会状况

患者由于疼痛影响进食和睡眠，疾病反复发作导致关节畸形和肾功能损害，思想负担重，常表现为情绪低落、忧虑、孤独。

4. 辅助检查

（1）血、尿尿酸测定：血尿酸男性 >420μmo/L，女性 >350μmol/L 则可确定为高尿酸血症。限制嘌呤饮食 5d 后，每日尿酸排出量 >3.57mmol，提示尿酸生成增多。

（2）滑囊液或痛风石内容物检查：急性关节炎期行关节腔穿刺，抽取滑囊液，在旋光显微镜下，可见白细胞内有双折光现象的针形尿酸盐结晶，此是确诊本病的依据。

（3）其他检查：X 线、关节镜等检查有助于发现骨、关节的相关病变或尿酸性尿路结石影。

5. 防治要点

原发性痛风目前不能根治，其防治要点为限制嘌呤食物，严禁饮酒；多饮水，增加尿酸的排泄；避免各种诱因和积极治疗相关疾病；使用秋水仙碱、非甾体抗感染药、糖皮质激素等减轻患者的症状。

二、护理问题

1. 关节痛与尿酸盐结晶沉积在关节引起炎症反应有关。
2. 躯体活动障碍与关节受累、关节畸形有关。
3. 缺乏与痛风有关的饮食知识。

三、护理目标

患者关节疼痛减轻或缓解；关节功能障碍得到纠正，躯体活动恢复正常；患者及其家属了解疾病相关知识，能自我保健。

四、护理措施

1. 病情观察

①观察关节疼痛的部位、性质、间隔时间，有无午夜因剧痛而惊醒等；②观察患者受累关节有无红、肿、热、痛和功能障碍；③有无痛风石的体征及症状；④监测血、尿尿酸的变化。

2. 关节炎护理

手、腕、肘关节受累时，为减轻疼痛，可用夹板固定制动，也可给予受累关节湿敷，发病 24h 内可使用冰敷或 25% 硫酸镁湿敷，减少局部炎症渗出，24h 后可使用热敷，促进局部组织渗出物的吸收。

3. 生活护理

（1）休息与体位：急性关节炎期，应绝对卧床休息，抬高患肢，避免受累关节负重。也可在病床上安放支架支托盖被，减少患部受压。待关节痛缓解 72h 后，可恢复活动。

（2）饮食护理：因痛风患者大多肥胖，热量不宜过高，蛋白质控制在每日 1.0g/kg 体重，糖类占总热量的 50% ~ 60% 。避免进食高嘌呤食物，如动物内脏、鱼虾类、蛤蟹、肉类、菠菜、蘑菇、黄豆、扁豆、豌豆、浓茶等。饮食宜清淡、易消化，忌辛辣和刺激性食物。严禁饮酒，并指导患者进食碱性食物，如牛奶、鸡蛋、马铃薯、各类蔬菜、柑橘类水果，使尿液的 pH 值稳定在 7.0或以上，减少尿酸盐结晶的沉积。

3. 用药护理

（1）秋水仙碱：是治疗痛风急性发作的特效药。一般服药后 6 ~ 12h 症状减轻，24 ~ 48h 内90% 患者症状缓解。主要不良反应有胃肠道反应、骨髓抑制、脱发等。应用时须慎重，必须严密观察。一旦出现不良反应，应及时停药。有骨髓抑制、肝肾功能不全、白细胞减少者禁用；孕妇及哺乳期间不可使用；治疗无效者，不可再重复用药。

（2）非甾体类抗感染药（NSAID）：通过抑制前列腺素的合成而达到消炎镇痛作用。常用药物有吲哚美辛、双氯芬酸、布洛芬等，注意观察有无活动性溃疡或消化道出血发生。

（3）促进尿酸排泄药：常用丙磺舒、磺吡酮、苯溴马隆等，可有皮疹、发热、胃肠道反应等不良反应。使用期间，嘱患者多饮水、口服碳酸氢钠等碱性药。

（4）抑制尿酸合成药：常用别嘌醇，除有皮疹、发热、胃肠道反应外，还有肝损害、骨髓抑制等，肾功能不全者，宜减半应用。

（5）糖皮质激素：应观察其疗效，密切注意有无症状的"反跳"现象，若同时口服秋水仙碱，可防止症状"反跳"。

4. 心理护理

向患者讲解痛风病的有关知识及目前对该疾病的治疗状况，使患者对疾病有正确认识，护士应该关心、同情、爱护、安慰患者，正确疏导、消除患者的忧虑、悲观情绪，使其积极配合治疗及护理。

五、健康指导

1. 知识宣教

给患者及其家属讲解疾病的有关知识，说明本病是一种终生性疾病，但经积极有效治疗，患者可维持正常生活和工作。嘱其保持心情愉快，避免情绪紧张；生活要有规律；肥胖者应减轻体重；应防止受凉、劳累、感染、外伤等。

2. 饮食指导

教导患者严格控制饮食，避免进食高蛋白和高嘌呤的食物，忌饮酒，每日至少饮水2000mL，特别是在用排尿酸药时更应多饮水，有助于尿酸随尿液排出。

3. 适度运动与保护关节

①运动后疼痛超过 1 ~ 2h，应暂时停止此项运动；②使用大肌群，如能用肩部负重者不用手提，能用手臂者不要用手指；③交替完成轻、重不同的工作，不要长时间持续地进行重体力工作；④经常改变姿势，保持受累关节舒适，若有局部发热和肿胀，尽可能避免活动。

4. 自我病情观察

平时用手触摸耳轮及手足关节处，检查是否产生痛风石。定期复查血尿酸，门诊随访。

（李平平）

第二节　系统性红斑狼疮

系统性红斑狼疮(systemic lupus erythematosus,SLE)是一种累及多系统、多脏器,其血清中具有多种抗体的慢性自身免疫性疾病。其病因不明,病程较长,主要表现为皮肤、肌肉、骨骼、肾、心血管、神经系统等多系统损害,有内脏损害者预后较差。目前尚无根治的方法,通过早期诊断及综合治疗,本病的预后已较前有明显改善。系统性红斑狼疮在我国的患病率为(0.7～1)/1000,多发于青年女性,以20～40岁的育龄女性最多见,在更年期之前男女发病率比例为1:9。

一、护理评估

1.病因

迄今不明,目前认为与以下因素有关。

(1)遗传因素:其发病有家族聚集倾向。

(2)性激素:SLE患者多数为育龄妇女,妊娠可诱发本病或使病情加重。

(3)环境因素:40%SLE患者对日光过敏。某些药物如青霉胺、普鲁卡因胺、氯丙嗪等可引起药物性狼疮,停药后症状可消失。病毒感染、食物变化也可能与本病的发生有关。

护士应询问患者家族中是否有本病患者,了解患者的生活环境、性别、年龄及用药情况等。

2.临床表现

系统性红斑狼疮临床表现多式多样,早期症状多不典型。

护士应注意观察受累关节、肌肉的部位及疼痛的性质和程度。评估患者皮肤及口腔黏膜损害的范围、性质及程度,判断有无感染。评估患者受累的脏器及损害程度。

3.心理-社会状况

本病多见于青春期女性,发病后可出现面部皮疹、口腔溃疡、脱发、药物治疗后的面貌改变及日后的生育问题,患者易出现郁闷、孤僻、自卑等心理。严重者,可出现多器官功能损害,病程长,病情缓解与发作交替出现,预后欠佳,患者可出现恐惧、厌世、悲观绝望等情绪反应,甚至产生自杀念头。本病病程长、治疗费用高,患者经济负担重。

4.辅助检查

(1)一般检查:血常规检查可出现红细胞、血红蛋白、白细胞、血小板计数减少;尿常规检查可出现蛋白尿、血尿、管型尿;活动期血沉增快。

(2)免疫学检查:患者血清中可查到多种自身抗体。

(3)补体:C_3、C_4下降,特别是C_3低下,常提示狼疮活动。

(4)免疫病理学检查。

1)皮肤狼疮带试验:在患者正常皮肤暴露部位阳性率为50%～70%,皮肤损害部位高达90%以上,试验阳性代表系统性红斑狼疮的活动性。

2)肾活检:对狼疮性肾炎的诊断、治疗、预后估计均有价值。

5.防治要点

本病目前尚不能根治,但合理治疗可缓解病情,提倡早诊断、早治疗。治疗原则为纠正免疫功能失调和抑制炎症反应,以缓解临床症状。目前主要采用非甾体类抗感染药(NSAID)、糖皮质激素、免疫抑制剂、抗疟药、中药等药物治疗,其中糖皮质激素是目前治疗重症 SLE 患者的首选药物。

二、护理问题

1. 皮肤完整性受损与自身免疫反应所致皮肤炎症性损伤、光敏感等因素有关。
2. 疼痛与免疫复合物沉积于关节、肌肉组织内有关。
3. 预感性悲哀与多脏器受损、病情反复发作、迁延不愈、预后不佳等有关。
4. 有感染的危险与皮肤损害、长期使用糖皮质激素及免疫抑制剂等有关。
5. 潜在并发症:肾功能衰竭。
6. 缺乏预防疾病复发及自我护理的知识。

三、护理目标

患者皮肤受损及时恢复;关节疼痛减轻或消失;能正确认识疾病,缓解心理压力,建立战胜疾病的信心;未发生感染;能正确进行疾病预防及自我护理;能避免肾衰竭的诱因,一旦发生,能及时得到救治。

四、护理措施

1. 一般护理

(1)活动与休息:急性活动期,以卧床休息为主,若有关节和肌肉疼痛,应让关节处于功能位,不要用摇床或枕头支起膝部,头下要枕高枕。缓解后可正常活动与生活,但要避免过度劳累。

(2)饮食:高热量、高蛋白和丰富维生素饮食,避免进食刺激性食物,禁食芹菜、无花果、香菜、烟熏食物和蘑菇等对光敏感的食物。对有肾衰竭的患者应适当限制蛋白质的摄入,有水肿、心功能衰竭的患者,应适当限制钠盐的摄入并记录 24h 出入水量。意识障碍者,可鼻饲流质饮食。必要时遵医嘱静脉补充营养。

2. 保持皮肤黏膜完整

(1)病室内温度、湿度要适宜,应悬挂较厚的窗帘,避免阳光直射床位,进行紫外线消毒时患者应回避。患者应避免在烈日下活动,必要时,可用遮阳伞、太阳帽及穿长袖衣裤等,禁忌日光浴。

(2)保持皮肤清洁卫生:皮肤损害处可用 30℃ 左右温水湿敷红斑处,每次 30min,每日 3次,可促进局部血液循环,有利于鳞屑脱落。禁忌使用碱性肥皂,避免使用可能对皮肤有刺激的化妆品或其他化学药品,可涂抹类固醇软膏或霜。局部感染时,可使用抗菌药,并做无菌清创换药处理。

(3)维护口腔黏膜的完整:晨起、睡前及每次进食前后均用漱口液漱口,以防感染。根据不同病因选用合适的漱口液,如细菌性感染可用 1:5000 呋喃西林液漱口,局部涂以碘甘油;如真菌感染可用 1%~4% 碳酸氢钠漱口液。发生口腔溃疡的患者,漱口后可用冰硼散或锡类散等涂敷。

(4)脱发患者的护理:避免引起脱发加重的因素,如烫发、卷发、染发等;减少洗发次数,一般为每周温水洗头 2 次,边洗边按摩;亦可用梅花针轻刺头皮,每日 2 次,每次 15min 左右,可促进生发。如果脱发影响患者的生活,鼓励患者采用头巾、帽子、假发等进行掩盖;建议患者脱发时剪成短发,并说明脱发不是永久的。

3．用药护理

（1）糖皮质激素：指导患者必须遵医嘱服药,不得随意增量、减量、停药,病情缓解后,遵医嘱逐渐减量至维持剂量,减量速度不宜过快,如减量过快可引起病情"反跳"。长期使用可致向心性肥胖、血糖升高、继发感染、股骨头坏死和骨质疏松等。服药期间,应给予低盐、高蛋白、高钾、高钙饮食,定期监测体重、血压、血糖变化。

（2）免疫抑制剂：可致白细胞减少和胃肠道反应,以及黏膜溃疡、肝损害、脱发、出血性膀胱炎等不良反应。服药期间,鼓励患者多饮水,定期检查血常规、尿常规、肝功能和肾功能等;注意观察尿液颜色,及早发现出血性膀胱炎。

（3）非甾体类抗感染药：包括布洛芬、萘普生、吲哚美辛、阿司匹林等,均为口服药。胃肠道反应多见,应餐后服用,同时服用胃黏膜保护剂等,有肾炎者慎用。

（4）避免使用可引起红斑狼疮综合征的药物,如普鲁卡酰胺等;尽量避免使用对肾脏有毒性作用的药物。

4．心理护理

向患者说明病情及介绍本病的有关知识,告诉患者治疗成功的病例,鼓励患者坚持治疗,树立战胜疾病的信心;鼓励患者家属和朋友关心、照顾患者,以取得情感支持;让患者参与护理计划的制订,以便积极配合治疗。

五、健康教育

（1）告诉患者及其家属本病的相关知识,避免各种诱发因素,如日光照射、妊娠分娩、手术、药物、劳累及精神刺激等,避免接受各种预防接种;让患者及其家属知道本病不是一个"不治之症",若能及时治疗,可得到长期缓解。

（2）告诉患者及其家属常用药物的不良反应,一经发现及时就诊。

（3）做好生育指导,指导育龄女性避孕,含激素的避孕药可使疾病复发,不宜使用;对合并有心、肾等功能不全的已孕者,告知及时终止妊娠的必要性。若病情许可,经医生同意可再生育,但在妊娠 3 个月应停用对胎儿有影响的药物。

（4）指导患者避免食用能诱发狼疮发作的食物。注意个人卫生,保持口腔、皮肤的清洁,禁忌各种美容护肤品。告诉患者保持乐观、开朗的心态。

（5）告诉患者应定期检查肝、肾功能及电解质、尿常规和血常规等,不可擅自终止治疗。

（闫　英）

第十四章　血液透析护理

第一节　临时血管通路护理

一、动静脉直接穿刺技术

动静脉直接穿刺是一种简单快速建立临时性血管通路的方法,由于其并发症较多,以及随着中心静脉插管技术的广泛应用,该方法的临床应用越来越少,不推荐作为血液透析的常规通路。但是我国地域辽阔,经济与医学技术的发展也极不平衡,目前在许多地区尤其是较小的血液透析室或没有中心静脉插管条件的透析单位,动静脉直接穿刺仍可考虑使用。

1.适应证与禁忌证

(1)适应证:在没有中心静脉插管技术与条件的透析室,直接动静脉穿刺作为临时性血管通路用于下列情况。

1)急性肾衰竭估计恢复时间较短者。

2)急性肾衰竭估计其动静脉内瘘成熟时间较短者。

3)急性充血性心力衰竭需紧急透析者。

4)急性高血钾或中毒需紧急透析者。

5)动静脉内瘘失去功能等待内瘘重建或修补者。

6)维持性腹膜透析患者因腹膜炎等需暂时中断腹腔灌液者。

7)其他临时性体外循环治疗,如血液灌流、血浆置换等。

(2)禁忌证

1)有明显出血倾向的患者。

2)不能耐受穿刺疼痛的患者。

3)浅表动静脉纤细,穿刺较难成功者。

4)患者神志障碍,四肢不易固定者。

2.动脉直接穿刺法

动脉直接穿刺一般用于血液透析室的血液出路。通常选择浅表动脉,包括足背动脉、桡动脉、肱动脉等对于日后需要行,上肢动静脉造瘘的患者,应尽量避免穿刺上肢血管。

(1)穿刺的部位:桡动脉、足背动脉、肱动脉。

(2)优点:操作简单,不需手术,赢取抢救时间,血透后活动自如,并可减少医疗费用。

(3)缺点:局部疼痛明显、血流量不稳定、易出现血肿、HD 结束时需较长时间压迫止血。

(4)直接动脉穿刺方法:根据不同穿刺部位选择适当的体位。常规消毒,铺无菌孔巾,1%利多卡因局部麻醉。术者戴无菌手套,左手用示指和中指(或拇指与示指)固定动脉两端(注意远心端压力应重而近心端压力应轻),也可以用两指分别放于动脉两侧固定动脉,右手持穿刺针,与皮肤成 25°～45°进针。当穿刺针刺入动脉后,即见有鲜红色血液色的血液涌入针管,然后将针尾适当放低,继续小心前推进少许,以防止针尖脱出。无菌贴固定穿刺针并用透明无菌巾覆盖。

治疗结束时,拔出穿刺针后立即压迫止血,用手压迫,至少 15～20min,观察已无出血,15～30min 离开透析室。

(5)直接静脉穿刺法(周围静脉穿刺)。

1)穿刺要点:由于周围静脉相对较细、血流量低。一般只能将其作为血液回路。可供穿刺的周围静脉有肘正中静脉、头静脉、贵要静脉等。其中,最常选择的是肘正中静脉,该静脉是上肢最粗大的浅表静脉,穿刺容易成功,也容易固定。

2)穿刺方法:选择穿刺的静脉,常规消毒,铺无菌巾,周围静脉穿刺不用局部麻醉。穿刺针斜面向上,与皮肤成 25°～45°刺入,穿刺针刺入血管腔时即可见缓慢回血,继续刺入 0.5～10cm 即可。穿刺完后用无菌贴固定,然后用无菌巾覆盖。

(6)动静脉直接穿刺的并发症:①疼痛;②出血与血肿;③动脉瘤;④血栓形成;⑤动脉-静脉瘘形成;⑥血管损伤影响制作内瘘。

3. 严格履行告知义务

医生向患者履行告知义务,使患者了解动静脉穿刺潜在的风险,让患方自己明确并落实患方申请签字制度,这对医方履行告知义务是一种证明手段。

4. 操作流程

为了确保穿刺成功,操作流程如下。

签穿刺同意书→评估病情→选择穿刺静脉→选择穿刺动脉→消毒→穿刺→固定。

5. 动静脉直接穿刺须注意事项

(1)要求术者有熟练的穿刺技术,减少患者疼痛,且严格无菌技术操作,防止感染发生。

(2)穿刺部位的选择。一般选取桡动脉,如果一侧穿刺失败应选另一侧,反复在一侧穿刺,刺激局部组织血管,可导致痉挛,难以成功,且易损伤组织。也不能固定在某一点反复穿刺,以免形成瘢痕、硬结,导致穿刺困难。

(3)动脉血流量欠佳时,可旋转针柄,调整针尖的位置达最佳流量时再固定。

(4)动脉直接穿刺行血液透析时,穿刺侧上肢严格制动,对神志不清或烦躁不安不能合作者,需专人看护。

(5)拔针后,用无菌纱布压迫穿刺点 5～10min,用弹性绷带加压固定压迫 60～120min,然后可逐步放松绷带,嘱家属或患者 24h,特别是 4h 内随时观察穿刺处情况,防止绷带滑脱导致大出血,皮下血肿,影响下次穿刺,其至有生命危险。

(6)透析中勤观察穿刺点,看有无针眼渗血,透析结束时确实有效的压迫是预防假性动脉瘤的关键。

二、中心静脉临时置管护理

临时性的静脉导管一般用于需要建立紧急血管通路的患者,应用的时间可以是几个小时到几个月。研究表明,如果没有早期计划,75% 的初次血液透析患者需要建立临时通路。

1. 适应证

(1)急性肾衰竭患者:急性肾衰竭(ARF)公认的开始透析的标准如下。

1)利尿药难以控制的水超负荷。

2）高血钾，难以单纯药物控制。

3）严重的代谢性酸中毒。

4）出现肾衰竭的严重并发症。

（2）终末期肾衰竭需要紧急血液透析治疗而无成熟的血管通路的患者。

（3）内瘘感染或栓塞，需要建立过渡性临时置管的患者。

（4）原中心静脉留置导管感染或堵塞。

（5）药物过量或中毒需要进行血液透析或血液滤过治疗的患者。

（6）腹膜透析患者因病情需要行临时性血液透析治疗。

（7）肾移植患者出现严重的排斥反应期间需要临时血液透析治疗。

（8）需要临时血液净化治疗的其他患者。

2. 禁忌证

中心静脉临时导管置管术不存在绝对的禁忌证，其相对禁忌证如下。

1）广泛腔静脉系统血栓形成。

2）穿刺部位感染。

3）凝血功能障碍。

4）患者无法配合操作。

3. 穿刺部位

（1）颈内静脉：右侧颈内静脉为首选位置；但经皮颈内静脉置管术需要患者在体位上很好地配合，故有明显充血性心力衰竭不能平卧、呼吸困难者不适用。

（2）股静脉：适用于卧床、无法主动配合、不能搬动以及紧急抢救的患者；股静脉留置导管易并发感染且对患者活动造成很大的影响，不宜长时间使用。

（3）锁骨下静脉：应尽量避免使用，因为此部位有较高的穿刺并发症发生率；此外，锁骨下静脉插管导致中心静脉狭窄发生率显著提高，将影响日后 AVF 的效果。

4. 留置导管的类型

导管由聚乙烯、聚氨基甲酸酯或硅胶等材料制成，这些材料具有光滑、生物相容性好的特点，不易形成血栓；室温下较坚硬，便于插入，在体内受体温影响变得柔软，不易损伤血管。留置导管在结构上大致可以分为以下几种。

（1）双腔导管、临床上主要使用的是双腔导管，其动脉腔为 2～6 个侧孔，静脉腔开口于导管尖端，两者间有一定距离，使得透析中的再循环减少。

（2）三腔导管。三腔导管是基于补液或输血的需要设计的，但反复地使用补液腔很可能增加导管感染的发生率，故临床不推荐常规使用。

另外，为达到足够的置管深度，减少导管贴壁现象和血流不足的发生，临床建议股静脉留置导管长度应 >19cm，右侧颈内静脉可用 13～19cm 的导管，左侧颈内静脉则建议使用 16～19cm 的导管。因此，在穿刺置管术前对患者情况的充分评估、选择合理的穿刺部位和导管类型是极其重要的。

5. 术前评估

（1）环境：中心静脉临时置管术应在治疗室中或有条件的在手术室进行，置管过程中避免不必要的人员走动。

（2）操作者：操作应由经过相关培训的专业医师完成，戴口罩、无菌手套。

（3）患者

1）向患者及家属说明手术的必要性及可能出现的并发症等,并征得其同意,签署知情同意书。

2）评估患者生命体征、意识状态及心理状态是否稳定,能否配合完成操作。

3）评估供置管的中心静脉,外周静脉情况等。

（4）器材及药物:中心静脉穿刺包、合适的导管、2%的利多卡因、肝素、生理盐水、缝线、透气敷料等。

6. 中心静脉置管的护理

中心静脉导管的护理对留置导管的使用效果和寿命有直接的影响,建立规范的护理常规能减少导管相关并发症,继而延长导管使用期限,提高患者生活质量。

（1）留置导管的开管护理

1）评估。严格执行三查七对制度,对患者生命体征、心理状态及合作能力进行评估。

2）操作。协助患者取舒适体位,行颈静脉及锁骨下静脉置管的患者取卧位,头偏向置管对侧,可嘱患者戴上口罩以预防感染;股静脉置管的患者可取半卧位或卧位,暴露置管区域。取下敷料,评估穿刺口情况,如周围皮肤有无红肿、渗液、皮下血肿,导管外部有无裂痕,插管长度的变化及缝线固定的情况。戴无菌手套,铺无菌巾,折除敷料更换无菌手套,常规消毒穿刺局部皮肤,以穿刺口为中心向外进行圆周样消毒,消毒范围直径 >5cm,必须待消毒剂完全干燥后,才能粘贴敷料。取下肝素帽,先用乙醇棉球擦洗管口血迹,然后用浸润有高效碘和乙醇的纱块依次消毒管口,方法为在管口周围旋转擦拭至少 15 次,无肉眼可见血迹后,再用 5mL 注射器将动脉端和静脉端管腔内封管的肝素盐水抽出,确定管腔内无血栓后连同注射器丢弃,夹闭管夹,连接透析管路开始治疗。妥善固定管道,整理床单位。

（2）留置导管的封管护理

1）封管液的配置:用 2mL 注射器吸取普通肝素 50mg 加生理盐水 1mL,共备 2 支。

2）封管方法:透析结束后,断开动、静脉端,消毒管口,取生理盐水各 10mL 正压注入动、静脉端,然后取上述含肝素溶液的注射器连接置管管口,注意必须拧紧注射器,一手打开置管导管的夹子,另一手保持注射器针芯固定,按管腔标识的内径大小推注肝素溶液,推注完所需剂量后用一次性肝素帽旋紧管口。

（3）注意事项

1）严格执行无菌操作。

2）透析过程中严密监测并记录患者的生命体征及意识状态、血流量。

3）开管时若抽吸不顺畅说明有导管堵塞,可适当旋转置管;若仍无法回抽,应考虑管腔血栓形成的可能,告知医生,必要时行溶栓或拔管处理。

4）观察伤口局部是否有红肿、热、痛或渗液,全身反应如寒战、体温升高等,若出现应考虑导管相关性感染的可能。必要时行血培养及有效抗菌治疗,以期导管继续留置使用,否则应拔管处理。

5）定期检测患者的凝血状态,对于有凝血功能障碍、出血倾向的患者,可使用肝素浓度较低的封管液。

7. 中心静脉置管特殊并发症的观察与护理

（1）导管感染:广义的导管感染包括皮肤出口感染和导管相关性菌血症。导管感染是置管的透析患者入院的常见原因,也是导致导管拔除和病死率上升的重要危险因素。

1)导管皮肤出口感染表现为伤口周围皮肤红肿、渗液等,进行伤口护理时应注意观察。置管口周围分泌物的涂片染色检查对局部感染具有直接的诊断与病原菌鉴定意义。

2)导管相关性血流感染(CRBSI)患者临床症状为发热、寒战,症状的出现可表现为与透析相关,即透析开始1~2h发热、寒战,持续5~12h消退,下次透析时症状再次出现。临床上最常用的诊断手段为血培养的细菌定量,具体方法是分别从外周静脉和中心静脉导管内各抽取5~10mL血液进行培养和定量分析,当结果显示为同种细菌,且导管内标本菌落数量为外周血的5~10倍时,可确诊为导管腔内感染。而诊断导管感染的金指标是以导管尖端作为标本进行细菌培养,但必须拔除导管。

(2)导管尖端细菌培养取标本的方法如下。

1)取下敷料,充分消毒置管伤口及其周围皮肤,确认无肉眼可见的血痂或残胶,消毒液待干。

2)洗手,戴无菌手套;以无菌剪拆除缝线后,拔除置管,无菌纱块压迫穿刺点,注意导管切勿碰触到纱块或皮肤。

3)打开无菌容器,导管垂直于容器上方,用无菌剪刀剪至少5cm导管置入容器内,立即盖上容器。注意无菌操作,避免污染容器或标本引起假阳性。

4)贴上标签并尽快送检。

(3)导管功能不良:指导管血流不足,影响透析充分性。

1)早期导管功能不良:常见于导管贴壁、尖端位置不佳或导管扭转等。可尝试适当旋转导管或改变体位来解决。

2)晚期导管功能不良:主要包括导管腔内血栓形成、管周纤维鞘形成等。血栓形成是导管功能不良的最常见原因,动脉端血栓形成表现为血流不足,静脉端血栓形成则表现为静脉压升高。治疗导管腔内血栓形成的首选方法是尿激酶溶栓;导管纤维鞘形成多见于置管时间>3个月的患者。

纤维鞘为包绕在导管尖端的纤维蛋白鞘,导致引血困难,但回血时无阻力。造影检查中可在导管的尖端发现充盈缺损,这是诊断纤维鞘形成最常用、最有效的方法,其处理包括尿激酶灌注、纤维鞘剥离术等,若无效可原位更换导管或重新置管。

8.中心静脉临时置管患者的宣教

(1)养成良好的个人卫生习惯。保持插管伤口敷料的清洁干燥,洗浴时应特别注意,若伤口敷料沾湿、卷边或松脱有引起感染的可能,应及时更换。对于留置导管的门诊患者,可以指导洗头、洗澡尽量安排在透析治疗前,因可尽快更换敷料。

(2)保持导管的妥善固定。避免牵拉、拔出置管,穿脱衣物、擦身时应注意动作幅度不要太大;若敷料渗血、导管不慎脱出,可用手压迫出血点10min以上,并尽快到医院处理。

(3)日常避免干重体力活、过度弯腰、用力大便等,以防止血液涌出,堵塞导管。

(宋爱萍)

第二节　长期血管通路护理

一、自体动静脉内瘘

1. 概念

自体动静脉内瘘（autogenous arteriovenous fistula, AVF）指通过手术将自体邻近动脉与静脉吻合用于血液透析的一种血管通路。与其他类型透析用血管通路（如人工血管或静脉插管）相比, AVF 一旦成熟后其使用寿命最长且并发症最少。因此成为目前尿毒症患者首选的血液透析通路。

2. 适应证、禁忌证及术式的选择

（1）适应证

1）慢性肾衰竭患者肾小球滤过率 <25mL/min 或血清肌酐 >4mg/dL（352μmol/L）, 应考虑实施自体动静脉内瘘成形术。

2）老年患者、糖尿病、系统性红斑狼疮以及合并其他脏器功能不全的患者, 更应尽早实施自体动静脉内瘘成形术。

（2）绝对禁忌证

1）四肢近端大静脉或中心静脉存在严重狭窄、明显血栓或因邻近病变影响静脉回流。

2）患者前臂 ALLEN 试验阳性, 禁止行前臂动静脉内瘘端端吻合。

（3）相对禁忌证

1）预期患者存活时间 <3 个月。

2）心血管状态不稳, 心力衰竭未控制或低血压患者。

3）手术部位存在感染。

4）同侧锁骨下静脉安装心脏起搏器导管。

（4）术式的选择：常用动静脉内瘘吻合方式。

3. 手术前后的护理

自体动静脉内瘘成形术是通过外科手术, 吻合患者的外周动脉和浅表静脉, 使得动脉血液流至浅表静脉, 达到血液透析所需的血流量要求、便于血管穿刺, 从而建立血液透析体外循环。内瘘“存活”的一般时间各地报道不同, 美国国家肾病基金会的肾病预后质量指南（K/DOQI）报道可达 4~5 年；国内的文献报道 1 年为 60%~65%, 2 年为 50%~60%, 平均为 3 年。

（1）术前准备

1）血管选择：预期选择的静脉直径≥2.5mm, 且该侧肢体近心端深静脉和（或）中心静脉无明显狭窄、明显血栓或邻近组织病变；预期选择的动脉直径≥2.0mm, 选择上肢部位时, 应避免同侧存在心脏起搏器, 选择前臂端端吻合术式, 患者同肢体的掌动脉弓应完整。

2）术前宣教：重视术前对于患者的宣教与心理护理教育, 建立良好的护患关系, 取得患者的信任。向患者说明手术的目的、必要性、原理、过程、术中可能出现的意外和并发症以及各种预防措施, 让患者对手术有正确的认识而采取积极合作的态度。告诉患者术前要保护好造瘘侧肢体的血管, 避免在该肢体进行抽血、输液, 保持造瘘侧皮肤清洁, 勿损伤皮肤, 以防术后感染。指导患者术前 2 周开始肢体功能锻炼, 例如做握拳运动, 每天用热毛巾湿敷该侧血管, 以促进血管充盈,促使手术成功。

3)术前备皮:术前1d备皮术侧皮肤,指导患者用肥皂水擦洗干净建瘘肢体的皮肤,修剪指甲,勿抓挠皮肤,以免皮肤破损引起感染,影响吻合口的愈合。

(2)术后护理

1)病情观察:术后24h内密切观察伤口有无渗血、红肿,内瘘有无震颤、可否闻及血管杂音、肢端皮肤温度及颜色等情况。如血管震颤音无或减弱甚至消失则怀疑血栓形成;如伤口明显渗血,可能会导致局部压迫,引起内瘘闭塞;如出现手指发凉、苍白、疼痛、活动受限等为特征的血液供应障碍现象时,应警惕窃血综合征的发生。出现以上情况时,应立即报告医生进行及时处理。

2)一般护理:术后让患者抬高内瘘侧肢体,使其超过心脏的位置,以促进静脉回流,也可在术后1d予红外线照射内瘘侧肢体,距离内瘘侧肢体30～50cm,避免皮肤灼伤,每次2次,每次20～30min,促进血液循环,减轻内瘘侧肢体的肿胀,促进内瘘成熟。保持术侧肢体卫生、干燥,术后2～3d换药1次,10～14d拆线,敷料包扎不宜过紧,松紧度以能扪及震颤为宜,操作过程中严格执行无菌操作。

3)术后宣教:术后向患者说明内瘘侧肢体禁止抽血、输液及测量血压;手术伤口禁止湿水;内瘘侧肢体禁止提重物(<4.5bl,1bl = 0.454kg);注意身体姿势,睡觉时不能压住内瘘侧肢体,衣服袖口宜松,戴手表、手镯等饰物不宜过紧,避免内瘘侧肢体受压;每天至少触摸内瘘4次以上,如发现血管震颤音无或减弱甚至消失,及时告知医护人员进行处理。

4)内瘘锻炼:在术后1周且伤口无感染、无渗血、愈合良好的情况下,每天用术侧手捏握皮球或橡皮圈数次,每次3～5min;术后2周可在吻合口上方10cm处捆扎止血带或血压表袖套轻轻加压至静脉中度扩张为止,每5～20min松开1次,每天可重复3次以促进血管扩张,术侧手做握拳或握球锻炼,每次1～2min,每天可重复10～20次。

4. 内瘘的使用及护理

(1)内瘘使用的时机:内瘘成熟至少需要4周,最好等待8～12周再开始穿刺。穿刺前先做血管彩超,血管血流达到600mL/min以上,触摸内瘘震颤感强烈,方可使用,如血流量<600mL/min,静脉还没有充分扩张,强行开瘘容易导致血流不足,原因可能为内瘘成熟不良或发育不全(穿刺因素除外)。

(2)穿刺前评估:血液透析操作护士在穿刺前,需对患者的内瘘做1次检查,如观察有无感染炎症,红斑,皮疹,狭窄和动脉瘤等,以便发现问题及早诊断和治疗。观察内瘘血管走向,以触摸来感受所穿刺血管管壁的厚薄、弹性、深浅及瘘管是否通畅。通畅的内瘘触诊时有较明显的震颤及搏动,听诊时能听到动脉分流产生的粗糙吹风样血管杂音。由于患者对内瘘穿刺缺乏认识,存在焦虑、紧张甚至恐惧等心理,因此,护士不但要沉着、冷静、准确地执行医嘱,还要及时关心患者的心理状况,通过一些言语的关怀给患者心理上的支持,消除患者恐惧心理,树立治疗疾病的信心,主动配合治疗。

(3)穿刺技巧:首先要选直而又有弹性且有较强震颤感的血管段穿刺。针尖距吻合口至少3cm以上,动静脉穿刺点距离6～10cm以上,静脉穿刺点要尽量离开动脉穿刺点,针尖向心方向,一般在8～10cm以上可降低再循环量,提高透析效率。消毒范围以穿刺点为中心,做直径10cm以上环行消毒。穿刺方法分为绳梯法、纽扣法、定点法以及区域法等,首选纽扣法,其内瘘并发症率明显低于区域穿刺法,同时对内瘘血管的长度要求不高,适合中国人,可提倡作为内瘘穿刺的首选方法。穿刺时可采用的是"触摸探索法"。在内瘘远端扎止血带,增加血管阻力,促使血管充盈,管型暴露,增强触摸的感知。穿刺前戴无菌手套,常规消毒穿刺部位皮肤,触摸血管的震颤搏动确定进针的位置(穿刺点上方 1.5~2.0cm),感知血管走向深浅,然后轻微绷紧穿刺点下方皮肤。右手持穿刺针,针尖斜面向上,位于血管上方进针,针头紧贴皮肤,与皮肤成 40°~45°,向左手感知到的血管方向刺进,在进针的同时让助手回抽注射器针栓,见有回血,即表示穿刺针已进入血管,再放平针头向前刺入至 2/3,宜穿刺一步到位,勿停顿。有研究指出,穿刺时应手持穿刺针的翼部并保持斜面向上,穿刺针应与皮肤保持 20°~35°,一旦针头已穿过皮肤,皮下组织和瘘壁可见血液回血,这时应放平针或减小角度,再将针慢慢刺入中心。如果在穿刺过程中遇到阻力或需改变针的位置,可以将针轻轻退出一点再调整角度。

K/DOQI 指导的穿刺方法为清洁皮肤后,向穿刺反方向拉紧皮肤,以 45°角穿刺血管移植物,25°角穿刺自体 AV 内瘘,一旦穿入血管应当斜面向上缓慢进针,迅速将针翻转 180°斜面向下缓慢进针,达到需要的深度将针旋转 180°,固定穿刺针在穿刺时的角度或与穿刺时接近的角度。

(4)内瘘穿刺血肿的护理

1)评估内瘘穿刺处肿胀及疼痛情况:穿刺部位稍稍隆起,无扩大趋势时,用棉球或纱布在穿刺周围加压固定,如有扩大趋势则立即拔出穿刺针,局部用棉球或纱布加压止血,如系内瘘,压迫时不要使内瘘血流量中断,如加压包扎(保证瘘口震颤音)。

2)冷敷肿胀部位。

3)嘱患者回家后用土豆切成薄片沿血管走行贴敷或涂抹喜疗妥药膏,24h 后热敷。

4)透析过程中注意穿刺要加压包扎、适时适度放松,观察穿刺点渗血情况。

(5)并发症:内瘘穿刺术的主要并发症为渗血。

1)原因:患者皮肤过于松弛或多次同一部位穿刺。

2)对策:内瘘穿刺针眼渗血的纱线结扎止血法。首先松开渗血部位固定穿刺针柄的胶布,对局部进行消毒处理,戴无菌手套。然后取 1 块无菌敷料,抽取 5~15 根纱线(视出血情况而定),用另一只手捏住纱线的末端,放于穿刺针下,慢慢移至穿刺点,将纱线交叉向上勒紧,力度适宜,以不再渗血为宜,然后用胶布固定纱线。最后用无菌棉球覆盖穿刺点,胶布固定无菌棉球及针柄,可确保血液透析顺利进行。

5.常见并发症及处理

(1)血栓

1)病因:常与内瘘使用不当有关,多发生在血管狭窄处。高凝状态、低血压、压迫时间过长、低温等是常见诱因。

2)预防:控制体重,每次脱水量不超过体重的 3%~5%,避免因超滤过多而发生低血压;透析过程中脱水不宜过多过快,当血压低于 100/60mmHg 时要及时处理,严防发生长时间的低血压而导致内瘘血栓形成。避免瘘管受压,避免在瘘管处量血压、输液、抽血,以免损伤血管壁。对使用促红细胞生成素的患者,要及时调整肝素用量;对于高凝状态的患者可根据医嘱应用抗凝药物治疗。

3)护理:指导患者自我观察内瘘,如发现内瘘震颤音减弱或消失,要及时告知医护人员,因为血栓形成 6h 内,局部血管内采用注射尿激酶等进行药物溶栓可以恢复内瘘功能,超过 6h

或血栓已经机化可采用取栓术治疗；如果以上方法仍不能挽救内瘘，则只能选择重新造瘘。嘱患者透析结束后要及时松开松紧带，避免长时间加压止血导致内瘘堵塞，松紧带松开方法：透析结束后，用松紧带对穿刺点进行加压包扎，15～20min 松开少许，以不渗血又能扪及震颤为宜，1h 内松紧带全部松开。睡觉时注意身体姿势，不能压住内瘘侧肢体；衣服袖口宜松，戴手表、手镯等饰物不宜过紧，避免内瘘侧肢体受压。

（2）感染

1）病因：慢性肾衰竭患者营养状态差，抵抗力下降，易引起局部及全身感染。

瘘管附近部位皮肤等感染，以及长期透析患者伴有的免疫功能缺陷。

2）预防：感染部位应禁止穿刺，手臂制动。感染部位禁止热敷，防止感染扩散，发展成全身感染甚至败血症。告知患者，禁止搔抓感染部位，保持造瘘侧皮肤清洁，勿损伤皮肤。指导保持良好的卫生习惯，每次透析前用中性洗手液清洁手臂。穿刺和拔针时严格执行无菌操作，透析后 24h 内穿刺伤口不能湿水。

3）护理：指导患者自我观察病情，如有发热、畏寒、寒战，需及时返院就医。遵医嘱使用抗生素治疗，观察疗效，初次自体内瘘感染治疗时间至少 6 周。极少数情况下瘘管感染需要立即进行外科手术，切除瘘管可以用自体静脉移植吻合，也可以在缺损部位的近端进行再次吻合。

（3）血管狭窄

1）病因：血管狭窄易发生在瘘口，与手术操作不当或局部增生有关。

2）预防及处理：有条件可行经皮血管内成形术和（或）放置支架；也可再次手术重建内瘘。

（4）血管瘤、静脉瘤样扩张或假性动脉瘤

1）病因：血管比较表浅、穿刺方法不当或内瘘血流量较大。

2）预防：避免在内瘘同一部位进行反复穿刺。避免透析血流过大。

3）处理：禁止在任何类型的动脉瘤上穿刺，其表面较薄弱易于发生破溃及感染。静脉流出道的动脉瘤可采取血管成形术。切除血管瘤，重新吻合血管，重建内瘘。用 PTFE 血管做旁路搭桥手术。

（5）心力衰竭

1）病因：吻合口径大或近心部位的内瘘，在合并贫血、高血压及其他器质性心脏病或慢性心功能不全等基础疾病时，容易发生心力衰竭。

2）预防：一般上臂动、静脉内瘘吻合口直径应限制在 7mm 以下，同时应积极治疗基础疾病。前臂内瘘发生心力衰竭比较少见，一旦发生，可采用内瘘包扎压迫，必要时采取外科手术缩小瘘口。反复心力衰竭者必须闭合内瘘，改用长期留置导管或腹透的方式治疗。

3）护理：观察病情，如发现患者胸闷、气促等，立即给予吸氧，并告知医生予以处理。指导患者饮食，减少水钠摄入，维持较好的干体重。

（6）肿胀手综合征

1）病因：由于回流静脉被阻断或者动脉血流压力的影响，造成肢体远端静脉回流障碍所致。如果血管吻合后静脉流出道梗阻，动脉血流通过侧支循环流经手部静脉或尺侧静脉（贵要静脉）或深静脉，严重影响手部静脉的回流，可出现较严重的肿胀手。

2）护理：早期可以通过抬高术侧肢体、握拳增加回流，减轻水肿，较长时间或严重的肿胀必须结扎内瘘，更换部位重新制作内瘘。

（7）窃血综合征

1)病因:侧侧吻合或端侧吻合特别是伴糖尿病或其他疾病引起的血管结构异常或动脉粥样硬化的患者,易于发生血管通路相关性的窃血综合征,导致肢体末端缺血,在手术后数小时到数月出现。

2)护理:轻度缺血时患者感觉肢体发凉,测量相应部位皮肤温度下降,可随时间推移逐渐好转,一般对症治疗即可。如果上述治疗不见好转,患者感到手部疼痛及麻木,检查时发现手背水肿或发绀,部分出现手指末端的坏死等病变加重表现,则应当进行外科处理。治疗方式与窃血综合征发生的原因有关,动脉吻合口近心端的狭窄应行血管成形术,但进展性全身动脉钙化的患者除外。高流量引起的窃血综合征需要减少瘘管的流量,传统的吻合口后静脉段结扎并不理想,减小吻合口直径或在远端重新吻合对减少血流量可能更为有效。

(8)高静脉压(venous hypertension)

1)病因:靠近动、静脉吻合口部位的静脉狭窄导致高静脉压。症状和体征包括瘘臂或手的肿胀,手指发绀。也要注意皮肤发生溃疡及湿疹样等变化。静脉高压症也称为痛指综合征。

2)预防:穿刺应力争一针见血避免出现内瘘肿胀;透析过程中做好管路的固定,对有不合作及躁动的患者要进行约束,以避免出现内瘘肿胀。

3)护理:一旦发现静脉高压即要做出评估,评估内瘘血管的弹性、管路的震颤音强弱;与医疗一起完成再循环测定和做多普勒超声检查。再循环测定方法:透析开始后30min,关闭超滤,执行如下步骤。采动脉端(A)和静脉端(V)血液,采血后立即降低血流速到120mL/min,减慢血流速后10s关闭血泵立即夹闭采集标本处上方的动脉端,从动脉端采血,代表体循环动脉血(S),解除夹闭,开始透析。

计算再循环,公式:再循环(%) = (S - A)/(S - V)×100。

6.患者教育

(1)患者教育的要点

1)透析结束后如何压迫穿刺点。

2)每天透析前用肥皂清洗穿刺部位皮肤。

3)了解通路感染的症状和体征。

4)选择合适的方法锻炼 A - V 内瘘肢体。

5)每天及出现低血压、眩晕后应触摸通路震颤及搏动。

6)如果不能触摸血管通路应当用对侧耳朵听杂音。

(2)患者应当掌握的知识

1)通路侧肢体不能负重。

2)睡觉不能压迫通路侧肢体。

3)告诉穿刺者不断更换穿刺部位。

4)监督穿刺者,穿刺前正确处理穿刺点皮肤。

5)发现通路感染的症状及体征或震颤、杂音改变时及时报告。

7.患者内瘘的自我护理

(1)应懂得瘘管是生命通道,一定要注意保护(须像保护眼睛一样保护)。

(2)可自我触诊监测(自己可将耳朵贴近吻合口或吻合口上,听到像火车一样的隆隆声,声音越大说明越通畅),也可以用手指按在吻合口以上的血管处,可感觉到血管搏动或震颤。

(3)保持内瘘管的前臂清洁,上肢不能压迫,避免测血压、静脉注射、提重物,避免阳光灼烧。

（4）注意做好术后瘘管的自我训练。

（5）穿刺成功后感受有无疼痛和肿胀不适,拔管后注意压迫止血,15~20min。为最为重要,压力应适度,以不出血且感到血管搏动或震颤为宜,避免局部血肿及血液渗出,以防止发生凝血而致瘘管阻塞。

（6）穿刺失败或肿胀者,应在拔针后冷敷,待出血停止24h后温水热敷。

（7）每天最少3次触诊内瘘,检查内瘘是否通畅,一旦血栓形成,如果在6h以内,可以用药溶解血栓,超过24h溶解血栓效果不大。

（8）保持瘘侧皮肤清洁、干燥,防损伤,如有出血或皮肤感染不能自己处理,须马上到医院处理。

二、移植血管内瘘

1. 概念

随着血管通路技术不断发展,血液净化患者存活期明显延长,但自体动静脉内瘘远远不能满足当前血管通路的需要。虽然,人工血管动、静脉内瘘长期通畅率远低于自体动静脉内瘘,不能作为血液净化血管通路的首选。但在临床实际中,对一些自身血管条件差如血管弹性差、短缺、闭塞、多次自体动静脉内瘘手术失败,造设标准内瘘比较困难,如糖尿病患者,伴有动脉硬化的高龄患者或血管比较细的病例等,不得不寻求血管替代材料如人工血管等建立血管通路。自从20世纪70年代开始,人们就开始了对移植血管内瘘的探索,1970年,Girardet利用大隐静脉成功地进行了移植血管内瘘成形术,1976年,Rosenbert成功利用牛颈静脉建立移植血管内瘘,但因为移植血管长期通畅率较低,且生物相容性较差,限制其使用。20世纪70年代末,Campbell等报道了聚四氟乙烯(PTFE)在临床上的应用,人造血管的出现使移植血管内瘘进入了一个新的时代。20世纪80年代的许多研究表明,PTFE具有其他血管材料不可比拟的优点,如取材容易、生物相容性好、容易穿刺、对感染和血栓有一定的抵抗、2年通畅率达61%~91%等。因此,PTFE成为目前临床上使用最广泛的人工血管材料。

2. 移植血管的适应证及禁忌证

（1）适应证

1）上肢血管纤细,不能制作自体内瘘。

2）由于反复制作内瘘使上肢动静脉血管耗竭。

3）由于糖尿病、周围血管病、银屑病等使上肢自身血管严重破坏。

4）原有内瘘血管瘤或狭窄切除后需用移植血管搭桥。

（2）绝对禁忌证:四肢近端大静脉或中心静脉存在严重狭窄、明显血栓或因邻近病变影响。

（3）相对禁忌证:同自体动静脉内瘘成形术。

3. 移植血管的材料选择

（1）自体血管:主要是大隐静脉。由于取材较方便、无抗原性、口径较合适,目前临床仍较常用。

（2）同种异体血管:尸体大隐静脉、股动脉、脾动脉、肱动脉以及胎盘脐静脉等,由于取材较困难等,应用越来越少。

（3）异种血管：主要是牛颈动脉。取材较易,但抗原性强、处理工序复杂、价格昂贵,因此,目前较少应用。

（4）人造血管：主要是聚四氟乙烯(PTFE)人造血管。取材容易、形状及口径容易控制、生物相容性好、容易穿刺,是目前应用最广泛的人工血管。

4.手术前后的护理

（1）术前准备

1)患者准备：遵医嘱进行血管彩超,检查血管内径等;做胸部 X 线片、心电图及超声心动图,了解患者心肺功能;抽血检查患者凝血状况;手术当天清洁手术侧肢体,必要时备皮;术前1周可预防性使用广谱抗生素。

2)人造血管的选择：一般选择直径6mm 的人造血管,可根据患者血管情况和年龄做适当调整,但直径不宜过小,直径过小会导致内瘘通畅率下降。

（2）术后并发症：血清性水肿、血栓形成、感染、心力衰竭、窃血综合征、假性动脉瘤、肿胀手综合征。其中主要表现为血清性水肿。

1)血清性水肿的临床表现：襻式(U 形)移植的发生率可高达90% 以上;表现为移植血管周围弥散性肿胀,血清性水肿多在术后 1 ～ 3d 开始出现,持续 3 ～ 6 周可自行消退。

2)血清性水肿的处理：引流;抬高肢体;红外线照射;应尽量采用无肝素或低分子肝素透析;必要时进行血管造影等方法寻找病因。

（3）术后护理

1)由于 PTFE 属于异物,置入患者体内后会出现不同程度的组织反应,术侧肢体常有水肿,术后可将术侧肢体抬高,以利于静脉回流,减轻水肿,一般第 3 ～ 7 天水肿最明显,2 ～ 3 周开始逐渐消退,但也有持续 2 ～ 3 个月才消退的情况。

2)由于人造血管内瘘费用较高,且患者一般无自体血管内瘘可供选择利用,所以保护人造血管,预防其感染显得尤为重要。术后 1 ～ 3d 应遵医嘱使用抗生素,2 ～ 3d 换药 1 次(若伤口渗出多,则应随时换药),换药时观察手术伤口情况,及时汇报医生。

3)注意观察人造血管内瘘的通畅情况,若发现血管震颤、血管杂音减弱或消失,应及时通知医生处理。

4)其余同自体动、静脉内瘘。

5.移植血管的穿刺技巧及护理

（1）穿刺要点

1)穿刺前准备：移植的人造血管一般在术后 4 ～ 8 周才能与周围组织愈合,所以至少要2 ～ 3个月才能使用。穿刺前应先了解移植血管内瘘的解剖关系,分清楚血流走向,可在用图解的方式标注血流方向,以避免穿刺针位置错误。患者穿刺部位皮肤须严格消毒,操作者戴无菌手套,对穿刺每一个患者必须更换无菌手套。

2)穿刺点的选择：避免在襻式移植血管内瘘的转角处穿刺,以免刺破人造血管,造成血肿,缩短人造血管内瘘的寿命。穿刺点最好离开手术切口3cm 以上,避免穿刺时伤及吻合口。

3)穿刺方法的选择：选择绳梯式穿刺模式。穿刺点上端离吻合口3cm,下端离"U"形襻管隧道缝合口处 2 ～ 3cm,新的进针点与上次相距 1cm 左右。动、静脉穿刺点间距应 >10cm,减少再循环率,使透析充分。为了加大动、静脉穿刺点间距,动脉穿刺点由上向下移行,静脉穿刺点由下向上移行。每次穿刺点要记录,避免下次透析重复穿刺。

4)穿刺的角度:以40°~45°穿刺比较科学。小角度穿刺时穿刺针在人工血管壁上移行时间延长,对管壁损伤面积大;而大角度穿刺时穿刺针可在人工血管壁上留下圆形穿刺孔,对血管壁损伤明显,不利于人工血管修复,甚至穿透血管。40°~45°穿刺时穿刺部位容易形成"皮瓣",拔针时可以减少穿刺点出血。穿刺针进入血管后,不应旋转角度,以免损伤人造血管内膜。

5)穿刺原则:强调梯度穿刺,避免定点穿刺;靠近动、静脉吻合口3cm不宜穿刺;梯度穿刺每次间隔1cm;转弯处约5cm避免穿刺;给穿刺点2~3d的愈合时间;循环使用穿刺段。

(2)拔针注意点

1)拔针时,拔除穿刺针的角度要与穿刺时的角度类似,避免损伤血管内膜。

2)拔针时右手一边轻轻松动穿刺针一边往外拔,左手持纱布块滚球,针尖拔出皮肤后,立即用纱块条轻压穿刺针刺入血管的位置,用拇指指腹按压10~15min,以能触摸到内瘘搏动为宜,止血后用胶布固定纱块条,避免有松紧带加压包扎,防止人造血管损伤。

3)切忌在针没有完全拔除之前压迫穿刺针孔,以免穿刺针斜面切割血管,并防止穿刺针周围的微血栓遗留在血管腔内。

4)对于难止血者,应延长按压时间。

6. 移植血管的常见并发症及处理

(1)血栓形成:同自体动、静脉内瘘成形术。

(2)感染:化脓性感染的伤口应行清创,尽量引流脓液,用生理盐水及抗生素冲洗伤口。其余同自体动、静脉内瘘护理。

(3)血清性水肿:主要发生于人造血管移植,襻式(U形)移植的发生率可高达90%以上,表现为移植血管周围弥散性肿胀,血清性水肿多在术后1~3d开始出现,持续3~6周可自行消退,随着人造血管制造技术的改进和质量的不断提高,血清性水肿持续时间可逐渐缩短。一般无须特殊处理,在术后尽量抬高术侧肢体,对消肿较慢者,可采用红外线灯照射,每天2~3次,每次20~30min。术后1周内血透肝素化可加重血清性水肿,此时透析应尽量采用无肝素或低分子肝素透析。对于较大、长期不消退的血清肿,可行手术清除。

(4)心力衰竭:同自体动、静脉内瘘护理。

(5)窃血综合征:同自体动、静脉内瘘护理。

(6)肿胀手综合征:同自体动、静脉内瘘护理。

7. 移植血管的累积有效率

(1)年累积有效率:60%~70%(40% primary)(证据/观点)。

(2)年累积有效率:50%~60%(证据/观点)。

(3)年累积有效率:40%~50%(72% in AVF)(证据/观点)。

前臂U形襻(80%±7%)>上臂C形襻(60%±19%)>前臂直桥(40%±13%)。

8. 动、静脉通路的观察(monitoring)和监测(surveillance)

(1)KDOQI指南定义

1)Monitoring:指对通路的物理检查,包括视诊、触诊和听诊。

2)Surveillance:指对通路功能进行不同的测试。

(2)动、静脉通路的观察(monitoring)和监测(surveillance)

1)通路评估和临床观察已经建立通路的观察和监测。

2)通路血流量测量:判断通路功能最好的方法。人造血管通路内血流量<600mL/min,或较基线值下降25%以上,均强烈提示出现明显的狭窄。

3)KDOQI指南建议每月测定,需要特殊设备和受训技师。

4)静态静脉透析压(VDP)测量:对于人造血管通路最具有价值,对于监测自体血管通路几乎没有价值。

5)动态VDP(在低透析血流量200mL/min):结果易受多种因素影响:包括透析血流量、穿刺针直径、透析机类型以及患者的血压。一般血透机安全线为125mmHg。

三、长期置管

临时性中心静脉留置导管简便,易于掌握,但保留时间短,并发症多。而一些需要长期透析的患者因曾实施多次动、静脉内瘘术或人造血管搭桥术,无法再用动、静脉内瘘作为血管通路。因此,具有涤纶套的双腔留置导管成为最佳选择,临床上称为永久性留置导管。

1.适应证

(1)肢体血管条件差,无法建立自体动、静脉内瘘者。

(2)心功能衰竭不能耐受动、静脉内瘘的患者。

(3)小部分生命期有限的尿毒症患者。

(4)无法建立动、静脉内瘘且不能进行肾移植的患者。

(5)低血压而不能维持透析时血流量的患者。

2.禁忌证

无绝对禁忌证。

(1)患者有严重的出血倾向。

(2)患者存在颈内静脉解剖变异或严重狭窄甚至阙如。

(3)既往在预定插管血管有血栓形成史,外伤史或血管外科手术史。

(4)手术置管部位的皮肤或软组织存在破损、感染、血肿、肿瘤等。

3.材料选择

外源性材料进入血液可导致血小板黏附和聚集于导管表面,形成纤维蛋白鞘和凝血块,从而激活体内凝血机制。

其中导管的材料和硬度是两个重要因素。目前认为最佳的导管材料是聚氨酯,尤其以聚矽氧烷生物材料较好。

目前最常用的是带涤纶毡套的双腔导管。

4.优点与缺点

(1)长期带涤纶套深静脉留置导管的优点。

1)手术相对简单,一般术后第2天可使用,不需成熟期。

2)每次透析不需要静脉穿刺,减少了患者的痛苦。

3)对血流动力学影响小,心脏功能较差的患者适用。

4)除去血栓性并发症相对容易。

(2)长期带涤纶套深静脉留置导管的缺点。

1)血栓形成、感染等并发症常见,使用寿命较动、静脉内瘘和移植瘘低。

2)感染考虑拔管时,创伤较大,特别是导管留置时间长的患者,可能因为粘连而出血。

5. 长期带涤纶套深静脉留置导管的并发症

(1)感染、导管感染可分为出口部位感染、隧道感染和导致相关菌血症。导管尖端细菌培养取标本的方法如下。

1)取下敷料,充分消毒置管伤口及其周围皮肤,确认无肉眼可见的血痂或残胶,消毒液待干。

2)洗手,戴无菌手套,以无菌剪拆除缝线后,拔除置管,无菌纱块压迫穿刺点,注意导管切勿碰触到纱块或皮肤。

3)打开无菌容器,导管垂直于容器上方,用无菌剪刀剪至少5cm导管置入容器内,立即盖上容器。注意无菌操作,避免污染容器或标本引起假阳性。

4)贴上标签并尽快送检。

(2)导管功能失效:术后即刻或早期导管功能丧失,主要原因是技术操作问题,常常是导管扭转、贴壁等导致。导管晚期功能丧失通常与血栓形成有关,临床上可采用尿激酶进行溶栓治疗。

(3)中心静脉狭窄:这种并发症较少见。其原因为反复置管,置管时间长,在置管过程中有导管相关性感染等。

6. 护理操作常规

(1)透析前的护理:严格无菌操作是防止感染的关键。

1)先拆除包扎敷料,戴无菌手套,铺无菌巾。

2)用安尔碘消毒擦净置管周围皮肤,并观察导管是否牢靠,局部有无红肿、分泌物渗出及出血等情况。若有,应加强局部换药、保持皮肤干燥、可使用少量的莫匹罗星或红霉素软膏,如无异常用无菌纱块覆盖,胶布固定。

3)消毒管口后,用5mL注射器分别抽出动、静脉端上次在封管液,查看有无血凝块及血栓。

(2)透析中应加强观察,及时处理血流不足等情况。血流不足的原因有以下。

1)体外因素或体位:导管扭曲、导管侧孔紧贴血管壁,这时解除扭曲、调整导管位置和方向或患者体位。

2)导管堵塞:可采用尿激酶10万U,溶于生理盐水3~5mL分别注入导管的动、静脉管腔内,保留20~30min,回抽出被溶解的纤维蛋白或血凝块,如一次无效,可多次重复进行。如导管堵塞不可单用生理盐水推冲,以防血栓入血引起血管栓塞。

3)若出现寒战、发热,怀疑导管感染时应立即通知医生,做血培养,及时对症处理。

(3)透析后封管

1)一般患者透析结束后,用生理盐水20mL分别注入管腔,冲净管内的血液,再各注入相应导管容量各2mL的肝素生理盐水,推注肝素时要缓慢,正压封管,导管口需消毒再盖无菌肝素帽。

2)高凝患者可采用尿激酶10万U+生理盐水2mL+肝素2mL进行封管。

3)怀疑导管感染的患者,可采用肝素联合抗生素封管。

7. 健康宣教

(1)对患者及家属强调保护导管的重要性和导管脱落的危险性。

(2)耐心指导患者注意个人卫生,保持隧道口及敷料的清洁干燥,洗脸及洗澡时不能沾水,以防隧道口感染。

(3)嘱患者睡觉时取平卧或健侧卧位,以防导管受压而闭塞。

(4)防止剧烈咳嗽,恶心、呕吐致静脉压力增大,使血液反流致导管,增加凝血机会。

(5)避免牵拉,防止导管肝素帽脱落。

(宋爱萍)

第三节 血液透析操作技术及护理

一、概述

血液透析是清除血液中各种内源性和外源性毒素能力强、效率高的血液净化方式之一。血液透析是利用半透膜原理,让患者血液与透析液同时流过透析膜两侧,借助膜两侧溶质梯度及水压梯度差,通过弥散、对流及吸附来清除毒素,通过超滤清除体内潴留的过多水分,并能同时补充溶质,纠正电解质及酸碱平衡紊乱。当血液进入透析器时,其代谢产物如尿素、肌酐、胍类、中分子物质、过多的电解质便可通过透析膜弥散到透析液中,而透析液中的碳酸氢根、葡萄糖、电解质等机体所需物质则被补充到血液中。

二、原理

1. 弥散

只要溶质在溶剂中浓度分布不均一,即存在浓度梯度,溶质分子与溶剂分子的热运动就会使溶质分子在溶剂中分散趋于均匀,这种分子热运动产生的物质迁移现象(即传质)称为弥散。根据 Gibbs – Donnan 膜平衡原理,半透膜两侧液体各自所含溶质浓度的梯度差及其他溶质所形成的不同渗透浓度可使溶质从浓度高的一侧通过半透膜向浓度低的一侧移动(弥散作用),而水分子则从渗透浓度低的一侧向浓度高的一侧渗透(渗透作用),最终达到动态平衡。影响溶质转运的因素有:溶质浓度梯度、透析膜物理特性、溶质分子特性、血流量、透析液流量、血浆蛋白、透析液温度和血液黏稠度等。

2. 对流与超滤

超滤是指水的对流,以及溶质随着水对流在静水压和渗透压作用下产生的移动,液体在压力梯度作用下通过半透膜的运动称为超滤。超滤是血液透析清除体内过多水分的主要途径。影响超滤的因素有:跨膜压、超滤系数、血流量、血细胞比容、血浆胶体渗透压、透析液渗透压等。对流时物质移动主要由分子大小、膜孔大小来决定。

3. 吸附

吸附是指溶质分子通过正负电荷的相互作用或范德华力与膜表面的亲水基团结合。由于材料的分子化学结构和极化作用,许多材料表面带有不同基团,在正负电性的作用下或在分子间力的作用下,许多物质可以被材料表面所吸附。同时血中某些异常升高的蛋白质、毒物、药物等被选择性吸附到透析膜表面,从而被从血液中清除。吸附作用与溶质和膜间的亲和力以及膜吸附能力、亲水性有关。膜吸附蛋白质后使弥散清除率降低,而且影响膜的通透性和复用。

三、适应证

1.急性肾衰竭

(1)急性肾衰竭合并高分解代谢者:每日尿素氮(BUN),上升≥10.7mmol/L,血清肌酐(SCr),上升≥176.8μmol/L,血钾上升1~2mmol/L,HCO_3^-下降≥2mmol/L应立即透析。

(2)非高分解代谢者,但符合下述第一项并有任何其他一项者,即可进行透析。

1)无尿48h以上。

2)BUN≥21.4mmol/L。

3)SCr≥442μmol/L。

4)血清钾≥6.5mmol/L。

5)HCO_3^-<15mmol/L,CO_2结合力13.4mmol/L。

6)有明显水肿、肺水肿、恶心、呕吐、嗜睡、躁动或意识障碍。

7)误输异型血或其他原因所致溶血、游离血红蛋白>12.4mmol/L。

2.慢性肾衰竭

(1)早期透析指征

1)具有尿毒症的临床表现,内生肌酐清除率(Ccr)<10mL/min;BUN>28.6μmol/L,或SCr>707.2μmol/L。

2)明显贫血,血细胞比容<15%。

3)糖尿病肾病,结缔组织肾病、妊娠、高龄及儿童。

4)并发周围神经病变。

5)高度水肿或伴有肺水肿。

6)出现心力衰竭或尿毒症性心包炎。

7)水钠潴留性高血压。

(2)紧急透析指征

1)严重的电解质紊乱,血清钾>6.5mmol/L。

2)严重代谢性酸中毒,CO_2-CP<13mmol/L。

3)急性肺水肿,对利尿药无反应。

3.急性药物或毒物中毒

在透析治疗之前,应先了解药物或毒物的分子量、蛋白结合率、体内分布容积、可溶性及透析清除谱。凡不与蛋白质结合,在体内分布较均匀,分子量较小的药物或毒物均可采取血液透析治疗。可被血液透析清除的药物或毒物有以下几种。

(1)镇静、安眠及麻醉药:巴比妥类、水合氯醛、地西泮等。

(2)醇类:甲醇、乙醇、异丙醇。

(3)解热镇痛药:阿司匹林、水杨酸类、非那西丁。

(4)抗生素类:氨基糖苷类、四环素、青霉素类、利福平、异烟肼、磺胺类、万古霉素等。

(5)内源性毒素:氨、尿酸、胆红素。

(6)其他:造影剂,卤化物、汞、金、铝等金属,鱼胆,海洛因,地高辛等。

4.配合肾移植

(1)肾移植前准备。

(2)肾移植后急性排斥反应导致肾衰竭或慢性排斥反应导致移植肾功能失调。

5.其他疾病

(1)严重的水潴留,如肾病综合征、充血性心力衰竭、急性肺水肿、肝硬化腹腔积液。

(2)严重的电解质代谢紊乱,如高血钾、高血镁、高血钙或低血钠、低血钙。

(3)高尿酸血症;高胆红素血症等。

四、相对禁忌证

1.严重感染伴有休克或低血压(收缩压低于80mmHg)。

2.非容量依赖性高血压,收缩压 >200mmHg(267kPa)。

3.严重的活动性出血,如消化道出血、颅内出血等。

4.由心肌病变导致的肺水肿或心力衰竭。

5.严重心律失常。

6.患晚期肿瘤等系统性疾病导致的全身衰竭。

7.不能合作的精神病患者。

五、诱导透析的目的

最大限度地减少渗透压梯度对血流动力学的影响和导致水的异常分布,通过降低透析效率,增加透析频率,使血浆渗透压缓慢下降,使机体内环境有一个平衡适应过程,减少失衡综合征或急性肺水肿等并发症的发生。

六、诱导透析的方法

1.选择透析器

选择生物相容性好的透析膜,使用小面积低效率透析器。

2.选择透析液

应选择碳酸氢盐透析液。透析液成分及温度可按常规使用,透析液流量一般调节为500mL/min,首次透析发生严重失衡综合征时可减少透析液流量至300mL/min。

3.调节血流量

首次透析血流量150~200mL/min,以后视情况逐渐调高。

4.设置超滤量

首次透析超滤量不应超过2.0L,容量负荷重及肺水肿的患者可视情况使用单纯超滤。

5.选择抗凝方式

根据患者的凝血状态及出血倾向选择合适的抗凝方式。

建议首次透析的抗凝药使用小剂量低分子肝素为宜。

6.安排透析时间

首次透析时间一般以2h为宜,以后每次增加30~60min,逐渐增加至4h。诱导透析阶段可增加透析频率,采用每日短时日间透析,连续透析3~4次,通过多次、短时的诱导透析逐渐过渡到规律性血液透析。

7.选择适当的血液净化方式

对氮质血症显著、病情严重的患者,或心血管功能不稳定的老年患者,难以耐受血液透析治疗时,可以考虑用血液滤过或腹膜透析作为过渡,病情稳定后再转为血液透析。血液滤过和腹膜透析很少产生失衡综合征,对心血管功能影响较小。

七、诱导透析的护理要点

1. 严格执行查对制度,严格执行分区、分机治疗。

2. 了解病情。透析前了解或采集各种化验检查数据,如尿素氮、肌酐、血钾、钠、钙、磷胸部X线片及血气分析等;了解有无水肿、肺水肿、腹腔积液、心包积液、视力障碍、运动障碍、感觉异常及意识和精神情况等,还应知道有无冠心病、肝病等并发症;根据患者年龄、病史、症状、体征及各种实验室材料制订的透析方案进行治疗。

3. 全面评估。患者对疾病的认识及对透析治疗的态度、体重、生命体征、出血情况、并发症、合作程度等。

4. 根据患者体内水分潴留情况合理设定超滤量。

5. 由高级责任护士完成新瘘的穿刺、上机、下机等操作,确保治疗的顺利进行,缓解患者的紧张、焦虑心情,增进护患关系。

6. 透析过程中严密观察患者的生命体征及病情变化,重视患者的主诉,及时处理失衡综合征、出血等紧急并发症。

7. 患者出现失衡综合征时,可通过提高透析液钠浓度、注射50%葡萄糖注射液等方法治疗。

8. 患者出现胸闷、气促等症状可给予吸氧等对症处理,必要时摇高床头。

9. 患者在透析过程中出现恶心、呕吐、头痛、血压升高等症状不能忍受时,可以立即回血,第2天再继续透析。

10. 使用无糖透析液的糖尿病或透析前进食减少的患者,需监测血糖情况。

11. 加强与患者的沟通,建立良好的护患关系。

(1)耐心讲解疾病知识、透析的方法及配合,相关知识包括透析的原理及适应证、透析室规章制度、血管通路的护理、饮食护理等。

(2)正确回答患者的问题,做好心理护理,消除患者恐惧的心理,使患者从心理上接受血液透析治疗。

12. 加强透析安全教育,严防脱针、脱管、坠床等意外事件的发生。

13. 根据临床表现、症状、体征等合理评估患者干体重。

14. 告知患者在透析间期有胸闷、气促、四肢无力、口舌发麻、不能平卧及运动障碍等不适症状应及时就诊。

八、维持性血液透析的护理要点

1. 透析前

(1)严格执行查对制度:认真查对患者姓名、治疗方式及透析医嘱等。

(2)了解透析间期的病情:了解有无严格控制水分、自我监测血压情况、血管通路的维护情况,了解有无胸闷、气促、头晕、头痛等并发症。

(3)评估患者病情:包括生命体征、血管通路情况、体重增长情况、有无出血情况、心理状况、合作程度等。

(4)上机前准备:清理陪护人;环境整洁;物品齐全,符合无菌要求;机器正常运作;正确安装、预冲管路;根据医嘱正确设置治疗参数、合理选择抗凝方式等。

(5)上机:严格无菌操作,有计划地使用动静脉内瘘,正确使用深静脉导管,妥善固定穿刺针或导管,根据病情调节适当的血流量引血,必要时给预冲量上机。

2.透析中

(1)巡视体外循环

1)上机后查对并记录治疗参数、血流量、透析液温度、动脉压、静脉压、跨膜压、超滤量等。

2)密切观察体外循环管路的连接有无松脱、漏血、漏气现象;观察有无血流量不足、管路凝血情况;密切巡视透析管路上的输液是否完毕。

3)观察机器显示的压力、透析液电导度有无异常变化;机器发出声光报警时应首先消音,以减少对患者及其他人员的不良刺激,并针对原因及时处理。

(2)观察病情变化:密切观察患者的意识、面色、精神状况,对早期发现和早期治疗血液透析并发症具有重要意义。患者出现烦躁不安、头痛、视力模糊、嗜睡、昏迷多与透析失衡综合征、低血糖、低血压、脑血管意外等并发症有关。

(3)监测生命体征:血压监测尤为重要,低血压和高血压是血液透析最常见的并发症,及时发现并处理高血压、低血压及心血管并发症。常规每小时监测1次,对于超滤量大、年老体弱的重症患者应加强监测的次数。在透析中、后期出现体温异常,多考虑透析相关性因素,如透析液温度过高、致热原反应、感染性发热等。

(4)保护血管通路:在透析过程中保持穿刺肢体制动,常规每半小时巡视1次。患者有凝血功能障碍或血管静脉压高时,穿刺部位易出现渗血;躁动、神志不清或意识模糊的患者因不能配合容易出现脱针、脱管、出血或血肿等情况,均应加强巡视。

(5)实施健康教育:教育患者在透析中如有不适应及时告知医务人员;透析中进食前应摇高床头,严防窒息,食物以不油腻、易消化为宜,避免过饱;透析过程中肝素化抗凝患者应避免抓挠破皮、剔牙等损伤性行为而导致出血情况;有心理抑郁的患者应多沟通,防止透析中发生自行拔针、拔管、自杀等意外事件。

3.透析后

(1)观察透析器及管路的堵塞情况,有凝血情况时应告知医生调整抗凝药用量。

(2)严格消毒透析机表面及内部管路,严防交叉感染。

(3)严密观察穿刺部位压迫止血情况,及时发现并处理渗血,压迫力度适中,保持内瘘血流通畅,压迫20~30min缓慢放松。

(4)下机前发生低血压的动、静脉内瘘患者,下机后应观察30min,拆除压迫纱球、检查内瘘功能正常及血压回升至正常后方可离开。

(5)透析后血压偏低患者应卧床休息5~15min再缓慢起床,避免发生体位性低血压,如有头晕等不适症状应卧床休息至缓解。

(6)教育患者加强自我管理

1)严格控制水分摄入,透析期间体重增长不超过干体重的3%~5%。

2)避免高钾、高磷饮食,适量补充优质蛋白食物。

3)监测并记录血压、体重、尿量及摄入量。

4)遵医嘱服用药物,发生不良反应需及时汇报医务人员。

(7)教育患者自我护理血管通路

1)每4h检查1次动、静脉内瘘功能,避免内瘘肢体受压、低血压等导致内瘘堵塞,保持透析当日穿刺部位干燥、清洁。

2）保持深静脉置管伤口处清洁、干燥,密切观察敷料有无渗血、渗液,股静脉置管患者应避免久坐,以免影响导管功能。

（8）透析后应正确磅体重并记录,评估脱水量及干体重是否准确。

（宋爱萍）

第四节　饮食与营养护理

维持性血液透析患者除了选择对症有效的治疗方法外,患者的营养管理是极其重要的。加强患者的日常饮食指导,可改善透析的效果(体重、心胸比率、血压、血生化、贫血),从而保持慢性维持性血液透析患者健康舒适的生活,有助于恢复社会活动和工作。

一、维持性血液透析患者的营养结构特点

1. 肾排泄和调节功能衰竭

维持性血液透析患者因肾排泄和调节功能衰竭,饮水过多或补液不当可造成机体内水钠潴留、肺水肿及心力衰竭等并发症;患者厌食、恶心、呕吐及腹泻或使用利尿药不当而导致水和电解质丢失过多,出现脱水、低钾血症、低钠血症。

2. 蛋白质和脂肪代谢紊乱

维持性血液透析患者常存在蛋白质和脂肪代谢紊乱。由于小分子毒素对脂蛋白酶的抑制作用、高胰岛素血症促进肝对三酰甘油的合成增加和分解减少及体内一些促分解代谢激素的分泌增加,患者出现低蛋白血症、高脂血症。

3. 营养物质丢失

血液透析过程中出现某些细胞因子、补体激活、机体分解代谢增加、营养物质丢失,会引起患者营养不良。

4. 肾分泌红细胞生成素减少

维持性血液透析患者因肾分泌红细胞生成素减少而发生贫血。血液透析中不可避免的血液少量丢失或慢性的出血,如痔疮出血、上消化道出血、血尿等均可加重贫血。

5. 肾小球滤过率下降和肾小管功能减退

血液透析患者由于肾病变时肾小球滤过率下降、肾小管功能减退等因素极易造成尿磷排出减少,引起血磷升高,进而刺激 PTH 合成及释放。肾单位受损,导致肾小管合成 1 - 羟化酶下降,$1,25 - (OH)_2D3$ 明显减少致使其基因调控作用减弱,引起钙的吸收障碍,肾小管对钙的重吸收下降。长期饮食限制使患者钙摄入减少、磷以磷酸钙的形式从肠道排出量增加均可使患者出现低血钙。

二、维持性血液透析患者营养不良的病因及分型

1. 病因

（1）透析相关因素

1）透析引起营养丢失:患者每次进行血液透析过程中机体将丢失氨基酸、肽类 10~13g,

同时伴有多种水溶性维生素和微量元素的丢失。

2）透析引起分解代谢增强：血液透析本身可促进蛋白质分解、减少蛋白质合成。不同材料的透析膜对补体的激活程度不同，使用生物相容性较好的透析膜的患者血浆 C 反应蛋白水平明显低于使用生物相容性较差的膜的患者，同时周围肌肉组织中氨基酸的释放减少。

3）透析失衡综合征：血液透析患者在透析过程中因心血管功能和治疗参数的不稳定而出现恶心、呕吐等症状，引起食欲减退导致蛋白质和热量摄入不足。

（2）非透析因素

1）营养摄入不足：对于大多数维持性血透患者来说，缺乏全面的营养知识是造成营养摄入不足最主要的原因；其次是膳食结构不合理。另外，患者的年龄、文化程度、经济基础、家庭干预等也直接影响患者的遵医行为，从而导致治疗饮食无法得以完整实施。

2）代谢性酸中毒：酸中毒已列为慢性肾病进展的一个重要因素。酸中毒促使蛋白质分解，抑制蛋白质、氨基酸的合成，促进负氮平衡而导致营养不良。

3）内分泌功能的紊乱：由肾产生的内分泌激素发生障碍而致内分泌功能紊乱，包括胰岛功能抵抗、对生长激素不敏感、甲状旁腺功能亢进等都可促使蛋白质分解及减少蛋白质的合成。

2. 营养不良的类型

Stenvinkel 等提出透析患者中存在两种类型营养不良。

Ⅰ型营养不良：主要因透析不充分、食欲降低导致蛋白质和热量摄入不足引起，同时透析不充分、代谢性酸中毒导致机体分解代谢增加，进一步加重营养不良。

该型血清蛋白水平正常或降低，通过加强透析和补充营养可得到改善。

Ⅱ型营养不良：主要与炎症有关。一方面营养不良可引起机体防御功能下降，增加患者对病原体的易感性；另一方面，炎症通过细胞因子引起肌肉蛋白质的分解代谢增强，血清蛋白的合成减少出现低清蛋白血症。

三、维持性血液透析患者营养不良的评估指标

对慢性肾衰竭患者进行营养状况监测和评估的方法很多，包括生化测定、人体学测量、身体成分分析及饮食评价，每一种方法都有一定的局限性，必须综合考虑。

1. 生化指标

（1）血清蛋白浓度是目前最常用的营养评价指标，它反映的是蛋白质合成、分布和降解的平衡状况，而且也能提示患者的预后。血清蛋白降至 30～35g/L，血液透析患者死亡危险性将增加 1 倍。血清蛋白常在营养不良发生数月后才降低，是营养不良较晚期的指标。

（2）血清前清蛋白是反映营养不良的一个早期指标。临床上血清前清蛋白<0.3g/L 提示存在营养不良。

（3）血清转铁蛋白浓度低于 0.2g/L 标志营养不良。

2. 人体测量学

人体测量学具有简便、迅速、无损伤和重复性好的特点，目前在临床上广泛应用，测量指标包括身高、体重、肱三头肌皮褶厚度、体重指数（体重/身高^2）、上臂肌围等。

（1）皮折厚度测量：我国目前尚无群体调查的正常值，日本正常参考值如下。

1）男性为 8.3mm，女性为 15.3mm。

2）营养正常：测量值大于正常值的90%。

3）轻度营养不良：80%~90%。

4）中度营养不良：60%~80%。

5）重度营养不良：<60%。

上臂肌围测定可直接反映体内蛋白质储存水平，与血清蛋白密切相关，故以此作为判断营养状况好转和恶化的指标。正常参考平均值男性为25.3cm，女性为23.2cm。

（2）体重：目前为主要的营养评定指标之一，体重是脂肪组织、肌肉组织和矿物质之和，故总体上反映人体营养状况，理想体重在我国常用Broca改良公式计算。理想体重=身高（cm）-105。

1）超重体重：>10%~20%。

2）肥胖体重：>20%。

3）瘦弱体重：<10%~20%。

4）极瘦体重：<20%。

3.饮食评价

饮食评价就是应用询问和调查表的方式调查患者近期内连续的饮食情况，计算出患者每天摄入蛋白质、热量及其他营养物质的含量，为评价患者的营养状态提供资料。

四、维持性血液透析患者的营养需求及饮食原则

维持性血液透析患者的饮食原则是高热量、优质高蛋白、高钙低磷、低盐低钾、低脂饮食，严格控制水分的摄入和补充适量的水溶性维生素。

1.蛋白质根据患者每周的透析次数决定蛋白质摄入量。每周透析3次的患者，蛋白质供给量为1.5g/（kg·d），每周透析2次的患者，蛋白质供给量为1.0~12g/（kg·d）。患者应尽量选择优质蛋白质（如猪肉类、蛋、鸡肉类），才能充分利用于修补或维持肌肉强壮，豆类（黄豆例外）、核果类、面筋制品、五谷杂粮、面粉制品、红薯、芋头、马铃薯等所含的蛋白质品质较差。

2.补充足够的热量由于限制蛋白质的摄取，米饭类的摄取量也受到限制，因此容易造成热量不足，这时体内原有的蛋白质分解增加，反而使尿素增加，抵抗力下降，所以活动后必须多食用高热量食物（如白糖、蜂蜜、水果糖、植物性油脂等）。

3.限制钠盐摄入体内钠离子过多容易造成血压升高、水肿、腹腔积液、肺积水，导致心力衰竭等。食物中的食盐、酱油、味精、番茄酱、沙茶酱、醋等含有大量的钠，因此平时炒菜时应少放。外出用餐时，可以加用白开水将食物中的盐冲淡。

4.限制钾盐摄入血钾过高会引起严重的心脏传导和收缩异常，甚至死亡。因此平常应少食用含钾高的蔬菜（如香菇、芥菜、花菜、菠菜、空心菜、竹笋、番茄、胡萝卜、南瓜）及水果（如枇杷、桃子、柳丁、硬柿子、橘子、香蕉等），并避免生食蔬菜沙拉，其他如咖啡、浓茶、鸡精、牛精、人参精、浓肉汤、酱油、代盐等钾的含量亦高，应尽量少吃。

5.限制磷盐摄入磷的主要功能是强化骨骼，肾衰竭患者由于肾无法正常工作，因此多余的磷会堆积在血中，造成高磷血症，导致皮肤瘙痒及骨骼病变。含磷较高的食物有奶制品、汽水、可乐、酵（健素糖）、动物内脏类、干豆类、全谷类（糙米、全麦面包）、蛋类、小鱼干等也应谨慎避免多食。

6.限制水摄入尿毒症患者由于尿量少或无尿，经口进入的液体会滞留在体内，造成身体水

肿、血压升高、肺水肿等并发症,因此必须严格限制每天的液体摄入量,通常经口摄入的液体量大约等于全天排尿量加500mL。如果出汗多,可酌量增加。患者每天测量体重,以作为自己饮水的参考。

五、维持性血液透析患者营养不良的防治

1.加强护士营养知识培训,掌握患者营养状况合格率和评价指标(患者营养状况合格率=患者营养状况合格人数/患者总人数×100%),掌握肾性骨营养不良预防护理对策,掌握饮食摄入量的计算方法、提高护士对透析患者营养状态评估、液体平衡状态评估的能力,指导患者及家属科学、合理地调配饮食预防患者因营养性不良所致并发症的发生,保证透析质量。

2.加强宣教,重视对透析患者的营养管理,指导患者正确掌握饮食知识,并通过检测指标确定患者正确掌握饮食知识的合格率。

(1)血磷维持3.5~5.5mg/L。

(2)血钾维持3.5~6.0mmol/L。

(3)血脂维持正常范围。

(4)蛋白1.2kg/(kg·d)足够摄入量。

(5)无盐、水摄入过量引发高血压体征。

(6)无水负荷过重导致心力衰竭、肺水肿、组织水肿症状发生。

(7)无热量不足导致负氮平衡。

3.营养物质补充

(1)热量:充足的热量是改善营养状态的前提,透析患者在轻度活动状态下能量供给为146.4~167.4kJ/(kg·d)[35~40kcal/(kg·d)],合并感染、创伤、烧伤时患者处于代谢亢进状态,能量供应应达到188.3kJ/(kg·d)[45kcal/(kg·d)]。

(2)蛋白质:血液透析患者蛋白质需要量大大增加,摄入量应达到12g/kg为宜,以优质蛋白为主,食物中应富含必需氨基酸,如各种瘦肉、鱼蛋等。

(3)维持水、电解质平衡:控制入水量,一般不超过干体重的4%~5%为宜;控制钠盐摄入,减少钠水潴留。无尿患者钠摄入应限于1~2g/d,水摄入应<1000mL/d,钾摄入应<2000mg/d为宜。

(4)适量的维生素和矿物质。

(5)补充必需氨基酸制剂。

4.重组红细胞生成素的应用可以改善营养状况,纠正氨基酸代谢的异常,改善肌肉氧的利用,调节整体健康状况,降低发病率及病死率。

5.胃肠道外营养可作为改善营养状况的辅助治疗措施。

6.胃肠动力药及碱性药物的应用可促进胃排空及胃肠蠕动,纠正酸中毒,减少高分解代谢。

7.调整透析剂量和次数,保证充分透析。

8.使用生物相容性好的透析膜能降低蛋白质分解,改善食欲缺乏症状。

六、维持性血液透析患者营养不良的护理干预

1.护士在与患者接触的第一次开始就要建立良好的护患关系,及时收集资料,了解其病情、生活习惯、心理状况、职业、文化程度、经济状况及对疾病的认识与相关知识的掌握,建立一

份健康档案。在言行上、情感上认可患者的主诉,对患者热情、诚恳、关心、体贴,取得患者的高度信任。

2. 在对长期维持透析患者进行评估的基础上,根据患者病史、透析情况、消化功能、饮食习惯、尿量、依从性、并发症等制订合适的食谱,尽量做到个体化。在排除器质性病变和透析不充分的情况下,鼓励患者少量多餐,并改进烹饪方式以刺激食欲。对胃肠功能减弱者,嘱其细嚼慢咽少吃油腻食物,鼓励适当运动。

3. 患者因经济状况欠佳或治疗前景不乐观产生悲观心理,应及时给予疏导,生活多给予关照,解除心理障碍,消除悲观情绪。鼓励其多与性格开朗的患者交往,参加社会活动,保持良好心态。利用音乐、电视、适宜的活动或放松术分散患者注意力,减轻情绪障碍,从而增加饮食摄入,提高生活质量。同时经常与家属沟通,告知饮食疗法的重要性,争取家属的配合与支持,为患者营造一个良好的进食环境,以增进食欲。

4. 帮助患者认识疾病的性质、血液透析治疗的目的和原理及饮食注意事项,使患者做到对自己的疾病心中有数,并理解透析饮食的重要性,针对不同病情进行个体化教育,提高患者饮食疗法的依从性。

5. 建立全面的健康教育体系,采用讲座、讨论、看书自学、示教等方法。针对患者存在的问题进行解释,进行针对性教育。在患者待治疗时期,建立联络网跟踪随访,检查执行情况,坚持持续督促全程教育是非常重要的。

(宋爱萍)

第五节　日常生活指导与康复护理

血液透析治疗需要长期甚至终身进行,需要患者在专业医护的科学指导下,学会自我健康管理,如正确维护血管通路、实施合理准确的饮食、调控血压与干体重、调整睡眠、保护皮肤等干预手段,使透析患者延长生存率,提高自我生活质量。

一、维持性血液透析患者血管通路的日常维护

维持性血液透析患者血管通路包括:动静脉内瘘(自体动静脉内瘘、移植血管内瘘)和深静脉留置管(临时置管、长期置管),患者借此行血液透析以维持生命,故血管通路又称为血液透析患者的"生命线"。平时要特别注意对血管通路的自我护理,预防并发症的发生,以延长使用寿命。

1. 动静脉内瘘的自我护理

(1)动静脉内瘘术后护理

1)内瘘术后第2天可活动术侧手指,并逐渐增加活动量,术后3d内有肿胀者适当抬高并制动。

2)术后应保持术侧肢体干净,避免潮湿,以防伤口感染;若发现伤口有红、肿、热、痛时,立即与医师联系,及时处理。

3)术后10d左右拆线,拆线后要做血管功能锻炼,以促进内瘘成熟,如握软式健身运动,

建议每天早、午、晚、睡前各 1 次,每次 15min,用力将球握紧,默数 3s 再放开为 1 次,每天至少 500 次。

(2)动、静脉内瘘日常护理

1)平日衣着要舒适,袖口要宽松,不要佩戴过紧的手表、手链、手镯等。睡觉时尽量平卧或卧向健侧,避免压迫内瘘的手臂,也不可将内瘘的手臂枕于脑后。内瘘侧肢体不能负重。

2)平日保持内瘘侧皮肤的清洁,每次透析治疗前应用肥皂水及清水洗净内瘘皮肤为透析穿刺做好消毒前准备。

3)养成每日用示指、中指和无名指并拢放置于内瘘吻合处触摸有无震颤,每日早、午、晚各 1 次。如出现震颤减弱或消失,自我感觉疼痛、麻木、出血应立即到医院求治。无论任何时间必须第一时间尽早处理,为内瘘复通争取宝贵时间。

4)内瘘侧肢体不能用于测血压、采血、输血等。

5)平日内瘘侧肢体用松紧适合的护腕保护,避免受伤。

6)血管条件不好、不能保证充足透析血流量的患者应经常进行内瘘侧肢体功能锻炼。如握橡皮球、握拳运动,分早、午、晚进行,每次 100 下,一天 300 下,并及时检查内瘘。

7)平日可进行力所能及的家务和轻松的散步、太极拳等,保持心情舒畅,戒烟、酒,减少不良因素影响内瘘。

8)透析期间应主动与医护人员沟通自我内瘘穿刺点的穿刺安排,做到心中有数,保证内瘘使用的持久性。

9)居家准备一台血压计、体重秤,固定时间测量血压、体重并记录在册,医师将根据血压情况调整降压药的用量,严格控制每日水分摄入量,避免因血压过低对内瘘影响。

10)透析治疗中因内瘘穿刺而致血肿,24h 内应冷敷,切记不能热敷。或者用土豆片贴敷,根据需要贴敷的部位、范围确定大小。将土豆切成薄片,厚 0.1~0.2cm,均匀不留缝隙地贴于肿胀的部位,比水肿周边宽出 1cm,并用胶布或绷带固定住,4~6h 更换 1 次,血肿较严重者可缩短更换时间,1~2h 更换 1 次。或者用喜疗妥外擦,促进血液循环及血肿吸收。

11)透析结束时,用适当的力度平行于瘘管压迫穿刺针眼 5min 以上,再用弹力带固定,时间不宜过长,一般 20~30min,按压力度以不渗血且在压迫点的近心端摸到血管震颤为宜,松绑后连续观察穿刺点有无渗血。离开医院后内瘘穿刺点发生出血、渗血,可用止血贴在内瘘穿刺口外贴并按压 10~15min 止血,避免内瘘肢体用力。若渗血不止应到医院救治。

2.临时、长期深静脉置管患者的自我护理

(1)防止感染

1)保持置管处敷料干洁,避免置管处伤口感染。养成良好的卫生习惯,保持口腔及鼻腔卫生,每日注意皮肤清洁,不宜游泳,洗澡时不能淋湿置管处,可用防水敷料覆盖后温水擦浴。保持敷料干燥,水不可流入插管部位,一旦潮湿应及时消毒更换敷料。

2)股静脉留置管只限住院期间使用,留置时间不超过 1 周,患者保持会阴部清洁,干燥,每日清洗会阴 2 次。大、小便不慎污染敷料应及时通知护士予消毒更换敷料。

3)非透析时肝素锁及导管夹处于关闭状态,勿自行调整。避免因松脱造成的出血和感染。

4)居住的环境应保持空气清新舒适,每日开窗通风 2~3 次,每次 30min,不要到人流杂多的地方,避免发生感染。置管处出现红、肿、热、痛现象应立即就诊。

（2）防止导管堵塞：置管患者不宜剧烈活动，导管不能用于抽血、输血输液等。颈静脉置管处患者睡觉时应侧向健侧，避免压迫置管一侧，患者尽量不要弯腰；股静脉留置管不宜过多起床活动，如久坐、行走，下肢弯曲不要超过90°，预防血液倒流堵塞导管。

（3）防止导管脱落：穿宽松衣裤，避免套头式衣服，穿脱衣裤时要注意保护留置管。不宜剧烈活动，保证导管勿扭曲受压，妥善固定于皮肤上。导管一旦脱落应立即局部压迫止血15～20min，并尽快到医院就诊。

二、维持性血液透析患者干体重与水分控制管理

1. 干体重的定义

干体重是指患者在透析后既无水钠潴留，也无脱水现象的体重，也就是所谓的水负荷平衡状态的体重。

2. 识别干体重的方法

（1）理想干体重：精神良好，没有高血压，手脚没有水肿，腹部及肺部没有积水，走动时没有呼吸困难时的体重即为理想干体重。

（2）干体重过高：维持透析患者透析间期体重增长过多，体内存在过多水分，导致透析间期发生水肿、气促、憋气、夜间睡觉不能平卧，甚至有急性左心衰竭等症状，血容量过多，心排出量增加，致使高血压难以控制。

（3）干体重过低：透析间期或透后常发生头晕、恶心、呕吐、抽筋等低血压症状，不利于透析的进行，也不利于残存肾功能的保护。

3. 透析间期水分的控制

每日清晨起床后自测体重，做好记录，每天体重增加不超过1kg。纠正不良饮食习惯，如改含水量多的稀饭、面条等主食为馒头、干饭。有尿者测24h尿量，每日入液量应为尿量加500mL；无尿者必须严格控制水钠摄入量。体重在两次透析间期的增加不超过干体重的3%～5%。研究认为透析间期体重增加超过4.8%，即反应水盐的过度摄入，与病死率的增加有关。及时与医师沟通，并适当调整干体重。

（1）透析间期水分的计算

1）总入水量的计算：总入水量＝饮水量＋所吃食物的含水量；食物含水量＝食物重量×食物含水量的百分比。

2）两次透析期间体重增加在干体重的5%以内，尽量控制在干体重的3%～4%。

3）仍有尿液者，每日水分摄入量＝前一天尿量＋500mL，这其中包括汤、饭、菜中所含的水分。

4）无尿者或少尿者：每日体重增长不超过1kg为原则。

5）常见食物的含水量。90%～100%：水、饮料、牛奶、汤、液体调味品；75%：熟菜、土豆泥、凝乳、牛奶麦片粥；50%：米饭、面条、熟土豆、稠的牛奶麦片粥；25%：炸土豆、稍加烘烤的面食。

6）含水量无或微量的食物：无汤的肉、鱼、蛋、干酪、饼干。

（2）如何避免喝太多水

1）勿吃太咸的食物，做到清淡饮食。

2）尽量将服药时间集中，使用固定的有刻度的水杯喝水以减少喝水量。

3)渴难忍时可以含小冰块、柠檬片、薄荷糖、嚼口香糖或嚼薄荷叶,以保持口腔湿润。

4)以水漱口,重复几次可以缓解口渴、口干。

三、维持性血液透析患者的血压日常监测与维护

心脑血管疾病的并发症是透析人群最常见的致死原因,高血压是最重要的危险因素,其发病率高达80%。

控制血压可降低心脑血管疾病的发生率及病死率,而透析患者高血压的发病机制是复杂的,多因素的,只有指导患者做好日常血压的监测,并给予针对性的治疗和护理,教会患者进行日常的自我管理,才能提高他们的生活质量,降低病死率。

1.日常血压的监测

患者家中自备血压计,掌握正确测量血压的方法。测血压前,不饮酒,不喝咖啡浓茶,不吸烟,并精神放松,室内温度适宜,安静休息10min后测量,如果使用水银血压计,坐位或卧位,肘部及上臂应与心脏在同一平面。设立血压记录表,每天早、中、晚3次监测血压并记录。维持性透析患者高血压的治疗目标是透前控制在≤140/90mmHg,透后控制在≤130/80mmHg。

2.自我管理

(1)生活规律,保证充足的睡眠(每天7~8h)。高血压患者易出现紧张、易怒、情绪不稳,这些又都是使血压升高的诱因,可通过改变自己的行为方式,培养对自然环境和社会良好的适应能力,避免情绪激动及过度紧张,遇事要冷静、沉着,当有较大的精神压力时,可通过参加轻松的业余活动或欣赏音乐等释放压力,从而维持稳定的血压。

(2)严格限制钠盐和水分,控制体重的增长,清淡饮食,摄入钠盐每天3~5g。

(3)戒烟限酒,烟酒都是高血压的危险因素,如烟瘾特别大者可逐量减少,如每2周减一包烟。

(4)合理服用降压药,了解所用降压药物的名称、主要作用、使用剂量、用法、不良反应及注意事项,严格按照医嘱进行用药,不可自行减量或不按时服用,不能根据自我感觉停药或增减药物,坚持长期服用,才能有效控制血压。

四、维持性血液透析患者的皮肤护理

皮肤瘙痒是维持性血液透析患者常见的症状,其发病机制尚不完全清楚,研究发现,维持行血液透析患者的皮肤存在多种病理性变化。

皮肤肥大细胞增多释放组胺等活性物质;体外循环设备可活化血液中的粒细胞并释放多种生物活性物质;皮肤中钙、镁、磷等矿物质含量增加;微血管病变引起的皮肤损害而产生的皮肤症状;此外与甲状旁腺功能亢进、缺铁性贫血、维生素A过多、神经病变有关。

针对上述病因,维持行血液透析患者在日常生活中可采用以下方法,来预防皮肤瘙痒的发生,或减轻皮肤瘙痒症状。

1.在日常生活中着装要选择柔软、宽松、棉质的衣服,特别是内衣裤,避免穿着毛织品及化纤织品的衣服,以免刺激皮肤引起瘙痒;也要避免穿着紧身衣裤,防止皮肤长时间受压而引起瘙痒。

2.勤洗手,勤剪指甲,保持皮肤清洁、湿润。皮肤瘙痒需要抓痒时,用指腹不用指甲挠抓,避免抓破皮肤,引起皮肤感染;洗澡水温不宜过高,以温水浴为宜;沐浴时宜用中性及弱酸性沐浴液,不宜用肥皂或刺激性沐浴液;洗浴后涂抹中性润肤霜,保持皮肤滋润不干燥。因为洗澡

水温过高或使用碱性沐浴液,都会使皮肤失去皮脂滋润,变得干燥,而使皮肤瘙痒变得更加严重。

3. 皮肤瘙痒难耐时,局部可用冷水、冰毛巾冷敷或柠檬水涂抹有止痒效果,切忌用热水烫;全身皮肤瘙痒时,可进行温水洗浴有一定的止痒效果。柠檬水涂抹止痒的方法是:取新鲜柠檬1个,切成4~5薄片,泡在温开水200mL中20min,取洁净毛巾1块,浸泡于柠檬水中,拧半干,轻轻反复涂抹瘙痒部位。

注意水温度不能过冷或者过热,涂抹时用力适中,心前区、腹部不可涂抹,以免引起不适,破溃部位不予涂抹。

4. 保证透析充分性,是缓解皮肤瘙痒的基础,严格执行医嘱,保证透析时间是关键。对顽固的皮肤瘙痒,可根据医嘱采用血液透析加血液灌流、血液透析加血液滤过或免疫吸附等治疗方式,加强毒素特别是中、大分子毒素的清除,缓解皮肤瘙痒。

5. 日常生活中宜选择不增加肌酐、尿素的清淡、易消化、富含维生素及优质动物蛋白的食物;尽量避免食用辛辣、刺激性或易引起过敏的海产品以及其他易引起过敏的食物,对已被证明曾过敏的食品,包括同类食品均应绝对忌食。保持大便通畅,必要时可服用通便的药物,将体内积聚的致敏物质及时排出体外;应戒烟酒,不喝浓茶、咖啡,不食或少食动物内脏、坚果类等高磷的食物。

6. 养成良好的生活习惯,早睡早起,保证充足的睡眠时间,避免精神过度紧张、发怒和急躁;瘙痒严重而导致入眠困难时,可在临睡前进行温水洗浴,必要时根据医嘱加服镇静药,确保充分睡眠。多进行户外活动,但要量力而行,户外活动时减少皮肤直接暴露,避免过多的紫外线照射,但适当的紫外线照射可降低皮肤钙、镁、磷等矿物质含量,从而缓解皮肤瘙痒。

7. 伴有高钙血症、钙磷比值失调、继发性甲状旁腺功能亢进时,要根据医嘱正确、按时服药,如磷结合剂须在进食中服用。全身性皮肤瘙痒可口服抗组胺类药物治疗;高钙血症血液透析时可用低钙透析液进行透析。

五、维持性血液透析患者的睡眠调节与运动

研究发现大多数血透患者存在睡眠障碍,在国外,维持性血液透析患者有关睡眠障碍主诉的占57%~80%,睡眠呼吸暂停综合征和不宁腿综合征的发生率是普通人群的数倍;在国内,维持性血液透析患者主诉难以入睡的有74.5%,易醒、早醒的分别有68%,日间睡眠的有77.1%。

这些异常的睡眠状态对生活质量和健康状况有明显的负面影响,有数据表明这类患者的睡眠障碍可导致病死率的增加。

因此,改变透析患者的睡眠状况尤为关键。而我们也发现,有氧运动可达到恢复体力、延缓衰老、增强食欲、提高抗病能力。鼓励患者学会睡眠自我管理、加强身体锻炼,以提高患者的生活质量。

1. 睡眠调节

(1)创造良好的睡眠环境和条件:控制噪声,保持卧室的安静,调整好卧室的温度和湿度(冬季保持在16~24℃,夏季保持在25~28℃,湿度保持在50%~60%),定期通风,保持空气的清新。床单位保持清洁整齐,卧室的光线要暗,创造舒适的条件,从而改善睡眠状况。

(2)自我心理调节:遇到各种难解问题,主动找医务人员或亲戚好友倾诉,表达心理感受,

及时进行心理疏导,纠正不良心态,解除思想上的压力。

(3)睡眠卫生宣教:建立有规律的作息时间,尽量有睡意就上床,通过缩短卧床时间,增加自身对睡眠的渴望;避免睡前喝刺激性的饮料如咖啡、茶、酒和睡前在床上阅读刺激性书刊等,去除影响睡眠的不利因素。

(4)睡眠行为疗法:如腹式深呼吸放松法,睡前做按摩、推拿、用温水泡脚等有助于睡眠。如泡脚时,水温不能太热,以40℃左右为宜,泡脚时间也不宜过长,以30min左右为宜,水以浸过踝关节为宜。由于金属易冷,所以泡脚的容器最好用木盆。

(5)保证充分透析:透析相关的皮肤瘙痒、高血压、骨病等也是引起睡眠障碍原因之一,为此要达到透析的充分性,没尿的时候,每周要保证12~15h的透析。有条件的最好是每周2次血液透析、1次血液滤过。

2.运动治疗

运动要遵循量力而行、循序渐进和持之以恒的原则。

(1)运动时间:自我感觉良好时运动,空腹时不运动,运动宜在饭后2h进行,穿宽松、舒适、透气的衣服及运动鞋。以有氧运动作为运动的主体,运动中如有不适,立即终止。

(2)运动项目选择:根据个人爱好、环境条件,可选择行走、慢跑、上下楼梯、乒乓球、太极拳、仰卧起坐、保健操等,还可借助一些专门器械,如沙袋、哑铃、健力器等。

(3)运动量的确定:以不引起心跳过快和气促为度,比安静时心率高每分钟20次的心率作为靶心率。

(4)运动频率

1)步行。在家中或公园,每次步行2~3min,每分钟60~80m,休息2~3min,这样交替运动,共运动30min,避免出现心悸、喘息、下肢无力,逐渐延长步行时间,缩短休息时间,逐步过渡到每日步行4km。

2)升降运动。利用楼梯、蹬踏台阶,开始时用手扶住楼梯把手,上下一个台阶,逐渐延长至,上下两级台阶,运动时间逐步延长至每次5min、10min、15min,再过渡到不用扶把手自己,上台阶,逐步增加台阶高度。

3)局部按摩或全身按摩,有助于促进血液循环,每天2次,每次30min。

4)使用健力器,每项动作5~10次,逐渐增加锻炼时间和锻炼强度。

六、关注患者生活质量,进行性健康教育

1.50%男性透析患者发生部分或完全性阳萎,55%低于55岁的女性透析患者有不同程度的性功能异常,包括明显性功能减退,达到性高潮能力下降等。

2.培养对性生活的正确态度,建立健康的性价值观。性健康教育的形式是确保患者的隐私和健康的前体下,在患者进行透析时以单人形式进行。

3.性生活的频率根据年龄及自身的身体状况进行调整,必须充分透析,注意个人卫生,性生活后无不适为原则。

七、维持性血液透析患者的日常实验室检测项目与意义

随着透析技术的普及及推广,维持性血液透析患者的寿命逐渐延长,定期的实验室检测至关重要,因系统的实验室检测能较好地反映病情及透析状态。作为患者自身,在有限的医疗资源下,应懂得通过正确、直观认识常见的实验室检验指标,以配合医务人员更好地维护透析品

质、延长生命,减少住院时间。

对于维持性血液透析患者在医务人员的帮助下,自我根据数据的高低,从日常起居、饮食习惯上的配合与纠正,在保证优质的透析质量上能起到事半功倍的作用,对症状改善和生存率提高是相当有益的。

1. 血红蛋白(Hb)

肾性贫血的治疗靶点为 110～120g/L。是评价是否贫血的一个重要指标。

轻度贫血者,血红蛋白 >90g/L;中度贫血者血红蛋白 60～90g/L;重度贫血者血红蛋白 <60g/L。

2. 血细胞比容(HCT)

HCT 33%～36%。指一定容积全血中红细胞所占的百分比,常用作贫血诊断和分类的指标。

3. 清蛋白(ALB)

正常值:34～48g/L。

合成于肝细胞,具维持渗透压及运输体内许多药物、废物、毒素、激素等功能,常代表营养的状态,足量的蛋白质可以增加抵抗力,提高存活率。

4. 血清铁(FE)

正常值:男性 13.43～31.34μmol/L;女性 10.74～30.98μmol/L,与缺铁性贫血有关。

5. 铁蛋白(FER)

正常值:男性 21.81～274.66ng/mL;女性 4.63～204ng/mL,反映体内铁的储量,不够无法造血;发炎时也会上升。

6. 钠(Na)

正常值:136～145mmol/L,严重脱水(烧伤),多尿症时,钠会增加;当有呕吐、腹泻、糖尿症昏迷,尿毒症时钠会减少。低钠会引起倦怠、无力抽筋、昏迷,而高钠会躁动、嗜睡、抽搐、肌张力增加、昏迷。

7. 钾(K)

正常值:3.5～5.2mmol/L,尿毒症、溶血会造成钾离子升高,导致心脏无力与心律失常、心搏骤停。呕吐、腹泻、营养不良钾离子会降低,会造成肢体无力麻痹及心律失常。

8. 钙(Ca)

正常值:2.08～2.6mmol/L,缺钙引起软骨症。血清钙增加,可导致肾结石,血管钙化。

9. 磷(P)

正常值:0.9～1.34mmol/L,所有蛋白质的食物都含有磷,肾不好时磷会排不出去,须靠磷的结合剂与食物一起吃来排出。磷太高会造成皮肤痒、骨头病变、血管组织钙化。

10. 尿素氮(BUN)

正常值:2.9～7.1mmol/L。尿素氮太高表示蛋白质摄取过多或透析不足,尿素氮下降表示蛋白质摄取不足,营养不良。

11. 肌酐(Cr)

正常值:44～133μmol/L。

肌肉代谢后的产物。运动量大的人、肌肉多的男性或因透析不足都显示数值高。数值低表示太瘦小、营养不足或缺乏运动。

12. 尿酸(UA)

正常值:男性 149~416μmol/L,女性 89~357μmol/L。尿酸是体内嘌呤类的代谢物,以动物内脏含量最多。尿酸升高时,会沉着于关节,组织而形成痛风。

13. 谷草转氨酶(AST)

正常值:8~40U/L。偏高表示肝、胆、心脏、脑部、细胞等器官或细胞中发生异常。

14. 谷丙转氨酶(ALT)

正常值:5~40U/L。大量存在于肝脏组织中,上升表示肝损伤,与肝功能有关。

15. 总胆红素(TBIL)

正常值:2~20.4μmol/L。数值升高可能是急性肝炎、溶血性疾病、胆道疾病、肝硬化、阻塞性黄疸等可造成黄疸。

16. 碱性磷酸酶(ALP)

正常值:89~150U/L。存于肝、胆、骨骼中最多,数值升高表示有肝胆疾病或骨骼病变。

17. 胆固醇(TCH)

正常值:0.00~5.69mmol/L。当血清中胆固醇含量过多,易引起冠状动脉血管硬化、中风等。

18. 三酰甘油(TG)

正常值:0.00~1.7mmol/L。油炸食物对三酰甘油影响极大。当中性脂肪数值偏高,则易引起冠状动脉疾病。

19. 全段甲状旁腺素激素(iPTH)

正常值:150~300pg/mL。上升表示甲状旁腺亢进,易造成高转运肾性骨病变。须给予活化维生素 D_3 控制,并减少磷摄入。太低则表示低转运骨病变会造成骨软。

(宋爱萍)

第六节　患者的治疗依从性与自我管理指导

众所周知,良好的治疗方案固然重要,但若不能很好地依从也会失败,其最明显的后果是疾病未减轻甚至加重,患者及家属丧失治疗的信心,这不仅会增加治疗费用,还可能降低生活质量甚至危及生命。患者自我管理是指血液透析患者为预防并发症的发生和提升健康而采取的行为。

护士可以通过健康教育使透析患者提高自我管理的认知能力,以平和的心态遵循医嘱进行充分规律透析,控制饮食及干体重、监测血压和及时正确用药等有效的自我管理手段,增强生存的信心、提高患者依从性,从而减少及延缓透析并发症的发生,提高患者的生活质量。

一、保持平衡心理

保持良好乐观的情绪,克服消沉心情,心情好可以提高食欲、增强机体的抗病能力,引发对生活各方面的兴趣,如音乐能缓解紧张性焦虑、促进睡眠、减轻疼痛,学会自我疏导,重新适应接受自己,克服消沉心情,正确对待疾病,增强战胜疾病的信心。

二、加强营养支持

(1)蛋白质:每次透析时都会丢失一定量的蛋白质,但进食过多蛋白质会导致毒素(如尿素氮)升高,故应合理安排。蛋白质以牛奶、鲜蛋、鱼、肉等优质蛋白为主,减少植物蛋白的摄入。蛋白质摄取量从 0.5 ~ 10kg/d 逐渐增到 12 ~ 1.5kg/d;及增加维生素的补充保证充足的热量,使干体重逐渐增加,体力恢复。

(2)对非糖尿病患者,可适量补充白糖、多维葡萄糖、冰糖、水果糖、玉米粉、藕粉等。

(3)磷:透析常有低血钙,高血磷,易导致皮肤瘙痒及骨骼病变,应补充钙剂,避免进食高磷食品。

1)相对含磷低的食物:新鲜蔬菜、新鲜水果、酸牛乳、新鲜牛乳、湿海带、鸡肉、鸡蛋、马铃薯、山药、芋头、红薯。

2)高磷食品:(避免或酌量食用)豆腐、红豆、黄豆、糙米、莲子、花生、黑芝麻、豆皮瓜子、酵母粉、蛋黄、河蟹、鲍鱼、紫菜、鸡肝、猪肝、内脏、干瓜果。

3)保持大便通畅,可以增加毒素的排出,减少磷的吸收。膳食纤维主要来源于谷类、杂粮和豆类种子的外皮、蔬菜的茎叶等。

(4)钾:透析患者容易出现高血钾,引起心律失常危及生命,故应限制钾含量高的食物(每天不超过 3000mg 的钾)。

降低蔬菜含钾量的方法:食物飞水,弃汤食渣;将蔬菜以热水煮烫,使钾溶于水中以降低含量。水果切片浸泡开水烫后食用,杨桃和杨桃汁绝对不能吃;有尿酸升高应少食动物内脏,海鲜类、肉汤、酒类,烹调时尽量使用植物油。

(5)钠:有高血压,水肿时应限制钠的摄入,饮食不要重口味,每日食盐 2 ~ 3g。

应少食咸的食物,罐头,及各种腌制品,某些蔬菜(如紫菜、海带、芹菜、豆芽),含钠高的调味料(盐、酱油、味精)。

三、血压的居家监控

透析期间血压水平尽可能 <140/90mmHg,是透析患者的理想控制目标,是保护残余肾功能必需条件。经规范性治疗可使患者达到目标,但要长期而稳定地控制血压水平,很大程度上取决于患者自我管理能力。通过不同宣教方式必须让患者了解监测血压的重要性,患者及家属掌握正确的血压测量方法,并协助制订家庭测量血压记录表,定时监测血压并做好记录,以作为调整用药处方的依据之一。

四、透析间期正确用药,有效控制病情发展

1.服药时不宜以茶水或牛奶送服。

2.钙剂。空腹或饭前饭后 2h 服用起到补钙作用;如作为磷结合剂使用,应在餐中足量与饭同时服用,并定时抽血复查如出现高钙血症要减少剂量或停用。

3.活性维生素 D。甲状旁腺激素 >300pg/mL 应使用该药,达到 150 ~ 300pg/mL 应降低该药剂量 25% ~ 50% , <150pg/mL 应停用。故至少每 3 个月抽血复查。

4.降压药。透析期间反复出现低血压,可在透析日暂停服一次,透析后根据血压情况再补上,避免透析中脱水后低血压;如透前血压较高,应首先考虑调整干体重,不盲目增加药物剂量,如果血压控制不理想,应及时与医师沟通。

5.铁剂宜饭后服用易于吸收,服用时采用吸管,避免染黑牙齿,不能与钙片、碳酸氢钠、氢氧化铝同服。

6.糖尿病患者透析前禁用餐前降糖药,避免透析中出现低血糖。

五、养成良好的生活习惯

1.避免出入人多的公共场所,预防感冒。

2.注意口腔卫生,拔牙时须告诉医师病情,小心处理。

3.由躺位或坐位站起时,不要马上行走,预防体位改变太快,造成姿势性低血压而昏倒。

4.充足的睡眠。睡眠不足不能解除疲劳并促进使机体代谢加快,代谢产物的生成增加、毒素增多。每晚睡前以热水泡脚,促进睡眠及保健作用。

5.节制烟酒,本来由于毒素的作用使红细胞质量差、携氧能力降低,吸烟时产生的一氧化碳与细胞中的血红蛋白结合,再次使红细胞失去携氧能力。杜绝暴饮暴食,酒精对心脏、血管、神经均有刺激作用。同时酒中的水分在不知不觉中饮入过量,加重心脏负担。

6.适当体育运动。运动能增加肌肉关节力量、增进体能、促进新陈代谢、改善贫血。如散步、慢跑、体操、拳操、骑自行车、太极拳、深呼吸、适当家务等,从小强度开始,逐渐增加运动量,量力而行、不引起心跳过快和气促为度,循序渐进、持之以恒,每日 1～2 次,每次 30～45min,以自我感觉轻松为宜。

除了上述自我管理内容与方法外,家庭成员应正确面对、接纳患者,主动为患者营造一个融洽、祥和的家庭氛围,生活上照顾关心,精神上安慰,及时疏导和排除患者的不良情绪。许多患者正是因为家人的积极参与,能很好地控制患者水盐的摄入及精确掌握其干体重,使患者透析间期的体重不超过干体重的 4%～5%,以取得舒适、高质量的透析状态。因此,家庭成员的参与对患者治疗依从性起到决定性的意义。

(宋爱萍)

第十五章　糖尿病健康教育

第一节　糖尿病的认识

糖尿病是一种常见的内分泌疾病,是由于人体胰岛素绝对或相对缺乏而引起的、以慢性高血糖为主要特征的临床综合征。机体缺乏胰岛素或胰岛素不能有效发挥作用,葡萄糖不能按正常方式进入细胞内代谢,使血液中葡萄糖水平异常增高,导致大量葡萄糖从尿中排出,并出现多饮、多尿、多食、消瘦、头晕、乏力等症状,即为糖尿病。

许多人被告知患了糖尿病后,首先会产生怀疑,甚至否认态度,认为自己没有糖尿病家族史、没有糖尿病症状及并发症表现,不可能真的患上了糖尿病!但,殊不知,糖尿病诊断属化学诊断,即依靠对血糖等化验结果得出的诊断,而不能仅靠主观感觉或症状来判断是否患了糖尿病。所以,在判断是否真患上糖尿病这个问题上,应从症状、体征和实验室检查等方面,进行考虑,综合判断。

一、糖尿病常见临床症状

糖尿病的典型临床表现是口渴、多饮、多尿、多食和消瘦(体重下降),常称之为"三多一少"。1 型糖尿病患者"三多一少"症状比较典型,2 型糖尿病患者不一定非常明显。出现以下症状时,应警惕糖尿病可能。

1. 经常感到疲乏、劳累,腰酸不适

糖尿病早期,血糖升高,机体不能正常利用葡萄糖产生能量。患者经常会感觉两腿无力,易疲乏,腰膝酸软等。

2. 短期内出现视力下降,视物不清

糖尿病初期,常因血糖波动,导致眼房水晶体渗透压变化过大,而影响眼折光系统,进而影响视力,出现急性视力下降、视物模糊。随着糖尿病病程的延长,也可出现糖尿病视网膜病变、糖尿病性白内障、青光眼等慢性并发症,导致长期视力损害。

3. 皮肤瘙痒

糖尿病引起皮肤瘙痒,特别是女性阴部的瘙痒更为常见。

4. 手、足经常感到麻木或者刺痛

糖尿病可引起末梢神经炎,出现手足麻木、疼痛及烧灼感等,也有人会产生走路如踩棉花的感觉等。

5. 伤口愈合非常缓慢

因为血糖高,黏膜屏障作用减低,伤口不易愈合。有些患者反复出现毛囊炎、疖肿,或肢体溃疡久治不愈。

6. 经常或者反复发生感染

如泌尿系、胆系感染,疖肿,肺炎及真菌感染。糖尿病引起的尿路感染有两个特点:①菌尿可起源于肾,而一般的尿路感染多起源于下尿道;②尽管给予适当的抗感染治疗,但急性肾盂肾炎发热期仍比一般尿路感染发热期长。

7. 耳垢异常增多

苏联医学家发现糖尿病患者耳垢异常增多,而且常常是糖尿病越重耳垢越多,在对1200名可疑糖尿病患者的耳垢进行葡萄糖含量检测后发现,其耳垢中葡萄糖含量多在 $0.1\mu g$ 以上,而健康人耳垢中不含葡萄糖或含量甚微。

8. 性功能障碍

糖尿病可引起神经病变和血管病变,从而导致男性性功能障碍,以阳痿多见。据统计,糖尿病患者发生阳痿者达 60% 以上。女性常发生阴道异常干燥等。

9. 反复出现餐前出汗、易饥、头晕、心慌、乏力等表现

由于胰岛素分泌节律紊乱,许多 2 型糖尿病患者早期处于高胰岛素血症、胰岛素抵抗状态,进餐后胰岛素分泌高峰延迟,不能及时上升、下降,导致餐后血糖迅速升高。但在下一餐前血糖已下降时,胰岛素仍未降至正常水平,而出现低血糖反应。

10. 不明原因的腹痛、恶心、呕吐

个别患者发病急,进展迅速,很快出现糖尿病酮症等急性并发症,一开始就表现为剧烈腹痛伴恶心、呕吐等胃肠道症状,也可出现腹痛、反跳痛,深大呼吸,呼吸有烂苹果味,甚至出现精神症状、意识障碍或昏迷。

糖尿病的不典型症状,往往在其他非糖尿病的情况下也可出现,因此易被患者忽略,而不能及时确诊。有研究表明,在众多 2 型糖尿病患者中,大部分人在疾病早期,并没有意识到自己已患糖尿病,等到他们发现自己患有糖尿病时,其实他们已经患糖尿病数年了!

二、糖尿病患者出现"三多一少"症状的原因

1. 多尿

多尿是由于血糖高,肾小球滤出的葡萄糖不能完全被肾小管重吸收,形成高渗透性利尿,患者排尿次数及尿量明显增多,夜尿也多,每日尿量可达 3～5L,甚至更多。若发生酮症酸中毒,钾、钠离子回吸收也发生障碍,多尿更严重。

2. 多饮

渗透性利尿导致机体脱水,使细胞外液渗透压增高,水分由细胞内向细胞外转移,引起细胞内失水,脑细胞脱水可兴奋下丘脑口渴中枢,出现渴感、口腔干燥、舌红、饮水增多。患者每日饮水可多达 4～6L,尿量与之相当。

需要注意的是,患者饮水后,可使血浆渗透压下降或恢复正常,起到降血糖的作用。若限制饮水,就会加重高渗状态,对病情非常不利,所以糖尿病患者要注意补水。

3. 多食

胰岛素缺乏或作用缺陷,机体不能有效地利用葡萄糖作为能量来源,大量葡萄糖随尿液排出体外,24h 尿中可排出葡萄糖 50～100g,严重时可达 600g 以上。同时机体血糖过高可刺激胰岛素分泌,使机体处于半饥饿状态、能量缺乏,引起食欲亢进,有时每日 5～6 餐,仍感饥饿。

4. 消瘦,体重下降

机体不能充分利用葡萄糖,依靠分解脂肪和蛋白质提供热能,使脂肪和蛋白质分解加强,糖原合成减少,消耗严重,呈"负氮平衡",致使机体逐渐消瘦,体重下降。

三、糖尿病患者出现疲乏无力的原因

许多患者在发病初期常感疲乏无力,特别是腿没劲儿,稍事活动即感全身困乏,恨不得赶快上床躺一会儿才行。这与以下几方面有关。

(1)长期处于高血糖状态,机体不能正常利用葡萄糖、有效释放能量,身体得不到足够的能源。

(2)机体长期依靠分解脂肪和蛋白质提供热能,造成肌肉消耗、脂肪减少。

(3)组织失水,矿物质丢失,导致电解质紊乱,血钾、血钠降低。

(4)随着病程延长,并发糖尿病神经病变,导致支配肌肉的神经功能障碍,疲乏无力症状将进一步加重。

四、糖尿病患者好发外阴瘙痒的原因

糖尿病患者容易发生外阴瘙痒,80%～90%的老年糖尿病女性有此症状,主要与以下因素有关。

(1)高浓度尿糖刺激外阴皮肤,容易引起外阴瘙痒。

(2)阴道内有丰富的糖原,使其酸碱度发生变化(主要是偏酸性),易形成适合真菌生长的环境,加上机体抵抗力比较低,容易受真菌、滴虫感染。

(3)尿液里的葡萄糖也为病原菌提供了养分,遇到炎热多汗的夏天,外阴局部较为潮湿,就更容易发病。

五、有些糖尿病患者可以没有症状

在现实生活中,并不是所有糖尿病患者都有明显的症状,其原因主要是:因血糖升高到一定水平才出现糖尿病症状。有人发现,许多患者只有在血糖高于 15.0mmol/L,并持续一段时间的情况下,才出现明显的"三多一少"症状。可是,诊断糖尿病的血糖标准要远低于此值。

1. 对高血糖的反应不敏感

有的人,特别是老年人可能对高血糖不那么敏感,虽然血糖已很高,临床上还没有什么感觉。如有些人肾糖阈升高,虽是糖尿病患者,但因尿糖不多,而没有什么感觉。

2. 相关知识缺乏,警惕性低

有些人对糖尿病一无所知,虽然已有"三多一少"症状却没有认识到,还以为是"能吃能喝身体好""有钱难买老来瘦"。这些情况很容易漏诊,以至贻误病情。

六、糖尿病诊断标准

糖尿病的诊断依据血糖和临床症状。以下诊断标准是 1999 年 WHO、国际糖尿病联盟公布,同年得到中华医学会糖尿病学会等认同,并建议在中国执行。

(1)有"三多一少"(多饮、多食、多尿、体重减轻)症状,且符合下列条件之一者,即可诊断为糖尿病。

1)空腹血浆葡萄糖≥7.0mmol/L。

2)随机(一天中任意时间)血浆葡萄糖≥11.1mmol/L。

3)口服葡萄糖耐量实验(OGTT):餐后 2h 血浆葡萄糖≥11.1mmol/L。

(2)如果没有明显症状,只要重复两次血糖化验结果均达到以上标准,或糖耐量实验 2h

血糖≥11.1mmol/L,也可诊断为糖尿病。

若餐后血糖<7.8mmol/L及空腹血糖<5.6mmol/L,可以排除糖尿病。

需要强调的是,静脉抽血检查血浆葡萄糖浓度是诊断糖尿病、衡量血糖控制是否满意的重要指标,一般宜在取血后1个小时内进行测定。因为,随着血液标本放置时间延长,红细胞可消耗葡萄糖,使血糖含量减少,导致检测结果偏低。

七、空腹血糖受损

空腹血糖受损(IFG)是指:服糖后2h血糖正常<7.8mmol/L(<140mg/dL),而空腹血糖高于正常,但尚未达到糖尿病水平,即≥6.1mmol/L(≥110mg/dL),但<7.0mmol/L(<126mg/dL)。

空腹血糖受损也是从正常过渡到糖尿病的一个过渡阶段,在这阶段,患者如果注意饮食疗法和运动疗法(也许还可加一些口服降糖药)的话,血糖有可能逐渐恢复正常。否则的话,极有可能发展成糖尿病。

八、糖耐量减低和糖调节异常

糖调节异常(IGR)包括糖耐量减低(IGT)和空腹血糖受损(IFG),是介于正常血糖与糖尿病之间的中间代谢状态。IGT和IFG是将来发生2型糖尿病和心血管疾病的危险因素,IGT和IFG不能互换,因为二者分别代表不同状态下的糖调节异常,前者是指餐后状态,后者是在空腹状态。

糖耐量减低(IGT)的定义为:实施口服葡萄糖糖耐量试验后2h静脉血浆葡萄糖水平≥7.8mmol/L,但<11.1mmol/L。IGT是糖类代谢失调的一个自然过程,其特点是餐后高血糖。它是糖尿病自然病程中从正常糖代谢发展至糖尿病的一个必经阶段,可以历时数年或更久。

如果同时进行葡萄糖糖耐量试验(OGTT),一些IFG个体同时也表现为糖耐量减低和糖尿病。因此,在有条件的情况下,应对所有IFG个体加测OGTT,以排除糖尿病。

九、血糖升高而非糖尿病的情况

众所周知,高血糖是糖尿病的主要特征之一,但体检时发现血糖高于正常值时,可不要随随便便就给自己戴上"糖尿病"的帽子。

因为糖尿病虽然表现为血糖升高,但并不是所有血糖升高都是糖尿病。如下列情况均可表现为血糖升高,但均不是常说的糖尿病。

(1)肝炎、肝硬化等各种肝疾病引起肝糖原储备减少时,可出现餐后血糖一过性升高。如积极治疗肝疾病,血糖便可恢复正常。

(2)应激状态下的急性感染、创伤、脑血管意外、烧伤、心肌梗死、剧烈疼痛等,此时胰岛素拮抗激素、促肾上腺皮质激素、肾上腺髓质激素、生长激素(这些激素均具有升高血糖的作用)等分泌增加,胰岛素分泌相对不足,使血糖升高。当应激状态消除后血糖会降至正常。

(3)饥饿时和慢性疾病患者体力下降时,可引起糖耐量减低,使血糖升高。积极治疗慢性疾病,改善体质可使血糖恢复正常。

(4)服用一些影响糖代谢的药物如糖皮质激素、噻嗪类利尿药、呋塞米、女性口服避孕药、烟酸、阿司匹林、吲哚美辛等,均可引起一过性的血糖升高。停药后,血糖会很快恢复正常。

(5)一些内分泌性疾病如肢端肥大症、皮质醇增多症、甲状腺功能亢进症等,可引起继发性血糖升高。原发病得到有效控制后,血糖可逐渐降至正常。

因此,体检发现血糖升高时,一定要排除引起血糖升高的上述因素,经医生确诊为糖尿病后,方可有针对性地口服一些降糖药物,千万不要未经医生确诊就随便服用降糖药物。

十、初诊糖尿病,应该怎么查

糖尿病是一种代谢紊乱综合征,可导致心、脑、肾、眼、神经等多脏器损害。因此,到医院看糖尿病,除明确诊断外,还应进一步明确是否合并高血压、血脂异常、肥胖以及其他代谢紊乱,有无糖尿病引起的各种急、慢性并发症,病情严重程度究竟如何。那么,糖尿病患者初诊究竟应做哪些检查呢?

(一)与诊断、分型有关的检查

1. 血糖

血糖是诊断糖尿病的依据,包括空腹血糖和餐后 2h 血糖。

2. 口服葡萄糖耐量试验(OGTT 试验)

如果空腹或餐后血糖比正常偏高,但还达不到糖尿病诊断标准时,就需要进一步做 OGTT 试验,来确定究竟是"糖调节受损"还是真正的糖尿病。

3. 胰岛功能测定

胰岛功能测定包括胰岛素释放试验和 C 肽释放试验。通过测定患者空腹及餐后各时点胰岛素和 C 肽分泌水平及其曲线特点,了解患者胰岛功能储备情况,协助判断糖尿病临床分型。

4. B 细胞自身抗体检查

B 细胞自身抗体检查包括谷氨酸脱羧酶抗体(GADA)、胰岛素抗体(IAA)、胰岛细胞抗体(ICA)等,了解患者胰岛 B 细胞破坏是否为自身免疫所致,利于糖尿病临床分型。

(二)反映血糖平均控制水平的检查

无论空腹还是餐后血糖,均反映了某一时刻的血糖值,其结果受很多偶然因素影响,血糖波动大的患者尤应注意。要准确了解一段时期内血糖总体水平,可做以下检查。

1. 糖化血红蛋白(HbAlc)

糖化血红蛋白是红细胞的血红蛋白与血中葡萄糖结合而成,正常值为 4% ~ 6%(糖化血红蛋白占全部血红蛋白的百分比)。

2. 糖化血清蛋白(GSP)

糖化血清蛋白是血浆清蛋白与葡萄糖结合而成,正常值为 1.5 ~ 2.4mmol/L。

(三)与代谢紊乱及并发症有关的检查

糖尿病最大的危害来自于它的各种并发症。为全面了解病情,还须检查下列指标。

1. 尿常规

尿常规包括尿糖、尿酮体、尿蛋白、白细胞等多项指标,这些指标可以间接反映患者的血糖水平,明确是否存在酮症酸中毒、有无泌尿系感染等情况。另外,尿微量清蛋白定量测定,还是早期发现糖尿病肾病的重要指标。

2. 血脂

糖尿病患者往往同时合并脂代谢紊乱,对于胆固醇、三酰甘油和低密度脂蛋白升高而高密度脂蛋白降低的患者应适当选用调脂药物,纠正脂代谢异常。

3. 血压、血黏度

高血压、高血脂、高血黏、高血糖号称是糖尿病患者的四大隐形"杀手",初诊时就必须注意了解血压和血液流变学状况,并酌情给予处理。

4. 体重指数(BMI)

体重指数可作为每日摄入热量多少的参考,还可指导临床选药。例如,超重或肥胖的糖尿病患者首选双胍类药物,消瘦的糖尿病患者首选磺脲类药物。其计算方法是:$BMI =$ 体重/身高^2(kg/m^2)。

5. 肝、肾功能

一方面了解有无肝功能异常及糖尿病肾病,同时还可以指导临床用药,因为在肝、肾功能不全时,有些口服降糖药禁忌使用。

6. 眼科检查

了解有无糖尿病视网膜病变及白内障、青光眼。糖尿病视网膜病变在早期往往没有症状,晚期则没有良好的控制方法。所以,糖尿病患者初诊时就应做眼科检查,绝不能到了眼看不清楚时,才去查眼底。

7. 神经科检查

用10g单尼龙丝进行触觉检查,可以早期发现糖尿病周围神经病变。另外,还应做自主神经方面的相关检查,例如,做立卧位血压测量,以判定有无直立性低血压。

8. 心电图、心脏彩超

了解有无冠心病及心功能不全。

9. 下肢血管超声及造影

了解是否有下肢动脉硬化或狭窄。

10. 胸部X线片

明确是否同时合并肺结核或肺部感染等。

11. 骨密度检查

了解有无骨质疏松。

一般说来,确诊糖尿病后,血糖(包括空腹及餐后)至少每周检查1次,血脂、肝功能、肾功能、尿微量清蛋白排泄率每半年化验1次,每半年至一年检查眼底1次,糖化血红蛋白每2~3个月检查1次。需要指出的是,并发症在早期阶段往往没有明显症状。一旦有了症状(如水肿、蛋白尿、视力下降、手足麻木、间歇性跛行等),往往已进入中、晚期。此时,病情往往已不可逆转,治疗难度增大,效果欠佳。最好的办法就是防患于未然,早期诊断,及早治疗。因此,在诊断之初,无论患者有无症状,均应进行一次全面体检,以后还要定期复查,以利于并发症的早期发现。

十一、糖尿病化验单

罹患糖尿病免不了要和各种化验单打交道。因此,学会看化验单就成了每位糖尿病患者的基本功。下面逐一介绍与糖尿病相关的一些检查及其结果判读。

(一)血糖

临床上所说的血糖是指血液中的葡萄糖。空腹血糖正常值为3.9~6.1mmol/L。按照WHO的标准,空腹血糖≥7.0mmol/L(126mg/dL)和(或)餐后2h血糖≥11.1mmol/L

（200mg/dL），即可诊断为糖尿病。空腹血糖 6.1~7mmol/L 为空腹血糖异常（IFG），餐后 2h 血糖在 7.8~11.1mmol/L 为糖耐量异常（IGT）。IFG 和 IGT 是介于正常人和糖尿病患者的中间过渡阶段，二者均为糖尿病高危人群和后备军，应高度重视并及早干预。

（二）尿糖

正常情况下，尿液中只含有微量葡萄糖，尿糖定性检查呈阴性。当血糖浓度增高到一定程度（≥160~180mg/dL）时，肾小管不能将尿液中的葡萄糖全部回吸收，尿糖增高呈阳性，临床用"+"号表示。一般情况下，尿糖可以反映血糖的情况，但尿糖还受其他许多因素影响。

因此，有时与血糖并不完全一致。例如，当患者有肾小动脉硬化等肾疾病时，由于肾糖阈增高，患者尽管血糖很高，尿糖却往往阴性；再如，妊娠期妇女肾糖阈往往降低，尽管血糖不高，尿糖也可呈阳性。因此，尿糖结果仅供参考，而不能作为诊断依据。

（三）葡萄糖耐量试验（OGTT）

正常人在一次食入大量葡萄糖后，通过体内的各种调节机制的调节，血糖浓度仅暂时升高，两小时后恢复到正常水平，这是人体的"耐糖现象"。给受试者抽取空腹血标本后，口服 75g 葡萄糖，然后每隔一定的时间测定血糖含量并画出曲线，即为"糖耐量试验"。

正常值：空腹血糖 3.9~6.1mmol/L，服糖第 1h 后血糖 6.7~9.4mmol/L，第 2h 后血糖 ≤7.8mmol/L，第 3h 后血糖恢复正常，各次尿糖均为阴性。患糖尿病时，空腹血糖高于正常值，服糖后 2h 血糖 ≥11.1mmol/L。

（四）糖化血红蛋白（HbA1c）和果糖胺（GSP）

由于血糖受饮食、活动、药物影响而波动，因此，测定一次血糖只能反映采血当时的血糖水平，不能反映采血前一段时间血糖情况的全貌。而 HbA1c 是血红蛋白与葡萄糖非酶促结合的产物，合成速度与红细胞所处环境的糖浓度成正比。由于红细胞的寿命是 120d，半衰期是 60d，故 HbA1c 可以反映采血前 2~3 个月的平均血糖水平，正常值为 4%~6%。GSP 是葡萄糖与血清蛋白非酶促结合产物，血清蛋白的半衰期短，故 GSP 仅反映检查前 2~3 周的血糖总体控制状况，正常值为 1.5~2.4mmol/L。

（五）胰岛 B 细胞功能测定试验

主要用于观察胰岛 B 细胞的功能状况，协助判断糖尿病型别。通常包括以下几种试验。

1.胰岛素释放试验

口服 75g 葡萄糖或馒头 2 两，测定餐前及餐后血浆胰岛素水平。空腹正常胰岛素值为5~15μU/mL，服糖后 1h 上升为空腹的 5~10 倍，3h 后恢复至空腹水平。1 型糖尿病患者胰岛素分泌严重缺乏，餐后胰岛素值分泌也无明显增加；2 型糖尿病患者早期空腹胰岛素水平可略高或正常，晚期则往往减低，餐后胰岛素分泌高峰多延迟在 2~3h 出现。晚期 2 型糖尿病患者，由于胰岛 B 细胞已处于衰竭状态，试验结果可与 1 型糖尿病相似，此时单靠胰岛素测定来区分 1 型与 2 型糖尿病已无意义。

2.C 肽释放试验

C 肽是内源性胰岛素生成时的等分子离解产物，正常人空腹血浆 C 肽值为 0.8~4.0μg/L。餐后 1~2h 增加 4~5 倍，3h 后基本恢复到空腹水平。本试验的意义与胰岛素释放试验相同。其优点在于，血清 C 肽测定可以排除外源性胰岛素干扰，能更准确地反映患者自身胰岛功能。

（六）尿微量清蛋白（MALB）

糖尿病患者易并发肾损害，如不及时发现和治疗，会逐渐发展为尿毒症。早期糖尿病肾病，一般化验的尿蛋白常为阴性，易被忽略，待尿中出现蛋白或其他异常时，肾病变常不能逆转。尿微量清蛋白测定是反映早期肾损伤的良好指标，如尿中 MALB 超过 30mg/24h 或 20μg/min，则提示有早期肾损害，此时严格控制血糖并及时用药，病情尚有逆转可能。

（七）血、尿酮体检查

严重的糖尿病可使酮体在血中堆积，造成酮症酸中毒，如不能及时发现和救治，可危及患者生命。尿酮体检查是筛查试验，结果阳性也可能是由不能进食、呕吐造成的，阴性也可能发生了酮症酸中毒，故准确性较差。可靠的试验是测定血中的 β-羟基丁酸含量，超过 0.5mmol/L 提示酮症酸中毒。

（八）免疫学检查

免疫学检查包括谷氨酸脱羧酶抗体（GADA）、胰岛细胞抗体和胰岛素自身抗体等，主要用于糖尿病的分型。正常人及 2 型糖尿病患者这三种抗体测定均阴性，而 1 型糖尿病多呈阳性，其中，GADA 在血中出现早、持续时间长，最有价值，1 型糖尿病患者阳性率可高达 90%，且可持续多年。

十二、以糖化血红蛋白作为糖尿病诊断指标应注意的问题

长期以来，糖尿病的诊断都是以空腹血糖、餐后 2h 血糖和口服糖耐量试验为诊断标准。在临床研究和实践中，人们注意到这个诊断标准存在一定的局限性，它只能反映即时血糖水平，且受许多因素影响，易导致误诊和漏诊。

2009 年，美国和欧洲糖尿病学会及国际糖尿病联盟先后提出了用糖化血红蛋白作为糖尿病的诊断标准。美国糖尿病学会认为，以糖化血红蛋白≥6.5% 作为糖尿病与非糖尿病的分界值，与在流行病学发现的与视网膜患病率显著增高相关的拐点有关。一些研究者根据自己的研究结果，确定糖尿病诊断分界值为糖化血红蛋白≥6.1%。

然而，有学者指出：糖化血红蛋白诊断糖尿病的界值，与地区、性别、年龄和当地人群糖尿病的患病率有关。因此，用糖化血红蛋白作为糖尿病的诊断标准，最好要由当地人群中糖化血红蛋白的流调结果来确定。美国糖尿病学会所推荐的糖化血红蛋白诊断糖尿病的标准，是否适用于全世界的人群，还有待证实。

另外，一些特殊疾病的患者，如慢性肾衰竭、慢性溶血性贫血、脾功能亢进症、地中海贫血症、镰状红细胞贫血症和白血病者，均不能用糖化血红蛋白测定来诊断糖尿病。因为其中有些疾病可使红细胞寿命缩短，可能使所测到的糖化血红蛋白偏低，而漏诊。有些疾病中，胎儿血红蛋白增多，如镰状红细胞性贫血和白血病。如果用层析法测定糖化血红蛋白，则不能把胎儿血红蛋白与糖化血红蛋白分开，导致糖化血红蛋白假性增高，而误诊为糖尿病。

基于以上种种考虑，目前我国尚未把糖化血红蛋白纳入糖尿病诊断标准。

十三、测定餐后血糖的意义

不少 2 型糖尿病患者空腹血糖不高，而餐后血糖则很高，只查空腹血糖往往会漏诊，也不利于确诊患者的病情监测。2003 年的一项研究发现，当糖化血红蛋白在 7.3%～8.4% 间时，空腹和餐后血糖对总体血糖贡献是相同的，各占 50%；糖化血红蛋白 < 7.3% 时，餐后血糖对

总体血糖的贡献大于空腹血糖,占 >50% 以上;当糖化血红蛋白 >8.5% 时,空腹血糖对总体血糖的贡献大于餐后血糖,占 >50% 以上。随着糖化血红蛋的升高,空腹血糖对糖化血红蛋白的贡献增大。所以,从空腹血糖、餐后血糖与糖化血红蛋白的关系看,只有同时控制空腹血糖与餐后血糖,才能使血糖全面达标,使糖化血红蛋白降到更低水平。

此外,大量临床观察发现,餐后高血糖与糖尿病的心血管并发症有着密切的相关性。餐后血糖越高,发生心绞痛、心肌梗死和卒中的机会就越高。而且,餐后血糖高,糖尿病微量蛋白尿和糖尿病视网膜病变的发生率也会增高。餐后高血糖使凝血活性增加,患者发生血栓性病变的危险性也会增加。

十四、尿糖检测及其意义

近年来,简便易学的血糖仪日渐普及,在许多城市家庭,患者自己就可以在家里进行血糖检测。患者要了解一天的血糖变化,已经不像以前那么困难了。所以尿糖的检测逐渐被忽视了。那么,是不是尿糖检测已经没有存在必要了呢? 实际上,尿糖作为衡量血糖的间接手段,尤其是对于没有条件进行多次血糖检测的患者来说,自我进行尿糖检测,仍不失为一个方便而经济的病情监测手段。其优点在于简单易行,没有痛苦,花费低廉。

但应该指出的是,查尿糖并不能代替血糖检测,因为尿糖只能部分反映血糖的水平。众所周知,人体将尿液排出体外以前,是一直存储在膀胱中的。因此,监测尿糖,其实测定的是膀胱中尿液糖的平均浓度,它所反映的血糖水平也应该是从上次排尿到这次排尿这一段时间的平均水平。如晨间第一次:反映夜间血糖水平;餐前 30 ~ 60min 的尿(指空腹或餐后 3h,餐前 30 ~ 60min 需排空小便):反映空腹血糖或餐前血糖水平;餐后 2h 尿:反映餐后血糖水平;睡前尿(睡前排空膀胱再留尿):反映白天的治疗情况,并对鉴别晨间高血糖(黎明现象或夜间低血糖后反应性血糖升高)和预测夜间低血糖有一定价值。

十五、尿糖与血糖的关系

诊断糖尿病的依据是血糖而不是尿糖,许多情况下,尿糖并不能真实地反映血糖水平,两者不能互相替代。尿糖阳性不一定就是糖尿病(如肾性糖尿),而尿糖阴性也不能轻易排除糖尿病(如血糖轻度升高或糖尿病肾病者)。对于疑诊糖尿病者,应血糖、尿糖同步检测,若二者不符,要充分结合病史及临床情况,综合分析。原因如下。

(1)尿糖测定反映一段时间血糖高低的混合水平,不能确切反映具体某一时间的血糖水平及其精确变化,难以预告低血糖发生。

(2)伴自主神经病变或合并前列腺肥大者(常致膀胱不能完全排空,残余尿增加),排出尿中的葡萄糖水平反映了更长时间段的血糖变化。

(3)尿糖测定用肉眼比色,结果粗糙,尤其是在发生低血糖时,尿中检测不出糖分,必须测定血糖才能明确。

(4)尿糖测定仅能定性或半定量反映尿中葡萄糖浓度,不像血糖那样精确(如尿糖为"＋＋＋＋",血糖可以为 17.0mmol/L,也可以为 33.0mmol/L),需结合尿量才能真正反映尿糖的丢失量和大致血糖水平。

(5)血糖在肾糖阈以下、肾糖阈升高(老年人及肾病者)、肾糖阈降低(妊娠)等情况下,尿糖测定参考价值不大。

(6)尿路感染时,因体内细菌使葡萄糖分解,致使尿糖测定结果出现偏差。

(7)女性月经期以及某些口服药物可能影响尿糖检查结果。

十六、肾性糖尿

一般情况下,当血糖达到 9.0~10.0mmol/L 以上时,尿糖就会出现阳性,这一血糖水平就是医学上所说的"肾糖阈"。通俗一点说,肾糖阈就是肾所能承受的最大血糖浓度。如果每个人的肾糖阈都是恒定的,那么尿糖的多少就能很好地反映血糖水平。正常人血浆肾糖阈值为 8.96~10.08mmol/L,老年人及糖尿病患者血糖超过 10.08mmol/L,甚至血糖超过 13.0~16.8mmol/L可以没有糖尿,这是肾糖阈升高所致。相反,妊娠期妇女及肾性糖尿病患者,由于肾糖阈降低,血糖正常时也可以出现糖尿。

所谓"肾性糖尿"即指患者空腹血糖、餐后两小时血糖及糖耐量实验均正常,而尿糖呈阳性。这种肾性糖尿是由于肾小管先天性缺陷或后天受损,重吸收葡萄糖功能减退,导致肾糖阈降低而出现糖尿。可见于范科尼综合征、家族性糖尿病、肾炎、肾病综合征等。有些肾性糖尿病患者多年后可发展为真性糖尿病。当肾性糖尿合并糖尿病时,虽然血糖控制正常但仍有尿糖排出。新生儿由于肾小管功能还不完善,也可出现肾性糖尿。有些孕妇肾糖阈短时间内降低,也可出现糖尿,此时可在分娩后恢复正常。此时,应注意与糖尿病合并妊娠或妊娠糖尿病的鉴别,定期测定血糖、尿糖,避免漏诊。

十七、其他原因所致的尿糖阳性

通常检测尿糖的硫酸铜试验,原理是利用糖的还原性来显色检测。硫酸铜还原为一氧化铜时有黄、橘黄或砖红色沉淀。但是尿中不少非葡萄糖物质也具有还原性,如尿酸、葡萄糖醛酸等,以及随尿排泄的药物如青霉素、某些利尿药等。当这些物质在尿中浓度升高时,就常可使尿糖定性试验出现假阳性反应,称为假性糖尿。

因此尿糖阳性与以下 3 个因素有关:①血糖浓度;②肾小球滤过率(肾对血糖的滤过能力);③肾小管对葡萄糖的重吸收能力。尿糖阳性时血糖水平可升高,也可正常。前者常见于糖尿病、类固醇性糖尿、应激性糖尿等,后者常见于肾性糖尿、非葡萄糖尿(如乳糖尿、半乳糖尿)、药物性假糖尿(如服阿司匹林等)。所以,尿糖阳性,不一定是糖尿病。

除肾性糖尿外,以下情况也可出现尿糖阳性,但非真正糖尿病。

1. 神经性糖尿

患脑血管意外、肿瘤、颅骨骨折、脑炎、癫痫等疾病,会改变神经及内分泌的调节,使肝内贮存的糖原分解,血糖便增高,继而引起糖尿。

2. 药物性糖尿

长期使用肾上腺皮质激素、脑垂体后叶激素、咖啡因及苯丙胺类药物,会使血糖增高而造成糖尿。另外,有些药物如吗啡、水杨酸类、水合氯醛、氨基比林、对氨苯甲酸及大量枸橼酸等,可使尿糖的化验出现假阳性结果。

3. 妊娠性糖尿

妊娠中期及后期均应做糖尿化验,但出现糖尿并不能诊断为糖尿病。妊娠后期由于乳腺功能开始活跃可发生乳糖尿。还应考虑妊娠期肾小管对糖再吸收能力下降及排出的葡萄糖增多而引起肾性糖尿。

4. 饮食性糖尿

长期饥饿的人突然饱餐一顿,可因胰岛分泌功能相对低下而产生糖尿。

少数正常人在摄取大量糖类后,由于小肠吸收糖过快而负荷过重,也可出现暂时性糖尿。自主神经功能紊乱时,糖在胃肠道吸收过快,进餐之后出现暂时性血糖增高,当血液中的葡萄糖浓度过高时,则会出现尿糖阳性。

5.功能性糖尿

患甲状腺功能亢进症或胃切除的患者,糖在肠内吸收加速,食后血糖迅速升高,又很快降低,所以常可呈现暂时性糖尿和低血糖症状。

6.肝功能不全

此类患者果糖和半乳糖利用失常,血中浓度过高,有时也会出现果糖尿或半乳糖尿。

7.继发性糖尿

肢端肥大症嗜铬细胞瘤、皮质醇增多症以及严重肝疾病患者也可出现继发性糖尿。

十八、关于糖尿病发病的认识误区

(一)只有生活条件好才会得糖尿病

生活优裕者患糖尿病的可能性大,这并不错。但如果生活条件一般者,不注意自我保健,染上诸多不良嗜好与生活习惯,特别是嗜酒、抽烟、偏食、不常运动等,同样会患糖尿病。儿童也会因遗传因素得糖尿病。

(二)消瘦者不会患糖尿病

有许多人虽然消瘦,同样是糖尿病的侵犯对象。尤其是消瘦的老年人中,并不乏糖尿病患者,人到老年即便消瘦也要定期体检。

(三)糖尿病是吃糖多所致

在日常诊疗活动中,经常有患者或家属问:多吃糖会得糖尿病吗?事实上,我国传统饮食中糖类占总热量比例较高(为55%~65%),而欧美等发达国家居民膳食中糖类供热百分比较低(<50%)。但我国居民糖尿病患病率比欧美等发达国家要低些。从国内来说,农村居民糖类供热比城镇居民高,但城镇居民糖尿病患病率比农村居民要高。有人将日消耗糖较高的产糖区居民糖尿病患病率与非产糖区居民进行比较,发现产糖区居民糖尿病患病率并不比非产糖区高。因此,高糖类饮食和吃糖较多与糖尿病的发生并无直接关系。那些在正常饮食基础上,长期大量摄入糖、含糖食品或高糖类食物,导致热量过剩而发生肥胖的人群,其糖尿病发生率较高的直接原因是肥胖,而非糖或糖类。

但要注意的是,不少老年人本来就是症状较轻或隐性糖尿病患者,他们空腹血糖、尿糖往往正常,若不查餐后血糖或进行葡萄糖耐量实验,根本不知道患有糖尿病。此时如果大量摄入单糖、双糖或输入葡萄糖,就会迅速演变为显性糖尿病。若未能及时发现并正确处理,则会进一步演变成酮症或高渗性昏迷,危及患者生命。因此,老年人应尽量少吃甜食和糖。

(四)尿糖阴性就不是糖尿病

是否患了糖尿病,是以血糖为诊断标准的,而不以尿糖为诊断标准。有的人因为肾糖阈上升,即使血糖高于正常许多,尿糖也是阴性。因此,以尿糖来判断是否有糖尿病很不可靠。此外,如果服用大量维生素 C 等还原性物质,也会导致尿糖假阴性。因为它们可与化验血糖、尿糖的试剂发生化学反应,使化验出的血糖、尿糖结果偏低。因此,为消除维生素 C 对血糖、尿糖化验的影响,应注意以下几点:①化验血糖、尿糖前 2~3d,停用常规剂量的维生素 C;②化验前 1~2d,最好不食用富含维生素 C 的蔬菜和水果。含维生素 C 较丰富的蔬菜及水果有:青菜、韭菜、菠菜、柑橘、苹果柚子、柿子椒等深色蔬菜和花菜等。野生荠菜、苜蓿、刺梨、沙棘、猕猴桃、酸枣等维生素 C 含量尤为丰富,尤应注意。

(五)空腹血糖正常就可排除糖尿病

有些人空腹血糖虽然正常,但餐后 2h 血糖却很高,也是糖尿病。因此,为明确是否是糖尿病,除查空腹血糖外,还应查餐后血糖。必要时,甚至可行葡萄糖耐量试验筛查及糖化血红蛋白测定。

(张晓英)

第二节 糖尿病的类型

由于糖尿病的病因和临床表现各异,在临床上又分为不同类型,各型患者不仅临床特征不同,其治疗和预后也有显著差异。所以,许多患者在确诊为糖尿病后,还比较关心这样一个问题,就是糖尿病到底有哪些类型? 各有什么特点? 自己的糖尿病又属于哪一类型呢?

一、糖尿病的基本类型

糖尿病主要有以下类型。

1.1 型糖尿病

机体完全丧失产生胰岛素的能力,必须终身依赖胰岛素治疗。

2.2 型糖尿病

机体不能产生足量胰岛素,或周围组织对胰岛素敏感性减弱。此型为最常见类型,患者需口服降糖药物或用胰岛素治疗。

3.妊娠糖尿病

在妊娠期间首次发现血糖异常者为妊娠糖尿病。该型患者日后患 2 型糖尿病的风险加大,其子女患糖尿病或超重的危险也增加。

4.特殊类型的糖尿病

即有明确病因者,例如细胞内线粒体基因变异、其他内分泌激素分泌异常、胰腺纤维钙化等病变以及某些药物所致。

二、1 型糖尿病和 2 型糖尿病

(一)1 型糖尿病

1 型糖尿病患者胰岛素分泌绝对缺乏绝大多数患者需依赖胰岛素控制血糖。该型糖尿病有以下特点。

(1)多见于青少年,体型消瘦,"三多一少"症状典型,起病急,进展快。

(2)易合并急慢性并发症,酮症或酮症酸中毒常见。

(3)胰岛素及 C 肽分泌实验发现其胰岛素分泌曲线低平,葡萄糖或馒头餐刺激后胰岛素分泌没有明显增加。

(4)许多患者胰岛素自身抗体、胰岛细胞抗体或谷氨酸脱羧酶抗体阳性。

（二)2 型糖尿病

2 型糖尿病胰岛素分泌相对缺乏,早期胰岛素敏感性减低,胰岛素分泌节律紊乱。随着病程延长,胰岛功能逐渐减退,最终将需要口服药物和(或)胰岛素治疗。该型患者常有以下特点。

(1)多见于中老年,体型肥胖,起病隐匿,常无典型"三多一少"症状。

(2)空腹胰岛素水平正常或偏高,胰岛素分泌实验提示患者有胰岛素分泌,但第一时相缺失高峰延迟,分泌节律紊乱。

(3)血胰岛素抗体、胰岛细胞抗体和谷氨酸脱羧酶抗体多为阴性。

三、妊娠期间糖尿病

妊娠期间的糖尿病包括孕前糖尿病和妊娠糖尿病,发病率在妊娠妇女中占 2% ~5%。由于大多数患者无症状,空腹血糖多正常,甚至在正常低限,所以妊娠期血糖监测和糖尿病筛查至关重要。

妊娠糖尿病筛查方法是:在第一次妊娠检查时检测血糖情况,如果空腹血糖≥7.0mmol/L 或 OGTT 负荷后 2h 血糖≥11.1mmol/L、或随机血糖≥11.1mmol/L 且伴有糖尿病典型症状者,即可判断孕前糖尿病。如果上述结果正常,则应在孕 24 ~ 28 周进行 75gOGTT 检查,检测空腹、负荷后 1h、负荷后 2h 三点血糖。以空腹血糖 < 5.1mmol/L,负荷后 1h 血糖标准 < 10.0mmol/L,负荷后 2h 血糖标准 <8.5mmol/L 为标准,若,上述三点血糖中任意一点血糖值高于相应标准值,即可诊断为妊娠糖尿病。

四、特殊类型的糖尿病

特殊类型的糖尿病包括一大类异质性疾病,可能由于多种原因导致的胰岛素分泌不足和(或)作用缺陷,而导致血糖水平升高。根据其不同的病因,又分为以下几类。

（一)B 细胞功能遗传性缺陷

根据具体病因分为以下类型。

1.青年人中的成年发病型糖尿病(MODY)

青年人中的成年发病型糖尿病是一组高度异质性的单基因遗传病,其主要临床特征有以下几点。

(1)有三代或以上家族发病史,且符合常染色体显性遗传规律。

(2)发病年龄小于 25 岁。

(3)无酮症倾向,至少 5 年内不需用胰岛素治疗。

随着分子生物学和分子遗传学技术的发展,已发现 6 种亚型:①MODY1/肝细胞核因子4α (HNF – 4α);②MODY2/葡萄糖激酶(GCK);③MODY3/肝细胞核因子 1α(HNF – 1α); ④MODY4/胰岛素启动子 1(IPF1);⑤MODY5/肝细胞核因子 1β(HNF – 1β);⑥MODY6/神经源性分化因子 1(Neuro D1/BETA2)。

除 MODY2 与葡萄糖代谢途径的"感受器"GCK 基因突变有关外,其余均为调节胰岛素基因表达的转录因子变异。

2.线粒体基因突变糖尿病

线粒体基因突变,可导致胰岛 B 细胞氧化磷酸化障碍,抑制胰岛素分泌。其临床特点如下。

（1）母系遗传：即家族内女性患者的子女均可能得病，而男性的子女均不得病。

（2）发病早：B 细胞功能逐渐减退，自身抗体阴性。

（3）常伴神经性耳聋，或伴其他神经肌肉表现。

（二）胰岛素作用遗传性缺陷

胰岛素作用遗传性缺陷包括 A 型胰岛素抵抗、妖精貌综合征、Rabson – Mendenhall 综合征、脂肪萎缩型糖尿病等。

（三）胰腺外分泌疾病

胰腺外分泌疾病包括胰腺炎、创伤/胰腺切除术、肿瘤、囊性纤维化病、血色病、纤维钙化性胰腺病等。

（四）其他内分泌疾病

其他内分泌疾病包括肢端肥大症，Cushing 综合征、胰升糖素瘤、嗜铬细胞瘤、甲状腺功能亢进症、生长抑素瘤、醛固酮瘤等。

（五）药物或化学品所致糖尿病

药物或化学品所致糖尿病包括 Vacor（毒鼠药吡甲硝苯脲）、喷他脒（pentamidine）、烟酸、糖皮质激素、甲状腺激素、二氮嗪、β 受体激动药、噻嗪类利尿药、苯妥英钠、干扰素 a 等。

（六）感染

感染包括先天性风疹、巨细胞病毒等。

（七）不常见的免疫介导糖尿病

例如僵人综合征、抗胰岛素受体抗体等。

（八）其他

其他能与糖尿病相关的遗传性综合征包括 Down 综合征、Klinefelter 综合征、Turner 综合征、Wolfram 综合征（属于伴糖尿病的遗传综合征，临床表现为糖尿病、视神经萎缩、耳聋和尿崩症，四症可同时出现）、Friedreich 共济失调、Huntington 舞蹈病、Laurence – Moon – Biedel 综合征、强直性肌营养不良症、卟啉病、Prader – Willi 综合征等。

五、常见的几种特殊类型糖尿病

如前所述，特殊类型的糖尿病，包括一大组异质性疾病，其病因和发病机制差别很大。我们临床所见的糖尿病仍以 1 型糖尿病和 2 型糖尿病最多，特殊类型的患者所占比例很小。下面介绍一些在特殊类型糖尿病中较常见的几种。

（一）胰源性糖尿病

由于胰腺炎、胰腺结石、胰腺癌、胰腺切除等，可导致胰腺大部分细胞破坏，引起胰岛素分泌不足而诱发糖尿病。这应该是由于胰腺外分泌疾病累及胰腺内分泌组织，而导致胰岛素分泌不足的疾病。多有相应胰腺原发的临床表现，如腹痛、腹胀、恶心、呕吐、食欲缺乏等。其治疗主要是积极治疗原发病的基础上，根据血糖情况，及时予以补充胰岛素，纠正代谢紊乱。

（二）内分泌性糖尿病

由于对抗胰岛素的各种内分泌激素增多，如肢端肥大症、巨人症等引起的生长激素分泌过多。库欣病引起的皮质醇类激素分泌过多。嗜铬细胞瘤引起的肾上腺素、去甲肾上腺素分泌过多。胰高血糖素性糖尿病,如胰岛 A 细胞瘤。妊娠糖尿病,由于胎盘分泌生长激素过多等,均可引起糖尿病。

患者除有糖尿病的临床表现外,还会出现相应内分泌激素分泌细胞过度增生,以及相应激素分泌过多导致的一系列病理生理变化。患者可能会出现头痛、视野缺损、身高异常增高或皮肤/骨骼异常增生、溢乳、血压高、心慌等各种表现。其治疗予以手术,去除病因,纠正代谢紊乱。而妊娠糖尿病,则需在分娩前应用胰岛素治疗,使血糖控制在理想水平。

(三)医源性糖尿病

因长期服用肾上腺皮质激素泼尼松等所致。女性避孕药、女性激素及噻嗪类利尿药,亦可引起糖代谢紊乱。此类患者,只要停用相应药物,其糖代谢就会有所改善。

需要指出的是,上述常见继发性糖尿病患者,有时在去除病因后,血糖改善不理想,或血糖一度下降,后又再次升高。此时,应想到合并原发性糖尿病的可能,积极行胰岛功能等检查,明确诊断。

六、不同类型糖尿病的病因及治疗

糖尿病的根本病因是胰岛素缺乏或胰岛素作用障碍,致使糖、脂肪和蛋白质代谢紊乱。但各型患者的病因和发病机制不尽相同,其治疗差异也很多,简介如下。

(一)1 型糖尿病

主要原因是天生基因缺陷,导致免疫损伤,破坏胰岛 B 细胞,导致绝对的胰岛分泌不够。

这种情况下,只能补充外源性胰岛素,口服药物效果不理想,或者根本是没有效果的。如果胰岛素应用得当,血糖、血压、血脂控制良好,绝大部分患者可以享受正常人生。

少部分该型患者发病初期体内还有一定量的胰岛素分泌(成人晚发型自身免疫性糖尿病),在确诊为糖尿病的若千年内,不一定需要胰岛素。但随着病程延长和病情发展,胰岛素分泌越来越少,临床表现为单用饮食、运动或药物不能控制血糖,需及时改用胰岛素治疗。

(二)2 型糖尿病

95% 以上的患者属于此型。早期胰岛素抵抗为主,分泌节律紊乱,通过控制饮食和(或)口服药物,可保持血糖正常。但随着病情进展,胰岛素分泌功能逐步下降,需要口服药物或加用胰岛素才能控制好血糖。

随着对胰岛素治疗研究的深入,许多专家提出起病时血糖很高的 2 型糖尿病患者(比如空腹血糖 >10mmol/L),也应及时接受胰岛素治疗。胰岛素强化治疗一段时间后,许多人仅需服用少量药物即可控制好血糖,更有部分患者,单凭饮食和运动就能控制好血糖。对于这类患者,胰岛素用得越早,自身胰岛功能就保存得越好。

(三)妊娠糖尿病或糖尿病合并妊娠

妊娠期间是一个非常特殊的过程,它的治疗和其他类型不一样。除了仅用饮食控制就能把糖尿病控制很好的病例外,一律使用胰岛素。原用口服降糖药的患者应一律停药,改用胰岛素治疗,以避免口服药可能造成的不良影响,如畸形、新生儿低血糖症及新生儿乳酸性酸中毒等。

患者在控制饮食和(或)应用胰岛素治疗的同时,也应适当进行体育锻炼,以避免体重过度增加。并主动学习一些糖尿病以及怀孕、生产和哺乳方面的知识,武装自己的头脑,以利于应付不同的情况。

（四）特殊类型糖尿病

特殊类型糖尿病是一大组病因各异的异质性疾病，其治疗也不尽相同。应根据特定患者的具体病因，进行个体化治疗。如手术切除胰岛素拮抗激素分泌肿瘤，解除胰岛素拮抗激素高分泌状态，血糖代谢自然恢复正常，这也是少数能根治的糖尿病类型之一。但也有些患者，目前尚无特效办法，如胰岛 B 细胞功能遗传性缺陷者和胰岛素作用遗传性缺陷者，只能采用以"饮食控制、适当运动、药物治疗和自我监测"为主要内容的综合治疗。

（张晓英）

第三节　糖尿病的影响

通过前面的介绍，病友现在对糖尿病有了初步了解，知道目前尚没有理想的办法根治糖尿病，患者需要终身进行饮食、运动或药物治疗。虽然这给患者的日常生活造成诸多不便，但只要您能不断学习，不断积累一些糖尿病知识，并能贯彻好糖尿病综合治疗的方针，使血糖、血脂、血压等全面达标，您也一定能像非糖尿病患者一样正常的工作、学习。

但糖尿病患者，从事日常工作、学习等活动时，应时刻谨记自己是名糖尿病患者，有些地方还是要注意的。只要能做到在工作和学习等活动中，稍加注意，牢记一些糖尿病患者需要注意的事项，并认真遵守，同样能享受多彩人生！

一、糖尿病对患者寿命的影响

几年前，在被誉为治疗糖尿病的"麦加圣城"的哈佛大学 Joslin 糖尿病中心，迎来了一群来自美国各地的特殊糖尿病患者。这些患者的特殊之处在于每个人都至少得了 50 年的 1 型糖尿病。其中的一对亲兄弟是目前美国患糖尿病时间最长的患者。哥哥，吉拉德，90 岁，在 16 岁时患上了糖尿病。弟弟，罗伯特，86 岁，在 5 岁时患上了糖尿病。医生对这些特殊的糖尿病患者进行体检后，惊奇地发现许多人在长期患有糖尿病的情况下，仍然没有出现并发症。在美国，像吉拉德和罗伯特这样的患糖尿病 50 年以上的 1 型糖尿病患者很多。

因此，只要坚持不懈地做好以饮食、运动、药物和自我监测为主要内容的糖尿病综合治疗，使血糖长期处于理想水平，并不影响患者的寿命。

对于前文提到的这些老人而言，医学所能够提供给他们的控制糖尿病的手段非常有限。

在很长的时间里，他们依靠动物胰岛素来控制血糖，通过检测尿糖间接了解血糖控制情况。他们用消毒后反复使用的玻璃注射器注射胰岛素，注射器的针头在变钝后需要自己在磨刀石上再磨尖。是什么使他们顽强的活了下来？医生们在调查后发现，他们有个突出的共同特点，那就是：以乐观的态度对待疾病，对治疗糖尿病的每个细节都给予了异乎寻常的关注。他们中的大多数人都每天详细记录他们的饮食、运动量和胰岛素的注射量，称量他们所吃食物的重量并仔细计算食物热量，每天多次测量并记录尿糖和血糖。日复一日、年复一年。这些琐碎的工作慢慢地变成了他们日常生活中像吃饭、喝水、睡觉一样的固定成分。他们也成了自己的糖尿病医生。随着时间的流逝，积累下来的是重以吨计的日记本和他们健康的身体。不用说与其他早早离世的糖尿病患者相比，即使是与没有糖尿病的人相比，他们也是使生命延长的成功者。

现代控制糖尿病的手段已有突飞猛进的进展,如患者可以使用小到可以装在上衣口袋中的血糖仪随时进行血糖测量;新型的胰岛素和胰岛素泵使得血糖的控制比以前更平稳,更少发生低血糖;新的胰岛素注射针头可以几乎让你感觉不到疼痛;大批训练有素的糖尿病专业医生和护士定期或不定期进行各种形式的糖尿病教育;还有许多专门为糖尿病患者介绍糖尿病自我管理知识的杂志和网站。借此,我们有理由相信目前的患者会比那些老人们活得更长,更幸福!

二、糖尿病患者上学需注意的问题

我国儿童青少年糖尿病患者数逐年增长,虽然一些孩子可独立监测血糖、合理选择食物和正确注射胰岛素,但一些年龄较小、经验不足的孩子则需要老师帮助。如果家长、专业医生和学校老师并肩作战,一定能为糖尿患儿童和青少年创造一个安全的学习环境,让孩子无忧无虑地参与学校生活。

为使老师掌握应对低血糖等突发情况的基本知识,家长可提前拜访孩子的老师,主动与孩子的班主任、体育老师、校医护人员、甚至校长和食堂负责人交流,告诉他们有关糖尿病知识。

主要应做好以下工作。

1. 准备病情卡片

家长应和学校保持日常联系,为孩子创造好的学习环境,条件允许可为每一位老师准备一张贴有孩子照片的病情卡片,写清孩子的病情、目前的治疗方案、常见情况处理、应急联系电话等内容。

2. 准备一台血糖仪

根据孩子病情和治疗方案,如有需要,可让孩子随身携带血糖仪,在孩子出现心慌、头晕或反应迟钝、乏力等特殊不适时,及时检测血糖。并为老师准备一些零食或小点心,在发生低血糖时,及时进食。

3. 备好治疗所需药械

如果孩子需要胰岛素治疗,应准备好胰岛素注射笔和针头,以及酒精、棉棒等物品。如果应用胰岛素泵,还需为学校提供备用胰岛素泵管。

4. 做好日程安排

根据每日课程安排、午餐时间、体操时间和下午活动时间等情况,结合孩子病情,为孩子制订合适的学习、活动及进餐计划。如果制订的计划与学校作息安排不一致,需请医生帮忙进行调整。

5. 了解餐厅食谱

如有可能,应抽时间了解餐厅每日食谱,看是否符合孩子的营养需求和饮食控制要求。若不能了解餐厅食谱或食堂饭菜是否适合孩子需求,可考虑自带符合孩子饮食计划的午餐。

6. 随身带些零用钱

为应对可能发生的紧急事件,如忘记带午餐、上课拖堂,或者不慎把饭菜打翻等,应让孩子随身带一些零用钱,并在书包或课桌里放些零食或水果。

三、上班族糖尿病患者需注意的问题

病情控制好的糖尿病患者正常工作,可增加活动量,改善胰岛素敏感性;可不脱离社会,得到认同和满足感,使自己不感到孤独,保持心情开朗,增强自信心;还能增加经济收入,改善就医条件,这些都有助于血糖控制。

因此,只要控制良好,糖尿病患者就能像正常人一样工作。但毕竟有病在身,应注意劳逸结合,工作的同时,不要忽视了自己的身体,应坚持做到以下几点。

1. 合理饮食

在医师指导下,根据自身状况和工作强度,计算好应该摄入的热量(即每日进食量),定时定量进餐。

切记不要时饱时饥,以免因血糖波动太大而过早发生心脑血管病等并发症。在工作中如需应酬赴宴,应谨记:尽量不饮酒;少吃油腻食物;不要吃得过饱。

2. 合理用药

在医师指导下,坚持服药或注射胰岛素,不能因工作繁忙而忽略治疗。如果工作地点离家较远,可自备保健袋,携带治疗药物和血糖仪上班。目前糖尿病治疗和监测工具都比较小巧,便于携带,不会给患者增加太多麻烦。

3. 做好自我监测

许多患者无自觉不适,病情变化主要反映在血糖和尿糖变化上,所以需注意血糖、尿糖监测。特别是当饮食、生活不规律时,血糖变化可能更大,更应注意监测,并根据结果,及时调整治疗方案。

4. 保持心情愉快

身体状况欠佳时,不应过于争强好胜,不必刻意隐瞒病情,加重自己的精神负担。患上糖尿病不必自怨自艾。应及时与同事沟通,让他们知道糖尿病可防可治,并非传染病,使同事了解自己的身体状况,有助于互相帮助。

5. 尽量避免危险劳动环境

糖尿病患者在治疗过程中有低血糖的危险,低血糖可导致反应迟钝,甚至昏迷。所以不适合在危险的劳动环境中工作,应避免高空作业、长途驾驶等,并严防过度劳累、误时进餐,以免因突发低血糖,发生意外。

6. 合理安排作息时间及劳动强度和时间

作息不规律的工作,特别是需要上夜班时,会打乱患者的作息习惯,影响饮食和用药。所以要尽量避免作息不规律的工作。同时要避免强度过大、时间过长的工作,以防更易导致糖尿病并发症的发生、发展。

四、糖尿病患者开车需注意的问题

与普通人群相比,糖尿病患者自己驾车存在一定风险,主要有以下原因。

(1)如患病时间长,血糖控制不好,可能存在视网膜病变、青光眼、白内障等并发症,影响视力,干扰驾驶。

(2)糖尿病神经病变累及感觉神经或运动神经,或血管病变、截肢等,可导致患者感觉迟钝,影响司机正常操作和判断能力。

(3)调整药物期间或遇有急性并发症、进食差等情况,出现低血糖,则会感到倦怠、疲劳、手颤、暴躁、易怒、头晕、反应迟钝,有严重安全隐患,其危害不低于酒后驾驶。

(4)若合并冠心病将明显增加交通事故风险。

为了您和家人幸福,建议患有糖尿病的司机朋友注意以下几点。

（1）严格遵照医嘱定时、定量用药,并定时、定量进餐和灵活加餐。

（2）随身携带"糖尿病急救卡"（写清姓名、年龄、病情、住址及亲属联系电话）、血糖仪、常用药物以及食品（含糖饮料、糖果、甜点等）。

（3）开车外出前最好测一下血糖,一但有低血糖征兆,立即进餐,或喝糖水、吃糖果,如果长途驾驶,血糖控制标准应适当放宽（如餐后血糖不低于10mmol/L）,并注意途中加餐。

（4）定期到医院查体,如果发生眼底出血、黄斑水肿、视网膜光凝治疗、下肢麻木（感觉减退,影响踩离合器和刹车）及其他影响驾驶安全的并发症,应考虑避免开车。

（5）应保持良好生活习惯,戒烟戒酒,避免情绪激动,每2～3个月做一次心电图检查,确诊冠心病后尽量少驾车或不驾车。

需要特别注意的是,随着病程延长,一些患者低血糖症状会逐渐减弱,甚至消失,在无任何征兆的情况下直接进入神志不清阶段,极易发生交通事故。可能与患者逐渐适应了低血糖状态,发生低血糖时体内肾上腺素释放减少等有关。因此,有"无症状性低血糖"发作史者,应禁止驾车。

五、糖尿病患者旅行前注意事项

适度旅游有利于患者减轻体重,提高机体对胰岛素的敏感性,纠正血糖和血脂代谢紊乱,但应做好充分的准备。

1. 全面体检

特别要注意血糖、血脂、血压水平,以及心脏、肾脏和眼底状况,如果血糖过高过低、眼底活动性出血、尿酮体阳性,或血压太高、有不稳定性心绞痛,以及合并急性感染等,则不宜出行。

2. 准备一份"病情身份证"

记录自己的姓名、性别、年龄、患病名称和类型、目前使用的药物和剂量等,与护照、身份证放在一起,以便发生意外时,供医生或他人参考。

3. 卫生保健

通过多种渠道,先行了解目的地医疗卫生情况,特别要注意有些医疗用品在其他国家和地区,可能名称不同、浓度不同或没有供应,所以要带上充足的药物、器械和必要生活用品。

4. 购买保险

如果您已经购买了保险,要与保险公司联系,以确定保险范围是否包括旅行地点在内。必要时,也可购买其他旅行保险,并在保险单中加入医疗保险条款。

5. 行李携带

如果方便,可将糖尿病用品放在手提行李箱中,随身携带。但行李过多,需要托运时,应将医生开具的处方、病情证明、血糖仪等随身携带,万一行李丢失,可根据处方在旅行地购买。

6. 胰岛素

如果需要胰岛素,需特别注意:要把胰岛素妥善保存于保温袋中,必要时应用冰袋,以免因温度过高或过低而影响其活性。

六、糖尿病患者旅行中注意事项

旅游与平时生活不一样,饮食多,活动也多,会使血糖波动较大。为保持良好血糖控制,既应避免血糖过高,又要警惕低血糖,需注意以下问题。

1. 坚持饮食控制

面对奇珍异味,既要大饱口福,又要牢记自己是糖尿病患者,应主动控制饮食:主食定时定量;尽量少油少盐,不吃油炸食品;夹菜时沥干汤汁;不喝饮料,只喝白开水、纯净水。

2. 生活规律,科学用药

旅游中应尽量不改变作息时间,只有按时作息,按时吃饭、用药,才能维持病情稳定。如果旅程跨过了4个时区(即时差超过4h),还需调整胰岛素注射时间和剂量。如果向东旅行,将使旅程中的白昼时间缩短,一般不需调整基础胰岛素量,但仍要在进餐前注射胰岛素;如果向西旅行,将使旅程中白昼延长,有必要对基础量加以调整(因活动时间延长,应增加胰岛素用量);如果经常旅行,而每天需多次注射胰岛素,则建议改为胰岛素泵治疗。

3. 随身携带血糖仪

旅行中,遇到心慌、出汗伴饥饿感等异常情况,应及时检测血糖。如果步行、爬山等运动时间超过1h,还需要再次进行血糖检测,最好每隔30min进行一次检测,若发现血糖过低,应即刻加餐。

4. 注意细节,谨防低血糖

(1)胰岛素注射尽量选择在腹部,因为注射在四肢,可因肢体运动导致吸收过快,出现低血糖反应。

(2)进行爬山等较剧烈活动,要避开胰岛素作用高峰,最好在餐后1h以后开始。同时应适当减少胰岛素用量,而活动少于平时,则需增加胰岛素用量。

(3)若当天运动量较大,为避免高强度、长时间活动的持续降糖作用导致晚上或次日出现低血糖,最好在睡前加一杯牛奶。

(4)如果服用阿卡波糖(拜糖平)出现低血糖反应,一定要用糖果补救,而不要进食饼干等淀粉类食品。

(5)活动时结伴而行,不独自离队。若单独外出,要告知队友目的地、大约多久回来,并保持手机等通讯畅通。

5. 避免过度劳累,谨防皮肤破损,注意保护双脚

过度劳累对病情控制不利,有造成血糖升高或低血糖、酮体出现、血压波动可能,甚至会导致心脑血管意外,而危及生命。此外,脚是糖尿病患者的"软肋",一旦感染麻烦很大。旅行中应穿舒适、柔软、轻便、透气的鞋,如果发现皮肤破损,立刻保护,防止感染。

6. 旅行结束,尽早到医院体检,及时调整治疗方案

顺利返回出发点,并不意味着"警报"解除。因为,有时旅途中觉得疲劳,但不会表现为明显症状,休息后如果疲劳仍不消除,就要到医院做相关检查。也有患者因外出时节奏紧张,加上环境和情绪变化而出现血糖波动,同样需要就医,在医生指导下尽快将血糖控制在稳定水平。

七、糖尿病患者乘飞机注意事项

糖尿病患者如需乘飞机外出工作或学习,需注意以下几点。

(1)通过网络或相关部门,了解目的地对携带糖尿病治疗药物(胰岛素等)及器械(血糖仪、采血针)的相关规定。

(2)请医生开具介绍信,说明您的健康状况,所需药物和用品(尤其是胰岛素和注射器),

需要时向安检人员出示。

（3）准备好足量的药物，并妥善保存，胰岛素最好能随身携带，不要托运。

（4）准备一些糖果或甜点，以备低血糖时，及时加餐。

（5）为安全起见，建议准备好专用设备，收集途中使用过的注射器、采血针等个人医疗用品。

八、糖尿病患者能否接受手术治疗

手术作为一种急性应激反应，的确能使患者血糖显著升高，甚至诱发酮症酸中毒等急性并发症、增加麻醉风险、危及生命。血糖控制不好时，还易并发感染，影响刀口愈合。但是糖尿病并非手术禁忌证，甚至有学者采用胃转流术和胆胰转流术治疗 2 型糖尿病。只要做好以下几点，即可放心接受手术治疗。

（一）术前准备

（1）择期手术者提前数天入院，以了解有无并发症、主要脏器功能状态、水电解质及酸碱平衡等情况。避免操之过急，产生焦虑、烦躁，恐惧悲观等不良心理反应，力争各项指标早日达标，为手术创造条件。

（2）手术前后，因紧张和手术创伤刺激，身体处于应激状态，儿茶酚胺、肾上腺皮质激素等对抗胰岛素的激素明显增加，导致血糖升高。因此，无论术前是用口服药，还是用胰岛素治疗，术前 3d 均宜改用胰岛素治疗。

（3）术前 2～3d，应保证足够热量，尤其要保证糖类供给，主食应达到每日 250g 以上，以防止脂肪和蛋白质分解增加，诱发酮症。

（4）积极治疗可能影响手术的并发因素，如感染、高血压、电解质紊乱、心肝肾功能不全等，以达到可耐受手术的程度，否则不要轻易手术。

（5）若因外伤、急腹症或其他紧急情况，危及患者生命，需实施急诊手术时，应考虑到血糖控制不良，将增加手术风险。若病情允许，可用短效胰岛素静脉点滴迅速控制血糖，纠正酮症酸中毒，并结合患者全身情况及病情紧急程度，慎重施行急诊手术。

（二）术中处理

（1）若手术日需禁食，可予以超长效胰岛素类似物皮下注射，维持机体基础糖代谢。

（2）如采用局部麻醉，手术时间短、术后能够正常进食，手术日可维持术前治疗方案不变，仅需监测血糖、尿糖和尿酮体即可。

（3）如果手术较大，医生应安排术中血糖、尿糖及酮体监测，并予以相应处理。

（三）术后处理

（1）手术时间短（不足半小时），且术后不影响进食的小手术，无须调整治疗方案，但须监测血糖、尿糖、酮体。

（2）如果是大手术，术后要求禁食，医生会根据监测结果，予以静脉输入葡萄糖、脂肪乳，以保证热量供应，必要时也会加入胰岛素控制血糖。

（3）禁食解除后，及时改行胰岛素皮下注射，并逐渐过渡至术前剂量。

（4）糖尿病患者术后住院时间应适当延长，切口拆线后再观察几天，确定切口没有感染后，方可出院。

九、糖尿病与遗传

糖尿病是一种具有遗传倾向的疾病,患者可以生育后代,但不能排除下一代发生糖尿病的可能,有家族史者发生糖尿病的概率明显增加。

(1)父母有一人患 2 型糖尿病,其子女发生糖尿病的概率在 10% ~20% 。

(2)父母均患糖尿病,其子女发生糖尿病的危险性将增加至 30% ~50% 。

(3)兄弟姐妹中有一人得糖尿病,其余人患糖尿病的概率也高达 38% 。

因此,两位糖尿病患者不宜结为夫妻,应尽量找一位本身无糖尿病、身体健康、性情温和、富有爱心,且无糖尿病家族史的伴侣。

十、夫妇无血缘关系,为何同患糖尿病

临床工作中发现配偶同时或先后患 2 型糖尿病有增多趋势,这并非偶然巧合。2 型糖尿病是一种遗传因素和环境因素共同作用引起的代谢性疾病,在遗传因素无明显变化的情况下,患病率迅速上升,提示环境因素在其发病中起相当重要的作用。这是因为如下几种因素所致。

(1)长期生活在同一环境中,可能潜在相同的致病因素,因此配偶共患 2 型糖尿病的可能性增加。

(2)夫妻相处,生活方式趋同性增加。若均喜甜食、重油,且日常活动少,以静坐式生活方式为主,夫妻发生糖尿病的危险性均会增加。

(3)配偶发生高血压、血脂异常及肥胖的趋同性也较对照人群增加,且随婚龄延长而增加。

因此,2 型糖尿病患者的配偶,也属糖尿病高危人群,与糖尿病患者结婚时,应想到将来患糖尿病的风险增加。定期对糖尿病患者的配偶进行相关筛查,指导其改变不良生活方式,将有利于减少 2 型糖尿病发生发展。

十一、女性糖尿病患者能否生育

谈到这个问题,我先向大家介绍一位影视明星,即奥斯卡历史上第一位黑人影后哈莉·贝瑞。哈莉·贝瑞被称为好莱坞最有成就的黑人美女,多年来一直保持着她参选美国小姐时的美丽容颜,她的身材被称为"最佳曲线形体"。

1989 年,年仅 21 岁的哈莉·贝瑞在电视喜剧剧集 Living Dolls 片场昏倒,直到 7d 后才恢复意识,得知自己被确诊患上了糖尿病。哈莉说,自从自己得了糖尿病以后,每天要注射 3 次胰岛素。这次患病的经历让哈莉对健康极为关注,不久之后,一位医师建议她采取食物疗法,再加上口服药剂和胰岛素制剂补充。从那以后哈莉制订了严格的食谱,只吃低糖、低热量、高蛋白的食物,对油炸食品和糖类食品敬而远之,在晚上 7 点之后也不再吃任何东西。直到现在她每天坚持测 2 次血糖,给自己注射胰岛素。就这样哈莉·贝瑞坚持至今,依然保持美丽动人。在 007 系列影片《择日再死》(DIE ANOTHERDAY)中扮演的性感邦德女郎给人们留下了英姿飒爽、健康美丽的印象,谁也猜不到她居然是糖尿病患者。更让人兴奋的是,美丽的哈莉·贝瑞在 41 岁时怀孕,成为名副其实的"高龄高危孕妇",于 2008 年顺利产下自己第一个女儿。

因此,只要坚持饮食、运动、药物和自我监测为主的综合治疗,使血糖、血压、血脂等全面达标,在没有并发症或并发症不严重的情况下,糖尿病患者完全可以生儿育女。但是对患有糖尿

病的女性来说,怀孕生子并不是件很容易的事,主要与以下因素有关。

(1)常有闭经、月经紊乱等症状,不易受孕。

(2)即使怀孕,也常因血糖不稳定,容易导致流产、早产,或生产巨大儿、低体重儿或畸形儿。

(3)怀孕后,极易出现酮症酸中毒,或合并妊娠高血压、羊水过多、继发感染、滞产、产后出血等情况,危及母儿生命。

但这些风险并非不能克服,若能在医生指导下,使病情获得良好而稳定的控制,育龄女性糖尿病者也能与正常人一样享受结婚、生育的权利及由此带来的幸福生活。

(一)糖尿病女性孕前准备

由于胎儿的主要器官都是在孕期前8周形成的,若此期间血糖控制不好,就会严重影响胎儿发育。所以在准备怀孕前,一定要咨询内分泌和产科医生,并进行一次全面体检和血糖控制评估,符合条件,才可怀孕。具体检查项目如下。

(1)严格控制血糖,空腹血糖4.4~6.1mmol/L,餐后血糖5.6~8.6mmol/L。

(2)密切监测血糖,尽量避免低血糖和血糖波动。

(3)糖化血红蛋白,以了解近3个月血糖控制情况,血糖控制在理想水平3个月后妊娠为宜。

(4)了解慢性并发症情况,评估其可能对孕后心脏、血压的潜在影响。

(5)检查尿微量清蛋白排泄情况及肾功能。

(6)检查眼底,了解是否有视网膜病变及其程度。

如果有并发症的某种迹象,应在怀孕前进行治疗。因为,妊娠可能使严重心血管病变、肾衰竭、视网膜病变、神经病变加重,甚至会危及母婴生命,不宜受孕。如已妊娠者发生上述并发症,应考虑终止妊娠。

此外,由于口服降糖药(胰岛素促泌剂、α-葡萄糖苷酶抑制剂和噻唑烷二酮类等)有通过胎盘、导致胎儿低血糖、并有致畸和胎死腹中的危险,因此,糖尿病妇女在怀孕前及妊娠过程中,必须停用口服药改为胰岛素治疗。而关于胰岛素剂型、剂量和用法,则应在内分泌医生的指导下进行调整。

(二)糖尿病女性如何避孕

糖尿病患者不宜妊娠时,应注意避孕。为减少避孕对患者的影响,应注意以下几点。

(1)宫内节育器与盆腔炎发生有关,而盆腔炎可并发威胁患者生命的败血症、酮症酸中毒等并发症,所以一般不鼓励患者采用节育环避孕。

(2)长期口服避孕药,会增加心血管和脑血管病危险,且糖尿病患者一般都存在不同程度的血管损害病变,所以不建议应用口服避孕药。

(3)若坚持用口服避孕药,最好在开始药物避孕之前和之后1个月内进行血液、血糖、糖化血红蛋白和血脂监测。

因此不宜生育的糖尿病妇女,最好采取较为安全的避孕措施。

(1)根据夫妇意见,行输卵管结扎术或男性输精管结扎术。

(2)由于避孕套对糖、脂代谢影响不大,且可预防一些性传播疾病,是育龄妇女短期避孕的理想选择。

十二、糖尿病对男性生育能力的影响

(一)糖尿病可由于以下原因导致男性不育

1. 影响精子活动度

因精子活动需要胰岛素参与,患糖尿病时胰岛素减少或阙如,因而直接影响精子活动度。

2. 使精子生成减少

患者常伴睾丸小动脉及附属性腺血管病变,长期供血不足,不但让睾丸产生精子的能力衰退,并且损害了相应腺体的分泌功能,使精子数量、质量下降。

3. 勃起功能障碍

糖尿病男性勃起功能障碍的发病率为23%～60%(平均40%),其中60岁时其患病率是正常人的2倍,而30岁男性糖尿病者勃起障碍达正常人的3倍。患者血管硬化,当涉及阴茎海绵体小动脉时,便可影响阴茎勃起功能。如果神经病变降低男性对性刺激的反应,也将影响勃起功能。

4. 影响射精功能

糖尿病累及盆腔交感神经,可导致膀胱颈部括约肌功能障碍,导致逆行射精,即精液从"后门"直接进入到膀胱内。

5. 性激素水平下降

糖代谢紊乱使睾丸间质细胞(分泌雄性激素)和垂体前叶细胞(分泌促性腺激素)及其他激素分泌细胞的糖利用过程发生障碍,使性腺激素和促性腺激素合成受损,血中相应激素水平降低,造成生殖内分泌激素分泌障碍。

(二)糖尿病男性做父亲前应做的准备

当男性糖尿病患者已经做好当爸爸的准备时,最好到医院检查一下,确定自己的生育能力是否已经受到损害及其严重程度。主要应做好以下准备。

1. 常规检查精液

以了解自己的"孕种"状况。生育能力正常的成年男性一次射出精液的精子含量一般在每毫升0.6亿～1.5亿。如果每毫升精液中精子少于2000万,或每次射出的精子绝对数少于4000万,就可能患有少精症。精子密度过少,精子与卵子受精的概率也减少,而使生育机会明显减少。在检测精子数目的同时,还应注意精子的质量,若都属于"老弱病残"之类,也难以受孕。

2. 检测激素水平

可通过早晨空腹抽血化验,检测自己的卵泡刺激素(FSH)、黄体生成素(LH)、泌乳素(PRL)、睾酮(T)和雌二醇(E_2)等重要激素,做到心中有数,明白自己是否具有做爸爸的条件。一旦发现自己的情况比较严重,就应及时寻求专业医生的帮助。

3. 平衡膳食,增加受精机会

睾丸产生精子的能力和营养水平密切相关,应注意平衡饮食,保证日常饮食中能获得足够的营养物质。

例如多吃些瘦肉、鸡蛋、鱼类、蔬菜,保证必要的蛋白质、维生素和微量元素供给;微量元素中的锌可改善精子的活动力,提高前列腺的免疫保护能力,且利于精子和卵子结合,对生育有重大影响。

4. 积极控制血糖

将血糖控制在理想水平,减少糖尿病对血管和神经系统的持续损害,是恢复糖尿病患者睾丸功能和正常性功能的必要手段。部分患者单纯依靠这种方法,即可获得生育能力的自然恢复和长期维持。

十三、糖尿病患者婚前准备

男大当婚,女大当嫁,乃人之常情。然而,糖尿病患者对此应持慎重态度,毕竟结婚和生育都是人生中的大事。如果配偶对患者关爱备至,并督促患者坚持科学治疗,定期复诊,则有可能使病情比婚前还稳定,安享家庭幸福。病程短、病情轻、血糖持久达标时,可以结婚。但应注意以下事项。

(1)结婚前后不宜大操大办、疲劳过度、饮食无节制、烟酒不戒、房事频繁,以免加重病情。

(2)若病史较长、从儿童期即患有糖尿病、血糖控制不好、又有各种慢性并发症和其他疑难杂症,在病情稳定前,不宜急于结婚。

(3)1 型糖尿病患者,血糖稳定前,也不宜急于结婚。

(一)关注妊娠糖尿病

妊娠糖尿病是指在妊娠期间首次发现血糖异常者,发病率在妊娠妇女中占 2% ~5%,多在怀孕 3 个月后发生。由于大多数患者无症状,空腹血糖多正常,甚至在正常低限。所以,进行妊娠期血糖监测和糖尿病筛查至关重要。具体筛查方法是:孕 24 周,口服葡萄糖 50g,测定餐后 1h 血浆葡萄糖水平。必要时行 OGTT(75g 葡萄糖)进一步确诊。

一旦确诊,应在医护人员指导下密切监测血糖,并通过饮食、运动调节,严格控制血糖,必要时辅以胰岛素治疗,将血糖控制在目标范围内,一般可获得良好结果。妊娠糖尿病产后有三种转归,即糖尿病、糖调节异常或正常糖耐量,产后 6 周需要行 OGTT 进行评估。

为保证胎儿正常发育,孕妇的血糖控制应十分严格,应尽可能达到餐前血糖≤5.3mmol/L,餐后 1h 血糖≤7.8mmol/L,餐后 2h 血糖≤6.7mmol/L。为实现上述血糖控制目标,应做到以下几点。

(1)密切监测血糖谱,尤其要避免酮症的发生,将空腹血糖控制在 3.3 ~5.6mmol/L,餐后 1h 血糖控制在 7.8mmol/L 以下,餐后 2h 血糖控制在 6.7mmol/L 以下。如血糖高于正常上限,应考虑开始胰岛素治疗。

(2)检测血糖时,同时记录所吃食物种类和数量,必要时加测餐前血糖。

(3)饮食控制不宜过于严格,注意防止酮症。因孕妇能量需求较高,组织在"饥饿"状态下会动员脂肪分解,并产生酮体,导致血酮升高,对母婴造成不利影响。

(4)每 1 ~2 周应复诊一次。

(5)每 3 个月进行一次眼底检查并做相应治疗。

(6)加强胎儿发育情况的监护,常规超声波检查了解胎儿发育情况。

(7)分娩时和产后加强血糖监测,保持良好的血糖控制。

(8)分娩后血糖正常者应在产后 6 周作葡萄糖耐量测试,重新评估血糖代谢情况并进行终身随访。

(二)易患妊娠糖尿病的人群

为保证优生优育,促进孕妇母子身心健康,妇女怀孕后,应定期到医院进行产前检查,及时进行糖尿病筛查,以便及早发现、及时治疗。以下人群应警惕妊娠糖尿病。

(1)高龄妊娠:35 岁以上怀孕即为高龄产妇,生育越晚,发病风险越大。

(2)体型肥胖者主要指孕前肥胖,孕期体重增长过快,热量摄入过度者。

(3)有糖尿病家族史者。

(4)有妊娠糖尿病病史、巨大儿分娩史、不明原因胎死宫内者,或妊娠期间羊水过多、胎儿巨大者。

(5)出生时为低体重儿或早产者。

(张晓英)

第四节 不同年龄糖尿病的特点

临床上,糖尿病的发病年龄差异很大,从出生不久的婴儿到年过九旬的老人。不同年龄组糖尿病患者的发病机制及临床表现不尽相同,治疗方法、治疗目标和预后也不完全一样。那么在自己确诊为糖尿病的这个年龄段发病的患者有什么特点呢?预后如何呢?治疗上又有什么需要注意的呢?这也是患者发病后较为关心的问题。

一、新生儿糖尿病患者的特点

新生儿糖尿病特指在出生后 3 个月内发病的糖尿病,很少超过 6 个月,一般出生体重相对较轻。主要表现为烦渴、多尿、体重减轻、脱水,但吃奶尚好,很少发生昏迷,抽血化验空腹血糖明显升高,超过 7mmol/L,甚至可高达 100mmol/L 以上,大多数患儿有代谢性酸中毒,尿中酮体有无不定。

新生儿糖尿病是一种罕见的特殊类型的糖尿病,由于一些特殊基因突变所致,迄今已发现 12 种基因突变。分类上分为新生儿永久性糖尿病和新生儿暂时性糖尿病。后者可以一度缓解终止治疗,而成年后可能再复发。前者需要终身胰岛素治疗。由于新生儿糖尿病起病急,血浆胰岛素水平很低,发病后应急送专科医院进行胰岛素治疗,同时要监测血糖、电解质浓度和血气分析,根据监测效果判断对胰岛素治疗的敏感性而调节药物剂量。

二、儿童糖尿病患者的特点

儿童糖尿病不同于成人糖尿病,大部分为 1 型糖尿病,不仅需要终身治疗,而且常常由于发病早、治疗过程长,而容易出现并发症,如糖尿病眼病、肾病、神经病变、心脏病变。但近年来,由于肥胖儿童的增多,儿童 2 型糖尿病的发病率也在逐年增加。

1.1 型糖尿病

目前认为其病因是在遗传易感性的基础上,在外界环境因素作用下(最常见的为病毒性感染),引发机体自身免疫功能紊乱,导致胰岛 B 细胞的损伤和破坏,最终使胰岛素分泌绝对不足,而导致的脂肪、蛋白和糖类代谢紊乱的综合征。此类患者,又有胰岛素绝对缺乏,在治疗上必须终身应用胰岛素。

我国儿童青少年 1 型糖尿病的发病率 0.6/10 万左右,属低发病区。但由于我国人口基数大,故 1 型糖尿病患者的绝对数字并不少,有资料显示我国 1 型糖尿病患儿的绝对人数已达

100万,且正以每年10%的速度递增。更令人担忧的是,糖尿病患儿的血糖控制状况普遍不好。1型糖尿病患者的主要表现如下。

(1)起病较急,常因感染或饮食不当诱发起病,可有家族史。

(2)典型者有多尿、多饮、多食和消瘦三多一少症状。

(3)不典型隐匿发病患儿多表现为疲乏无力、遗尿、食欲可降低。

(4)20%~40%患儿以糖尿病酮症酸中毒急症就诊。

2.2型糖尿病

近年来随着肥胖儿童的增多,儿童青少年2型糖尿病的发病率也有增高趋势。一般估计,儿童糖尿病患者中,2型糖尿病约占一半。国际糖尿病联盟曾预测,在未来十年内,某些种族的儿童2型糖尿病的比例将超过1型糖尿病。其原因主要与物质供给丰富、饮食结构改变,如高热量及高脂肪饮食、体力活动减少、肥胖儿童增多有关。此外,儿童2型糖尿病与遗传因素有关,50%以上患儿的父母双亲中至少有一方有糖尿病病史。尽管儿童及青少年2型糖尿病与成人2型糖尿病相仿,起病隐匿,但仍具备一些特点:首先,存在超重或肥胖,尤其是腹型肥胖。其次,符合以下2项或2项以上条件:①起病年龄>10岁;②无明显多饮、多食、多尿、体重减轻即"三多一少"症状;③有2型糖尿病家族史;①合并胰岛素抵抗的其他疾病如黑棘皮症、多囊卵巢综合征等。

(一)儿童糖尿病对家庭的影响

不管患上哪种类型的糖尿病,长期治疗花费巨大都将给患儿的家庭带来沉重的经济负担。一旦出现并发症,治疗费用将更是呈倍数上升,而且效果是有限的。漫长的治疗过程,造成了许多家庭因病致贫,且由于糖尿病患者在治疗中,具有血糖波动大的特点,以致外出存在较大的安全不确定性,长期困扰患儿及家庭的户外活动,使患者身心受到极大的伤害。儿童糖尿病的治疗,必须将其整个家庭作为生活方式干预和教育的对象。为了下一代的健康成长,需要家长和社会的共同努力,努力使孩子养成良好的饮食习惯和生活方式,勿使热卡过剩,加强体育活动,减少儿童和青少年肥胖的发生,也是预防2型糖尿病的有效措施。

(二)儿童糖尿病对患儿心理的影响及应对策略

由于目前糖尿病尚难以根治,加上儿童糖尿病患者年龄较小,思想还不够成熟。面对这样的疾病,心理上必定出现很大的波动,给幼小的心灵造成巨大创伤。患儿成长在躯体病痛和心灵痛苦,甚至周围人的歧视之中,相当部分患儿性格倔强,患病时间一长对就医有相当的抵触情绪,不测血糖,饮食不控制,甚至连胰岛素也少注射的情况较常见。

因此,在患儿的成长过程中十分需要除了药物以外的综合措施,来缓解孩子的心理压力,培养起正常健康的心理。主要应从以下方面着手。

1.创造温暖和睦的家庭氛围

孩子生病,这都是家长不愿意看到的,这个时候大家都很难过,也是家庭最脆弱的时候。如果这个时候儿童糖尿病患者的家属不能给儿童糖尿病患者一个和睦的家庭环境,反而会使儿童糖尿病患者心里更加抑郁。

2.给患儿充分的关怀

儿童糖尿病患者,需要父母的关怀,父母不可以让儿童糖尿病患者觉得自己是累赘。要经常关怀他们,开导他们,让患儿明白患上糖尿病不是孩子的错,父母还会像以前一样爱他,并会努力想办法给他治疗,并通过和孩子一起学习一些糖尿病知识、共同实现糖尿病饮食、一起参加体育活动等实际行动,使患儿知道爸爸妈妈始终和他们一起,共同与糖尿病奋斗,使其具有积极向上的心态,勇敢面对糖尿病。

3.鼓励患儿积极参加集体活动

鼓励患儿积极参加以"糖尿病患儿为主体"的集体活动,参观名胜古迹,游览祖国大好河山和野餐等活动。在这种活动中,新老患儿互相交流如何控制好病情的体会,互相鼓励,使患儿不再感到孤单,增强了战胜疾病的信心。通过参加这些活动,不仅使患儿开阔了眼界,增长了知识还享受到了生活的乐趣。更重要的是,使他们体会到自己也能像其他小朋友一样能参加丰富多彩的课外活动,也能像正常健康儿童一样生活!进而,逐步在血糖长期稳定的情况下,勇敢参加一些非糖尿患儿童参与的活动或游戏,使自己真正成为一个"正常人"。

(三)儿童糖尿病治疗目的

儿童糖尿病治疗的目的是:消除症状,稳定血糖;维持儿童正常生长和性发育;防止中晚期并发症出现。

1.饮食治疗

(1)热卡供给:每天总热卡等于1000kcal + (年龄 − 1) × (70 ~ 100)kcal。合理的饮食治疗是所有糖尿病患者的治疗基础,摄入的热量要适合患儿的年龄、体重、日常的活动、平时的饭量,还要考虑到患儿的生长发育。

(2)饮食成分组成蛋白质占总热卡15% ~ 20%,以动物蛋白为主;脂肪以植物油为主占30%左右,以不饱和脂肪酸为主;糖类以大米、谷类为主占总热量的55%。

(3)三餐分配一般以少量多餐适宜,餐间可加2次点心,避免低血糖发作。多吃纤维素性食物,使糖的吸收缓慢而均匀,从而改善糖的代谢。三餐比例为早餐1/5,中餐2/5,晚餐2/5。

2.胰岛素替代治疗

(1)常用胰岛素剂型:正规胰岛素(RI)为速效性;珠蛋白胰岛素(NPH)为中效型;鱼精蛋白锌胰岛素为中长效性(PZI)。

(2)胰岛素用法:常用方法每日两次皮下注射,全日总量的2/3在早餐前30min注射,1/3在晚餐前30min注射;每次注射将短效和中长效胰岛素混合(按3∶1或4∶1的比例),按照先吸短效后吸中长效的顺序混匀后注射。

(3)胰岛素注射部位:上臂、大腿及腹部按顺序轮换注射。注射点间隔2厘米,避免一个月内同一部位两次注射。

(4)胰岛素计量的调整在保持饮食和运动量相对稳定的情况下,一般2 ~ 3d调整一次,每次增或减2U,每日只调一个时段。儿童1型糖尿病终身需用胰岛素治疗。

(四)儿童糖尿病控制目标

对儿童糖尿病进行治疗目标是,通过综合性的治疗措施使患者达到最佳的"健康"状态。具体来讲,就是将患者的代谢水平控制在接近正常的高限,空腹血糖维持在6.7 ~ 7.8mmol/L(120 ~ 140mg/dL),餐后2h血糖控制在接近空腹水平。通过治疗,还应达到下列要求。

(1)患儿多饮、多尿、多食、消瘦等临床症状完全消失。

(2)不再发生糖尿病酮症酸中毒(儿童糖尿病的严重并发症之一)。

(3)避免发生低血糖。低血糖对儿童脑组织的危害很大,患儿对低血糖的感知能力又差,父母对患儿超过一半的低血糖发生也不能察觉,故应适当放宽血糖控制目标。不同年龄段患儿血糖控制要求不尽相同(如下表所示),应分别对待。

（4）使患儿保持正常的生长和青春期发育。

（5）患儿及家属能讲出控制饮食的目的及具体做法，并能自觉坚持饮食疗法，防止发生肥胖。

（6）极早诊断伴发的感染和自身免疫性疾病，并及时进行治疗。

（7）及时了解患儿的心理障碍和情绪的变化并给予精神的支持和帮助，解除心理障碍。

（8）患儿及家属自觉学习糖尿病知识，能讲出胰岛素运用的注意事项，能自行进行血糖、尿糖的检测及胰岛素的注射。鼓励患儿坚持长期治疗，并严格遵守医嘱规定的胰岛素注射量和饮食安排，建立起规则的生活制度，从而维持良好的代谢控制，以预防或延缓慢性并发症的发生。

（五）儿童糖尿病的传统诊疗模式

先是由医生给出诊断，根据病情制订治疗方案，再对患儿及家长进行糖尿病教育，之后的治疗则是"以患儿家长自我管理为主、医护人员共同参与"。监测血糖，定期随访是糖尿病患儿管理的重要内容。

一旦血糖控制不理想，或者出现急慢性并发症，则必须由医生调整治疗方案，必要时需要住院治疗。这种模式的确保证了大多数患儿的治疗质量，但对于那些因为家庭经济困难、存在心理障碍等原因不能坚持定期随访、因为家长接受能力欠缺不能很好地自我管理的患儿也有明显的不足。

（六）儿童糖尿病夏令营活动简介

针对糖尿病患儿的特殊情况，以及传统诊疗模式对某些群体的不足，许多医院举办"儿童糖尿病夏令营"系列健康教育活动，传播糖尿病相关知识，帮助贫困孩子免费调整血糖。参加的主体对象是糖尿病患儿，其中家庭经济困难者、血糖控制不佳、存在心理障碍的患者优先选择，对年龄小的患者邀请家长参加。医院通过糖尿病夏令营活动，为这些特殊的孩子搭建了共同交流学习以及免费调整血糖的平台，并积极争取社会各界的支持。

夏令营活动是一个平台，也是一个舞台。活动方式集疾病治疗、心理咨询和参观活动于一体，其中包括一日4次测定血糖、调整注射胰岛素用量、糖尿病知识讲座、心理指导、糖尿病知识竞赛、景点游览、参观革命圣地等革命传统教育。

"儿童糖尿病夏令营"独创疾病治疗、心理咨询和参观活动于一体，为儿童糖尿病患者架起治疗、交流学习的平台，并形成长效机制。由于夏令营在暑期进行不影响学习，患儿自愿报名具有基础；活动内容和方式也非常适应儿童特点；免费提供服务，为家长排忧解难，具有很强的可操作性。

许多患儿参加了夏令营之后他们的血糖得到更好的控制，尤其是那些家庭经济困难的患儿获得了很好的治疗、指导和资助，使得他们可以坚持后续的定期随访，同时患儿的心理在一定程度上也得到了改善。糖尿病夏令营系列活动，是发扬团队合作精神，激励儿童战胜疾病，提高信心的有效方法。活动不仅增强了医务人员的服务意识和为患者服务的自觉性，更密切了医患关系，拉近了医患间的距离，同时也唤起了社会对糖尿病患儿的关注，成为各种公益活动中组织较为出色和成功的典型范例。值得在各地有条件的医疗机构学习开展，提高儿童糖尿病诊治水平，切实改善儿童糖尿病的预后。

三、中青年糖尿病患者的特点

许多中青年（年龄在20~59岁）患者肩负家庭、社会等多重责任，生活、工作压力大，自我支配时间相对少,无暇顾及自身保健预防。他们在糖尿病自我管理、血糖监测等方面投入的精力有限。加之,症状轻微或无症状,不影响工作、生活、娱乐等,对糖尿病潜在危险性认识不够,待出现严重并发症,才有所醒悟。

有些中青年糖尿病患者,他们的早期症状往往是餐后低血糖,这种患者往往有糖尿病家族史,早期胰腺功能较好,胰岛素分泌延迟,导致下一餐前低血糖,对这类患者早期重视,提前干预往往能延缓糖尿病的发生。

也有些患者经济困难,生活或工作压力大,尤其面临入学、就业、婚恋等情况时,一旦发现自己得了糖尿病,即出现紧张恐惧、焦虑烦躁、悲观抑郁等心理反应,认为无药可医,未来无望,对糖尿病教育产生抵触心理。他们不肯将自己的身体情况告诉亲戚朋友和单位的同事,担心将病情公布于众,将导致生活中一系列的事件都会改变,给自己带来不必要的麻烦。但他们更渴求糖尿病知识,极希望通过自学,了解糖尿病诊疗的方方面面,尽快治愈糖尿病,做回充满活力的自己。

此时应重视以家庭为单位的健康教育,运用家庭动力学原理,充分调动患者的家庭资源,提高患者的家庭支持度,鼓励家庭成员对患者进行监督及生活干预。

当患者出现无望等心理感受时,家属及时与其沟通,动员亲友、内分泌医生共同做好其思想工作。在患者日常生活中给予强有力的支持、帮助、监督,对经济困难、面临更多压力的中青年患者尤为重要。被投以充满关心、爱护和支持的特异目光,将激励其克服困难,战胜疾病的信念!

四、老年糖尿病患者的特点

老年糖尿病是指年龄 >60 岁的糖尿病患者(西方 >65 岁),包括 60 岁以前诊断和 60 岁以后诊断为糖尿病者。

(一)老年糖尿病的特点

(1)老年糖尿病大多数为 2 型糖尿病。流行病学资料表明,2 型糖尿病患病率随增龄而上升,国外报道 2 型糖尿病和 IGT 占 65 岁以上人群的 10% ~ 20% 国内 1996 年调查 >60 岁组 2 型糖尿病患病率为 10.1% ,IGT 患病率为 12.1% 。

(2)老年糖尿病多数起病缓慢,且于诊断时,多无症状,往往由于常规体检或其他疾病检查血糖或尿糖而发现。

(3)部分老年糖尿病以并发症为首发表现,如糖尿病高渗综合征,心、脑血管意外以及视力改变等。

(4)少数老年糖尿病患者表现为体温低、多汗、神经性恶病质、肌萎缩、认知功能减退等。

(二)老年糖尿病的并发症

1.急性并发症

(1)非酮症性高渗综合征:多发生于老年糖尿病患者,病死率高达 15% ~20% ,为老年糖尿病患者最严重的急性代谢并发症。

(2)许多老年患者在服用口服降糖药物或注射胰岛素后,忘记进食,或进食延后,或进食偏少时,也常有低血糖发生,甚至发生昏迷。

(3)老年糖尿病患者,在发生急性上呼吸道感染、尿路感染、急性胃肠炎、胆囊炎等情况下,如果不能及时诊疗,将导致糖尿病酮症酸中毒,甚至乳酸性酸中毒的发生,危及患者生命。

2. 慢性并发症

（1）心、脑血管并发症占老年死亡原因第 6 位，80% 老年糖尿病患者死于心血管并发症。

（2）老年糖尿病周围神经病变和糖尿病自主神经病变均随增龄增加。

（3）老年糖尿病患者白内障、视网膜病变和青光眼明显多于年轻患者。

（三）对老年糖尿病患者的特殊关照

老年人保持健康的生活方式和生活习惯是预防糖尿病的基础。如果被确诊为糖尿病，在糖尿病诊疗过程中，应注意以下问题。

（1）要特别注意肝肾功能。许多降糖药物从肝内代谢，经肾排出，所以在肝肾功能不良时应慎重选药。

（2）根据胰岛功能及并发症、并发症情况，尽早启用胰岛素。但在初期使用时，应从小剂量开始，逐渐递增，不宜开始就用常规剂量，以免发生严重低血糖，甚至危及生命。

（3）应注意避免低血糖反应。尤其是用药量过大或活动量过大，未按时进食者。一旦出现低血糖反应，如心悸、头晕、烦躁、精神不安（个别老年人甚至出现精神失常）、出虚汗、手抖和饥饿感等，应立即进食，或饮用糖水，重则需送达医院救治。老年患者尤其应注意防止"夜间低血糖"发生，这是因为老年人对药物的代谢率降低，药物在体内停留的时间延长，故易发生低血糖，特别是夜间低血糖，尤其在服用长效磺脲类药物——格列本脲（优降糖）后。一些伴有类风湿、风湿热的中老年患者更应注意：他们常用的解热镇痛类药物可延缓降糖药的排泄，使其作用时间延长，更易造成低血糖。为防不测，应随身携带糖果等，发生上述低血糖反应时，即刻食用。

（4）血糖控制标准略宽于一般人。空腹血糖 <7.8mmol/L，餐后 2h 血糖 <11.1mmol/L 即可。对体质较差或预期寿命小于 5 年的老年患者，糖化血红蛋白控制目标在 8.0% 即可。

（5）注意降压、抗凝、营养神经和调脂治疗等综合治疗。

（6）尽量不用长效口服降糖药物。老年人应尽量不用长效制剂，因其作用时间过长，干扰因素多，不易控制，易致血糖忽高、忽低地波动。比如格列苯脲、格列齐特，现在市面上很多非正规没有批号的降糖药没有明确的药物成分说明，也大多含有格列苯脲。老年人服用这类药物后，因肾功能差，药物容易蓄积，导致低血糖甚至昏迷。尤其是格列苯脲，它的代谢产物还有弱的降糖活性，低血糖发生率更高。

（张晓英）

第五节　糖尿病饮食治疗健康教育

通过前面的介绍我们知道，糖尿病现在还难以根治，但绝对不是不"治"之症，只要遵从医生意见，选择恰当的治疗方案，积极配合饮食和生活方式调整，实现良好的血糖控制并非难事。

为实现血糖的良好控制，必须坚持以"饮食、运动、药物治疗和自我监测"为主要内容的综合治疗。

一、糖尿病饮食治疗的概念

糖尿病患者饮食治疗，就是合理地控制饮食，使血糖保持在理想范围。具体而言，就是根据患者的具体情况,及营养需要量,制订出一整套治疗方案,在满足人体各方面需要的前提下,尽可能地减少不必要的能量摄入,减轻胰岛负担,以利于血糖控制,并使患者能从事正常活动,维持正常体重,增强抵抗力。

许多糖尿病病友常因爱吃而不敢吃、想吃而不会吃,导致营养不良、病情恶化,其生活质量明显下降,心理压力很大。随着糖尿病治疗水平的提高,糖尿病饮食治疗的内容已发生了很大变化,经历了一个"从挨饿到合理饮食、从低糖类到高糖类、从高脂肪到低脂肪、从无糖到低血糖生成指数"的进化过程。

只要掌握了有关糖尿病饮食治疗的基本知识,患者就能在医生的指导下,根据自身病情,制订出丰富多样的饮食方案,使生活变得更精彩!

二、糖尿病饮食治疗目的

饮食治疗是糖尿病的首要治疗措施,其重要性无论怎么强调都不算过分。合理控制饮食的目的如下。

1. 维持健康

保证人体正常的营养代谢需求,维持日常的活动及劳动力,尤其是孕妇和胎儿的健康及糖尿患儿童的正常发育;食物摄入应与机体需要量相适应,使血糖水平达到或尽可能接近正常水平,并维持理想体重;肉类、粮食、蔬菜、油类等各类食品均应适量食用,以满足机体需要的各种营养素,保持机体代谢的平衡,改善全面的健康状况。

2. 维持正常体重

肥胖者限制总热量的摄入量使体重减低,改善胰岛素抵抗。消瘦者提高热量的摄入使体重增加,以增强对各种传染病的抵抗力。

3. 减轻胰岛素负担

使血糖、尿糖、血脂达到或接近正常,以消除症状,预防或延缓各种急慢性并发症的发生发展。

4. 预防和治疗糖尿病的急性并发症或并发症

如严重低血糖或血糖过高。

5. 预防和治疗糖尿病的慢性并发症或并发症

如肾病、高血压、脂代谢紊乱和心血管疾病。

三、糖尿病饮食治疗原则

糖尿病患者饮食治疗的基本原则是根据患者的体重和活动量,合理安排饮食,坚持每天摄入与消耗的能量平衡,并选择合适的食物种类和数量,以维持标准体重,并使营养均衡,保持身体健康。具体说来,应注意以下几点。

1. 控制总热量

根据患者的身高、体重等情况,计算每日所需总热量(后面我们会详细谈到),避免摄入热量超过机体所需热量,导致机体肥胖、血脂异常等。

2. 定时定量

每餐饮食按照计划份量进食,不可任意增减。如有加餐,应及时调整食谱,维持总摄入量与消耗量平衡。而不应因额外加餐,导致增加总热量摄入。尽量减少外出就餐的次数以避免就餐时间及饮食结构的变化。

3. 坚持低脂饮食

少吃油煎、炸、油酥及猪皮、鸡皮、鸭皮等含油脂高的食物。做菜时,尽量选用植物性油脂,少用动物油脂。少吃含胆固醇高的食物,如内脏、蟹黄、虾卵、鱼卵等。患者的胆固醇若过高,则蛋黄以每周不超过 3~4 个为原则。

4. 采用合理的烹调方式

多采用清蒸、水煮、凉拌、涮、烤、烧、炖、卤等方式,减少油脂使用;同时应注意,饮食不可太咸,每日食盐摄入不超过6g。

5. 合理选择食物及调料

少吃精制糖类的食物,如炼乳、蜜饯。可选择一些含纤维素高的食物,如未加工的蔬果等。并注意不随意吃含淀粉高的食物及中西式点心,如有食用,应按摄入热量情况,调整食谱。

6. 坚持运动等综合治疗刺入

饮食治疗是基础,但不是全部;只有适宜的饮食方案,配合长期的运动、药物等措施,才能实现血糖、血脂、血压等全面达标。

四、糖尿病"饮食治疗"与"饥饿疗法"的区别

在1921年胰岛素被发现之前,糖尿病患者所接受的是严格的"饥饿疗法"。在入院后的48h 内,医生会让糖尿病患者保持以往的饮食以确定糖尿病严重程度。接下来,患者就要开始挨饿了,除了威士忌和黑咖啡,不允许吃任何食物。这种饥饿疗法确实延长了一些患者的生命,但却使患者变成了皮包骨,生活质量很差。

目前虽然强调饮食治疗是控制糖尿病的基础,合理的饮食治疗有助于降低血糖、控制体重、减轻胰岛 B 细胞负担。但饮食治疗≠饥饿疗法,如果患者进食量太少(每天主食低于150g),不仅容易出现低血糖及饥饿性酮症,而且还会出现低血糖后反跳性高血糖,导致血糖大幅波动,反而不利于血糖控制。因此,我们说的饮食治疗,是合理地饮食控制,而不是"饥饿疗法"。

五、吃什么会影响血糖

食物中含有各种营养素,包括糖类、蛋白质、脂肪、维生素、矿物质和水等人体所需的营养素。前三者为产热营养素,产热营养素在体内代谢过程中,都会影响血糖的变化,其中糖类在肠道分解为葡萄糖,吸收入血液,葡萄糖水平(即血糖水平)就会升高,所以对血糖影响较大。

而食物中蛋白和脂肪对血糖的影响,则要经过一系列复杂的生化过程,才能实现。但是总热量摄入过多,无论是糖类、蛋白质还是脂肪,均可以升高血糖。我们进食相同重量的不同食物,对血糖的影响不一样。这一点,将在后面进行详细的介绍。

(一)"无糖食品"也升血糖

许多糖尿病患者和家属认为"无糖食品"对血糖影响不大,可放心食用。事实上,"无糖食品"仅仅不含"蔗糖"而已,它们照样含有糖类和蛋白、脂肪等产生能量的营养素。

因此,"无糖食品"经机体消化、吸收后,一样可以转换为血液中的葡萄糖。在食用"无糖食品"时,还应注意热量摄入情况,将所摄入"无糖食品"所产生的热量,从每日应摄入的总热量中扣除,及时调整自己的食谱。而不应盲目迷信"无糖食品",不加节制地大量食用。况且"无糖食品"并没有降糖疗效,不能本末倒置放弃降糖药物治疗而用它来代替。

相反,有些无糖产品脂肪含量相对较高,进食过多后会导致血糖更难控制。比如无糖月饼,脂肪供能比可达50%以上,1个月饼的能量相当于一个成年人1顿主餐的摄入量,如果再就餐,那么血糖可能会大幅度升高,甚至可能影响第二天的空腹血糖。

(二)如何选择甜味品

甜味剂是指赋予食品或饲料以甜味的食物添加剂,对于糖尿病患者来说,理想的甜味剂应该是既能增加食品甜度,又不影响血糖浓度。有些甜味剂含有较少的能量,是添加额外的味道或甜蜜的食物。市场上常见的甜味剂性质各不相同,有些食用过多不仅会升高血糖,而且对身体还有危害。下面对目前常用的甜味剂做一简单介绍。

1. 糖精

这是一种有机化学合成产品,不属食品。其组成是邻磺酰苯甲酰亚胺,甜度是蔗糖的300倍,对人体无任何营养价值。食用较多,不仅影响胃肠吸收功能,还会降低食欲,甚至导致肿瘤的发生。因此,发达国家规定食品中使用糖精,需在其标签上注明"使用本产品可能对健康有害;本产品含有可以导致实验动物癌症的糖精"的警示牌。妊娠妇女更应禁用此类物品。

2. 阿斯巴甜

阿斯巴甜是由天门冬氨酸和苯丙氨酸构成的,甜度大约是蔗糖的200倍,它可被机体吸收、代谢,最终产生能量,每克产生4kcal的热量,若每次食用不多,对总热量影响不大。

虽然阿斯巴甜在体内主要降解物为苯丙氨酸和天门冬氨酸,对正常人无害,但对苯丙酮尿症患者而言,体内过多的苯丙氨酸可影响其发育。所以,对该病患者,要禁用添加阿斯巴甜的食品。

此外,该品还有一个特点是加热容易分解,当温度超过80℃时,就没有甜味了。所以,在热饮料中加入阿斯巴甜,是不易感到甜味的。另据欧洲科学家报道,大量摄入含阿斯巴甜的食品,有可能引起全身性狼疮、多发性硬皮病和纤维肌痛等病,如果人们在吃了含大量阿斯巴甜的食品后感到肢体有刺痛感、痉挛、麻木,或有眩晕、头痛、耳鸣、抑郁(或焦虑)等症状以及语言困难、视物模糊和记忆丧失,应立即停止食用。

3. 糖醇甜味剂

糖醇甜味剂包括木糖醇、山梨醇、麦芽糖醇等。其中木糖醇是植物中半纤维素的多聚戊糖,经水解后再加氢还原成的产物,在肠道内吸收率不到20%,吃多了可能引起腹泻。木糖醇在代谢初期可能不需要胰岛素参与,但在代谢后期,就需要胰岛素的作用,食用过多,也会增加胰岛负担,因此糖尿病患者不宜过多食用。

很多水果中都存在山梨糖,其甜度仅为蔗糖的50%,热量稍低于葡萄糖,服用后在血液中不会转为葡萄糖,其代谢不受胰岛素支配,是适合糖尿病并发肝炎、胆囊炎者服用的甜味剂;而麦芽糖醇,甜度和蔗糖接近,摄入后不产生热量,也不刺激胆固醇形成,也是糖尿病、冠心病、肥胖患者较理想的甜味剂。

4. 赤癣糖醇(丁四醇)

赤癣糖醇是一种天然的"零"热量甜味剂,是以葡萄糖为原料,以耐高渗酵母为发酵菌种生产的高品质甜味剂,广泛存在于众多动植物组织内。赤癣糖醇分子很小,容易被肠道吸收,进入血液循环中,但人体缺乏其代谢酶系,只能通过肾脏从尿液排出。文献报道,进入机体的赤癣糖醇有80%从尿液排出,20%左右进入大肠,后者约50%被细菌利用。因此,机体摄入的赤癣糖醇最多只有5%~10%有能量价值,每克赤癣糖醇产生0.2~0.4kcal的热量,仅为木糖醇的 6% ~10% ,是所有多元醇甜味剂中能量最低的一种。

(三)零食与血糖

1. 进食原则

得了糖尿病并不等于和零食"绝缘"了。事实上,合理的吃零食,可起到平稳血糖的功效,糖尿病患者吃零食应掌握以下原则。

(1)计算每天总能量摄入:在不超过全天总能量的前提下,从正餐中匀出一部分作为加餐,做到加餐不加量,总的饮食结构及量不改变。加餐时间为:上午 9 ~ 10 时,下午 3 ~ 4 时和晚上睡前 1h。

(2)睡前加餐:可选择半杯牛奶、1 个鸡蛋或 2 块豆腐干等高蛋白食品,能延缓葡萄糖吸收,对防止夜间低血糖有利。

(3)根据零食种类决定加餐量:黄瓜、西红柿等含糖低的蔬菜类可适当多用;阳桃、猕猴桃、苹果、柚子等水果类,可在血糖控制平稳的前提下,适当吃;而含糖高的香蕉、桂圆等应少吃或不吃;饼干等米面类,每次不超过半两;坚果类每天不超过 15g(不带壳的重量);薯片等油炸类不建议吃。

(4)特殊情况:如远距离乘车、加班、参加庆典仪式或引起情绪较大波动的活动等,应随身准备饼干、水果糖、巧克力等,以备活动量大、而不能及时进餐,或出现低血糖症状时补充。

(5)监测血糖:监测餐前及进食后 2h 血糖情况,以观察零食对血糖影响,并及时调整。

2. 常见的零食

下面简单介绍一些大家比较关心的零食。

(1)坚果类:坚果含有丰富的营养素,且其所含脂肪成分由不饱和脂肪酸组成,是构成脑组织的营养物质,是天然的健脑益智食品。坚果分为两类:一类是高脂肪、高蛋白、低糖类的坚果,如花生、葵花子、南瓜子、西瓜子、腰果、松子、杏仁、核桃、开心果、榛子等;另一类是高糖类、低蛋白、很少脂肪的坚果,如板栗、莲子、白果。

花生、葵花子等高脂肪、高蛋白、低糖类的坚果含有大量脂肪,这也是它们吃起来比较"香"的原因。100g 炒花生仁含有 44.4g 脂肪,大概相当于 45g 花生油或豆油。葵花子、杏仁、榛子、西瓜子、南瓜子松子、核桃、腰果等坚果中的脂肪含量与花生相比,也有过之而无不及。

而糖尿病患者为防止心脑血管并发症,应控制脂肪摄入,每日烹调食物的食用油都要减少到 20g 以下(健康人是 25 ~30g) ,更别说吃富含脂肪的坚果了。因此,如果糖尿病患者把坚果当作零食充饥的话,不但会导致总热量摄入超标,还会导致脂肪摄入超标,将严重违背糖尿病饮食原则。

在我国的膳食结构中,坚果应该归为油脂类,两者的比例是 2∶1,即 2g 坚果相当于 1g 植物油。糖尿病患者如要食用,最好当作食用油来吃(代替食用油),而不是当零食充饥。按照中国营养学会要求,每天食用油应限制在 25g,即使全部换算成坚果,也只能吃 50g(1 两)。

假如每天吃 30g 坚果,就要少吃 15g 油。那么还剩 10g 油,是无论如何也不够炒三餐菜用的。所以坚果每天不宜超过 15g(花生米约 10 粒,杏仁 10 粒或核桃 1 ~2 个)。花生、瓜子中含了大量的油脂,尽量少吃甚至不吃。坚果不能想什么时候吃就吃,吃坚果的最佳时间为早餐和午餐之间,因为早餐量较少,并且两餐之间食用的话,可以避免血糖高峰与正餐重叠,升高餐后血糖。

(2)水果:水果中含有丰富的维生素、矿物质及膳食纤维,这些对糖尿病患者都是有益的。

但水果大多都很甜,因为其主要成分是糖,如葡萄糖、果糖和蔗糖等。一些水果中还含有少量的淀粉,如苹果、芒果和香蕉等。糖尿病患者若食用不当,可升高血糖,使病情反复。

如果考虑到水果所含某些糖类代谢时不需要胰岛素参与,且其中含有的糖分还有相当一部分以人体吸收慢甚至不吸收的多糖形式存在(如果胶、膳食纤维),且果胶、膳食纤维还有助于延缓胃排空,增加饱腹感,促进毒物排泄等作用。所以,糖尿病患者在血糖得到良好控制后可以少量进食水果,大可不必一概排斥。

若血糖控制比较理想,即空腹血糖能控制在 7.8mmol/L 以下,餐后 2h 血糖控制在 9.8mmol/L以下,糖化血红蛋白控制在 7.5% 以下,没有经常出现高血糖或低血糖,就满足享受水果的先决条件了。如果血糖控制不理想,可先将西红柿、黄瓜等蔬菜当水果吃,等病情平稳后再选择水果。

3.进食水果的原则

如果满足了以上条件,患者在进食水果时,主要注意进食时机、水果种类和进食量、水果食用方法就可以了。

(1)进食时机:水果一般在两次正餐中间(如上午 10 点或下午 3 点)或睡前一小时吃,这可以避免一次性摄入过多的糖类而使胰腺负担过重。一般不提倡在餐前或餐后立即吃水果。

(2)进食种类:各种水果糖类的含量为 6% ~20%。应选择含糖量相对较低及升高血糖速度较慢的水果。后者对不同的糖尿病患者可能有一定的差异,可根据自身的实践经验做出选择。一般而言,柚子、西瓜、苹果、梨橘子、猕猴桃等含糖量较低,对糖尿病患者较为合适,而香蕉、红枣荔枝、菠萝、葡萄、山楂等含糖量较高,糖尿病患者不宜食用。

(3)进食数量:吃水果的数量根据水果对血糖的影响,每天可食用 200g 左右的水果(可提供约 90kcal 的能量),同时应减少半两(25g)的主食,这就是食物等值交换的办法,以使每日摄入的总热量保持不变。

(4)食用方法:现实社会中,水果有很多种吃法,既可生吃,也可熟吃,还可做成果汁。但患者应根据自己的情况选择不同的食用方法。一般来说,将水果榨成果汁,虽然方便了没牙的老年病友,但果汁的升血糖作用显著高于水果,故应避免。此外,由于个体差异,每名患者食用水果后的血糖情况不尽相同,所以,建议患者在进食某种水果前后,最好能进行血糖和尿糖的监测,并加以记录,以了解该水果是否适合自己,以及自己本次进食是否过量等。如此,长期积累,可指导自己,逐步建立起适合自己的"水果加餐"计划普。

六、糖尿病患者饮食方案制订

(一)糖尿病患者每天吃多少为宜

糖类、脂肪、蛋白质均能给机体提供热量,故称为热量营养素。当这三种物质摄入量适当时,它们的特殊作用方可发挥,并互相促进和保护,这种情况称为热量营养构成平衡。若三种物质摄入比例失当,将会对机体产生不利影响。总热量中 50% ~60% 应来自糖类,主要由粮食供应;15% ~20% 应由蛋白质供应;其余 20% ~30% 应由脂肪提供,脂肪包括烹调油。

糖尿病患者的饭量因人而异,并没有一个固定的量,一个中等身材的糖尿病男性患者大体上可按以下口诀安排每日的进食量。

蔬菜 1 斤 1 日消:如青菜 1 市斤(含糖量 <4%),相当于豆角类半市斤,可以自由换算。

2 两主粮每餐够:每日不超过 6 两,不少于 3 两;老年人早餐 1 两。

3 匙素油(27g)不算少。

4 点注意吃水果:要注意①选含糖量低于 10% 的、血糖指数低于 55 的水果;②算入总热量中;③择时食用(下午 3 ~ 4 时最佳);④血糖过高者待适当控制后再食用。

5 种蛋白供营养:包括①1 个蛋;②1 两瘦肉(猪、牛、羊、禽);③1 两河、海鲜肉;④1 两香豆腐干;⑤1 袋牛奶(220mL)。

6g 食盐日足够。

7 杯汤水日必需(白开水、茶水、汤等):因每人每天约需水 2500mL,由食物供应约1000mL,还有 1500mL 需饮水补充。

禁烟、少酒福寿长。

注意进食速度不要太快,少吃、最好不吃油炸食品,用筷子夹菜吃,勿食炒菜下边的卤汁,因油、盐、糖主要在卤汁中。

具体来说,糖尿病患者在每日进食选择中,需注意以下几种饮食元素的搭配。

1. 主食

人们很早就认识到,糖类是血糖水平最大的"敌人"。在 1921—1950 年间,饮食中糖类所提供热量的比例通常被限制在总热量 20% 左右(脂肪所提供的热量占大约 60%)。

例如,一名患者如果每天要摄入 1500kcal 热量的话,那么糖类(主食)只能吃 75g,脂肪要摄入 100g。而且,当时食物热量计算方法也非常复杂,大多数患者很难去执行。到了 20 世纪 50 年代,专家建议将糖类提供热量的比例增至总热量的 40% 左右。20 世纪 80 年代,专家们发现了脂肪与心血管疾病之间的关系,在更新后的饮食建议中,糖类所提供热量占每日总热量的比例变成了 50% ~ 60%。

糖类主要来源于主食,所以控制主食的量很重要。但这并不表示不吃主食血糖就能控制好,更不能说得了糖尿病就不能吃主食。如果不吃或少吃粮食,能量供应靠蛋白质或脂肪,长此以往,患者的动脉硬化、脑血栓、脑梗死、心肌梗死及下肢血管狭窄或闭塞的发生机会就大大增加,且还容易发生酮症。

一般在均衡饮食的前提下,成人每日约需摄入主食 200 ~ 400g。即使严格控制糖类摄入者,每日主食也不可低于 150 ~ 200g。主食可少用精制的米、面,宜选择复杂糖类含量高或富含膳食纤维的全麦制品、粗粮及薯类食物,如荞麦面、莜麦面、二合面(玉米面和黄豆面)、三合面(玉米面、黄豆面和白面)等。粮食可以做成馒头、米饭、饼、面条等。但是煮过后容易吸收,往往导致升糖快,所以稀饭尽量不要喝,包括杂粮、粗粮的粥、水饺汤、面条汤。结合前面的介绍,我们应时刻谨记煎、炸的主食也不能吃,例如,油条、手抓饼、油酥饼、炸饼等。因为煎炸的食物中脂肪含量高,摄入的能量高了,血糖同样不能控制。

2. 副食

包括以下几类。

(1)奶类:牛奶具有较高的营养价值,矿物质种类也非常丰富,最难得的是,牛奶是人体钙的最佳来源,而且钙磷比例非常适当,利于钙的吸收。

奶类分全脂、低脂、脱脂等不同种类。糖尿病患者脂肪代谢障碍,所以最好选择低脂或脱脂奶。每人每天推荐 1 盒奶(200 ~ 250mL)。不能耐受牛奶的,可以选择低乳糖牛奶或无糖酸奶。

(2)蛋:鸡蛋主要含蛋白质,并且是优质蛋白,营养价值很高,而蛋黄中富含的卵磷脂是维持大脑正常功能和改善记忆力的重要物质,糖尿病患者本身就是患者,每天吃鸡蛋加强营养的补充是很有必要的。不过吃得过多也不行,过量摄入的蛋白质会在人体内经过转氨基作用生成葡萄糖从而使血糖升高,而且蛋黄中的胆固醇会对心血管造成不利影响,所以每天吃一个鸡蛋是最好的。

此外,鸡蛋烹饪方式也非常重要,建议患者选择吃蒸的、煮的鸡蛋,而煎的、炸的尽量不吃,一天推荐吃1个鸡蛋,1个鸡蛋黄300mg胆固醇,正好相当于1个人一天胆固醇的摄入量。

但患者若胆固醇含量过高,蛋黄每周不超过3~4个。

(3)肉类:肉类是人体蛋白质的主要来源之一,含有大量的优质蛋白,与植物提供的蛋白质相比,动物蛋白更接近于人体蛋白质,更容易被人体消化、吸收和利用。而且肉食中含维生素和微量元素也比较丰富。因此,适当的吃肉,对糖尿病患者是有利无害的。

当然,从另一个角度来看,肉食中含热量及脂肪较多,过量食用,对血糖、血脂和体重控制不利。所以说,糖尿病患者吃肉要适量,一天100~150g就可以了。一般来说,对于高血压、血脂异常及糖尿病患者选择肉类食品时,可遵从"吃四条腿的(畜)不如吃两条腿的(禽),吃两条腿的不如吃没有腿的(鱼)"的原则。这是因为瘦肉和鱼虾属高蛋白低脂肪食物,很适合糖尿病患者食用。

糖尿病患者多合并血脂异常,应注意限制胆固醇的摄入量。因此糖尿病患者最好不要吃肥肉和动物内脏,如心、肝、肾、脑等,以及鱼籽、虾籽、蛋黄等食物,这类食物都富含较高的胆固醇,以免诱发或加重动脉硬化性心脏病等血管病变。

(4)豆制品:大豆是植物性蛋白质的来源,不仅含量丰富,而且生物学价值也高,必需氨基酸种类齐全,可以与动物性食物相媲美,是糖尿病患者较理想的食物。但是豆制品并不是吃得越多越好,由于大豆及其制品蛋白质含量丰富,长期大量食用可增加肾脏负担,而糖尿病患者常常发生肾脏血管病变,高蛋白质食物会加速肾衰竭,因此,应适量食用大豆及其制品,这是非常重要的常识。

(5)蔬菜:蔬菜类食物含热量较低,富含微量营养素,如维生素、矿物质和膳食纤维,它是糖尿病患者饮食中不可或缺的部分。糖尿病患者对绿色蔬菜种类无限制,但是土豆、芋头、山药等含淀粉较多的蔬菜,在食用时,要与主食按照4∶1的比例兑换,也就只说如果这一顿饭吃了200g土豆,需要把馒头或米饭(这里指的是生米或生面的重量)的量减掉50g。蔬菜进食量无特定限制,建议每天500~800g。

(6)油:由于1g脂肪产热9kcal,而等量的糖类及蛋白质产热只有4kcal。所以多吃脂肪易使人胖,且使血脂升高,易产生心脑血管病。因此,饮食控制的重点,并不在糖,而在脂肪。

糖尿病患者的脂肪摄入量应适当限制,尤其是饱和脂肪酸不宜过多。

但脂肪又是人体必要的营养素,绝不是越少越好。目前认为脂肪应占总能量的20%~30%,宜选富含不饱和脂肪酸的植物油,如橄榄油、花生油、豆油、玉米油、葵花子油等,因其中含有较丰富的多不饱和脂肪酸,对预防糖尿病的一些并发症,如动脉粥样硬化等有积极的作用,而不宜选富含饱和脂肪酸的动物油脂,如猪油、牛油、羊油、奶油等。此外,还应避免进食富含胆固醇的食物,如动物的脑、肝、肾、肠等内脏,以及鱼籽、虾籽、蛋黄等食物,将每日胆固醇摄入量控制在300mg以内。

如前所述,食用植物油过量也会导致能量摄入超标,引起肥胖和血脂异常,一般每日植物油摄入量以20~25mg为宜(大约两汤匙)。因此,生活中要做到少吃油炸、多油脂食物,多用清蒸等烹饪方法。

3. 水

糖尿病患者常有口渴、喝水多、多尿的表现,因此患者朋友们往往有一种错误的观点,认为患糖尿病后多尿是因为喝水多引起的,所以应该控制喝水。这是大错特错的,因为喝水多虽是多尿的原因之一,但糖尿病患者多尿的原因并非完全是喝水多所致。糖尿病患者口渴是由于大量的水分随葡萄糖从患者尿液流出,导致患者体内缺水所致,这是人体的一种保护性反应。因此,患糖尿病后控制喝水不但不能治疗糖尿病,反而使糖尿病更加严重,甚至诱发酮症酸中毒或高渗性昏迷,是非常危险的。此外,由于老年人血液黏稠度较高,尤其是老年糖尿病患者,因此较容易患脑血栓,多喝水则能改善血液、组织液的循环,并有助于平衡血液的黏稠度和酸碱度。

一般情况下,患者每天饮水次数最好达到 6 次以上,饮水总量以 2000 ~ 2500mL 为宜。但也不能一概而论,如果患者合并了肾功能不全,则不能一味多喝水,而应该根据他的尿量多少决定饮水量,一般是前一天尿量再加上 500mL 左右,也就可以了。因此,糖尿病患者补充水分也应注意"个体化",根据排出量,结合生理需要量来补充每天的水,如哪天出汗多,或腹泻、尿多等引起体液排出过多时,就要比平时多补充水,一定要注意额外丢失的水补充,而不是每天按固定量摄入。

4. 酒

一般医生不推荐糖尿病患者饮酒。这是因为酒中所含的酒精虽给患者提供了热能,但这些热量不能被机体储存。而且酒精在体内"燃烧"释放热能的过程中,还影响机体能量代谢,干扰机体的糖原合成和糖异生等过程,不仅影响血糖水平,还易诱发脂代谢异常,对肝脏不利。如果患者饮酒后,未能及时进食糖类尚有发生低血糖的风险,若在醉酒状态的"掩盖"下,很难及时发现并予以治疗,严重时尚有生命危险。如果应用胰岛素的患者空腹饮酒,尤为危险。所以,为了患者的安全还是不饮酒为佳。

如果一定要饮酒,需把饮酒中所含的热量计算人总能量范围内,且每日不超过 1 ~ 2 份标准量(女性不超过 1 份,男性不超过 2 份。一份标准量含酒精约 10g,不同酒类的体积大体如下:啤酒 285mL,红酒 100mL 或白酒(由于酒精含量差异,可能有差异,酒精含量在 50% 左右的高度酒约 20mL)。

5. 食盐

世界卫生组织限定的每日食盐摄入量在 5g 以内,但是,目前我国居民人均每日食盐摄入量达 12 ~ 15g,超过标准量一倍以上。

糖尿病患者饮食治疗中,根据钠摄入限制水平的不同,分三种情况,分别是:低盐饮食,食盐每天控制在 3g 以内,钠控制在 2000mg;无盐饮食,钠每天控制在 1000mg;低钠饮食,钠每天控制在 500mg。具体患者采用哪一种标准,应根据自己的病情,和您的医生、营养师,共同确定。

另外像酱油、耗油、豆瓣酱等藏盐食物,含食盐量较多,要谨慎对待,进食这些食物时要减掉相应的食盐的量,比如 5mL 酱油 =1g 食盐。

(二)茶

茶作为我国的国饮,不仅是天然可口的佳品,而且还是一味可治疗各种疾病的良药。现代研究发现:茶多酚对人体的糖代谢障碍具有调节作用,降低血糖水平,从而有效地预防和治疗糖尿病。多酚是茶叶中含量较高的一种化合物,可达干重的18% ~36%,多酚化合物中的主体成分——儿茶素。占干重的12% ~24%,一系列试验证明,以儿茶素为主的茶多酚具有杀菌抗病毒、抗氧化、预防癌症、抑制动脉粥状硬化、降血压、降血糖、防辐射、抗过敏等作用。

另外,茶叶中具有生物活性茶多糖,是一类与蛋白质结合在一起的酸性多糖,也有降低血糖的功效。因此,饮茶不但不会升高血糖,而且有助于降低血糖,糖友们可以放心饮用,但应掌握以下原则。

1. 宜淡不宜浓

适当饮些淡茶,可以解毒利尿,清心除烦,健胃消食,润肺生津,化痰止咳,兴奋大脑,提高思维,增强记忆。但浓茶兴奋作用较强,可使心跳加快而感到心慌意乱,焦虑不安,甚至头目眩晕,有"喝醉"的感觉。如果茶汁过浓,还可因其所含鞣质的收敛作用,导致大便秘结,这是糖尿病患者的大忌。

2. 宜冷不宜热

茶叶中含有能促进胰岛素合成的物质,还含有能降低血糖的多糖类物质,它们在温度高的开水里浸泡即分解破坏。要想保留它们的作用,就不能用热开水浸泡,而只能用凉开水浸泡2 ~3h后,再饮用。

3. 宜少不宜多

大量饮茶可以增加体内水分,加重心肾负担;过度兴奋,则可出现血糖升高,尿糖增加。因此,饮茶也要适量。

4. 宜早不宜晚

这是因为茶叶中含有的咖啡因可兴奋大脑皮质,早饮可以提神醒脑,提高工作效率。但若喝得过晚,则会造成夜间失眠,影响患者休息。对于原来就有失眠症状的患者来说,这点尤其应该引起注意。

(三)膳食纤维

膳食纤维素是一种不能为人体消化吸收的多糖,科学家称之为"第七大营养素"。膳食纤维主要从粗粮、蔬菜及菌藻类中摄取,以下食物含纤维量较多,可作为糖尿病患者经常选用的食品:绿豆、海带、荞麦面、玉米面、燕麦面、高粱米、菠菜、芹菜、韭菜、豆芽等。

糖尿病患者适当增加膳食纤维摄入量,有以下益处:①延缓餐后食物消化吸收,减低血糖指数,延缓血糖升高,改善葡萄糖耐量、减少胰岛素用量;②减缓糖尿病患者的饥饿感;③刺激消化液分泌、促进肠蠕动,以利于大便排出,预防便秘;④使粪便中胆汁酸排泄增多,降低血胆固醇水平,改善脂代谢。

但膳食纤维本身不被人体吸收,进食过多会干扰其他营养物质(如蛋白质、钙、铁锌)的吸收,长期过量地食用粗粮也会引起营养不良,且会增加胃肠负担,导致腹胀、早饱、消化不良等。

特别是一些儿童、老人,以及患胃肠疾病或胃肠功能较弱者,会出现上腹不适、嗳气、腹胀、食欲降低等症状,甚至会影响下一餐进食。糖尿病患者突然由低纤维膳食转变为高纤维膳食时,可因消化道不耐受等原因,使含能量营养素(糖类、蛋白质、脂肪)吸收障碍。因此,膳食纤维的增加,应循序渐进,防止低血糖反应,这对于老年患者尤为重要。

糖尿病患者每天补充20 ~35g膳食纤维就够了,在进食粗粮时,一定要把已经进食蔬果中的膳食纤维含量也考虑进去,不要过多食用。且在进食粗粮的同时,还应注意补充维生素和微量元素。科学的做法是粗细搭配,一般粗粮1份加3 ~4份细粮,既能发挥粗粮的功效,又可避免粗粮进食过多产生不良反应。

七、关于"食品交换份"

所谓"食品互换法",是指在总热量范围内,热量相等的食品可以互相替换。只要总热量不超标,就可将每日食谱安排得尽可能花样丰富,美味可口,以增加生活乐趣,改善生活质量。事实证明,这种"食品互换法"可避免饮食过于单调带来的维生素、矿物质摄入不足等问题。所以,只要遵守基本膳食控制原则,可以在食谱中安排水果成分,就是某些含糖量特别高的柿子、鲜枣荔枝,也可少量品尝。

每个食物交换份可产生 90kcal 的热量,常见的食物交换份如下(所有食物均按生重计算)。

1. 一份各类生主食

一份各类生主食包括大米、面粉、高粱、玉米、燕麦、荞麦、绿豆、赤豆、芸豆等干豆类及干粉条等各 25g。

2. 一份生肉或鲜蛋类(含豆制品)

各种畜肉类 20～50g,禽肉约 50g,鱼虾类 50～200g,鸡鸭蛋 55g(中等大小),豆腐类 100～200g。

3. 土豆

100g。

4. 湿粉皮、凉粉

150g。

5. 一份新鲜水果

大部分水果 200～300g,西瓜 750g,柿子、荔枝约 125g,鲜枣 100g。

6. 一份浆乳类

全脂奶粉 15g,淡全脂牛奶 110mL,豆浆 200mL。

7. 一份油脂类

15g 花生米或核桃仁,25g 葵花籽或南瓜籽。

8. 一份新鲜蔬菜类

各种绿色蔬菜、茄子、西红柿、菜花、黄瓜、冬瓜各 500g,丝瓜、柿子椒、扁豆、洋葱、胡萝卜、蒜薹、西兰花、南瓜各 200～350g,豌豆约 100g。

根据每日所需总热量 ÷90 = 所需食物交换份数,然后将交换份分配到一日三餐及加餐中,利于根据患者饮食习惯、口味、嗜好选择食物,丰富糖尿病患者的日常生活,使食物多样化,使食谱设计趋于简单化的同时,还能平衡膳食,保证营养需要。

八、应对饥饿的办法

饥饿是糖尿病患者经常遇到的一种反应,常在血糖控制不佳,或血糖波动较大时发生。根据糖尿病饮食原则、生活常识和"食品交换份"的原理,患者可采取以下办法来应对饥饿感。

(1)减少细粮摄入,多增加一些含膳食纤维丰富的等能量食物,如荞麦面、玉米面、绿豆等。

(2)适当多吃些低能量、高容积的蔬菜,如西红柿、菠菜、黄瓜、大白菜、油菜、豆芽、茄子、韭菜等。

（3）少食多餐（分餐），将正餐的主食匀出一小部分，作为加餐用，加餐时可选用低热能蔬菜、半两主食或一个鸡蛋、一杯牛奶（150mL）等。

（4）将口味变清淡，吃饭速度放慢，真正做到细嚼慢咽，也可抑制过于旺盛的食欲。

（5）每次进餐前先吃蔬菜，以增加饱腹感，然后再进正餐。

（一）少食多餐

按照人体生理规律，最好每日进食四餐，每 6h 一餐，保证空腹时间不至于过长。对糖尿病患者而言，为减轻胰岛负担，使之合理分泌胰岛素，一日至少进食三餐，而且要定时定量，使每餐主食不超过 2 两，最好采用少食多餐的方式，合理加餐，在有效减少饥饿发作的同时，还有以下益处。

1. 减轻对胰岛过度刺激

避免一次进食太多，有利于减轻对胰岛 B 细胞过度刺激，减少胰岛素延迟分泌，防止在下一餐前发生低血糖，对糖尿病前期人群尤为有益。

2. 减少血糖波动

特别是对于一些脆性糖尿病患者，血糖极易波动，将正餐减少，可有效降低餐后高血糖；而适当时机加餐，又可及时预防低血糖发生。

3. 保护胃功能

每日进餐 3～5 次，食物可中和胃酸，减轻胃窦部扩张，使胃酸浓度和分泌减低，而减轻胃酸对胃黏膜的刺激，有保护胃黏膜的作用。

需要注意的是，加餐也应控制每日总热量，加餐的热量是"从正餐中匀出"的，应做到加餐不加量。同时，药量也不可因加餐而同步增加，也不能依靠口服药弥补加餐不当造成的后果。

（二）确定"正餐"和"加餐"时间

加餐的作用是缓解饥饿感和预防低血糖，安排加餐要根据饮食习惯和人体生理规律、治疗方式选择。一般说来，哪个时间段容易发生低血糖，就在哪个时间段安排加餐。

一般人们早餐食量较小，外加夜间空腹时间较长，上午工作量相对较大，常在上午 10 点半左右出现饥饿感，所以上午 10 点左右可考虑加餐。此外，晚餐与早餐间隔时间较长，容易饥饿或发生夜间（以凌晨 1～3 点常见）低血糖现象，建议睡前加餐。如果午餐和晚餐间隔时间较长，且工作量较大时，也可考虑在下午 3 点左右加餐一次。

合并肝硬化的患者由于肝糖储备较差，容易在空腹或下一餐前出现低血糖。因此，十分有必要在上午九、十点钟和睡前适当加餐。

九、血糖生成指数

血糖生成指数（GI）是指某种食物升高血糖效应与标准食物（葡萄糖）升高血糖效应之比。其定义为，含 50g 糖类食物的血糖曲线下面积，与等量糖类标准参考物和血糖应答之比。每种食物 GI 是由食物被消化后所测量到的血糖升高水平而计算出来的。GI 越高，说明该种食物升高血糖的效应越强，反之亦然。中外营养学家已制做出 200 多种日常食物的 GI 对比数据，食物的 GI 值（%）在 80 以上为高，55～70 为中等，55 以下为低。

GI 值低于 55 的食物主要有大麦粒、大豆、绿豆、蚕豆、豆制品、花生、低脂奶粉、樱桃、李子、果糖、粉条、藕粉、甘薯、牛奶、苹果、梨、葡萄、柑等。

GI 值 >70 以上时，该食物为高 GI 食物，主要有大米饭、糯米饭、白馒头、白面包、葡萄糖、白糖等。糖尿病患者可根据 GI 值来选择食物,建议多选择 GI 值在 55 以下的食物,适当选择 GI 值在 55 ~ 70 之间的食物,尽量少食 GI 值高于 70 以上的食物。对控制血糖稳定较有益,GI 值在 55 ~ 70 之间的食物主要有玉米粉、大麦粉、荞麦面条、菠萝等。

(一)根据血糖生成指数调节饮食

运用 GI 饮食概念,可指导糖尿病患者科学、合理地选择食物,平衡膳食血糖指数,提高患者的饮食水平。低血糖指数饮食除改善糖尿病患者的血糖、血脂代谢外,还可改善其胰岛素抵抗状态。如多食含纤维较多的蔬菜、粗粮等低 GI 食物,可减慢糖类在肠道的吸收,增加饱腹感,从而减轻饥饿症状,有利于改善糖耐量,可用来调配饮食结构,长期食用可使空腹或餐后血糖水平降低,并能控制肥胖,降低血脂,预防便秘。而精制的糖类、粮谷类 GI 值较高,可使血糖迅速升高,不利于血糖控制,在制订食谱时,应注意。

值得注意的是,并不是说血糖生成指数低的食物就可以多吃,我们说的多吃某类食物,是指在总能量摄入不变的前提下,如果摄入过量,仍然会导致血糖的升高。

合并其他并发症的患者,除根据食物 GI 值调整饮食外,还应注意并发症饮食的特殊性,如高血压、高血脂患者。

根据 GI 饮食指导,制订合理的饮食结构及控制总热量,可有效控制体重、改善高血糖,并减少降糖药物的剂量。合并肾病患者要注意限制钠盐,同时摄入低量、高生物效价的蛋白质;糖尿病合并消化性溃疡者则建议应少量多餐,忌食生冷等刺激性食物,烹调方法以蒸、煮、炖为主,切细煮软。

(二)选择适宜的烹调方法

不同的烹调方法也会影响血糖生成指数,一般食物烹调时间越长,淀粉糊化程度越高,其中的糖类越易被吸收,食物的血糖生成指数也越高。水果和蔬菜能够生吃的可以尽量生吃,有助于减少营养素的损失和降低血糖生成指数。

此外,食物加工越细,越容易被吸收,升糖作用也越迅速,如食物切成丝,片比大块易吸收,主食煮过之后比蒸的更易消化吸收。

在制作菜肴的过程中如果加入了大量的油、淀粉、调味品,也会增加菜的热量,不利于血糖控制。建议糖友们尽量采取凉拌、清蒸、水煮、煨、炖、涮、烤、熏等烹饪方法。尽量避免煎炒、油炸、红烧、爆炒及用淀粉挂糊,也不宜用糖醋、糖渍、拔丝、盐腌、盐浸等方法。

(三)"血糖生成指数"局限性

"血糖生成指数"在糖尿病饮食指导中也存在一定的局限性,如脂肪、蛋白质含量高,食物也具有低 GI 值,对于糖尿病患者来说,脂肪和蛋白质摄入量并不是越多越好! 所以,GI 反映的是食物糖类的"质","食品交换份"计算出的份数反映的是食物的"量"。只有当"质"与"量"结合起来,才能全面反映该食物对血糖的影响。因此,在选择低 GI 食物时,需要注意控制食物总热量。

多吃些 GI 低的粗粮的确对糖尿病有益,但不必矫枉过正,一点细粮也不吃。事实上,就糖类含量而言,面粉、大米、小米及玉米等主食相差无几,大体在 75% ~ 80% 之间。只不过小米和玉米富含膳食纤维,可以减缓肠道对葡萄糖的吸收,使餐后血糖升高幅度变小。前面我们提到过,膳食纤维本身不被人体吸收,进食过多会干扰其他营养物质(如蛋白质、钙、铁、锌)的吸收,长期过量地食用粗粮也会引起营养不良,且会增加胃肠负担,导致腹胀、早饱、消化不良等。特别是一些儿童、老人,以及患胃肠疾病或胃肠功能较弱者,会出现上腹不适、嗳气、腹胀、食欲降低等症状,甚至会影响下一餐进食。糖尿病患者突然由低纤维膳食转变为高纤维膳食时,可因消化道不耐受等原因,使含能量营养素(糖类、蛋白质、脂肪)吸收障碍。因此,膳食纤维的增加,应循序渐进,防止低血糖反应,这对于老年患者尤为重要。

所以,血糖居高不下者,不妨用粗粮代替细粮。而通常情况下,选择主食应尽量粗细搭配,主食不可完全用粗粮。

(四)改变食物中的血糖生成指数

为使餐后血糖上升幅度减少,丰富饮食内容,可试用以下方法降低食物血糖生成指数。

1.增加主食中蛋白质

普通小麦的血糖生成指数是81.6,加鸡蛋的小麦面条为55,意大利通心粉用含蛋白质高的硬粒小麦颗粒粉制成,其血糖指数仅46。

2.吃点醋

食物经发酵后产生酸性物质,可使整个膳食的血糖生成指数降低。在副食中加醋或柠檬汁是降低食物血糖生成指数简便易行的方法。

3.高低搭配

将高血糖生成指数食物与低血糖生成指数食物搭配,可制成中等血糖生成指数食物。比如单吃"米饭"GI是83.2,搭配膳食纤维较丰富的蔬菜后,GI就明显下降,如"米饭 + 猪瘦肉 + 芹菜"的GI为55。混合膳食不但能有效降低食物的GI,也符合平衡膳食的需要,使食物更加丰富多彩,利于患者接受。

十、记录饮食日记

糖尿病患者应学会记饮食日记,详细记录诊疗全部过程。这有以下好处。

有利于了解自己每日或一个阶段实际饮食量、运动量或药物用量是否按医嘱进行。有利于自身对糖尿病治疗疗效规律的洞察和把握,比如主食控制不科学,将使B细胞负担加重,血糖必然升高。有利于营养师和内分泌医生对患者饮食、运动、药物治疗效果的系统了解和调整。有利于患者和医生之间良好有效的沟通,和谐医患关系,利于病情控制。有利于各项指标正常后的监测,保持长期稳定,以免病情反复或恶化。有利于糖尿病并发症的早期发现和治疗。

糖尿病饮食日记大致包括普通文字性日记和表格化记录性日记两种。患者可以根据自己的习惯,选择一种。一般来说,表格化日记设计周到,包含内容详细全面,每日填写固定的项目,不易遗漏,且记录方便、易操作。即使某一天出现了表格上没有的特殊情况,还可以通过备注栏给予强调性记载。饮食与病情之间的关系,通过表格上前后数据的系统对比,也更加一目了然。

饮食日记应包括饮食及与饮食相关的内容,主要涉及以下方面。

1.食品种类、摄入量记录

每日坚持摄入营养师为您制订的个体化热量及平衡饮食,记录下与之相关的各种食物种类和用量。种类是否齐全,是否包括主食、瘦肉类、蛋类、奶类、蔬菜类、豆制品类、植物油类七大类,其中是否包含1种粗粮、4种蔬菜等。

2.活动或运动记录

每日何时进行何种活动或运动,以及持续的时间。

3. 体重记录

超重、肥胖、消瘦等各种体型者的体重变化，在营养医师的帮助下制订计划，以尽快达到标准体重。以改善胰岛素敏感性，利于血糖控制。

4. 监测生化指标记录

监测生化指标记录包括尿糖、血糖（空腹、餐后）、三酰甘油、血清蛋白、肾功能等检查记录。

（张晓英）

第六节　糖尿病运动治疗健康教育

运动疗法是糖尿病治疗的基本方法之一，通过运动可促进肌肉等组织的葡萄糖利用，改善胰岛素敏感性，利于血糖控制。运动还可使肌肉更多地利用脂肪酸，降低血脂和胆固醇，提高机体抵抗能力，改善全身状况，预防和延缓并发症发生。

运动疗法虽然是糖尿病综合治疗不可缺少的一部分，但并非适用于所有糖尿病患者，它也有适应证和禁忌证。

一、糖尿病运动疗法适应证

运动治疗，适宜于病情稳定、没有严重急、慢性并发症和并发症的患者。具体来讲，主要包括以下人群。

1. 病情稳定的 2 型糖尿病者

血糖控制平稳，无急性并发症和严重慢性并发症及并发症的 2 型糖尿病者，特别是合并肥胖者。

2. 病情稳定的 1 型糖尿病者

1 型糖尿病患者在胰岛素治疗的基础上，如果病情控制良好，且无严重急慢性并发症及并发症，也可进行适宜运动，以促进健康和自身正常生长发育。

3. 病情稳定的妊娠期糖尿病者

妊娠并不是运动的禁忌，只要患者血糖平稳，坚持餐后适量运动也有利于妊娠糖尿病的血糖控制。

二、糖尿病运动禁忌证

糖尿病患者在进行运动之前，一定要听从医生的指导，以免发生危险。一般有以下情况不宜运动。

1. 血糖控制不理想者

血糖不稳定、反复出现低血糖反应或血糖波动过大者，不宜进行运动治疗。应先根据饮食、用药和血糖监测情况，及时调整治疗方案，等血糖稳定后，再进行适当运动。

2. 急性并发症期

如发生糖尿病酮症酸中毒、糖尿病高渗性状态、低血糖反应等应停止运动，及时进行血糖、尿糖检测，必要时立即到医院就诊。

3. 急性感染

如果患者出现发热、咳嗽、腹泻等急性情况，也应停止既定运动治疗，积极到医院诊疗。

4. 有严重慢性并发症

患者出现严重的糖尿病肾病、糖尿病视网膜病变、糖尿病足等情况，且病情尚未控制者不宜运动。

5. 有严重并发症

伴有心功能不全、心律失常，或严重高血压者不宜运动；新近发生心肌梗死、脑血栓、脑出血、消化道出血等疾病者，也不宜运动。

三、运动不当的害处

糖尿病患者如果运动不当，将产生以下不良后果。

1. 血压波动

运动时血压升高，运动后又出现直立性低血压等。患者可表现为头晕、心慌、眼花等不适，应立即停止运动，以防不测。

2. 低血糖反应

表现为运动中突发头晕、心慌、出汗、手抖、饥饿感等，常见于运动量过大又没有及时加餐的药物治疗者。有条件可即刻进行血糖测定，并根据情况进食。

3. 应激性高血糖

有些患者可因运动时交感神经兴奋等因素，出现应激性血糖升高。特别是进行高强度无氧运动时，更易出现这种情况。

4. 导致心脑血管意外

运动可加重心脏负担，引起心功能不全或心律紊乱，甚至诱发心绞痛、心肌梗死。运动量过大，也可诱发心脑血管痉挛、血栓形成，导致急性心脑血管事件。

5. 加重微血管并发症

严重视网膜病变者，运动后视网膜出血的可能性增加。糖尿病肾病患者，过量运动，会减少肾血流量，使尿蛋白排出增加，加重肾脏病变。

6. 诱发急性并发症

部分糖尿病患者，尤其是 1 型患者，在血糖控制不佳的情况下，急于运动，将加剧糖代谢紊乱，严重者可出现尿酮体，甚至发生酮症酸中毒，危及生命。

7. 加重运动器官病变

如引发或加重退行性关节病变，或下肢疼痛、溃疡等。

四、适宜运动方式

运动分有氧运动和无氧运动。有氧运动指长时间、低强度、增强耗氧量的运动，运动时肌肉能量来自人体脂肪、糖原的燃烧和消耗。无氧运动指短时间、大强度的运动，肌肉能量来自糖原无氧酵解，可导致乳酸大量蓄积，使人觉得肌肉酸痛。无氧运动后，机体将在很长一段时间仍处于较高的代谢状态，以清除这些乳酸。无氧运动可使人体游离脂肪酸增高，后者可增加心肌兴奋性，导致心律失常，甚至可降低心室纤颤阈值，致使患者猝死。

因此，糖尿病患者应选有氧运动，通过较长时间的运动，使能量消耗较多，有助于促进脂肪代谢，减少体内多余的脂肪，提高机体耐力，增强体质。有氧运动除强度低、幅度小，不易造成运动损伤,尚可增进胰岛素敏感性,改善血糖、血脂水平,增强心肺功能,利于病情控制。下面介绍几种适宜糖尿病患者的运动方式。

(一)散步

散步是腿和臂持续的运动,能促使血管弹性的增加,保护骨骼健康,提高免疫力,是非常适合糖尿病患者的运动方式,主要有以下好处。

1. 消除疲劳

散步能放松血管平滑肌,缓解头部血管痉挛、减轻头痛,改善大脑皮质的兴奋、抑制和调节过程,从而收到消除疲劳、放松、镇静、清醒头脑的效果,有助于消除疲劳,防治神经衰弱、失眠和情绪抑郁。

2. 改善胃肠功能

散步时腹部肌肉收缩,呼吸略有加深,膈肌上下运动加强,加上腹壁肌肉运动对胃肠的"按摩作用",消化系统的血液循环会加强,胃肠蠕动增加,消化能力提高。因此,散步有助于防治消化不良和胃肠道疾病。

3. 改善呼吸功能

散步时肺通气量比平时增加了一倍以上,有利于呼吸系统功能的改善。

4. 改善心血管功能

步行时两条腿持续运动,下肢肌肉收缩,不断向前移动身体,会增加心脏的负担,起到锻炼作用。长距离散步还可使身体逐渐发热,加速冠状动脉血液循环,促使更多的血液回到心脏,改善血液循环,增强心功能。

5. 改善代谢

散步作为一种全身性的运动,可将全身大部分肌肉骨骼动员起来,有助于促进代谢正常,消耗体内多余的脂肪,有助于减重,改善血脂、血糖控制,预防或延缓动脉粥样硬化发生。

散步虽有许多好处,但应长期坚持,方可受益。同时注意选择空气清新愉悦的环境,如公园、河边、树林等处散步,不宜沿街道、公路散步。并因人而异,量力而行,避免走得太急和过分疲劳。

(二)慢跑

《黄帝内经》中记载:"夜卧早起,广步于庭。"早晨跑步有助于身体健康。坚持慢跑对糖尿病患者有以下好处。

1. 增强呼吸功能

轻松慢跑,能增强呼吸功能,使肺活量增加,提高人体通气和换气能力。氧气对维持人体生命活动是必不可少的,吸氧的能力大小直接影响到心肺功能。练慢跑的老年人,最大吸氧量不仅显著高于不锻炼的同龄老人,而且还高于参加一般性锻炼的老年人。

2. 增强心功能

慢跑可使血流增快、血管弹性增强,改善血液循环。慢跑时冠状动脉血流量较安静时可增加 10 倍,即每分钟血流量可达 1200 ~ 1400mL。因此,长期坚持慢跑可改善心肌营养,使心肌发达,功能提高。

3. 改善代谢

慢跑能促进全身新陈代谢,改善血脂代谢,预防和减少胆固醇等脂质在血管壁上的沉积,预防动脉粥样硬化,延缓冠心病、高血压等疾病的发生发展。

4.预防心脑血管疾病

慢跑运动可使人体产生一种低频振动,使血管平滑肌得到锻炼,从而增加血管的张力,能通过振动将血管壁上的沉积物排出,同时又能防止血脂在血管壁上的堆积,这在防治动脉硬化和心脑血管疾病上有重要的意义。

5.消除疲劳

慢跑也可调整大脑皮质的兴奋和抑制过程,消除大脑疲劳,是一种积极的休息方式。慢跑虽有如此多好处,但应注意以自然的步伐轻松地向前行进,以循序渐进、持之以恒为原则。其速度应依体力而定,宜慢不宜快,跑步要从短程开始,逐步增大跑程。运动量以慢跑后自觉有轻松舒适感,没有呼吸急促、腰腿疼痛、特别疲乏等不良反应发生为宜。

(三)爬山

爬山时,腿部大肌群参与规律运动,可促进患者血液循环,加强氧交换,改善胰岛素的敏感性,恢复组织细胞对糖的摄取。爬山也可促使机体消耗多余的热量,利于减重,改善糖脂代谢,使血糖、血脂水平正常,预防或延缓糖尿病并发症。而且,爬山可显著提高腰、腿部的力量以及行进的速度、耐力、身体的协调平衡能力等身体素质,加强心、肺功能,增强抗病能力。对糖尿病患者来说,是项不错的运动。

但患者爬山时,要记着换上宽松的运动衣裤和适合自己的运动鞋,并根据自己的身体状况,确立适宜的运动量,在身体允许的情况下逐步加量,并长期坚持,方可受益。

(四)游泳

游泳也是糖尿病患者适宜的运动方式,坚持游泳,对患者有以下好处。

1.增强心功能

人在水中运动时,各器官都参与其中,耗能多,血液循环也随之加快,会增加心脏的负荷,使其跳动频率加快,收缩强而有力。经常游泳的人,心脏功能显著增强。如一般人心率为70~80次/分,每搏输出量为60~80mL,而经常游泳者心率可达50~55次/分,每搏输出量高达90~120mL。

2.加强肺部功能

游泳促使人呼吸肌发达,胸围增大,肺活量增加,而且吸气时肺泡开放更多,换气顺畅,对健康极为有利。

3.增强抵抗力

游泳池水温为26~28℃,在水中浸泡散热快,耗能大。为尽快补充身体散发的热量,以供冷热平衡需要,神经系统便快速做出反应,使人体新陈代谢加快,增强人体对外界的适应能力。经常参加冬泳的人,由于体温调节功能改善,就不容易伤风感冒。

4.改善代谢

游泳时身体直接浸泡在水中,水不仅阻力大,而且导热性能也非常好,散热速度快,因而消耗热量多。实验证明:人在标准游泳池中跑步20min所消耗的热量,相当于同样速度在陆地上的1h,在14℃的水中停留1min所消耗的热量高达100kcal,相当于在同温度空气中1h所散发的热量。由此可见,坚持游泳,可逐步消耗体内多余脂肪,增加胰岛素敏感性,改善糖脂代谢。

(五)太极拳

太极拳是一种动作柔和缓慢,既可防身,又能增强体质、防治疾病的传统拳术。练习时,一方面可锻炼肌肉,舒筋活络;另一方面又能透过呼吸与动间的相互配合,对内脏加以按摩锻炼,达到强身健体的作用。长期坚持练习太极拳,对糖尿病患者有以下好处。

1. 改善肺心功能

练太极拳要保持呼吸自然沉实,透过深、长、细、缓、匀的腹式呼吸方法,增加胸腔的容气量及递增了吸氧呼碳的次数,确保气体能充分交换,相对地提高了各器官的获氧量。又因练太极拳时间较长(连打四次二十四式太极拳约需时二十多分钟),此等带氧性活动能训练及提高心肺功能。

2. 改善代谢

马来西亚的一项调查显示,患者在完成12周的太极拳练习后,糖化血红蛋白水平显著降低。我国有研究者发现,坚持练太极拳的患者比那些不练习的患者,空腹血糖、餐后血糖水平明显降低,而且并发症发生率也较低。太极拳可改善糖尿病患者的胰岛素抵抗,改善糖脂代谢,对糖尿病合并血脂异常、糖尿病合并高血压有很好的防治作用。

3. 预防心脑血管病变

有人对国内一部分老人进行调查,结果发现经常练太极拳的老人血压平均为126/79mmHg,周围血管硬化发生率为37.5%,而一般老人的血压则为155/82mmHg,周围血管硬化发生率为46.4%。由此,提示太极拳对于预防动脉硬化,保持心血管系统的正常功能有良好效果。而且,练太极拳时全神贯注,使大脑皮质兴奋和抑制过程能很好集中,对改善脑功能、防治老年性痴呆有好处。

4. 防治骨关节病

糖尿病患者容易发生骨关节疾病如骨质疏松症、骨性关节炎等。太极拳的动作涉及全身各主要关节和肌肉群,长期练习可增进关节灵活性,增强韧带的柔韧性,延缓骨的退行性改变。运动医学专家的对比研究发现,练太极拳的老人,脊柱、肌肉、肌腱的老化程度比不练的老人轻,脊柱发生老年性变形者少,脊柱活动度较好,大多数人向前弯腰时手指能触地,有人还能用手掌或拳触地。常见的畸形性脊柱炎、骨质疏松症、关节酸痛在练拳老人中很少见。

5. 增强免疫功能

马来西亚的研究还显示,完成12周的太极拳练习后,体内的调节性T细胞数量增加,人体免疫功能增强。澳大利亚的研究结果也证实,太极拳可以通过改善心肺功能,起到改善免疫系统的作用。

6. 改善胃肠功能

练习太极拳时要求腹式呼吸,能促进腹腔器官的血液循环,促进胃肠蠕动。且练拳时的舌顶上腭,唇齿轻闭能增加唾液的分泌,改善糖尿病患者的消化功能。

7. 消除压力

练拳时因要"心静用意,心无杂念",又要体松,精神只集中于"意"上,加上太极拳本身要求刚柔并重,呼吸调协,各器官的获氧量相对提高,故练后使人顿感轻快,压力尽消。

(六)瑜伽

"瑜伽"是梵文Yoga的译音,意思是和谐、统一、相应、结合。5000年前,一群瑜伽修行者静坐在印度喜马拉雅山麓地带的原始森林中,思索人类的痛苦和烦恼的根源。在冥想中他们明白,由于受到外界的刺激,人心常常紊乱不安,只有当人们醒悟到本来该有的真实的自我,并且体会与宇宙浑然一体的感觉,才会获得永恒的安宁。一些瑜伽修行者在森林修炼身心时,无意中发现各种动物患病时能够不经过任何治疗而自然痊愈,因此他们学习模仿各种动物的姿势,将这些紧张与松弛结合的方法运用于人体时,竟然也有意想不到的效果,这就是"体位法"的起源。此外,他们发现:能控制呼吸,就能控制生命。为调整紊乱浮动的气,"呼吸法"随之产生。坚持瑜伽练习,对糖尿病患者有许多好处。

1. 调节食欲

瑜伽特有的胸、腹式呼吸法对控制食欲的脑部摄食中枢有良好的调节作用,防止过度进食。练习瑜伽一段时间后,就会对油腻食品及肉类等被瑜伽归类成的"惰性食物"逐渐排斥,转而偏好清淡、新鲜的"悦性食物"。

2. 改善胃肠功能

瑜伽配合呼吸的韵律围绕脊柱完成的各种姿势,可以有效的按摩腹腔器官,实现对内脏活动的自我调节,调节内分泌,加强胃肠蠕动。

3. 维持体重

瑜伽属有氧运动,每周 2~3 次的瑜伽练习,有助于消耗多余的热量,减轻肥胖患者的体重,进而改善血脂代谢。

4. 消除紧张和疲劳

通过有意识地呼吸,排出体内的废气、虚火,以消除紧张和疲劳。在身心放松,专注于伸展肢体时,则能释放人体的负面情绪,让人逐渐达到"身松心静"的状态,进而舒解忧愁和抑郁。

五、家务劳动能否代替体育锻炼

有人不愿意参加体育锻炼,理由是"我这一天活动量够大的了,洗衣服、做饭,还得带孙子,体育运动还是免了吧"。这种想法是不正确的,这种做法对身体也是不利的。

(一)家务劳动属轻体力劳动

有人进行过研究和计算,发现家务劳动虽然烦琐、累人,但实际上消耗的热量是很少的,属于一种轻体力劳动。虽然比完全不活动要好得多,但很少有人能通过家务劳动减轻体重。

(二)动作局限,达不到全身锻炼的目的

许多家务劳动需要特定动作,有一定的局限性,如洗衣服,它仅要求双臂活动,动作局限于手、臂、肩等处,不能对身体发挥全面的锻炼作用。而且,这种劳动方式一旦时间过长,会导致腰酸背痛等不适。

所以,只有劳动量比较适宜。患者能愉快胜任,且感觉轻松的家务劳动才有益于健康;如果家务劳动过于繁重,使患者觉得精神和体力不堪重负,那么对身体则是有害无利。在日常活动中,如果能将家务劳动和体育锻炼结合起来进行,将非常有益,如推着儿童车较长距离的散步,一边看孩子一边进行体育锻炼,和较大的儿童一起跑步、打球、做操等。

六、适宜的运动强度

糖尿病患者的运动强度要有一定的限制,即不能盲目地进行剧烈运动。因为,剧烈运动可使体内升糖激素水平升高,使血糖升高;同时,过量运动还可使脂肪分解产生酮体,在胰岛素不足时,导致酮症酸中毒。但运动量过小时,又起不到锻炼身体的效果。

七、运动时机

糖尿病患者不仅要选好运动方式、掌握好强度,而且还要选择好运动时机,为防止低血糖和血糖波动,患者应注意以下两点。

1. 避免空腹运动

清晨是人体各个脏器组织功能最不稳定的时候,此时空腹运动,极有可能发生低血糖,而导致危险。如果患者独自空腹外出运动,则更加危险! 应注意外出时,随身携带写有自己姓名、病情、家属和医生联系电话的急救卡片,以防不测。

2. 餐后半小时到1h运动

此时机体处于餐后血糖高峰,此时运动,可增强胰岛素受体敏感性,消耗热量,有效降低血糖,不仅能阻击高血糖毒性对机体的损害,还可能避免低血糖的发生。糖尿病患者若能坚持每日餐后散步半小时,可大大提高治疗效果。

八、糖尿病足患者可行的运动

糖尿病足是糖尿病最常见的并发症之一。有两种情况:一是有开放性病变(溃疡、感染、坏疽)的足;二是足部虽然没有开放性病变,但存在有发生病变的危险因素,如神经病变、血管病变(通常称为危险足)。

糖尿病足患者整日卧床休息不利于血液的畅通,所以不能因为足部的症状就停止了一切的日常活动,还是应该根据自己的实际情况,选择一些可行的运动方式。

(一)注意事项

1. 神经病变足者

最常见者为感觉神经病变导致的无知觉足。因为感觉神经病变,使足不能感知各种不适、不能感知受到的创伤或已发生的病变,因此不能对已有问题的足进行及时的护理或治疗。此外,若合并不要足部运动神经病变,也可导致足畸形,使足部异常突起的部位易受到压迫;合并足部自主神经病变,则使足部肿胀,穿鞋不适也可受到压迫。此类患者在运动时要非常注意对足的保护与护理,应做到以下几点。

(1)要选择合适的鞋,可选运动鞋或皮鞋,但大小要合适,有足畸形或足肿胀时尤其要注意,决不能赤足或穿凉鞋运动。

(2)每次运动前要注意检查鞋内有无异物,鞋有无破损(不能穿有破损的鞋或经过修理的鞋)。

(3)运动后要仔细检查足部有无红肿或受压的痕迹(假如有,说明鞋不合适),一旦发现有皮肤破溃应及时到医院就诊。

(4)有足畸形或足肿胀者以散步为宜,不宜做较剧烈的运动。

2. 血管病变累及足者

也应注重对足的保护。因为血管病变足对溃疡的防御功能降低,而且一旦发生溃疡很难愈合。假如运动后出现下肢疼痛,提示血管病变较重,此时应到医院就诊,不要再坚持运动。

3. 足部有开放性病变者

有坏疽、急性溃疡合并感染、严重神经病变导致夏科关节时,患者应卧床,不能行走。假如有慢性溃疡而且没有感染,在使用宽松的鞋或鞋垫以保证溃疡处不受到压迫的情况下才能适当运动。

(二)运动方法

下面介绍一些简单易行、糖尿病患者在家里就可以做的运动,以帮助促进血液循环,改善足部情况。

1. 揉腿肚

以两手掌紧挟小腿肚旋转揉动,每侧 20~30 次,两腿交换 6 次,以疏通血脉,增加腿部肌肉的力量。

2. 甩腿

一手扶墙或者扶树,先向前甩动小腿,脚尖向上向前抬起,然后向后甩动,脚面绷直,腿也伸直,两腿轮换甩动,每次甩 80~100 次,以提高肌肉力量,促进血液循环。

3. 干洗腿

用双手先紧抱一侧的大腿根,稍用力从大腿自上而下按摩一直到脚踝,后再从脚踝往回按摩至大腿根部。用同样方法按摩另一条腿,以促进血脉流畅。

4. 扭膝

两脚平行靠拢,屈膝微向下蹲,双手放在膝盖上,顺时针揉动数十次,然后再换另一方向揉动,可治疗下肢无力、膝关节痛及疏通血脉。

5. 扳脚趾

端坐,两腿伸直、低头,身体向前弯,以两手扳脚趾 20~30 次,可锻炼腰腿,增强脚步力量,防止脚部无力。

6. 搓脚

将两手掌搓热,然后用两手掌搓脚心各 100 次,可防止足部酸痛、乏力、麻木,促进脚部血液循环。

7. 蹬腿

入睡前平躺在床上,双手紧抱后脑勺,由缓到急地进行蹬腿运动,每次 3min,然后换另一条腿,反复 8 次,可使腿部血液流畅。

8. 揉纸球

在一个大盆内放入两张废纸,单足踩入盆内,用单足将纸揉成一个纸球,然后换纸,再用另一只脚重复揉搓。此方法不仅适用于糖尿病患者,也非常适合运动能力较差者,可提高足部各关节的灵活性,促进脚部的血液循环。

九、糖尿病合并冠心病患者的运动指导

运动可以促进冠状动脉侧支循环的形成,改善心功能,降低血压,有利于预防和减缓动脉粥样硬化。而运动本身造成的循环、内分泌以及其他各系统的一系列生理变化也会对机体产生诸多有益的影响。但也有许多患者,因运动不当而诱发心绞痛、心肌梗死。因此,运动前需要和您的医生共同探讨您的情况适宜进行什么运动类型和运动量,制订自己的运动计划。

(一)不宜运动者

1. 代谢控制不佳

血糖 >16.3mmol/L 或 <5.0mmol/L、尿酮体阳性、血糖波动大时。

2. 急性心血管事件期

急性心肌梗死 1 周内、心绞痛发作时、急性心肌炎、未控制的心律失常、失代偿心力衰竭、新发生的血管栓塞、收缩压 >180mmHg 等。

3. 有严重的急、慢性并发症

有糖尿病酮症、严重的糖尿病视网膜病变、糖尿病肾病致肾功能不全,或者合并心功能不全、呼吸功能不全等。

（二）注意事项

糖尿病合并冠心病者进行运动时，要注意以下几个方面。

1. 先完善必要的医学检查

如血糖、糖化血红蛋白、肝、肾功能、心电图等。特别强调的是，运动前必须进行平板运动心电图试验，它作为一个客观有效的试验，可以测定的项目为心电图（包括 ST 改变及运动诱发的室性心律失常）、血流动力学（包括最大运动心率和收缩压、最大运动双乘积、运动持续总时间、劳力性低血压），以及受检者症状（运动诱发心绞痛及持续时间等）多项综合指标。然后，在此基础上，结合您的年龄、病史、有无并发症等情况，和您的医生一起制订具体的运动方案。

2. 掌握一些运动和急救常识

患者要学会自己数脉搏，学会辨别危险征兆，学会根据环境和自身状况调节运动，并带好填好个人信息的卡片、糖块急救药物（如硝酸甘油，速效救心丸等）。

3. 运动时间

为防止低血糖的发生，避免空腹饥饿时或胰岛素作用高峰时进行运动，宜在餐后 1~2h 进行，运动持续 20~60min，包括 5~10min 的热身和放松运动。一开始运动，根据个人情况可以少量多次，每次 5~10min，每日 3~4 次，循序渐进进行。运动的频率，每周 4~5 次，如果能坚持每天运动，最为理想。肥胖者可以增加运动时间和强度。

4. 运动的类型

运动选择的项目可以根据体力、病情和个人爱好来定，如：快走、慢跑、太极拳、健身操、气功、球类等，可以交换组合。避免举重、赛车、快跑、跳跃等竞技性运动。

5. 运动的强度

一般情况下，运动时人的心率达到最大安全心率的 60%~70% 较为适宜。开始时可以达到 50%，以后逐渐增加，但是不宜超过 80%，以免增加心脏负担。还有一种方法，即靶心率 = 170 - 年龄，此方法患者比较容易掌握。运动过程中患者可以自己测脉搏，非常简单方便。

6. 学会处理紧急情况

如果运动中出现头晕、面色苍白、大汗淋漓、恶心、气急、胸闷心悸、血压不升反降应立即停止运动，及时处理，检查心电图、心肌酶谱、血糖等指标，并调整运动计划，必要时暂停运动。

十、妊娠糖尿病患者的运动指导

糖尿病孕妇适度运动不但有利于血糖控制，还可防止妊娠期体重过度增加，结合孕妇饮食情况、血糖、对运动的耐受性选择合适的运动方式，有益于母子健康。但应注意以下几点。

（1）运动前进行全面、系统的体检，与医生一起制订适合的运动方案。

（2）宜选择舒缓、有节奏的运动项目，如缓慢步行、做操、太极拳等。

（3）运动前要有热身运动，结束时也应再做一些更轻微的运动，逐渐结束。

（4）选择合适的鞋袜，着宽松的运动服装。

（5）自备适量的糖果，在出现心慌、出汗、饥饿时备用。

（6）运动量不宜太大。

一般使心率保持在每分钟 130 次以内，以不引起宫缩为宜。运动持续时间也不宜过长或太短,一般维持在 20~30min 内较为合适,于每餐后 1h 左右进行。

若出现以下情况,则不宜运动:①出现糖尿病急性并发症;②有先兆流产、习惯性流产而需要保胎者;③合并妊娠高血压病者。

(张晓英)

第七节 糖尿病的胰岛素治疗健康教育

人体血糖水平的维持主要依靠具有升糖和降糖作用的两大类激素进行调节。其中升高血糖的激素有胰高血糖素、肾上腺素、生长激素等,而降糖激素却只有胰岛素。胰岛素是唯一促进蛋白质、脂肪和糖原合成的激素,也是保证物质代谢正常进行、能量得到充分产生与利用的激素。没有胰岛素,葡萄糖就不能进入细胞内参与代谢或储存为糖原,葡萄糖、脂肪和蛋白质分解代谢、产生能量的过程将受阻,非但不能充分产生能量并利用,还会产生一些对人体有毒的物质。

如前文所述,糖尿病是由于人体胰岛素绝对(1 型糖尿病)或相对缺乏(2 型糖尿病等)而引起的,以慢性高血糖为主要特征的临床综合征。因此,胰岛素缺乏和(或)作用缺陷是糖尿病发病的中心环节,胰岛素是糖尿病治疗的重要武器。

一、胰岛素分类及特点

目前临床上胰岛素琳琅满目,种类繁多。可以按来源、作用时间等不同方法加以分类,简单介绍如下。

1. 根据来源分类

(1)动物胰岛素:猪和牛胰岛素。

(2)基因合成胰岛素:人胰岛素和胰岛素类似物。

2. 根据作用时间分类

(1)超短效胰岛素:门冬胰岛素(诺和锐)、赖脯胰岛素(优泌乐)。

(2)短效胰岛素:动物来源普通胰岛素和人胰岛素(诺和灵 R、优泌林 R)。

(3)中效胰岛素:中性精蛋白锌人胰岛素(诺和灵 N、优泌林 N)。

(4)预混胰岛素:即短效或超短效胰岛素与中效胰岛素的预混制剂,如诺和灵 30R、诺和灵 50R、优泌林 70/30 等。

(5)基础,胰岛素:动物源性长效胰岛素(鱼精蛋白锌胰岛素)和长效人胰岛素类似物(地特胰岛素、甘精胰岛素)。

二、胰岛素存储条件

胰岛素是一种较稳定的生物制剂,只要储存恰当,在有效期限前都可维持药效。储存中要注意以下几点。

(1)尚未使用的胰岛素(没有开封的瓶装胰岛素和胰岛素笔芯)应保存在 2~8℃之间(冰箱的冷藏室中)。

(2)如果不超过 1 个月,也可不放于冰箱,但应避免药瓶暴露于阳光或高温、温度过低等特殊情况,且时间不宜过久。

（3）正使用的胰岛素只要放在室温(不超过 25～30℃)下保存就可以了。使用中的胰岛素注射笔芯常温下可保存 28d。

（4）避免冷冻。胰岛素是一种小分子蛋白质,经冷冻后,其降糖作用将破坏,所以胰岛素不能结冰。一旦冷冻结冰,就不宜使用。

（5）不能直接暴露在阳光下。长期暴露在直射的阳光下会使胰岛素慢慢变质,而变成黄褐色,这时胰岛素就不能用了。

（6）在乘飞机或火车等长途旅行时,应随身携带,而不要放在旅行袋等行李中,更不能放在托运的行李中,因托运环境的温度不宜把握。

（7）勿放在可能会变热的地方,例如空气不流通的轿车内,或电视机上方。

（8）当你住在旅店等有条件提供冰箱的场所时,建议你储存在冰箱内为宜。

（9）储存过程中,应避免剧烈震荡。

三、胰岛素治疗适应证

1.1 型糖尿病。

2.2 型糖尿病

（1）口服药失效。

（2）急性并发症(酮症酸中毒、非酮症高渗性昏迷和乳酸性酸中毒等)。

（3）严重慢性并发症。

（4）应激情况(感染、外伤、手术等)。

四、胰岛素治疗方法

（一）胰岛素治疗启动时机

对以 1 型糖尿病为代表的"胰岛素绝对缺乏者"而言,应在确诊为糖尿病时,即刻启用胰岛素治疗。以迅速纠正胰岛素缺乏导致的代谢紊乱,预防各种并发症。

妊娠糖尿病以及糖尿病合并妊娠的患者,也应在饮食、运动干预不能使血糖正常时,及时启动胰岛素治疗。以免长期代谢紊乱,对母婴造成不良影响。

当前基于"早期胰岛素强化治疗控制血糖,可通过减轻糖毒性、脂毒性以及控制炎症,改变糖尿病并发症的自然程,具有持久益处"的最新研究成果。现在对于 2 型糖尿病胰岛素治疗的理念已经发生了很大变化,特别是对于诱导病情缓解和口服用药失效的 2 型糖尿病患者,为尽早和尽可能使血糖达标及恢复 B 细胞功能,应尽早启用胰岛素治疗。就大多数患者而言,一般主张经优化口服降糖药联合治疗 3～6 个月后,若血糖控制仍不满意,即应启动胰岛素治疗。

（二）胰岛素剂型选用原则

对胰岛素剂型的选择,应由医生根据患者具体病情来定。一般说来,应注意以下几个方面。

1. 超短效胰岛素的选择

超短效胰岛素避免了短效胰岛素的缺点,它起效快,达峰快,恢复基础状态快,更加符合生理要求。超短效胰岛素主要适合于 1 型糖尿病患者以及需要胰岛素治疗的 2 型糖尿病患者,尤其是有下列情况者。

(1)胰岛素泵(预混超短效胰岛素不能用于胰岛素泵治疗)治疗者。

(2)无法按照医嘱保证餐前30min注射的患者。

(3)对胰岛素注射依从性差的患者。

(4)进餐不规律的患者。

(5)需对餐后进行强化控制者。

(6)配合中、长效胰岛素,实施强化治疗。

(7)既往使用胰岛素频繁发生低血糖的患者,以及有夜间低血糖者。

(8)门冬胰岛素可用于2岁以上儿童糖尿病及妊娠合并糖尿病治疗。

(9)对胰岛素过敏的患者。

(10)老年糖尿病患者。

2. 短效胰岛素的选择

短效胰岛素的特点是吸收快、持续时间短,能在较短时间内控制血糖,而且便于剂量调整,宜在下列情况选择。

(1)胰岛素初始治疗阶段(也可用于胰岛素泵治疗),便于摸清剂量。

(2)糖尿病酮症酸中毒、高渗性昏迷、乳酸性酸中毒的抢救。

(3)合并严重感染、手术、创伤等急性应激状态。

(4)消除餐后高血糖。

(5)配合中、长效胰岛素,实施强化治疗。

3. 中效胰岛素的选择

中效胰岛素起效和药效持续时间介于短效和长效之间,主要用于补充基础胰岛素分泌不足,常在以下情况采用。

(1)联合治疗时,白天口服降糖药,睡前注射中效胰岛素。

(2)强化治疗时,于早、晚餐前皮下注射中效胰岛素或者采取三餐前注射短效胰岛素而睡前注射中效胰岛素。

4. 长效胰岛素的选择

长效胰岛素起效缓慢,药效持续时间较长,主要用于补充基础胰岛素分泌不足,降低夜间或空腹血糖。它一般不单独使用,常与短效胰岛素或口服降糖药物联合使用,实施强化治疗。

(三)胰岛素注射与就餐时间的关系

不同的胰岛素注射时机不同,简单介绍如下。

1. 超短效胰岛素

其特点是注射后吸收快、起效快,主要用于降低餐后血糖,对容易发生餐前低血糖的老年人或糖尿病肾病者较适用。该类药物需餐前即刻注射。如果餐前忘记注射,及时向内分泌科医生咨询补救意见。

2. 短效胰岛素

短效胰岛素是最常用的普通胰岛素,主要用于控制餐后血糖。要求餐前30min左右注射。

3. 中效胰岛素

可在早、晚饭前30min注射,也可在睡觉前注射。该药有吸收峰值,一旦使用不当,就会有低血糖风险,要在医生指导下注射。

4.长效胰岛素类似物

该药可提供24h基础胰岛素,使用起来比较灵活方便,且没有峰值,低血糖风险明显减少。应每天定时注射一次,早晚注射都可。

5.人预混胰岛素

饭前30min左右注射为好。因为这时胰岛素吸收正好与血糖升高的幅度相匹配,有利于餐后血糖控制。

6.预混胰岛素类似物

较人预混胰岛素吸收快、起效快,应餐前即刻注射。该药对容易发生餐前低血糖的患者较适用。

(四)注射时不需进食的胰岛素

睡前注射中效胰岛素或长效胰岛素类似物(甘精胰岛素、地特胰岛素),是比较符合生理性胰岛素分泌规律的治疗方案,可维持夜间的基础胰岛素水平,能有效地抑制肝脏葡萄糖产生,减少脂肪分解,保持夜间血糖平稳,避免黎明高血糖发生。上述胰岛素均为注射时不需进食的胰岛素。

(五)初始剂量确定

胰岛素治疗剂量的个体差异很大。有的患者完全依赖胰岛素治疗,但所需剂量极小;有的患者胰岛素所用剂量很大,但改用口服降糖药治疗也可获得满意控制。即使在同一患者,不同时期所需剂量也有很大差异。所以胰岛素的初始剂量应在医生指导下,从小剂量开始。简单介绍如下。

1.1型糖尿病患者

所需胰岛素剂量平均为每天0.7~0.8U/kg体重,由于个体差异较大,初始剂量可从每天0.4~0.5U/kg体重开始,治疗2~3d后根据血糖监测结果再做调整。

2.2型糖尿病患者

由于存在不同程度的内源性胰岛素分泌和不同程度的胰岛素抵抗,所需胰岛素剂量的个体差异更大,很难给出一个平均剂量值。需从小剂量开始,逐步增加。具体起始剂量的确定和调整,则需要糖尿病专科医生的指导和帮助。没有经验的糖尿病患者,不应该自做主张自行启用胰岛素治疗。

(六)剂量调整

初始胰岛素治疗阶段的患者,应住院治疗。住院期间,医生一般会安排每日多次血糖测定,如测3餐前、3餐后2h、睡前和凌晨三点血糖监测。通过多次血糖监测,可绘制出患者血糖曲线,了解其整体血糖情况,有助于精确调整胰岛素用量。

为尽快摸索出适宜胰岛素剂量,制订长期的治疗方案,使血糖长期达标。患者和家属应密切配合医生的安排,及时进行血糖等检测。

(七)胰岛素常用治疗方案

正常人胰岛素生理性分泌可分为基础胰岛素分泌和餐时胰岛素分泌。基础胰岛素分泌占全部胰岛素分泌的40%~50%,其主要的生理作用是调节肝脏的葡萄糖输出速度以达到与大脑及其他器官对葡萄糖需要间的平衡。餐时胰岛素的主要生理作用为抑制肝脏葡萄糖输出和促进餐时吸收的葡萄糖利用和储存。

外源性胰岛素的补充应尽量模拟生理性胰岛素分泌模式,使餐后胰岛素高峰与血糖高峰一致,做到既能控制餐后血糖,又尽可能避免低血糖发生。胰岛素治疗方案的选择取决于患者胰岛功能等具体情况,不同类型患者的方案不尽相同。

1.1 型糖尿病患者

1 型糖尿病患者因体内胰岛素分泌绝对缺乏,其治疗基本或完全需要靠外源性胰岛素替代来维持血糖水平和机体能量代谢。因此,无论是采用多次胰岛素注射,还是连续皮下胰岛素输注来补充,均要模拟生理性胰岛素分泌方式。目前,常采用中效或长效胰岛素制剂提供基础胰岛素,采用短效或速效胰岛素提供餐时胰岛素。如无其他伴随疾病,每日胰岛素需要量为 $0.5 \sim 1.0U/kg$。合并其他伴随疾病时(如感染等),胰岛素用量要相应调整。下面对 1 型糖尿病患者常用治疗方案作一简介。

(1)每日三次注射:用于 1 型糖尿病尚存部分内生胰岛素功能。一般从小剂量开始,于三餐前 30min 皮下注射短效胰岛素或在进餐前注射超短效胰岛素。也可在早、中餐前注射短效胰岛素,晚餐前注射短效胰岛素及小剂量中效胰岛素(或长效胰岛素)。三次注射疗法接近生理状态,易于调整胰岛素剂量,是临床常用的治疗方法。

此时应注意:①一日之内,一般早餐前所用剂量最多,晚餐前次之,中餐前最少;②晚餐前中效胰岛素用量小时,空腹血糖控制不好,但若用量过大,则夜间(12:00 ~ 3:00)可出现低血糖;③应根据医生安排,及时进行血糖监测,以指导治疗方案调整。

(2)每日四次注射:在三次注射疗法基础上,于睡前注射一次小剂量(4 ~ 8U)中长效胰岛素,以控制空腹血糖,这也是临床常用方案。由于中效胰岛素作用高峰在注射后 6 ~ 12h,故个别患者空腹血糖控制不理想,而易发生夜间低血糖。若用长效胰岛素类似物代替中效胰岛素,则可使空腹血糖更易达标,且减少低血糖发生。

(3)二次注射方法:不能接受多次胰岛素注射的患者,可采用预混胰岛素减少注射次数。

在三次注射疗法的基础上,按早、中餐前注射短效胰岛素比例,选用预混胰岛素(诺和灵 30R、50R 或优泌林 70/30 等)。

其缺点是不符合生理性胰岛素分泌模式,如早餐后 2h 血糖满意,则午餐前易发生低血糖;如在上午 10 点小量加餐,则午餐后血糖不易控制;若晚餐前中效胰岛素过量,前半夜可出现低血糖;如晚餐前中效胰岛素不足,空腹血糖控制不满意。为解决,上述问题,可在午餐时加用二甲双胍或 α - 葡萄糖苷酶抑制药抑制餐后血糖过高。

(4)持续胰岛素皮下输注:即胰岛素泵治疗,这是目前能模拟生理模式的胰岛素治疗方案。

胰岛素泵是一种程序控制的、可连续微量注射胰岛素的蠕动泵,它可以模拟人体胰岛素生理分泌模式给患者补充胰岛素,同时根据患者的血糖控制情况来调节胰岛素的注入量。胰岛素泵体积小,使用时将导管针头埋入腹部皮下,携带方便,不影响日常生活。如果患者经济条件允许,选择该方案治疗,可最大限度地实现血糖的良好控制,预防或延缓各种并发症。但其使用应在医护人员的认真指导下,经过系统学习和实际操作,切实掌握了各种要领后,方可自我操作。

(5)胰岛素静脉输注:这是患者发生糖尿病酮症、糖尿病酮症酸中毒、糖尿病乳酸性酸中毒或糖尿病高渗性非酮症性昏迷等急性并发症时的特殊治疗方案。此时患者必须住院,谨遵医护人员的指导。

2.2 型糖尿病患者

2 型糖尿病的基本病因之一为胰岛 B 细胞功能缺陷,许多情况下都需要进行胰岛素补充治疗。此类患者主要采用以下几种治疗方案。

(1)短期胰岛素强化治疗:2 型糖尿病早期,因高血糖导致的葡萄糖毒性可抑制 B 细胞分泌胰岛素,出现严重的胰岛素缺乏。如患者经饮食控制和药物治疗效果不佳,可采用短期胰岛素强化治疗,使血糖得到控制,并减少葡萄糖对 B 细胞的毒性作用。应在医生进行全面检查后,根据具体情况,选择每日多次胰岛素皮下注射或持续胰岛素皮下注射治疗。在血糖等代谢控制改善后,再根据患者胰岛功能等制订长期治疗方案。

(2)补充治疗方案:随着病程进展,大多数 2 型糖尿病患者口服降糖药效果逐渐降低,需要补充胰岛素,才能实现血糖良好控制。此时,可采用口服降糖药和中效胰岛素或长效胰岛素联合治疗。患者胰岛素抵抗严重时,可在病情允许的情况下,加用二甲双胍、格列酮类药物或 α - 葡萄糖苷酶抑制药,以减少胰岛素用量,改善血糖控制。具体方案,应由医生制订,并注意血糖等监测,病情变化及时复诊。

(3)终末胰岛素替代治疗:如果胰岛功能继续减退,上述联合治疗效果不佳或因某些情况不宜继续应用非胰岛素类药物时,可完全停用口服药,改用每日多次胰岛素注射或连续皮下胰岛素输注治疗。此时的治疗方案同 1 型糖尿病患者。

(4)胰岛素静脉输注:2 型糖尿病患者发生糖尿病酮症、糖尿病酮症酸中毒、糖尿病乳酸性酸中毒或糖尿病高渗性非酮症性昏迷等急性并发症时,也应即刻住院,接受以胰岛素静脉输注为主的综合治疗。

3.妊娠糖尿病或糖尿病合并妊娠

该类患者不能用非胰岛素方案治疗,可根据患者具体情况,请医生选择适宜的胰岛素治疗方案。一般可选择持续胰岛素皮下注射,或每日多次皮下注射胰岛素治疗。

4.其他特殊类型的糖尿病

许多特殊类型的糖尿病患者常伴有胰岛功能减退和(或)胰岛素不敏感,在很多情况下需要接受胰岛素治疗。但考虑到这是由不同原因导致的一大类疾病,具体治疗方案选择,应在医生进行全面检查后,根据患者胰岛功能等情况,制订具有针对性的个体化方案。

(八)常用注射部位

1.皮下

常见的注射部位有腹部、上臂、大腿外侧和臀部皮下,其特点分别介绍如下。

(1)腹部皮下:腹部皮肤松弛,疼痛轻,易注射,不用宽衣脱裤。而且面积大,可反复轮换使用。此外,腹部皮下注射还有吸收快、吸收速度恒定、不受温度和运动影响等优点,是患者最易接受的注射部位,适用于大部分胰岛素治疗者。

(2)上臂皮下:不用脱衣,注射方便,适合夏季。但自我注射技术要求较高,否则容易进针过深,达到肌肉层。

(3)臀部皮下:吸收慢,适用于中长效胰岛素注射,但缺点是患者自己不易完成注射。

(4)大腿外侧皮下:受运动影响较大,吸收不均衡,又不方便,现已少用。

2.肌内注射

肌肉对胰岛素吸收较快,适用于皮下注射吸收不良、胰岛素用量已经很大,血糖仍不能控制,以及轻度酮症酸中毒、无条件静脉输注胰岛素患者。临床上很少用,我们也不推荐患者自已用该方法注射。

3. 静脉输注

适用于患有酮症酸中毒、乳酸性酸中毒，或严重感染，或需要手术等患者。此时，一般需要住院治疗。

（九）注射前准备

注射胰岛素前需要做好以下工作。

1. 备好常用物品

一定要常备酒精棉球、针头、胰岛素笔和胰岛素，并注意胰岛素笔和胰岛素是否为同一厂家的产品，以免不匹配。抽取胰岛素必须使用专用注射器，确保胰岛素注射剂量的准确性。

2. 确定吃饭时间

餐前短效和超短效胰岛素需在餐前 30min 或即刻注射，而且一定要保证注射胰岛素后，在适当时间就餐。因此，了解何时才能吃饭至关重要。外出就餐时，最好随身携带胰岛素，在就餐前注射，以防等餐时间过长，引起低血糖。

3. 注意卫生

注射前要洗手，并保持注射部位清洁。不要与他人共用针头，并尽可能每次换用一个针头或一个注射器，避免感染。

4. 检查核对

注射前，要认真检查胰岛素剂型、有效期，注意胰岛素外观（短效胰岛素外观澄清，若混浊则不可使用；而中效胰岛素和预混胰岛素则混浊为正常），以及是否密封无损等。如果使用中效胰岛素或预混胰岛素，还应注意混匀（可放在双手间缓缓搓动，切忌上下剧烈摇动）。轻轻摇晃后，中效和预混胰岛素为外观均匀的混悬液，如牛奶状。若轻轻摇晃后瓶底有沉淀物，液体内有小的块状物体沉淀或悬浮，有一层"冰霜"样的物体黏附在瓶壁上，则不宜使用。

5. 用针管抽取胰岛素时注意

普通瓶装胰岛素浓度为 40U/mL，而笔芯胰岛素浓度为 100U/mL，二者浓度相差 2.5 倍。所以，切不可用注射器抽取笔芯胰岛素，以防因浓度差异而发生低血糖。抽吸胰岛素前先洗净双手，经酒精消毒胶盖后，用一次性注射器抽适量空气，将针栓推至所欲取的胰岛素刻度。先将瓶口朝上，把注射器刺入瓶口，推入空气，然后再将瓶口朝下，轻轻拉出针栓至所需剂量的准确刻度。

6. 同时抽取两种胰岛素注意

如同时用短效十中效胰岛素时，应先抽取短效胰岛素，再抽吸中效胰岛素，避免将中效胰岛素带入短效胰岛素瓶内。注射器从胰岛素瓶中取出，如内含气泡，则应将针头朝上，轻弹针筒，使空气泡升到针筒颈部，然后轻推针栓使其排出。

7. 注射胰岛素后避免过量运动

在注射胰岛素后，等候进餐期间切忌做各种家务，以免运动过量，促进胰岛素吸收，导致低血糖发生。

（十）胰岛素强化治疗

所谓的胰岛素强化治疗，是指在饮食控制和运动疗法的基础上，通过每日 3 次或 4 次注射胰岛素，或使用胰岛素泵，使血糖得到满意控制。强化治疗的控制指标是：空腹血糖 3.9～6.7mmol/L，餐后 2h 血糖 < 10.0mmol/L，清晨 2:00～4:00 无低血糖发生（血糖 >

3.9mmol/L),糖化血红蛋白<6.5%。胰岛素强化治疗适用于无严重并发症,及常规治疗未能取得良好控制的1型患者、计划妊娠和已妊娠的糖尿病妇女、2型糖尿病者。

胰岛素强化治疗将会增加发生低血糖的风险,必须满足下列条件才能实行:患者主观上有将血糖控制到理想目标的愿望,且能在内分泌医生的指导下,自我监测血糖,并根据结果,及时调整治疗方案。

不宜进行"胰岛素强化治疗"者如下。

(1)不适合于儿童糖尿病患者。因为,儿童对低血糖反应表达不清,而低血糖会影响其生长、发育。

(2)不适合于老年人。因为胰岛素强化治疗将会增加低血糖风险,一旦发生低血糖,对老年人的打击可以使数十年的治疗效果毁于一旦。所以老年糖尿病患者治疗要平稳安全降糖,不应以严格达标为目的。

(3)对于一些有糖尿病晚期并发症者或合并其他缩短预期寿命的疾病者,以及酗酒、药物成瘾者,或精神病、精神迟缓者也不推荐用胰岛素强化治疗。

(十一)胰岛素泵适应证

胰岛素泵原则上适用于所有需要胰岛素治疗的患者,特别是1型糖尿病患者和需要长期胰岛素强化治疗的2型糖尿病患者,使用胰岛素泵可能获益更大。

经济条件允许,建议下列患者长期应用胰岛素泵治疗

(1)血糖波动大,采用多次胰岛素皮下注射方案,血糖仍无法平稳控制者。

(2)无感知低血糖者。

(3)频发低血糖者。

(4)黎明现象严重导致血糖总体控制不佳者。

(5)作息时间不规律,不能按时就餐者。

(6)胃轻瘫或进食时间长的患者。

(7)要求提高生活质量者。

条件受限,不能长期应用胰岛素泵治疗,予以短期胰岛素泵治疗

(1)1型糖尿病患者和需要长期胰岛素强化治疗的2型糖尿病患者,在住院期间可通过胰岛素泵治疗,稳定控制血糖,缩短住院天数,并为优化多次胰岛素注射方案提供参考。

(2)需要短期胰岛素强化控制高血糖的2型糖尿病患者。

(3)糖尿病患者围术期血糖控制。

(4)应激性高血糖患者的血糖控制。

(5)妊娠糖尿病或糖尿病合并妊娠者。

(十二)注射胰岛素是否会成瘾

许多患者对胰岛素治疗有误解,认为注射胰岛素会成瘾,是病情加重的表现。这种观点非常错误,因为胰岛素是人体自身细胞分泌的一种生理激素而不是毒品,根本不存在成瘾的问题。而且,糖尿病病情判断,也不取决于治疗方式。如果患者用了胰岛素不能撤掉,只能说明患者确实需要,如果不用可能危及生命。

糖尿病是因胰岛素相对或绝对不足而引起的疾病,注射胰岛素只是通过补充外源性胰岛素控制血糖的治疗手段。就像体内缺少维生素,我们补充维生素一样。认为打了胰岛素就会产生依赖,就会"上瘾"的观点,更是毫无科学依据。

（十三）胰岛素治疗者何时改为口服降糖药物

虽说胰岛素不会成瘾，但是否应停用胰岛素，而不能自行决定，应由医生根据您的具体病情，全面评价后做出决定。不同类型的患者应区别对待。

1. 1 型糖尿病

胰岛功能完全衰竭，必须终身接受胰岛素治疗，以保证机体的代谢之需，维持生命。

2. 妊娠糖尿病或糖尿病合并妊娠

为避免口服降糖药对胎儿的影响，如果饮食、运动治疗后血糖仍高，那么在整个怀孕期间均需胰岛素治疗。分娩后，是否能改为口服药，应由医生安排全面检查后，根据具体情况决定。

3. 2 型糖尿病

在发生急性并发症（如酮症酸中毒、高渗性非酮症性昏迷、乳酸性酸中毒）、手术期间以及血糖很高时必须用胰岛素治疗。在急性情况解除后，能否停用胰岛素改用口服降糖药，则取决于患者的具体病情，包括胰岛功能状况、有无肝肾损害及严重慢性并发症、是否口服降糖药失效等。若到疾病晚期，胰岛功能完全衰竭，则不宜停用胰岛素。

4. 特殊类型的糖尿病

各种继发性糖尿病患者，在原发病不能去除、胰岛功能不能代偿时，仍需继续用胰岛素治疗。某些情况下，可在原发病因去除后（如垂体瘤、肾上腺瘤患者手术后），经医生全面评价、在病情允许时停用胰岛素，甚至停服降糖药。

（十四）1 型糖尿病"蜜月期"是否需要胰岛素治疗

1 型糖尿病患者，在患病初期应用胰岛素治疗后，胰岛 B 细胞功能可能有不同程度改善，个别患者甚至在一段时间内症状减轻，而不需要胰岛素治疗，血糖也维持在正常水平，这一时间称"蜜月期"。在新诊断的 1 型糖尿病患者中 60% ～ 70% 的患者在应用胰岛素治疗后，可出现"蜜月期"。

"蜜月期"的"甜蜜"是与患者残存胰岛 B 细胞功能自发性暂时恢复有关，自身免疫胰岛炎过程的暂时缓解或中止，加之外源性胰岛素的治疗，可以自我修复残存 B 细胞使内源胰岛素分泌暂时恢复，糖代谢亦趋于正常。胰岛 B 细胞对毒素的反应不完全相同，即有的细胞分泌活动旺盛对毒素敏感，易被毒素损害而死亡；有的处于休息状态，具有抗御能力，因而幸存。可能正是这种 B 细胞群体的异质性决定了蜜月期是否出现及其长短的差异性。

需要强调的是，"蜜月期"只是 1 型糖尿病的暂时缓解阶段，每个患者的"蜜月期"不同，短者数周，长者一般不超过两年。最终仍不可避免的进入 B 细胞功能衰竭，而导致 1 型糖尿病再现。因此，不可误将蜜月期当成糖尿病的"治愈"。故诊断"蜜月期"后，应继续血糖监测，多了解糖尿病方面的知识，多和医生沟通，只有这样，患者的"蜜月期"才会平安度过。

近来有专家主张在"蜜月期"可采用小剂量胰岛素治疗，或用免疫抑制药等处理，以使残存的 B 细胞修复、减缓其自身免疫性损害，尽可能保留一定残余的 B 细胞功能。在此提醒广大患者："蜜月期"是否仍需胰岛素治疗，应和您的医生共同协商为妥。

五、胰岛素治疗禁忌证

（1）对胰岛素及其注射液成分过敏者。

（2）低血糖患者。

（3）胰岛细胞瘤者。

六、胰岛素治疗不良反应及防治

胰岛素治疗的不良反应主要包括以下几个方面。

(一)低血糖反应

一般是由于胰岛素用量相对过大所致。为避免在使用胰岛素的过程中出现低血糖反应,必须从小剂量开始,并注意监测血糖,逐渐调整治疗方案,使胰岛素用量逐渐达到既能将血糖控制满意,又不至于出现低血糖的合适剂量。应用胰岛素的患者要随身携带糖果、饼干等食品,以便在出现低血糖反应时能及时自救。

(二)体重增加

胰岛素可以促进体内蛋白质和脂肪合成,如果患者采取胰岛素治疗后不进行饮食控制,摄入热量过多,则导致体重逐渐增加。

所以接受胰岛素治疗者仍然需控制饮食,适当多吃些水果、蔬菜,而少吃些谷物主食及肉类,并用水代替高热量饮料。同时应坚持运动,每天至少要进行 30min 的体育活动。例如,午餐时与同事一道走一走,看电视时练练哑铃或健身球,有空爬爬楼梯等。在此基础上,也可咨询医生自己是否适合应用一些利于体重减轻的药物,如二甲双胍、胰升血糖素样肽 – 1 类似物和胰淀素类似物等。

(三)屈光不正

屈光不正主要出现在胰岛素治疗初期,且使用胰岛素之前血糖水平较高的患者。这种不良反应是暂时性的,随着胰岛素使用时间延长,血糖控制平稳后,就会逐渐消失。

(四)水肿

胰岛素有轻微造成体内水钠潴留的不良反应,一部分患者注射后可出现轻度的颜面和肢体的水肿。随着胰岛素的使用,常可自动消失,无须特殊处理。

(五)疼痛

胰岛素注射引起疼痛,是每个接受胰岛素注射治疗的病友都必须面对的问题,也是许多病友为什么拒绝胰岛素,不配合临床治疗的主要原因。如果在某次注射时,疼痛异常明显,常常是因为进针部位碰到了某根皮下神经,此时如疼痛尚能忍受,可迅速注射完毕拔针。如果疼痛无法忍受,可更换注射部位再注射。

(六)过敏反应

过敏反应可分为局部与全身过敏,多由胰岛素中的杂质引起,使用动物胰岛素出现过敏现象比使用人基因重组胰岛素多见。局部过敏仅为注射部位及周围出现烧灼感、瘙痒、红肿、风团或皮疹。

全身过敏可引起荨麻疹,极少情况下,还会诱发严重的哮喘反应或过敏症。注射后几分钟内出现呼吸困难、呼气窘迫、呕吐、腹部难受,甚至休克。但这些反应极少见,特别是在使用人胰岛素的情况下更罕见。

如果你有过敏反应,你可能是对胰岛素本身过敏,也可能是对胰岛素制剂中的成分过敏,比如中效胰岛素中的鱼精蛋白或长效胰岛素中用的锌。根据过敏反应原因的不同,过敏症状可能在注射后 30min 内出现,也可能要过几小时后才出现。迟发的过敏反应可能在 24h 后出现。

局部过敏反应通常在治疗的前 2 周内出现,一般不会危及生命,且多在 1~2 个月内自行消退。为避免局部过敏反应,要注意以下几点。

(1)正确注射胰岛素,要掌握正确的胰岛素注射部位和方法,而且消毒用的酒精中不含任何污染物。

(2)防止注射部位感染,应确保注射部位没有任何受感染的迹象(触痛和红肿,有脓或其他渗出物)。如果有感染,需应用抗菌药进行治疗。

(3)及时向医生求教,如果症状轻微,可以停药等一等,看过敏反应是否自行消退。如果症状较重,过敏反应持续1个月以上,则应请医生进行治疗。

(4)寻找过敏反应轻的胰岛素,如果治疗2～14d后,无任何改善,医生会进行皮试,看看哪一种胰岛素制剂反应最小。然后建议你采用过敏反应最小的胰岛素。

(5)脱敏疗法,如果过敏反应持续不退,而且比较严重,医生会建议进行胰岛素脱敏治疗。

(6)寻找过敏原,遇到顽固的过敏反应,医生可能建议您进行一些试验,以查明是否对锌、鱼精蛋白、防腐剂或对胰岛素瓶用的橡胶瓶塞过敏。

鉴于极个别病例也会出现危及生命的全身性过敏反应,如果你对胰岛素有全身性过敏反应,如注射胰岛素后出现皮肤冷滑、无血色、血压下降、脉搏快但很弱、坐立不安、呼吸困难、焦虑不安、时而意识不清,则应立即就医。症状严重时,应请求急症救护。如果你患有2型糖尿病,医生可能让你停用胰岛素,而采用低热量饮食、体育锻炼和口服药进行治疗。如果你患的是1型糖尿病,而且需要用胰岛素,则需在医院内进行脱敏治疗。

(七)注射后引起皮肤青肿

常由于注射时损伤皮下毛细血管所致,一般在注射后过一段时间才发生。不用专门处理,很快就能吸收。注射后多压注射部位几秒钟,有利于预防皮肤青肿。

(八)注射部位皮下脂肪萎缩或肥厚

使用胰岛素导致注射部位皮下脂肪萎缩,多是由于低纯度的动物胰岛素引起的过敏反应或脂肪溶解所致,如果患者长期在一个部位注射更易出现。使用高纯度的人胰岛素,有规律的更换注射部位可以预防。

局部脂肪肥厚可能是由于长期在一个部位注射,局部高浓度胰岛素刺激皮下脂肪增生肥大引起,也应避免同一部位重复注射。

(九)皮肤感染

皮肤感染常常是由于皮肤不卫生引起的,注意皮肤卫生和注射过程的无菌操作,有助于避免皮肤感染。

(十)胰岛素抗药性

胰岛素抗药性多见于使用动物胰岛素者,由于体内产生了对抗胰岛素的抗体,使注射的胰岛素作用效力下降。一般当患者每日胰岛素用量超过100U时,就需考虑发生了胰岛素抗药性。此时,应改用高纯度的人胰岛素治疗。

患者不断学习有关知识,逐步掌握糖尿病综合治疗的实际意义,切实做到饮食合理、运动适当,并在此基础上按照医生的既定方案规律用药、按时监测血糖,并请医生根据血糖等结果,及时调整治疗方案。这样不仅有利于病情控制,而且可以避免胰岛素用量越来越多,减少胰岛素带来的不良反应。

此外,部分病友在拔针时,少许胰岛素会顺着针眼流出,这样不仅会引起胰岛素注射剂量不准确,也会导致局部过敏等不良反应。因此,熟练掌握正确的注射方法,防止胰岛素外漏,也有利于减少胰岛素不良反应。

　　有效防止胰岛素漏的方法:注射时捏起皮赘,45 度角进针,推注射器时速度略微放慢,注射后迅速用棉球压住注射针眼。针头被堵常常发生在注射中效或长效胰岛素时,因为这类胰岛素是混浊的,重复使用注射器或针头,更容易出现,所以每次注射时应更换新的针头或注射器。

（张晓英）

第十六章　儿科疾病护理

第一节　维生素 D 缺乏性佝偻病

　　维生素 D 缺乏性佝偻病是由于体内维生素 D 不足,引起钙、磷代谢紊乱,产生的一种以骨骼病变为特征的全身慢性营养性疾病。多见于 3 岁以下婴幼儿,是我国儿童保健重点防治的"四病"之一。

　　体内维生素 D 缺乏时,肠道吸收钙、磷减少,机体低血钙致甲状旁腺功能代偿性亢进,甲状旁腺素(PTH)动员骨钙释出使血钙浓度维持在正常或接近正常的水平,但 PTH 抑制肾小管对磷的重吸收,尿磷大量排出,血磷降低,致使钙磷乘积下降(正常 > 40),最终骨样组织钙化过程发生障碍,骨化细胞代偿性增生,局部骨样组织堆积,碱性磷酸酶分泌增多,临床上出现一系列佝偻病骨骼症状和血生化改变。

一、病因

　　1. 日光照射不足

　　日光中紫外线不能通过一般的玻璃窗,婴幼儿长期不进行户外活动,内源性维生素 D 生成不足。城市中高楼建筑亦可阻挡日光照射,大气污染如烟雾、尘埃可吸收部分紫外线;冬季日照时间短,紫外线较弱,可影响部分内源性维生素 D 的产生。

　　2. 围生期营养不足

　　母亲孕期,尤其是妊娠后期营养不良、肝肾疾病、软骨病等造成孕母体内缺乏维生素 D,早产、双胎使婴儿体内储存不足。

　　3. 摄入不足

　　小儿食物中维生素 D 含量很少,不能满足婴儿生长发育的需要,若缺乏紫外线照射、未及时补充维生素 D,会发生佝偻病。

　　4. 需要量增加

　　婴儿生长速度快,维生素 D 需要量大,佝偻病的发病率最高。早产儿、多胎儿体内储存钙少,出生后生长速度较足月儿快,更易出现维生素 D 缺乏。

　　5. 疾病因素及其他

　　胃肠道疾病或肝胆疾病影响维生素 D 和钙、磷的吸收。肝和肾是维生素 D 两次羟化的器官,患病可直接影响维生素 D 的正常代谢。长期服用苯妥英钠、苯巴比妥类药物,能使维生素 D 分解为无活性的代谢产物;糖皮质激素能拮抗维生素 D 对钙的转运,均能导致佝偻病。

二、护理评估

(一)健康史

　　了解患儿母亲在孕期是否户外活动较少或患有营养不良性疾病,患儿是否早产儿或多胎儿,是否及时添加辅食和维生素 D,是否正确接受日光照射,是否患有消化道或肝、肾疾病等。

(二)身体状况

本病最初表现为非特异性神经精神症状,继而出现生长最快部位的骨骼改变、肌肉松弛、生长发育迟滞、免疫力低下等。

佝偻病的骨骼改变常在维生素 D 缺乏一段时间后出现,围生期缺乏维生素 D 的婴儿佝偻病症状出现较早。年龄不同,临床表现不同,重症佝偻病患儿可伴有消化和心、肺功能障碍,并可能影响行为发育和免疫功能。临床上将佝偻病分为四期。

1.初期(早期)

多数小儿出生 3 个月左右起病,以神经、精神症状为主,易激惹、烦躁、多汗、夜惊、睡眠不安,头部汗多刺激头皮而摇头擦枕,出现枕秃。此期常无骨骼改变,若未经适当治疗,可发展为活动期。

2.活动期(激期)

除神经精神症状更显著外,主要表现为骨骼改变和运动功能及智力发育延迟。①骨骼改变:颅骨软化,多发生于 3 ~ 6 个月婴儿,严重者出现乒乓球样的感觉;方颅多发生于 7 ~ 8 个月,小儿颅骨和顶骨逐渐增厚,呈对称性隆起,发生严重时呈鞍状或十字状颅形;乳牙萌出推迟,且牙釉质发育差而易患龋齿,前囟增宽及闭合延迟。胸廓畸形多见于 1 岁左右小儿,主要有肋骨串珠(肋骨与肋软骨交界处骨样组织堆积呈圆形隆起,从上至下如串珠,以第 7 ~ 10 肋骨最明显)、肋膈沟或称郝氏沟(因肋骨软化,膈肌附着处的肋骨长期受膈肌牵拉向内凹陷,形成的横向浅沟)、漏斗胸(胸骨剑突部向内凹陷)或鸡胸(胸骨和邻近软骨向前突起),严重胸廓畸形影响肺的呼吸功能,易患呼吸道感染。6 个月以上小儿腕和踝部骨骺处膨大形成钝圆形环状隆起,称手、足镯征。由于骨质软化与肌肉关节松弛,小儿开始站立与行走后因负重可出现下肢弯曲,形成严重的膝内翻("O"形腿)或膝外翻("X"形腿)畸形。久坐者,因韧带松弛、脊柱后突或侧弯畸形。重症患儿可出现扁平骨盆。②运动功能发育迟缓:患儿全身肌张力低,肌肉、韧带、关节松弛,坐、立、行等运动功能落后,头颈软弱无力,腹肌张力差,腹部膨隆如蛙腹。③神经精神发育迟缓:表情呆滞,语言发育迟。免疫功能低下,常并发感染。

3.恢复期

以上各期经适当治疗后,患儿临床症状和体征减轻或接近消失,精神活泼、反应灵敏、肌张力恢复正常。

4.后遗症期

多见于 3 岁以后的儿童,临床症状消失。可因佝偻病严重,残留不同程度的骨骼骨骼畸形。

(三)心理 - 社会状况

患儿多在 3 岁以下,一般不需住院治疗,因此,患儿心理问题不突出;重症患儿留有骨骼畸形,随年龄增长对自身形象的感知及与同龄儿童运动能力差异而产生不良心理状况。患儿家长因担心会遗留骨骼畸形而产生焦虑或歉疚感,表现为四处寻求治疗、乱服药物等。

(四)辅助检查

1.血液生化检查

血清 25 -羟胆骨化醇[25 -(OH)D_3]水平测定是最可靠的诊断标准,血清[25 -(OH)

D_3]在早期就明显降低。其他可见血钙、血磷及钙磷乘积下降,碱性磷酸酶升高。

2. X 线检查

初期骨骺多正常或钙化带稍模糊。活动期长骨 X 线片显示长骨钙化带模糊或消失、干骺端呈毛刷样、杯口状改变,骨骺软骨增宽,骨质疏松,骨皮质变薄,可伴骨干弯曲或骨折。恢复期骨骼病变逐渐改善,钙化带重新出现并逐渐致密。后遗症期骨骼干骺端 X 线检查正常。

(五)诊断

根据维生素 D 缺乏的高危因素、临床表现,结合血生化及骨骼 X 线检查可做出正确诊断。应注意早期无明显骨骼症状,多汗、烦躁、夜惊等神经精神症状无特异性,仅根据临床表现的诊断准确率较低。以血清 25 - 羟胆骨化醇[25 - (OH)D_3]水平测定是最可靠的诊断标准。血生化与骨骼 X 线检查是诊断的重要标准。

(六)治疗要点

本病治疗目的的在于控制活动期,防止畸形和复发,应早期发现,采取综合性治疗(日光、营养、药物、防治并发症等)。药物治疗应以口服为主,活动期口服维生素 D50 ~ 100μg (2000 ~ 4000U)/d 或 1,25 - (OH)$_2D_3$0.5 ~ 2.0μg,连用 1 个月后改为预防量400U/d 至 2 岁,北方地区可延长至 3 岁。重症佝偻病有并发症或无法口服者可给突击治疗,肌内注射维生素 D_3 20 万 ~ 30 万 U 一次,1 个月复查若无明显好转,重复 1 ~ 2 次(每次相隔 2 ~ 4 周),重复前注意有无维生素 D 中毒症状,3 个月后用预防量口服。

(七)护理诊断

1. 营养失调(维生素 D 缺乏)

低于机体需要量与日光照射不足和维生素 D 摄入不足有关。

2. 潜在并发症

骨骼畸形、维生素 D 中毒。

3. 知识缺乏

与患儿家长缺乏有关佝偻病预防和护理知识有关。

(八)护理措施

1. 一般护理

(1)合理喂养:提倡母乳喂养,及时添加辅食,增加富含维生素 D 及钙、磷和蛋白质的食物,如动物肝、蛋黄、蘑菇、乳类和海产品等。

(2)增加日光照射:根据不同年龄不同季节,选用不同方法接受日光照射,主要是进行户外活动或游戏,在不影响保暖的情况下尽量暴露皮肤。每日时间由数分钟增至 1 小时以上,夏季应避免太阳直射。冬季室内活动时开窗,让紫外线能达室内。

(3)预防感染:对烦躁、多汗的患儿每日清洗皮肤和头发,勤换内衣和枕套。保持室内空气清新、湿温度适宜,尽量避免交叉感染。

2. 治疗配合

(1)补充维生素 D 和钙剂时应注意:①浓缩鱼肝油制剂中含有维生素 A,大剂量给药时有发生维生素 A 中毒的可能,故选药时应选择单纯维生素 D 制剂。②3 个月以下患儿及有手足搐搦症病史的患儿,在使用大剂量维生素 D 前先服钙剂 2 ~ 3 天,用药后 2 周内仍需加服钙剂(1 ~ 3g/d),以防发生低钙抽搐。③由于维生素 D 是油剂,注射时应选用较粗的针头,做深部肌内注射,保证药物吸收充分,每次更换注射部位,以免发生硬结。已发生硬结者给予热敷。④口服鱼肝油滴剂时应将药液直接滴在舌上或饼干上以保证用量。

(2)防止发生维生素 D 中毒:应严格按医嘱给药,向家长讲解维生素 D 过量的危害性,不能擅自增加维生素 D 的剂量。

大剂量维生素 D 与治疗效果无正比例关系,不缩短疗程,与临床分期无关。因此,大剂量治疗有严格的适应证,不能滥用。

(3)防止发生维生素 A 中毒:供给鱼肝油制剂时,要防止维生素 A 中毒。如食欲缺乏、易激惹烦躁、皮肤干痒、骨痛、毛发干枯易折、口唇皲裂等征象,脑脊液检查可有压力增高。诊断确立后立即停药,症状会逐渐消失。

3. 观察病情

用药期间观察患儿烦躁、激惹、睡眠不安、夜间啼哭等症状是否改善,有无维生素 A、维生素 D 中毒的症状,并及时给予干预和指导。

4. 预防和矫正骨骼畸形、防止骨折

避免过早、过久地训练患儿坐、站、走,以免发生骨骼畸形;衣着应宽松、柔软,护理动作要轻柔,不可用力过猛,以防发生骨折;向患儿家长示范矫正畸形的方法:胸廓畸形做俯卧位抬头展胸动作;下肢畸形,施行肌肉按摩,“O”形腿按摩外侧肌群,“X”形腿按摩内侧肌群,以增加肌张力,矫正畸形。

(九)健康教育

(1)向孕妇或患儿家长讲解有关佝偻病的预防、护理知识,鼓励孕妇和小儿常到户外晒太阳,冬季也保证每日 1 ~ 2 小时户外活动。选择富含维生素 D、钙、磷和蛋白质的食物,婴儿提倡母乳喂养,及时添加富含维生素 D、钙、蛋白质的辅食。

(2)孕妇妊娠后期适量补充维生素 D 每日 800U,同时使用钙剂,有益于胎儿贮存充足的维生素 D,以满足生后一段时间生长发育的需要。

(3)足月儿生后 2 周开始补维生素 D 400U/d,至 2 岁。对早产儿、双胎儿、低体重儿,从生后 1 周开始补充维生素 D 800U/d,3 个月后改预防量。若不能坚持口服者,可给予维生素 D 10 万 ~ 20 万 U 一次肌内注射,可维持 2 个月。若夏季户外活动多,可暂停服用或减量。一般不加服钙片。

(4)有畸形者,示范矫正方法畸形严重者外科矫治术后,给家长讲解正确使用矫形器具的方法。

(薛晓萍)

第二节　小儿营养性缺铁性贫血

贫血(Anemia)是指外周血中单位容积内的红细胞计数、血红蛋白量或红细胞比容低于正常。根据世界卫生组织的资料,血红蛋白的低限值在 6 个月至 6 岁者为 110g/L,6 ~ 14 岁为 120g/L,海拔每升高 1000 米,血红蛋白上升 4% 。低于此值者为贫血。我国儿童血液学组暂定:血红蛋白在新生儿期 <145g/L,1 ~ 4 个月时 <90g/L,4 ~ 6 个月时 <100g/L 者为贫血。

营养缺铁性贫血(Nutritional iron deficiency anemia,NIDA)是由于体内铁缺乏导致血红蛋白合成减少所致。临床上以小细胞低色素性贫血、血清铁蛋白减少和铁剂治疗有效为特点。缺铁性贫血是儿童最常见的一种贫血,以婴幼儿发病率最高,严重危害儿童健康,是我国重点防治的儿童常见病之一。

缺铁性贫血通常由于:①先天储铁不足。②铁摄入不足。③铁的吸收障碍和丢失过多。缺铁性贫血可发生于任何年龄,以6个月至2岁最多见。临床表现随病情轻重、发病急缓而不同。表现为皮肤黏膜苍白,易疲乏、心悸、气促、头昏、眼花、耳鸣、注意力不集中、情绪易激动、烦躁或感情淡漠等。肝脾大、体格发育迟缓、少数患儿可有异食癖,还有患儿可出现皮肤干皱、指(趾)甲无光泽、脆薄、平甲、反甲等。

一、护理评估

1.健康史

向家长了解患儿的喂养方法和饮食习惯,是否及时添加辅食,饮食结构是否合理,有无偏食、挑食等;小婴儿还应了解其母孕产史,是否早产、双胎、多胎等;了解有无生长发育过快,有无慢性疾病如慢性腹泻、肠道寄生虫、吸收不良综合征、反复感染等及青春期少女月经量过多等导致铁吸收减少、消耗、丢失过多的因素。

2.身体状况评估

患儿贫血的程度:①血红蛋白(Hb)从正常下限至90g/L者为轻度。②至60g/L者为中度。③至30g/L者为重度。④<30g/L者为极重度。新生儿Hb144~120g/L者为轻度,至90g/L者为中度,至60g/L者为重度,<60g/L者为极重度。检查皮肤黏膜及甲床有无苍白,患儿是否有疲乏、头昏、眼花、心悸、食欲缺乏。了解患儿有无异食癖、口腔炎、舌炎及生长发育情况,有无肝脾大,有无皮肤干皱,指(趾)甲有无光泽及有无反甲等。贫血严重者要注意有无心率增快、心脏扩大及心力衰竭的表现。

3.辅助检查

外周血常规血红蛋白降低比红细胞减少明显,呈小细胞低色素性贫血。骨髓象呈增生活跃,以中、晚幼红细胞增生为主。

4.心理社会状况

评估患儿及家长的心理状态,患儿有无因记忆力减退、成绩下降或智力低于同龄儿而产生自卑、焦虑或恐惧的心理。评估患儿家庭经济状况及父母角色是否称职,了解父母对疾病性质、发展、预后以及防治的认识程度。

二、治疗原则

主要原则为去除病因和补充铁剂。

1.一般治疗

积极预防感染,重度贫血者注意保护心脏功能。

2.去除病因

纠正不合理的饮食习惯和食物组成,如有慢性失血性疾病、钩虫病、肠道畸形等,应予及时治疗。

3.铁剂治疗

(1)口服铁剂:常用的有硫酸亚铁、富马酸亚铁、葡萄糖酸亚铁、枸橼酸铁胺、琥珀酸亚铁等。

（2）注射铁剂。

4. 其他

输红细胞严重贫血，尤其是发生心力衰竭者。合并感染者，急需外科手术者需输红细胞。

三、常见护理问题

①活动无耐力。②营养失调：低于机体需要量。③知识缺乏。

四、护理措施

1. 一般护理

为患儿提供安静、舒适、阳光充足、温湿度适宜的休养环境，并注意每天开窗通风。贫血程度较轻者，一般不需卧床休息，但应避免剧烈运动。生活要有规律，做适合自身的运动，活动间歇使患儿充分休息，保证足够的睡眠。贫血严重者，应根据其活动耐力下降情况制订活动强度、持续时间及休息方式，以不感到疲乏为度。

2. 饮食护理

给予高蛋白、富含铁、维生素及易消化食物，纠正患儿的偏食习惯。应增加含铁丰富易吸收的食物如动物血、瘦肉、内脏、鱼类及大豆及其制品；维生素 C、稀盐酸、氨基酸、果糖等有利于铁的吸收，可与铁剂或含铁食品同时进食；茶、咖啡、牛奶、蛋类、麦麸、植物纤维、抗酸药物等可抑制铁的吸收，应避免与含铁食品同食。鲜牛奶必须加热处理后喂养婴儿，以减少因过敏而致肠出血。婴儿提倡母乳喂养，人乳含铁虽少，但吸收率高达 50%，而牛奶中铁的吸收率仅为10% ~25%。婴儿 6 个月后应逐渐减少每天的奶类摄入量，以便增加含铁丰富的固体食物。按时添加含铁丰富的辅食或补充铁强化食品如铁强化奶、铁强化食盐。指导家长对早产儿和低体重儿自 2 个月左右给予铁剂（元素铁不超过每天 2mg/kg，最大不能超过 15mg/d）预防缺铁性贫血。

3. 症状护理

（1）疲乏、头晕疲乏、困倦、软弱无力是贫血最常见和最早出现的症状，可能与骨骼肌氧供应不足有关。由于脑组织缺血、缺氧，无氧代谢增强，能量合成减少，患儿常出现头晕，严重贫血可出现昏厥。

因此患儿应卧床休息以减少身体耗氧量，必要时可给予氧气吸入；做好患儿日常生活护理并注意保护好患儿，防止患儿由于乏力、头晕而受伤；为患儿提供清洁的环境，消毒措施得当，注意患儿个人卫生，避免受凉感冒，以免加重贫血。

（2）口腔炎患儿出现口腔炎时溃疡处可贴敷溃疡药膜；加强口腔护理，餐前、餐后、睡觉前及起床后注意漱口，以保持口腔清洁。

4. 用药护理

指导正确应用铁剂，观察疗效与不良反应。

（1）告知家长儿童每天需铁量，让家长掌握服用铁剂的正确剂量和疗程；药物应放在患儿不能触及之处且不能存放过多，以免误服过量中毒。

（2）口服铁剂可致胃肠道反应如恶心、呕吐、腹泻或便秘、厌食、胃部不适及疼痛等。为减少胃肠道的反应，宜从小剂量开始，逐渐加至足量。在两餐之间服用，即可减少对胃肠道的刺激，又有利于吸收。液体铁剂可使牙齿染黑，可用吸管或滴管服之。服用铁剂后，大便变黑或呈柏油样,停药后恢复,应向家长说明原因,消除紧张心理。

(3)铁剂可与维生素C、果汁等同服,以利于吸收;牛奶、茶、咖啡及抗酸药等与铁剂同服均可影响铁的吸收,故应注意避免。

(4)肌内注射铁剂吸收缓慢易引起疼痛,故应深部肌内注射,并每次更换注射部位,减少局部刺激。注射铁剂易发生不良反应,甚至可发生过敏性反应致死,故应慎用。因此注射铁剂时要备好急救设备和药品,给药过程中要严密观察患儿有无头痛、头晕、恶心、发热、面部潮热、荨麻疹、关节痛、肌肉酸痛、低血压等不良反应,发现异常及时报告和处理。

(5)观察疗效:服用铁剂后12~24小时临床症状好转,烦躁等精神症状减轻,食欲增加。36~48小时后骨髓出现红系增生现象;网织红细胞2~3天后升高,5~7天达高峰,2~3周后降至正常;血红蛋白1~2周后逐渐上升,一般3~4周达正常,血红蛋白恢复正常后再继续服用铁剂6~8周,以增加铁的储存。

(6)输血时应注意贫血愈严重,每次输注量应愈少,速度应愈慢。以防发生心力衰竭。

5.心理护理

向家长及年长患儿介绍疾病过程,检查治疗的目的、方法及注意事项,以利家长及患儿克服焦虑紧张情绪,积极配合治疗护理。

6.出院指导

(1)向家长及年长患儿解释不良饮食习惯会导致本病,协助纠正不良的饮食习惯。

(2)加强营养,改善饮食结构,合理搭配饮食。因母乳中铁的吸收利用率较高,应鼓励母乳喂养,婴幼儿适时添加辅食。

(3)贫血患儿皮肤干皱可涂擦润肤霜等滋润皮肤,以防皮肤皲裂出血。指(趾)甲无光泽、脆薄时应注意保护,勤剪指甲,防止发生断裂损伤或抓伤皮肤。

(4)由于贫血患儿抵抗力低,容易感染疾病,因此患儿尽量少去人多的公共场所,并注意勿与其他患儿接触,以避免交叉感染使贫血加重。室内注意开窗通风,保持空气新鲜,根据季节气温适当增减衣服,预防感冒。定期到医院门诊复查。

(魏桃桃)

第三节 小儿营养性巨幼红细胞贫血

营养性巨幼红细胞贫血(Nutritional megaloblastic anemia)是由于维生素 B_{12} 和(或)叶酸缺乏所致的一种大细胞性贫血。主要临床特点是贫血、神经精神症状、红细胞的胞体变大、骨髓中出现巨幼细胞,用维生素 B_{12} 和(或)叶酸治疗有效。多见于6个月至2岁,起病缓慢。维生素 B_{12} 及叶酸缺乏的主要原因:①摄入不足。②吸收不良。③需要量增加。

一、护理评估

1.健康史

向家长了解患儿的喂养方法和饮食习惯,是否及时添加辅食,饮食结构是否合理,有无偏食、挑食等;小婴儿还应了解其孕母期是否缺乏维生素 B_{12},了解有无生长发育过快,有无严重的营养不良、慢性腹泻、吸收不良综合征、严重感染等导致维生素 B_{12} 和叶酸吸收减少、消耗增加的因素。

2. 身体状况评估

患儿贫血程度;了解患儿有无肤色蜡黄及睑结膜、口唇、指甲等处苍白;有无疲乏无力;有无毛发色泽改变;有无厌食、恶心、呕吐、腹泻和舌炎等;有无表情呆滞、反应迟钝、智力、动作发育落后甚至退步等情况。检查有无肝脾大。

3. 辅助检查

外周血常规贫血是否呈大细胞性,涂片可见红细胞大小不等,以大细胞为多。骨髓象是否增生活跃,以红细胞系增生为主,粒、红系统均出现巨幼变。巨核细胞的核有过度分叶现象。

二、治疗原则

1. 一般治疗

加强护理,预防感染。

2. 去除病因

查找维生素 B_{12} 和叶酸缺乏的原因,及时给予治疗。

3. 维生素 B_{12} 和叶酸治疗

维生素 B_{12} 缺乏者,可口服或肌内注射维生素 B_{12};叶酸缺乏者,口服叶酸同时口服维生素 C,有助于叶酸的吸收。

三、常见护理问题

①活动无耐力。②营养失调:低于机体需要量。③生长发育改变。

四、护理措施

1. 一般护理

保持皮肤清洁,防止皮肤损伤。加强口腔护理,有舌炎的患儿,可用口泰漱口,局部疼痛较剧时,可用1%普鲁卡因漱口止痛。病情较重,有精神、神经症状者,应限制活动,卧床休息,保证安全,防止跌倒碰伤等。

2. 饮食护理

注意营养,及时添加辅食,合理搭配饮食结构。纠正偏食习惯,为患儿提供富含维生素 B_{12} 和叶酸的食品,如肝脏、瘦肉、鸡蛋、牛肉、豆类、新鲜绿叶蔬菜及水果,纠正不正确的烹调习惯。鼓励多种营养摄入。患儿胃肠道症状明显时,应给予易消化饮食,少量多餐,忌油腻。

3. 用药护理

(1)应用维生素 B_{12} 治疗时,由于大量红细胞的生成,使细胞外钾迅速进入细胞内,血清钾降低,应根据医嘱补充钾盐。因维生素 B_{12} 治疗可引起血清和尿中的尿酸水平升高以致肾脏损害,因此应随时注意患儿有无肾功能不全的征象。此外,维生素 B_{12} 治疗后血小板骤升,还应注意观察患儿有无发生血栓栓塞,特别是在治疗的第一周。

(2)应用叶酸治疗时,应注意观察有无红斑、皮疹、瘙痒、全身不适、呼吸困难、支气管痉挛等过敏反应。

5. 出院指导

(1)为患儿提供安静、舒适的休养环境。尽量少到公共场所,适当增减衣服,预防感冒。

（2）注意多食含维生素 B_{12} 和叶酸丰富的食物。单纯母乳喂养的婴儿应及时添加辅食。纠正偏食及不正确的烹调习惯，因维生素 B_{12} 在动物性食物中含量丰富而植物性食物中一般不含有，偏食或只进食植物性食物可导致维生素 B_{12} 缺乏，食物过度加热也可使叶酸遭到破坏。

（3）需终生维持治疗的患儿，不可随意停药。出院半年后复查。

（魏桃桃）

第四节　小儿手足口病

手足口病（Hand－foot－mouth disease，HFMD）是由多种肠道病毒引起的常见传染病，其型别甚多，主要以柯萨奇病毒 A16 及肠道病毒 71 型最为常见。以发热和手、足、口腔等部位的皮疹或疱疹为主要特征。少数患儿可并发无菌性脑膜炎、脑炎、急性弛缓性麻痹、呼吸道感染和心肌炎等，病情进展快，易发生死亡。

患儿和隐性感染者为本病的传染源。主要经粪－口和（或）呼吸道飞沫传播，亦可经接触患儿皮肤、黏膜疱疹液而感染。人群普遍易感，但以 <3 岁年龄组发病率最高；本病一年四季均可发病，以夏秋季多见。传染性强、传播途径复杂、传播速度快，在短时间内可造成较大范围的流行。

其症状为患儿口腔内颊部、舌、软腭、硬腭、口唇内侧、手足心、肘、膝、臀部和前阴等部位，出现小米粒或绿豆大小、周围发红的灰白色小疱疹或红色丘疹。疹子不像蚊虫咬、不像药物疹、不像口唇牙龈疱疹、不像水痘，所以又称"四不像"；而临床上更有不痛、不痒、不结痂、不结疤的"四不"特征。手、足、口病损在同一患儿不一定全部出现。水疱及皮疹通常会在 1 周内消退。

一、护理评估

1. 健康史

了解患儿在 1 周内是否接触过类似病例。了解其食具、奶具、玩具等是否经常消毒。

2. 身体状况

检查患儿手心、足、口腔、臀部是否均有皮疹或疱疹，是否有破溃、化脓等；检查患儿肢体活动、皮肤温度、汗液分泌情况，了解患儿睡眠状况。评估患儿意识、神志，是否有神志淡漠、颅高压；颈部是否存在抵抗感，是否有躁动不安。评估心率、节律，判断是否有心肌炎、心律失常。评估呼吸频率、节律，了解是否有血氧饱和度、氧分压下降等呼吸功能障碍；是否有咳嗽、咳痰、痰液性状，肺部啰音等肺部感染。

3. 辅助检查

了解患儿咽拭子或咽喉洗液、粪便或肛拭子、脑脊液或疱疹液，以及脑、肺、脾、淋巴结等组织标本中是否分离到肠道病毒及检测到病原核酸。了解患儿血清中特异性 IgM 抗体是否阳性，或急性期与恢复期血清 IgG 抗体升高程度。了解胸片是否有双肺纹理增多、快速进展的大片阴影，评估血气结果是否有酸碱失衡、呼吸衰竭。了解心肌酶学结果。脑电图是否有弥散性慢波表现。

4. 心理社会状况

了解患儿家长心理状况,对本病病因、性质、治疗、护理、预后的认知程度及参与防治疾病的态度,帮助其掌握对疾病的正确应对方式。

二、治疗原则

本病无特效治疗药物,主要为对症处理。

1. 对症治疗

如降温、镇静、止惊厥(地西泮、苯巴比妥、水合氯醛等)。

2. 神经系统受累

患儿给予甘露醇控制颅内高压,必要时加用呋塞米及糖皮质激素治疗。

3. 气管插管

呼吸功能障碍时,及时气管插管使用正压机械通气。

三、常见护理问题

①皮肤完整性受损。②体温过高。③有传播感染的可能。④潜在并发症:脑炎、肺水肿、心肌炎。

四、护理措施

1. 一般护理

患儿 1 周内应卧床休息,多饮温开水。保持室内空气流通。患儿居室内应空气新鲜,温度适宜,定期开窗通风,每天可用乳酸熏蒸进行空气消毒。乳酸的用量,按每 $10m^2$ 的房间 2mL 计算,加入适量水中,加热蒸发,使乳酸细雾散于空气中。居室内应避免人员过多,禁止吸烟,防止空气污浊,避免继发感染。

2. 饮食护理

嘱患儿进高蛋白、高维生素、营养丰富、易消化的流质或半流质饮食,如进食前后,嘱患儿饮用少量温开水,保持口腔清洁,促进创面愈合,吃饭要定时定量,少吃零食,因吃零食会加重口腔黏膜的刺激,减少唾液分泌。对于因口腔溃疡疼痛拒食、拒水而造成脱水、酸中毒的患儿,要给予补液,及时纠正电解质紊乱。

3. 症状护理

(1)发热:儿童手足口病一般为低热或中等度热,无需特殊处理,可让患儿多饮水,对于体温在 37.5℃ ~ 38.5℃ 的患儿,给予散热、多喝温水、洗温水浴等物理降温。如体温超过 38.5℃,可在医师指导下服用退热药。

(2)疱疹:①保持皮肤清洁,洗澡时不用肥皂、沐浴露等刺激性的化学用品,用温水即可,且水温不易过高,以免加重皮肤损伤。患儿衣服、被褥要清洁,衣着应宽大、柔软,经常更换。床铺应平整干燥。剪短患儿指甲,必要时包裹患儿双手,防止抓破皮肤和水疱引起疼痛和继发感染。臀部有皮疹的患儿,应随时清理患儿的大小便,保持臀部清洁干燥。疱疹破裂者,局部可涂擦 1% 甲紫、安尔碘或抗生素软膏。②患儿因口腔疱疹、溃疡疼痛、张口困难而拒食、流涎、哭闹,应注意保持患儿口腔清洁,饭前、饭后用 0.9% 氯化钠注射液漱口,不会漱口的患儿可用棉棒蘸 0.9% 氯化钠注射液轻轻地清洁口腔,以免感染,也可将维生素氏粉剂直接涂于口腔糜烂部位,或涂0.2% 冰硼甘油、鱼肝油,对疼痛明显的患儿可涂丁卡因甲紫。口腔涂药后不可马上漱口及饮水、进食,以保证疗效。亦可口服维生素 B_2、维生素 C,辅以超声雾化吸入,以减轻疼痛,促使糜烂早日愈合,预防细菌继发感染。

(3)脑炎:脑炎患儿常出现呕吐,应密切观察并记录呕吐次数、呕吐物性状及量,定时监测患儿的意识、瞳孔、生命体征和颅内压(儿童正常为 $0.5 \sim 1.0 kPa$)、颈部抵抗程度等。呕吐时将头偏向一侧,保持呼吸道通畅,及时清除口腔内分泌物,防止误吸。应遵医嘱应用糖皮质激素或 20% 甘露醇注射液等,以减轻脑水肿,降低颅内压,酌情应用镇静药,使脑细胞得到休息,促进恢复。

(4)肺水肿:因患儿不能描述胸闷、心悸、憋气等自觉症状,护士应注意观察患儿口周皮肤黏膜颜色,有无呼吸急促、咳嗽、喘憋、痰液性状,若出现红色泡沫样痰,立即通知医师,指导患儿采取端坐位以减少静脉回流,给予高流量吸氧,同时遵医嘱应用止血、镇静、脱水、利尿等药物,控制输液速度,备好急救用品。机械通气患儿做好相应护理。

(5)心肌炎:暴发性心肌炎常表现为突发抽搐、心力衰竭或血压突发性降低出现心源性休克。密切观察患儿有无气短乏力、面色苍白;心电图有无心律失常、ST 段改变及病理性 Q 波等。若出现体温升高与心动过速不成比例,提示并发心肌炎的可能。出现心律失常时须立即报告医师,及时处理,并遵医嘱给予适当镇静药,降低心肌耗氧量。

4. 心理护理

患儿因手足口部疱疹,感到难堪,加之疼痛不能张口,使之产生忧虑、烦躁不安等情绪。家长因担心疾病的预后亦可产生焦虑、恐惧心理。因此,护理人员应关爱患儿,对患儿进行抚慰、关怀和照顾,以亲切的语言、和蔼的态度耐心解释,让年长儿及亲属了解所患疾病的病因、治疗、预防及预后等,使其消除紧张、焦虑、烦躁等情绪,并积极配合治疗和护理。

5. 出院指导

自 2008 年 5 月 2 日起,手足口病纳入丙类传染病管理。实施呼吸道、接触隔离。本病传播途径多,婴幼儿和儿童普遍易感。做好儿童个人卫生及消毒隔离是预防本病感染的关键。

(1)饭前便后、外出后要用肥皂或洗手液等给儿童洗手,不要让儿童喝生水、吃生冷食物,以防感染。

(2)本病流行期间不宜带儿童到人群聚集、空气流通差的公共场所,注意保持家庭环境卫生,居室要经常通风,勤晒衣被。

(3)轻症患儿不必住院,宜居家治疗、休息,以减少交叉感染。儿童出现相关症状要及时到医疗机构就诊。居家治疗的儿童,不要接触其他儿童,父母要及时对患儿的衣物进行晾晒或消毒,对患儿粪便及时进行消毒处理。

(4)将患儿与健康儿隔离。患儿应留在家中,直到热度、皮疹消退及水疱结痂。

(5)一般需隔离 2 周。患儿居室内应定期开窗通风,保持空气新鲜,流通,温度适宜,有条件的家庭每天可用醋熏蒸进行空气消毒。

(6)患儿用过的玩具、餐具或其他用品应彻底消毒。一般常用含氯的消毒液浸泡及煮沸消毒。不宜蒸煮或浸泡的物品可置于日光下曝晒。患儿的粪便需经含氯的消毒剂消毒 2 小时后倾倒。

(张昆彦)

第五节　小儿蛔虫病

蛔虫病(Ascariasis)是儿童时期最常见的一种肠道寄生虫病,系由人蛔虫寄生人体所致。临床表现可分为幼虫移行引起的症状,表现为咳嗽、胸闷、血丝痰等。成虫引起的症状,表现为食欲缺乏或多食易饥、异食癖、脐周痛等。

成虫引起的并发症,如蛔虫性肠梗阻、胆道蛔虫症、肠穿孔及腹膜炎等,轻者可无症状,严重者不仅影响儿童食欲、肠道功能和生长发育,而且并发症多,甚至可危及生命。蛔虫病患儿是主要的传染源。感染性虫卵污染食物或手经口吞入是主要的传染途径。虫卵也可随飞扬的灰尘被吸入而咽下。人蛔虫病是世界上流行最广的人类蠕虫病,儿童特别是学龄前儿童感染率最高,且感染率农村高于城市,儿童高于成人,近年来由于在全国学校贯彻肠道感染综合防治方案,感染率逐渐下降。

一、护理评估

1.健康史

询问患儿及家长有无反复脐周痛及吐虫排虫史,有无异食癖,是否进行过驱虫治疗。询问其个人卫生、饮食卫生习惯及环境卫生状况。

2.身体状况

观察患儿有无面色苍白、发热、呕吐、腹痛等症状,特别要注意评估腹痛的特征、性质、部位及伴随症状,注意有无压痛和肌紧张。检查有无体格消瘦和生长发育迟缓等体征。

3.辅助检查

大便查蛔虫卵,必要时检查血常规、胸部或腹部 X 线片等。

4.心理社会状况

了解患儿和家长对疾病的认识程度及预防知识的了解程度。

二、治疗原则

1.驱虫治疗

可选用甲苯咪唑(安乐士)、枸橼酸哌嗪(驱蛔灵)、左旋咪唑等驱虫药。

2.并发症的治疗

不完全性肠梗阻可先予内科治疗,予以禁食、胃肠减压、解痉止痛,腹痛缓解后再驱虫治疗。完全性肠梗阻、蛔虫性阑尾炎、肠穿孔等应及时手术治疗。胆道蛔虫症的治疗原则为解痉止痛、驱虫、控制感染,若内科治疗无缓解或蛔虫性肝脓肿时考虑手术治疗。

三、常见护理问题

①疼痛。②营养失调:低于机体需要量。③潜在并发症:胆道蛔虫症、蛔虫性肠梗阻、肠穿孔及腹膜炎。④知识缺乏。

四、护理措施

1.一般护理

保持室内空气新鲜,安静、舒适。急性期患儿应绝对卧床休息,保持病室适宜的温湿度。

2. 饮食护理

供给高热量、高蛋白质、富含维生素且易消化的食物,如牛奶、鸡蛋、瘦肉、鱼、豆制品、新鲜水果、蔬菜等。并注意变换食物的种类,以增进患儿食欲,改善营养。

3. 症状护理

腹痛:腹痛时注意观察腹痛的性质、发作时间、程度、部位及伴随症状,有无压痛、肌紧张。①在没有急腹症表现时,局部按摩或俯卧位用软枕垫压腹部,也可用热水袋热敷。遵医嘱给予解痉止痛药及驱虫治疗,并注意观察药物不良反应及服药后有无虫体排出。②如患儿出现脐周剧痛、腹胀、恶心、呕吐,并吐出食物、胆汁甚至蛔虫时,应及时报告医师予以禁食,胃肠减压,遵医嘱输液、解痉、止痛等处理。③如患儿突发阵发性右上腹剧烈绞痛,哭叫翻滚、屈体弯腰、面色苍白、呕吐等提示并发胆道蛔虫症,及时遵医嘱解痉止痛、驱虫,控制感染,并做好术前准备。

4. 用药护理

(1)甲苯咪唑为广谱驱虫药,可抑制虫体对葡萄糖的摄入,进而导致 ATP 生成减少,使虫体无法生存,在杀灭幼虫、抑制虫卵发育方面起作用。使用该药时应注意观察有无胃肠不适、腹泻、呕吐、头痛、头昏、皮疹、发热等症状。

(2)枸橼酸哌吡嗪可阻断虫体神经肌肉接头冲动传递,使虫体不能吸附在肠壁而随粪便排出体外,麻痹前不兴奋虫体,适用于有并发症的患儿。使用时偶有恶心、呕吐、腹痛、共济失调等,应注意观察。肠梗阻时最好不用,以免引起虫体骚动。

(3)左旋咪唑为广谱驱肠虫药,可选择性抑制虫体肌肉中琥珀酸脱氢酶,抑制无氧代谢,减少能量产生,使虫体肌肉麻痹随粪便排出。其不良反应有头痛、呕吐、恶心、腹痛,偶有白细胞减少、肝功能损害、皮疹等,肝肾功能不良者慎用。

(4)某些驱虫药物应空服或睡前服用,应向患儿及亲属交代清楚,并注意观察药物不良反应及服药后有无虫体排出。

5. 心理护理

多与患儿及亲属沟通,告知患儿及亲属此病可以完全治愈,使其解除思想顾虑,积极配合治疗和护理。

6. 出院指导

(1)向患儿及亲属讲解疾病的防治知识,指导家长搞好饮食及环境卫生,培养儿童良好的卫生习惯,不随地大小便,饭前便后洗手,不吮指头,不饮生水,不生食未洗净的瓜果、蔬菜。

(2)督促亲属改掉患儿异食癖坏习惯,增进食欲,加强营养。

(3)消灭苍蝇,加强粪便管理,减少感染机会。

(4)指导亲属按医嘱定期驱虫治疗,并注意观察药物不良反应,定期儿科门诊随诊。

(张昆彦)

第六节 小儿蛲虫病

蛲虫病(Enterobiasis)是幼儿时期的常见病。系由蛲虫寄生于人体所致。临床以肛门、会阴部瘙痒及睡眠不安为特征。全身症状有胃肠激惹现象,如恶心、呕吐、腹痛、腹泻、食欲缺乏,还可见不安、夜惊、易激动和其他精神症状。患儿局部皮肤可因瘙痒而发生皮炎和局部感染。患儿是唯一的传染源,传播方式主要是通过肛门－手－口途径直接传播和人群之间传播。常在集体儿童机构和家庭中传播流行。

一、护理评估

1. 健康史

了解患儿有无肛门及会阴瘙痒,有无尿频、尿急或不洁生活习惯。

2. 身体状况

注意观察患儿有无轻度消瘦、睡眠不安、夜惊,肛门及会阴奇痒等情况。

3. 检查

晚上可检查有无细线样白色小虫爬至肛门口。棉签拭子法采取虫卵镜检,偶尔在粪便中找到成虫。

4. 心理－社会状况

评估本病在家庭和集体机构流行情况,了解患儿及亲属对本病防治知识的认知程度。

二、治疗原则

蛲虫的寿命一般为 20～30 天,如能避免重复感染,即使不治疗也能痊愈,因此宜采用综合措施,防止相互感染和自身反复感染。在治疗同时应积极进行预防以达根治。

1. 内服药

驱虫治疗可用恩波吡维铵、噻嘧啶、甲苯咪唑等。

2. 外用药

每晚睡前清洗会阴和肛周,局部涂擦 10% 氧化锌油膏或蛲虫软膏,杀虫止痒;或用噻嘧啶栓剂塞肛。

三、常见护理问题

①舒适的改变。②知识缺乏。

四、护理措施

1. 一般护理

保持室内空气新鲜,安静、舒适。急性期患儿应绝对卧床休息,保持病室适宜的温、湿度。

2. 饮食护理

供给高热量、高蛋白质、富含维生素且易消化的饮食,增进患儿食欲,改善营养。

3. 症状护理

瘙痒:①每晚睡前用温水清洗肛门及会阴后,局部涂蛲虫膏或用噻嘧啶栓剂塞肛,也可用此药的软膏剂涂肛周,以减轻或消除肛周及会阴部瘙痒。②遵医嘱给予驱虫剂,观察驱虫效果。③判断驱蛲效果可每天早晨用透明胶纸或棉拭子从肛门周围采集标本检查虫卵,直至虫卵消失后再连查 7 天。

4. 用药护理

扑蛲灵不良反应有恶心、呕吐、腹痛和感觉过敏,且服后 1～2 天内大便、呕吐物可染成红色,应事先告知患儿及家长。

5.心理护理

多与患儿及亲属沟通,告知患儿亲属此病可以痊愈,使其解除思想顾虑,积极配合治疗和护理。

6.出院指导

(1)指导家长检查成虫和收集虫卵的方法:检查成虫可在夜间患儿入睡后 1~3 小时,观察肛周及会阴部皮肤皱褶处有无乳白色小线虫。收集虫卵时可用市售透明胶纸,在清晨于肛周皮肤皱褶处粘取虫卵,也可用蘸过 0.9% 氯化钠注射液的棉签在肛门及会阴部轻擦获取虫卵。

(2)强调预防工作。宣传个人卫生、饮食、环境卫生与蛲虫感染的关系及蛲虫的传播方式,养成良好的卫生习惯,如饭前便后洗手,勤剪指甲、不吮指头,勤换内衣,尽量穿满裆裤等。

(3)防止自身感染。患儿睡觉时应穿睡裤、戴手套,换下的衣服不得抖动,床单和睡裤应煮沸消毒。玩具、图书、用品等用紫外线消毒或在阳光下曝晒 6~8 小时。

(4)集体、儿童机构应定期普查、普治,家庭中所有患儿应同时治疗。

(5)指导亲属按医嘱定期驱虫治疗,并注意观察药物不良反应,定期儿科门诊随诊。

(高 娟)

第七节 先天性甲状腺功能减低症

先天性甲状腺功能减低症(Congenital hypothyroidism)简称甲低。根据病因可分为散发性和地方性。散发性甲低是由于先天性甲状腺发育不良、异位或甲状腺激素合成途径缺陷所致的内分泌疾病。临床较常见,发生率为 1/7000~1/5000;地方性甲低多见于甲状腺肿流行的地区,系由于地区性水、土和食物中碘缺乏所致。先天性甲低可以通过新生儿筛查获得早期诊断和治疗,并可获得良好的预后。其主要临床特征为生长发育落后、智力低下和基础代谢率降低。本病预后与治疗的年龄有关,有报道生后 3 个月内治疗,74% 的智商在 90 分以上,生后 4~6 个月治疗,33%的智商在 90 分以上。

其典型表现为:①特殊面容:头大,颈短,皮肤苍黄、眼睑水肿,眼距宽,眼裂小,鼻梁宽平,舌大而宽厚、常伸出口外。②生长发育落后:身材矮小,躯干长而四肢短,囟门关闭迟,出牙迟。③生理功能低下:"四少五慢六低"即少食、少哭、少动、少汗,呼吸慢、脉搏慢、反应慢、肠蠕动慢、生长慢,体温低、血压低、肌张力低、哭声低、心音低、心电压低。④智力低下:动作发育迟缓,智力低下、表情呆板、淡漠等。新生儿表现为生理性黄疸时间延长达 2 周以上,同时伴有反应迟钝、喂养困难、哭声低、腹胀、便秘、声音嘶哑、脐疝。患儿体温低、末梢循环差、四肢凉、皮肤出现斑纹或硬肿现象等。

一、护理评估

1.健康史

了解患儿母亲妊娠 2~3 个月前有无病毒或细菌感染,有无服用治疗甲状腺功能亢进药物及其他用药史。胎儿时期胎动情况,患儿是否为过期产。了解家族中是否有类似患儿。新生儿出生后有无不明原因的病理性黄疸。有无哭声低哑、喂养困难及安静少动等现象。

2. 身体状况

评估患儿智力发育水平,语言能力及思维判断能力。评估患儿有无生理功能低下的表现:"四少五慢六低"。

评估患儿体格发育是否正常,身体躯干与四肢的比例是否正常。评价患儿对外界刺激的反应情况,与同年龄儿童比较是否有明显差异。观察患儿有无特殊面容及性发育情况。评估新生儿出生后黄疸的出现及维持时间,黄疸程度,是否伴有神经系统的症状和体征。评估新生儿出生后有无哭声低哑、喂养困难及安静少动等现象。

3. 辅助检查

手和腕部 X 线片可见骨龄落后。血清 T_4、T_3 降低,TSH 增高。甲状腺扫描可见甲状腺先天缺位或异位。基础代谢率低下。新生儿筛查:采用出生后 2 天的新生儿干血滴纸片法检查 TSH 浓度作为初筛,结果 >20mU/L 时,再抽血检测血清 T_4 和 TSH 以确诊。

4. 心理社会状况

甲低是儿童最常见的内分泌疾病,严重影响患儿的生长发育,尤其是智力的发育。要能做到早治,除广泛开展新生儿筛查外,还应有家长对疾病的正确认识,早期就诊。严防因知识缺乏而忽视病情,延误治疗或不能坚持终生治疗等。了解家长是否掌握本病有关的知识,家庭经济及环境状况。父母角色是否称职。了解父母的心理状况。

二、治疗原则

1. 无论何种原因引起者,都需用甲状腺片终生治疗,以维持正常生理功能。

2. 开始剂量应根据病情轻重及年龄大小而不同,并随患儿发育情况,随时调整剂量。疗效取决于治疗开始的早晚。

三、常见护理问题

①体温过低。②营养失调。③便秘。④成长发展改变。⑤知识缺乏。

四、护理措施

1. 一般护理

患儿因基础代谢低下,活动量少致体温低而怕冷,易患感染性疾病,应注意室内温度,适时增减衣服,避免受凉。勤洗澡,勤换衣,防止皮肤感染,避免与感染性或传染性疾病患儿接触,尽量避免带患儿去公共场所。

2. 饮食护理

对吸吮困难、吞咽缓慢者要耐心喂养,提供充足的进餐时间,必要时用滴管喂奶或鼻饲。经病因治疗后,患儿代谢增强,生长发育加速,故必须供给高蛋白、高维生素、富含钙及铁剂的易消化食物,保证生长发育需要。

3. 症状护理

便秘:向家长解释预防和处理便秘的必要措施,如为患儿提供充足液体量。早餐前半小时喝 1 杯热开水,可刺激排便。每天顺肠蠕动方向按摩腹部数次,增加肠蠕动。适当引导患儿增加活动量,促进肠蠕动。养成定时排便的习惯,必要时使用大便软化剂、缓泻剂或灌肠。

4.用药护理

一般选用左甲状腺素钠,用药1周左右方达最佳效果,应仔细观察用药后的疗效,服药后要密切观察患儿食欲、活动量及排便情况,定期测体温、脉搏、体重及身高。如患儿出现体重增加、活泼好动、便秘减轻或消失、对外界反应较治疗前敏感,表明剂量恰当。当患儿出现烦躁、多汗、腹泻、腹痛、消瘦、心悸,甚至出现呕吐、恶心、性格暴躁、头痛等症状时,表明药物过量,应及时报告医师,采取相应的处理措施。用药后症状未见明显改善,表明甲状腺素用量不足,应遵医嘱及时调整剂量。发生药物不良反应时,轻者发热、多汗、体重减轻、神经兴奋性增高。重者呕吐、腹泻、脱水、高热、脉速,甚至痉挛及心力衰竭。此时应立即报告医师并及时酌情减量,给予退热、镇静、供氧、保护心功能等急救护理。

5.心理护理

先天性甲状腺功能减低症的患儿病程长、需终生服药,家长长期照顾患儿感到身心疲惫、焦虑,护士应帮助患儿及家长消除不良心理,对患儿多鼓励,不应歧视,增强战胜疾病的信心。

6.出院指导

(1)向家长介绍病情,指导喂养方法。

(2)坚持终生服药,注意观察药物的反应。对家长和患儿进行指导,使其了解终生用药的必要性。

(3)教给患儿及家长有关本病的知识,以取得合作,因患儿智力发育差,缺乏生活自理能力,所以指导家长加强患儿日常生活护理,防止意外伤害发生。并指导家长通过各种方法加强智力、体力训练,以促进生长发育,使其掌握基本生活技能。

(4)定期随访,观察骨龄、智商及生长曲线,并遵医嘱随时检测血液的T_4、T_3和TSH的变化,调整剂量。随访时间为:开始治疗时间每2周1次,T_4、T_3和TSH正常后每3个月1次,1~2年后每半年1次。

(高　娟)

第八节　小儿急性病毒性脑炎

急性病毒性脑炎(Acute viral encephalitis)80%由肠道病毒(如柯萨奇病毒、埃可病毒)引起,其次为虫媒病毒、腺病毒、单纯疱疹病毒、腮腺炎病毒和其他病毒引起。临床表现多种多样,且轻重不一。轻者可1~2周康复。危重者可致残甚至致死。但一般先有全身感染症状,而后出现神经系统症状和体征。

病毒经肠道或呼吸道侵入人体后,在淋巴系统内繁殖后经血循环到达各脏器,出现发热等病毒血症的全身症状。病毒进一步繁殖,通过血脑屏障侵犯脑膜及脑实质,造成脑或脑膜感染的相应症状。另一种途径为直接侵犯中枢神经系统,导致神经系统的炎症。

一、护理评估

1.健康史

了解患儿病前有无呼吸道、消化道感染史及昆虫叮咬史。

2.身体状况

评估患儿有无发热、头痛、呕吐、惊厥、嗜睡及昏迷。注意精神状态、面色、囟门是否隆起或紧张,有无脑膜刺激征。有无颅内压增高的表现:头痛、呕吐、抽搐及小婴儿前囟饱满甚至隆起等。有无意识障碍的表现:轻者表情淡漠、嗜睡,重者可有意识模糊、嗜睡、昏睡甚至昏迷。

3.辅助检查

脑脊液压力正常或增高,外观清亮,早期以中性粒细胞为主,后期以淋巴细胞为主;蛋白轻度增高,糖和氯化物一般在正常范围内。血清学检查双份滴定度呈 4 倍增高有诊断价值。

4.心理社会状况

了解患儿及家长对疾病的了解程度、护理知识的掌握程度,是否有焦虑或恐惧。

二、治疗原则

1.维持水、电解质平衡及供给合理营养。

2.控制脑水肿和颅内高压。

3.控制惊厥发作及严重精神行为异常。

4.抗病毒治疗

阿昔洛韦为高效广谱抗病毒药。

三、常见护理问题

①体温过高。②急性意识障碍。③躯体移动障碍。④潜在并发症:颅内压增高。

四、护理措施

1.一般护理

保持呼吸道通畅,患儿侧卧位或头偏一侧,及时清理患儿呕吐物和分泌物,防止窒息。抬高床头 20°~30°,利于静脉回流,降低脑静脉窦压力,利于降颅压。卧床期间协助患儿洗漱、进食、大小便及个人卫生,保持皮肤清洁干燥。

2.饮食护理

给予高热量、高蛋白、清淡、易消化的饮食,昏迷或吞咽困难的患儿,应尽早给予鼻饲,保证热卡的供应。

3.症状护理

(1)高热:监测体温,高于 38.5℃给予物理或药物降温,以减少大脑耗氧。出汗后及时更换衣服,鼓励患儿多饮水,必要时静脉补液。

(2)颅内高压:密切观察体温、脉搏、呼吸、血压、神志、瞳孔的变化,如血压增高伴头痛、喷射性呕吐,多为颅内高压,应即刻通知医师,降低颅内压。如患儿出现抽搐,应立即给予镇静药,并保护肢体及口唇、舌头,观察瞳孔及呼吸,以防因肢体移位致脑疝形成和呼吸骤停。如喉中痰响明显或出现面色发绀,立即吸痰以保持呼吸道通畅,必要时气管切开或使用人工呼吸机。

(3)意识障碍:去除影响患儿情绪的不良因素,创造良好的环境,恢复脑功能。针对患儿存在的幻觉、定向力错误的现象采取适当措施,提供保护性照顾。昏迷患儿取侧卧位或平卧位,头偏一侧,以保持呼吸道通畅。定时翻身及按摩皮肤,以促进血液循环,必要时使用气圈和气垫床,预防压疮的形成。轻拍患儿背部,促进其痰液排出,减少坠积性肺炎的发生。

（4）肢体功能障碍：保持肢体呈功能位置，病情稳定后及早帮助患儿逐渐进行肢体的被动或主动锻炼，注意循序渐进，采取保护措施，尽快恢复肢体功能。

4.用药护理

了解各种药物的配伍禁忌、使用要求及不良反应。如脱水药应在30分钟内用完，以迅速提高血浆渗透压，降低颅内压力，但要注意防止渗漏，以免引起组织坏死。静脉输液的速度不能太快，以免加重脑水肿。阿昔洛韦为高效广谱抗病毒药，只能缓慢滴注，不可快速推注，不可用于肌内注射和皮下注射。

不良反应有一时性血清肌酐升高、皮疹、荨麻疹，尚有出汗、血尿、低血压、头痛、恶心等。静脉给药者可有静脉炎。

5.心理护理

给予患儿和家长安慰与关心，帮助树立战胜疾病的信心，根据患儿及家长接受的程度，介绍病情，解释治疗护理的目的、方法使其主动配合。

6.出院指导

向家长提供保护性看护和日常护理的知识，指导并鼓励家长坚持对患儿进行智力训练和瘫痪肢体的功能训练。有继发癫痫者指导长期正规服用抗癫痫药物。

（刘新侠）

第九节　儿童癫痫

癫痫（Epilepsy）是由于多种原因引起的一种脑部慢性疾患，其特征是脑内神经元群反复发作性过度放电引起突发性、暂时性的脑功能失常，临床出现意识、运动、感觉、精神或自主神经功能障碍。

癫痫发作的表现与放电的部位、范围及强度有关，因而表现十分复杂。每次发作均起病突然，持续短暂，恢复较快，但有时可呈持续状态。癫痫按病因分为原发性癫痫、症状性癫痫和隐源性癫痫。根据发作时的临床表现及脑电图改变分为全身性发作和部分性发作，部分性发作又称局限性发作。

一、护理评估

1.健康史

了解患儿发作前有无诱因及前驱症状。询问发作的频率、时间等，询问家庭中有无类似患儿。

2.身体状况

评估发作时有无意识改变、有无尖叫、头及眼转动位置，有无摔倒、有无口腔分泌物，有无大小便失禁及有无发绀等。

3.辅助检查

脑电图是主要的检查项目。凡癫痫为部分性发作、有局灶性神经系统体征、生后不久就有惊厥、脑电图有局限性异常慢波、用抗癫痫药物治疗不佳者，还应做神经影像学检查。

4.心理社会状况

了解患儿及家长对疾病的了解程度、护理知识的掌握程度,是否有焦虑或恐惧。

二、治疗原则

1.病因治疗

症状性癫痫需去除病因才能控制发作,如颅内占位性病变、代谢性病变及代谢异常等。

2.药物治疗

一旦确诊,根据发作类型合理选药,尽早治疗。

3.癫痫持续状态的治疗

癫痫持续状态的治疗包括应用控制惊厥的药物,维持正常生命功能,病因治疗,发作停止后立即开始长期抗癫痫治疗。

三、常见护理问题

①有窒息的危险。②有受伤的危险。③潜在并发症。④知识缺乏。

四、护理措施

1.一般护理

做好患儿的日常生活护理,按时休息,保证充足的睡眠,避免情绪紧张、受凉和感染,保持良好的心态。

2.饮食护理

给予高蛋白、高热量、高维生素饮食。饮食清淡,少量多餐,耐心喂养,避免暴饮暴食,喂养过程中要防止食物吸入气管。昏迷患儿不能进食者,可鼻饲流质,注意口腔护理。

3.症状护理

惊厥:①维持呼吸道通畅:发作时取平卧位,头偏向一侧,松解衣领,开放呼吸道。如有舌后坠,可托起下颌或用舌钳将舌拉出,防呼吸道堵塞。必要时用吸引器清除痰液,或气管切开。②吸氧:癫痫发作时常有意识障碍,口唇发绀,甚至呼吸暂停,需给予持续低流量吸氧。③保护患儿安全:患儿如有前驱症状时立即平卧,或迅速让患儿就地平卧,防止摔伤。抽搐时有专人守护,用牙垫或厚纱布包裹的压舌板置于上、下白齿防舌咬伤。保护抽动的肢体,防止骨折或脱臼。移开一切可导致患儿受伤的物品。④密切观察病情变化:密切观察抽搐患儿意识状态、瞳孔大小和对光反射、动脉血气分析。观察患儿的呼吸形态,观察有无发绀,注意有无呼吸循环衰竭的征象,备好各种抢救药品和器械。

4.用药护理

①抗癫痫药应从小剂量开始,根据患儿年龄和个体差异,及时调整药物用量,直到完全控制发作。②疗程要长,停药过程要慢。一般在发作停止后,再用药2~4年,然后再经过1~2年的减药过程,最后停药。③服药有规律,以保证有效药物浓度。

5.心理护理

对癫痫患儿应给予更多的关心、爱护,不能歧视。癫痫患儿多有不同程度的心理行为障碍,如自卑、退缩、孤独等,应针对发作的特点,配合家长对患儿进行鼓励、疏导,解除患儿的精神负担,克服自卑的心理。向家长和患儿解释脑电图等检查的注意事项,使其消除顾虑配合检查。告知年长儿及家长癫痫经正规治疗,约80%的患儿可获完全控制,其中大部分能正常生活和学习,让其树立起战胜疾病的信心。

6.出院指导

(1)加强围生期保健,防止各种可导致癫痫的致病因素。加强安全教育,避免各种可导致脑损伤的意外因素。积极治疗和预防可导致癫痫的原发病,做好优生优育。

(2)避免各种诱因,防止癫痫发作:生活要有规律,按时休息,保证充足的睡眠,避免过度劳累和剧烈运动。饮食清淡,避免暴饮暴食。避免情绪紧张、受凉和感染。鼓励患儿从事适当的活动,保持良好的心态。

(3)注意安全,缓解期可自由活动,不单独外出。禁止各种危险活动,如游泳、登高等。一旦出现先兆,立即平卧,防止摔伤。

(4)指导家长在患儿癫痫发作时的紧急护理措施。

(5)指导家长正确用药,了解药物的毒副作用。定期带患儿来院复查。

(刘新侠)

第十节 小儿急性坏死性肠炎

急性坏死性肠炎(Acute necrotizing enteritis)系小肠急性出血性坏死性炎症。以腹痛、腹胀、呕吐、腹泻、便血为主要表现。本病全年均可发生,以春夏季多见,各年龄儿童均可患病,以3~9岁儿童发病率最高。病因尚未完全明确,似与肠道非特异性感染及机体过敏反应有关。

一、护理评估

1.健康史

了解喂养情况,有无喂食高渗溶液(包括高渗乳汁),询问腹痛开始的时间、特点,呕吐发生的时间、呕吐物的次数、性状、颜色,有无腹泻和便血,大便的次数、性状、颜色、量、气味,有无发热、腹胀。

2.身体状况

观察患儿生命体征如神志、体温、脉搏、呼吸、皮肤、黏膜情况和营养状态;记录24小时出入量,评估水电解质紊乱程度和性质,评估有无感染中毒症状。

3.辅助检查

了解血常规、大便常规及培养和血生化等化验结果。腹部X线片检查早期可发现小肠充气,肠管扩张,肠蠕动减弱。其后肠管僵直,肠壁增厚,肠间隙增宽,可见液平面。

4.心理社会状况

评估患儿家庭经济状况及父母角色是否称职,了解父母对疾病性质、发展、预后以及防治的认知程度。

二、治疗原则

禁食、胃肠减压,减轻消化道负担并促进其功能恢复。补充液体、维持营养及纠正水、电解质紊乱。如出现完全性肠梗阻、肠穿孔、大量肠出血等,应考虑手术治疗。病程在48小时内可用空气灌肠复位法,空气或钡餐灌肠失败或发生肠穿孔、肠套叠超过48~72小时,或有肠坏死者需手术治疗。

三、常见护理问题

①疼痛。②腹泻。③体液不足。④体温过高。⑤潜在并发症。

四、护理措施

1. 一般护理

观察、记录大便的次数、性质、颜色及量,了解大便变化过程。及时、正确留取大便标本送检。每次便后用温水洗净臀部涂油膏等,减少大便对皮肤的刺激,保持臀部皮肤的完整性。保持环境安静、舒适,给予抚慰等支持性活动。

2. 饮食护理

立即禁食,一般 7~14 天,至腹胀消失、大便隐血转阴、临床症状好转后试行喂食。先从流质开始,逐渐过渡到正常饮食。新生儿患儿恢复喂养从水开始,再用稀释奶,逐渐增加奶量和浓度。禁食较久者在控制败血症的基础上,给予静脉高营养液。在调整饮食期间继续观察腹部及大便情况,发现异常立即与医师取得联系。准确记录 24 小时出入量。

3. 症状护理

(1)腹胀、腹痛:急性坏死性肠炎常以腹痛为首发,为持续性钝痛伴阵发性加剧,病情严重者出现腹胀、肠鸣音消失。因此腹胀明显者立即行胃肠减压并做好胃肠减压护理,观察腹胀消退情况及引流物色、质、量,胃肠减压期间做好口腔护理。腹痛时遵医嘱给予适当的对症处理及抗生素控制感染。当发现有完全性肠梗阻、肠穿孔、肠出血等,应立即与医师取得联系。考虑手术者,做好术前准备及术前宣教。

(2)呕吐:患儿予以右侧卧位或将其头转向一侧,如患儿呕吐,应及时清除呕吐物,保持皮肤及床单位清洁。记录呕吐的时间,呕吐物的色、质及量。

(3)发热:监测体温,体温过高者给予相应的物理降温或药物降温。做好口腔及皮肤护理。必要时给予静脉补液。

(4)中毒性休克:重症病例可出现水电解质紊乱和中毒性休克,表现为脉搏细数、血压下降、末梢循环衰竭等中毒性休克时,立即通知医师组织抢救。应迅速补充有效循环量,改善微循环,纠正脱水、电解质紊乱及酸中毒,补充热量及营养。

4. 用药护理

禁食期间由静脉补液,建立良好的静脉通路,合理安排药物速度,以保证液体、营养的需要,维持水、电解质平衡。

5. 心理护理

告知家长该病的致病因素主要为肠道内细菌的作用,其次与缺氧缺血、红细胞增多症、喂食高渗溶液(包括高渗乳汁)等所致的肠黏膜损伤,以及与肠道中含有糖类等酶解物产生的发酵、产酸、产气作用等有关。应注意预防。

6. 出院指导

帮助家长掌握有关饮食的控制、皮肤和口腔卫生等的护理知识,并使患儿及家长了解病情,取得他们的理解和配合。

(李春燕)

第十七章　老年科疾病护理

第一节　老年短暂性脑缺血发作

一、概述

短暂性脑缺血发作(TIA)是由于高血压动脉硬化、微血栓形成、脑血管痉挛、颈椎骨质增生、骨刺压迫等因素造成的脑动脉一过性或短暂性供血障碍,导致相应供血区局灶性神经功能缺损或视网膜功能障碍,有 20% ~40% 的患者在数年内发展成脑梗死。

二、临床表现

1. 临床特征

多见于老年人,男性多于女性;突然起病,历时短暂,持续数秒或数分钟,一般 5 ~ 20min,多在 1h 内恢复,最长不超过 24h;可完全恢复,不遗留神经功能缺损的症状和体征;有反复发作的病史。

2. 临床类型

按缺血部位可分为颈内动脉 TIA 和椎 - 基底动脉 TIA。

(1)椎 - 基底动脉系统供血不足主要表现为眩晕、头晕、恶心或呕吐、发作性跌倒、站立或行走不便等,发作次数多,但时间较短。

(2)颈内动脉系统供血不足最常见的症状为单瘫、偏瘫、偏身感觉障碍、失语、单眼视力障碍等。较椎 - 基底动脉系统 TIA 发作少,但持续时间较久,且易引起完全性脑卒中。

3. 辅助检查

一般头部 CT 和 MRI 检查可正常;在 TIA 发作时,MRI 弥散加权成像可显示脑局部缺血性改变;血常规、血生化检查对 TIA 的诊断意义不大,但对于查找病因以及判断预后是十分必要的。

三、治疗原则

本病可自行缓解,治疗上着重于病因治疗和预防复发。应调整好血压、血糖、血脂,改善心功能;抗血小板聚集及减少微栓子形成,扩张脑血管、改善微循环药物治疗;避免颈部过度屈伸或快速转动;对于颈动脉狭窄 70% 以上的患者可行外科手术和血管内介入治疗。

四、护理评估

评估患者及家属对脑血管病的认识程度,了解患者病史和既往史,如高血压、动脉粥样硬化、房颤、糖尿病和血脂异常等疾病,询问发病前是否跌倒过,双眼是否出现视物不清,发病时有无意识障碍,发病次数、持续时间等。

五、护理要点及措施

1. 一般护理

发作时应卧床休息,取头低位,以利脑部血液供给;保持病室安静,避免大声喧哗,尽量减少不良刺激,以免诱发和加重眩晕,遵医嘱低流量吸氧。病情平稳后可鼓励患者下床活动,确保周围环境中没有障碍物,地面要防滑,以防跌倒。教会患者使用辅助设施,如扶手、护栏等。患者如厕、沐浴或外出时有人陪伴。

2. 病情观察

观察生命体征变化,关注患者主诉以判断病情的发展和转归;出现意识丧失、肢体无力加重、头晕或眩晕症状及时通知医生处理;观察用药后疗效和不良反应。呕吐时,用手托住患者头部,使其增加舒适感,呕吐后协助患者漱口,更换干净衣物,记录呕吐物的量、性状、次数等。

3. 应用抗凝药物护理

遵医嘱抽血,定期监测凝血功能的变化,观察有无皮肤、黏膜、牙龈、鼻腔、耳道、消化道出血倾向。使用低分子肝素类药物需严格遵守脐周皮下注射原则,注射后按压5min,防止局部青紫、瘀斑。

4. 心理护理

由于患者害怕再次发作,精神较紧张,因此要耐心向患者解释病情,介绍疾病的相关知识,消除不安心理;要保证足够睡眠,必要时遵医嘱使用镇静药,同时鼓励其进行适当活动;多与家属沟通,取得配合,给予患者良好的社会支持。

六、健康教育

1. 向患者讲解疾病相关知识

本病为脑卒中的一种先兆表现或警示,如未经正确治疗而任其自然发展,约1/3的患者在数年内可发展成为完全性卒中。告知患者及家属该病的主要危险因素、早期症状、就诊时机以及与预后的关系;告知患者出现肢体麻木无力、头晕、头痛、复视或突然跌倒时应引起高度重视,及时就医;告知患者积极治疗相关疾病,监测血压、血糖变化;按时、按量服药,切勿自行停药、减量或换药;定期复诊和体检。

2. 做好饮食指导

指导患者合理膳食,如选择低盐、低脂、充足蛋白质和丰富维生素饮食,少食甜食,戒烟、限酒,禁食辛辣、油炸食物。控制好体重。

3. 进行日常生活指导

嘱患者平时活动时要慢,尤其转动头部时更应缓慢进行,避免突然改变体位。指导患者合理休息和娱乐,洗澡时间不宜过长,适当运动如慢跑、散步等,每次30min。告知患者外出时要有人陪伴;天热出汗及时补充水分,冬季注意保暖,外出要戴帽子。

4. 指导患者保持心态平衡

长期精神紧张不利于改善脑部的血液供应,甚至还可诱发某些心脑血管病。鼓励患者积极调整心态、稳定情绪,培养自己的兴趣爱好,多参加有益身心的交活动。

（樊建芳）

第二节　老年脑梗死

一、概述

脑梗死是指各种原因引起的脑部血液供应障碍,使局部脑组织发生不可逆性损害,导致脑组织缺血、缺氧性坏死。

脑梗死约占脑血管病发病率的75%,病死率平均10%~15%,致残率极高,复发后病死率大幅度增加。临床上常见类型有脑血栓形成、脑栓塞和腔隙性脑梗死。

1. 脑血栓形成

脑血栓形成是指颅内外供应脑组织的动脉血管壁发生病理改变,血管腔变狭窄或在此基础上形成血栓,造成脑局部急性血流中断,脑组织缺血、缺氧、软化坏死,出现相应的神经系统症状与体征,如偏瘫、失语等,是脑血管疾病中最常见的一种,占本病的40%~60%。

2. 脑栓塞

脑栓塞占本病的15%~20%;栓子来源可分为心源性、非心源性、来源不明三大类。

3. 腔隙性脑梗死

其发病率占脑梗死的20%~30%。

二、临床表现

1. 多在安静和睡眠中起病,多数患者症状经几小时甚至1~3d达到高峰。起病前多出现过头痛、头晕、眩晕、短暂性肢体麻木、无力等症状。

2. 发病后多数患者意识清醒,少数可有不同程度的意识障碍,如果大脑半球较大面积梗死、缺血、水肿,可影响间脑和脑干的功能,发病后不久出现意识障碍甚至脑疝、死亡。

3. 辅助检查:主要有脑CT检查和头颅MRI检查。

三、治疗原则

主要通过溶栓、抗凝、脱水以及合理调控血压等治疗,以改善和恢复脑缺血区的血液供应,预防和治疗缺血性脑水肿,保护脑细胞,防治并发症,预防脑梗死再发。

四、护理评估

询问起病的时间、方式、有无明显的前驱症状和伴发症状;有无饮水呛咳和吞咽困难;言语是否清楚,能否与人进行有效的交流;判断肌力,有无肢体偏瘫、偏身感觉减退,日常生活活动是否受限等;了解患者年龄、家族史、既往史,患者的心理反应和对治疗的信心,家属支持情况。

五、护理要点及措施

1. 一般护理

卧床休息,急性期卧床休息1~2周,保持病房安静;低流量吸氧,氧流量1~2L/min。对意识障碍患者采取侧卧位或平卧头偏向一侧,备好吸痰器和口腔护理包,及时清理呼吸道分泌物,可应用口咽管预防舌后坠,保持呼吸道通畅。

2. 密切观察

观察意识、瞳孔、言语生命体征变化,备好急救物品和药品,做好气管插管准备。

3. 饮食护理

维持足够营养摄入,保证饮食安全。能自行进食者,观察吞咽、进食效果(量和速度),给患者提供充足的用餐时间;不能经口进食时遵医嘱留置胃管,并做好鼻饲护理。

4. 药物治疗护理

严格遵医嘱应用抗凝溶栓药,监测出凝血时间,观察皮肤、黏膜、消化道有无出血;应用血管扩张药物应观察患者有无头部胀痛、颜面部发红、血压降低等变化;应用脱水药物要选择粗直血管,必要时留置套管针,避免药物外渗并监测排尿情况、准确记录出入量、监测水电解质变化。

5. 言语沟通障碍和肢体活动障碍的护理

对失语患者要尊重并鼓励患者表达意愿,可用手势提示法、图片法等交流。要在生活上给予照顾,建立舒适体位,协助定时翻身、叩背、洗漱、如厕或床上大小便、沐浴等;脱衣服时先脱健肢再脱患肢,穿衣服时先穿患肢再穿健肢;防止跌倒、烫伤等安全护理。

6. 预防并发症

(1) 预防肺部感染:定时翻身叩背,可使用振动排痰仪振肺;鼓励清醒患者咳嗽,严格消毒氧气湿化瓶、吸氧管道、超声雾化装置等。

(2) 预防泌尿系统感染:每日清洗会阴并保持干燥;留置导尿时每日消毒尿道口,并定时夹闭尿管,训练膀胱功能,定时更换尿管。

(3) 预防压疮:评估患者皮肤情况,保持皮肤清洁、干燥;必要时使用气垫床、垫圈等;保持床单位平整,及时清理大小便。

(4) 预防深静脉血栓:鼓励患者进行下肢主动和被动运动。

7. 心理护理

脑梗死患者若有沟通障碍、肢体功能障碍易引发焦虑、抑郁情绪。护士要细心观察,及时发现患者的心理问题,进行针对性沟通,以解除患者思想包袱。

六、健康教育

1. 指导偏瘫患者正确摆放体位

患侧卧位时患侧上肢前伸,与躯干呈90°,健侧上肢可放在身上,患侧下肢呈屈曲位,健腿由枕头支撑。健侧卧位时患侧上肢放在胸前并由枕头支撑、肩关节屈曲约90°伴肩胛骨前伸,肘关节伸直,患侧下肢向前屈髋屈膝并完全由枕头支撑。

2. 鼓励患者及早进行康复锻炼

告知患者床上主动和被动活动的重要性;让患者尽量做自己力所能及的事情,不要过多依赖家人。家属与其交谈时尽量坐在患者的患侧。

3. 指导照料者

教会照料者选择适当的饮食和合适的进食体位以及发生呛咳时的处理等。

4. 指导患者预防复发

根据医嘱按时按量服用降压、降糖、降脂药物,定时监测血压、血糖、血脂变化,定期复诊。

(樊建芳)

第三节　老年退行性骨关节病

一、概念

骨关节病又称骨关节炎,是一种因关节软骨发生退行性变,周围软骨增生、骨化而致的慢性退行性关节疾病。临床上骨关节病常分为原发性和继发性,其患病率随着年龄增长而增加,女性比男性发病率高。

二、病因

引起骨关节病的病因,原发性和继发性有所不同。

(一)原发性

其发病与一般易感因素和机械因素有关。易感因素包括遗传因素、老龄、肥胖、性激素水平下降、吸烟等。

机械因素包括长期不良姿势导致的关节形态异常、长期从事反复使用关节的职业或剧烈的文体活动对关节的磨损等。老年退行性骨关节病绝大部分为原发性。

(二)继发性

关节先天性畸形、关节创伤、关节面的后天性不平衡等可导致继发性骨关节炎。

三、临床特点

(一)关节疼痛

关节疼痛为本病最常见症状,早期疼痛较轻,多在活动时发生,休息后缓解,后期则休息时也痛,且常有夜间痛发生。过度劳累可使疼痛突然加重。骨性关节炎主要累及负重关节。其中膝关节病变在上下楼梯时疼痛明显,久坐或下蹲后突然起身可导致关节剧痛;髋关节病变疼痛常自腹股沟传导至膝关节前内侧、臀部及股骨大转子处,也可向大腿后外侧放射。

老年退行性骨关节病最常见症状为关节疼痛。

(二)关节僵硬

早期轻微,仅在晨起或久坐后关节活动不灵活,活动后可恢复,时间不会超过30min。但到疾病晚期,关节不能活动将是永久性的。

(三)关节肿胀、畸形

检查受累关节可有轻度肿胀,活动关节时有摩擦声或喀喇声,病情发展严重者可有肌肉萎缩及关节畸形。

(四)功能受限

受累关节因关节变形而活动受限。此外脊柱关节受累时还可出现脊髓、神经根受压迫或刺激症状。

四、护理程序

(一)护理评估

1. 健康史

评估患者有无导致退行性骨关节病的易感因素,如遗传因素、肥胖、性激素水平下降、吸烟等。患者有无长期不良姿势导致的关节形态异常,是否长期从事反复使用关节的职业或剧烈的文体活动。

2.身体状况

评估患者关节疼痛的特点,有无关节僵硬、肿胀、畸形及功能受限。

3.心理和社会状况

由于关节疼痛、功能障碍和关节变形,对老年人的日常生活及心理健康带来不利影响。关节疼痛限制了老年人的活动,随之社会交往减少;功能障碍加重了老年人的无能为力感,使老年人产生自卑心理;疾病的迁延不愈使老年人对治疗失去信心,产生消极悲观的情绪。

4.辅助检查

本病无特异性实验室指标,放射学检查具有特征性改变。

(1)X线片:X线片显示关节间隙不等宽或狭窄,关节处的骨质疏松,骨质增生或关节膨大,乃至关节变形,软骨下骨板硬化和骨赘形成是骨性关节炎的基本 X 线特征。严重者关节面萎缩、变形和半脱位。

X线检查应重点观察软骨下骨板硬化和骨赘形成的情况。

(2)CT 及 MRI:CT 和 MRI 检查能清晰显示关节病变,椎间盘突出,后纵韧带增厚钙化等,对骨关节炎有诊断意义。

(二)护理诊断

1.疼痛

疼痛与关节退行性变引起的关节软骨破坏及骨板病变有关。

2.躯体活动障碍

躯体活动障碍与关节疼痛、畸形或脊髓受压所引起的关节或肢体活动困难有关。

3.无能为力感

无能为力感与躯体活动受限及自我贬低的心理压力有关。

4.有自理能力缺陷的危险

有自理能力缺陷的危险与疾病引起的活动障碍、吞咽困难、定位能力丧失及大小便失禁有关。

(三)护理目标

1.老年人能通过有效的方法使疼痛减轻。

2.关节功能有所改善。

3.能积极应对疾病造成的身心影响,自信心有所增强。

4.能独立或在帮助下完成日常的生活活动。

(四)护理措施

1.一般护理

患本病的老年人宜动静结合,急性期应限制关节活动以不负重为宜。对肥胖老年人更应坚持运动锻炼,如游泳、太极拳等,饮食应减少高脂、高糖食物的摄入。

2.减轻疼痛

对髋关节骨关节炎的老年人来说减轻关节负重和适当的休息,是缓解疼痛的重要措施,疼痛严重者,可采用卧床牵引限制关节活动。

膝关节炎的患者除适当休息外,可通过上、下楼梯时扶扶手、坐位站起时手支撑扶手的手法减轻关节承受的压力,膝关节积液严重时,应卧床休息,局部理疗和按摩对任何部位的关节炎都有一定的镇痛作用。

3. 增强自理能力及功能锻炼

对活动受限的老年人,根据自身条件及受限程度运用辅助器或特殊的设计以保证或提高患者的自理能力。为防止关节粘连和功能障碍,可通过正确的功能锻炼保持病变关节的正常活动。

如髋关节早期做踝及足部的锻炼,尽量让患者做股四头肌的收缩,撤牵引后可在床上练习髋关节活动,最后扶拐下地活动,膝关节早期可进行股四头肌伸缩的锻炼,中后期再练屈、伸、旋转活动等。

4. 手术后的护理

对于晚期骨关节炎患者,症状较重畸形明显者,可行人工关节置换术。髋关节置换后要给予皮牵引,要保证患者在牵引时保持舒适及有效牵引。

5. 用药护理

在病变的急性期,可在物理治疗的基础上加用药物治疗。常用药物包括以下几类。

(1)非甾体消炎药(NSAIDS):非甾体消炎药是治疗骨关节炎的传统用药。对于中度、重度骨关节炎患者来说,首先推荐使用此类药物。临床常用的包括非特异性 COX 抑制药(双氯芬酸、布洛芬、萘普生等)、倾向性 COX-2 抑制药(萘丁美酮、美洛昔康等)以及特异性 COX-2抑制药(昔布类),由于 NSAIDS 药物具有导致胃肠出血和增加肾毒性的危险,在应用时应谨慎。

(2)软骨保护药:硫酸氨基葡萄糖、氨糖美辛等,作为软骨的保护修复药,长期服用后有减少软骨磨损,保护修复软骨,改善关节功能的作用。硫酸氨基葡萄糖最好吃饭时服用,氨糖美辛饭后即服或临睡前服用效果较好。

(3)关节内注射治疗:通过向关节内注射抗风湿药,利用其润滑和减震功能,对保护残存软骨有一定作用。用药期间应注意监测 X 线片和关节积液。

6. 心理护理

为老年人安排有利于交际的环境,如床距窗户较近,窗户的高度较低,房间距老年人活动中心较近等,邀请老年人的好友到家里聚会,增加其与外界互动的机会。

(五)护理评价

1. 患者的疼痛是否减轻或消失。

2. 关节功能是否改善。

3. 日常生活是否基本能够自理。

4. 是否能主动地与别人互动。

五、健康指导

(一)知识指导

用通俗易懂的语言向患者介绍本病的病因、骨关节炎表现、药物及手术治疗的注意事项。

(二)用药指导

指导患者定量、定时、准确服药,告知每种药物的不良反应,服药后有异常反应要及时告诉医生或护士。

（三）保护关节

尽量应用大关节而少用小关节,使用背带包而不用手提包。多做关节部位的热敷、热水泡洗、桑拿。避免从事可诱发疼痛的工作或活动。避免生活在潮湿环境中。

（四）关节活动

进行各关节的功能锻炼,运动强度以低、中度为宜,可选用步行、慢跑、游泳、骑自行车等。

（五）心理指导

告诉患者本病早期治疗得当,坚持锻炼,大多预后较好,以树立患者同疾病作斗争的信心。

（陈　芳）

第十八章　护理及健康管理

第一节　护理管理学

一、护理管理学的概念

护理管理学是管理学在护理专业领域中的具体应用,是系统研究护理管理过程中的基本规律和方法的一门科学。

世界卫生组织(WHO)对护理管理做了如下定义:护理管理是为了提高人们的健康水平,系统地发挥护士的潜在能力和其他有关人员或设备、环境和社会活动过程。

护理管理是以提高护理质量和工作效率为主要目标的活动过程,对护理工作的诸要素进行科学的计划、组织、人事管理、领导和控制,使护理系统达到合理配置、运转,为服务对象提供高品质的护理服务。

二、护理管理的特点

(一)广泛性

体现在护理管理牵涉的学科广泛,参与管理的人员广泛,护理管理的范围广泛,护理管理内容广泛。包括组织管理、人员管理、业务管理、病房管理、质量管理、教学管理、科研管理、信息管理、经济管理等。在医院内各个层次的护理管理者,如护理副院长、护理部主任、科护士长、护士长以及各班次的护士都要参与护理管理,协调医院内各部门之间的关系及医院和社会的关系,所以,要求护理管理者及护士都要学习护理管理学,具备管理能力。

(二)综合性

管理学是一门综合性应用科学,护理管理学也不例外,它是系统研究护理管理过程中的基本规律和方法。护理管理学涉及多学科综合交叉科学,它包括管理学、护理学、临床医学、社会学、心理学、经济学及相关人文科学等。因此,护理管理不仅要利用管理学的理论和方法,还要注重护理工作的特点和影响因素。

(三)实践性

护理管理学理论与临床护理工作紧密联系并加以应用,护理管理学是以管理学为基础,同时综合了多学科的知识及科研成果,护理管理活动广泛存在于临床护理实践过程中。例如,它重视护理人员的因素和团队作用,注重于医师、护士、患者及一切与患者有关的人员进行沟通交流和协调。在护理活动中广泛、及时、准确收集、传递、储存、反馈、分析和使用护理管理信息,用科学的方法预测未来,对意外事件进行事前控制,创造性地开展工作。

(四)技术与管理的双重属性

护理人员是护理理论护理技术的执行者,还是管理患者、病房、药品和仪器设备的管理者。护理管理是一项技术工作,又是一项管理工作,具有技术、管理的双重属性。护理人员不但要掌握护理学相关理论、技术,还要掌握和运用科学的管理方法。

三、护理管理的任务

护理管理是我国卫生事业管理的重要组成部分,护理的服务对象是人,护理工作又与财、物等有关,护士要针对不同服务对象设计不同的服务内容和方式,要从这些护理服务的过程中找出护理工作的特点和规律、总结经验等。因此,护理管理的任务是研究护理工作的特点和规律,对护理工作中的人员、技术、设备、信息等要素进行科学计划、组织、人事管理、领导、控制和协调,以提高护理工作的效率和效果,提高护理工作质量。

四、医院护士长的管理角色

(一)角色的概念

"角色"(role)是描述一个人在某位置状况下被他人期望的行为总和。它也可以是社会结构中或社会制度中的一个特定位置,不同角色赋予不同的特定的权利和义务。一种角色只反映一个人的一个方面,而不能代表一个人的整体,但在一定场合中只能充当一种角色,否则会发生角色冲突。如一个人既是护士,又是她丈夫的妻子,也是她女儿的母亲,但在医院上班期间她只能是护士。

(二)护士长角色

护士长是医院护理管理系统中的一个特定位置,是基层管理者,被赋予护士长权利和义务。在医院护理管理中,护士长主要是管理者的角色,主要责任是带领护理人员共同完成部门护理任务,保证护理质量;处理病区各种危机或突发事件;协调医护、护护、医技、护患和医患关系,承上启下等。

(三)护士长角色模式

根据护士长的工作任务和特点,不同学者对护士长的角色模式进行了描述。

行政管理学者亨利·明茨伯格(Henry Mintzbery)把护士长的工作特性分析归纳为"三元"角色模式,即人际关系、咨询及决策三大类十种角色。

1. 人际关系方面

(1)领导者:护士长应具备领导才能,领导并指导下属共同完成护理工作任务,主持病区各种会议、组织查房、管理病区的教学和科研;负责排班;考核下属的行为表现和工作业绩等。工作中以身作则,以优良的品质,扎实的理论基础知识、熟练的操作技能和领导能力,激励和培训护理人员,共同实现护理目标。

(2)联络者:护士长在工作中要建立内部、外部联络和沟通关系网。包括与上级护理管理者、科主任、医师、护士、医技人员、患者及其家属、后勤、实习医师和实习护士、进修生等人员进行沟通、协调,为护理人员和患者创建一个良好的工作环境和治疗康复环境,形成一个良好的、和谐的人际关系网。

(3)代表者:在护理行政与业务管理工作中,护士长代表病区参加护理部和院方的各种会议,接待来访者,签署各种文件等。

2. 咨询方面

(1)监督者:护士长对病区的各项护理活动与资料进行检查、审核。注重收集各种信息,检查护理计划与措施的落实情况;检查各班护士的技术操作、护理质量及护理记录;处理查对医嘱,督促各项规章制度的落实,保证病区各项工作正常运转。

(2)传播者:护士长将从外部人员和上级部门那里获得信息、文件、命令及有关方针政策、规章制度、新的护理知识等,通过主持病区各种会议,宣传和传达给护理人员,同时收集病区各种信息,如患者及其家属、护理人员的意见并汇报给上级管理部门。

(3)代言人:护士长为病区护士和患者及其家属的代言人,应维护护士和患者的合法权益。

代表护理人员与其他医务人员沟通协调业务工作,与行政后勤部门协商沟通保护护理人员的权益;代表患者反映其需求,与相关医务人员进行联络沟通,满足患者的健康需求。

3.决策方面

(1)计划者:护士长对病区护理业务工作要进行规划,制订年、季、月护理工作计划,针对存在的问题提出改进方案;指导年轻护士制订学习计划;指导护理人员制订或修改患者的护理计划;完善修改有关规章制度、护理人员岗位职责等。

(2)谈判者:病区任何人员之间发生冲突和矛盾时,护士长有责任进行协调解决,通过双方协商、沟通与劝告,使双方互相体谅,化解矛盾,使冲突得以平息,力争做到使大事化小,小事化了。护士长的管理需要与医院有关部门人员进行协商和商讨,可以采取正式和非正式的形式,如向护理部申请调整护理人员,增加医疗护理设备,改变病区环境,商讨护士的培训计划、福利、待遇、医护合作等问题。

(3)资源调配者:护士长负责病区各类资源的科学分配和合理利用,向护理对象提供优质的护理服务。包括合理有效地组合护理人力资源,各班次有足够的护理人员,能够满足护理工作需要;对病区医疗护理仪器设备、办公用品等物质的计划、申请、领取、保管、维修和报废,保证病区医疗护理工作正常运行。

(4)变革者:护士长是医院护理管理体系中最基层的管理者,亲临临床第一线,最易发现护理管理中的问题,护士长在病区管理和病区护理服务方式上有较大的自主权,可以大胆尝试、大胆变革和创新,提高管理水平和护理质量。

五、护理管理者的基本素质

护理管理者的基本素质分为身体素质、思想素质、知识素质、能力素质和心理素质五个方面。

(一)身体素质

身体素质是护理管理者最基本的素质。健康的身体,是成就事业最起码的条件。身体素质包括体质、体力、体能、体型和精神。

(二)思想素质

思想素质是个人从事社会政治活动所必需的基本条件和基本品质,是个人政治思想、政治方向、政治立场、政治观点、政治态度、政治信仰的综合表现。护理管理者的思想素质与其政治生活经历、社会生活中的位置有关,是随着个人的成长在长期的社会实践中慢慢形成、发展、成熟的。

(三)知识素质

知识素质是护理管理者做好本职工作所必须具有的,它包括基础知识和专业知识。基础知识是护理管理者知识结构的基础,护理管理者应具备的基础知识主要包括管理学科的理论知识和相关学科的理论知识,并能灵活运用这些理论知识和方法,解决护理管理中的实际问题。专业知识是护理管理知识结构的核心,包括护理专业领域的理论知识和基本方法,护理管理者必须不断更新知识,掌握国内外护理专业发展前沿的新动向。

(四)能力素质

能力素质是护理管理者必须具备的并直接与活动效率有关的基本心理特征,是承担管理责任和行使管理权力的基础。护理管理者能力素质是一个综合概念,是技术能力、决策能力和多维协调能力、识人用人能力等。护理管理者所处的岗位不同,需要的能力也不同,高层的护理管理者需要科学决策能力,中层护理管理者主要需要交往协调能力,基层护理管理者需要技术方面和日常部门运作的能力。

(五)心理素质

心理素质是人在感知、想象、思维、观念、情感、意志、兴趣等多方面心理品质上的修养。良好的心理素质是心理健康或具备健康的心理。护理管理者的心理素质包括:责任感、创新意识、权变意识、心理承受能力、心理健康状况、气质类型和护理管理者的人格等。

六、护理管理面临的挑战

(一)高学历、高层次护理专业人才竞争的挑战

2010年国家新出台了"国家中长期人才发展规划纲要",各医院为了在护理科研领域走在前面和解决护理专业学科带头人短缺,急需增加高素质护理人才,各医院即将相继出台吸引护理优秀人才的政策和措施。而现阶段各医院高学历、高层次的护理人才本身就矩缺,这个问题已成为护理管理中的突出问题。因此,管理者要引入人才竞争机制,要运用行为科学、重新塑造人际关系,增加人力资本,提高人力质量,改善人力管理,充分利用人力资源,推行民主管理,提高人员参与意识,建设组织文化,培育组织精神,实现人与工作完美结合,来吸引更多的人才。

(二)循证护理的挑战

随着循证医学在临床上的广泛应用,循证护理才刚刚起步。加快循证护理的研究,以寻求最佳最科学的方法实施治疗方案,强化医护间的协作和护理的科学性;考虑医疗成本,为成本-效益提供核算依据,节约医疗资源,控制医疗费用增长过快。

(三)对患者全方位管理模式的挑战

2010年卫生部召开了"全国护理工作会议",会议精神是:服务改革大局,夯实基础护理,改善护理服务,树立行业新风,促进医患和谐,提高患者满意程度。基础护理不得由非专业人员做,逐步取消陪护。就意味着满足患者的一切需求全由护士管理,包括患者的一切生活护理和基础护理,对患者实行全新的、全方位的管理模式,是对护理管理的挑战。因此,要建立激励机制,落实护理职责,完善医疗卫生服务体系,构筑无缝隙、全程化、连续的人性化医疗护理,促进专业发展。

(四)新业务、新技术挑战

随着医学快速发展和科学技术不断创新,新业务、新技术的广泛应用,拓展了护理领域操作技术范围,为了适应医学的发展,需要大量的与医学发展相匹配的高素质护理人才。人们对健康保健需求日益增加,为护理专业的职能增加了新的内容,向护理人员和护理管理者提出了更高的要求,要求护士除提供医疗护理措施外,还应是健康教育执行者、心理问题疏导者、康复

训练指导者等。所以,要培育集体的创造力,推动技术创新、管理创新、制度创新,提高现有护理人员的综合素质和培养高素质的护理人员是护理管理者的重要任务。

（杨舒雯）

第二节　护理质量管理概述

一、护理质量的基本概念

（一）质量

质量(quality)又称为品质。在管理学中指产品或服务的优质程度。国际标准化组织(ISO)对质量的定义:"反映实体满足明确和隐含需要的能力的特性总和"。质量一般包括三层含义:规定质量(conformance quality)、要求质量(requirements quality)和魅力质量(qualityof kinds)。规定质量是指产品或服务达到预定标准;要求质量是指满足顾客的要求;魅力质量是指产品或服务的特性超出顾客的期望。

（二）护理质量

护理质量(nursing quality)是指护理工作及服务效果满足护理服务对象需要的优劣程度。

护理质量是通过护理服务的实际过程在结果中表现出来的,对护理质量的评价可用下面的公式表示:①规定护理质量＝实际服务质量－护理质量标准;②要求护理质量＝实际服务质量－服务对象的要求;③魅力护理质量＝实际服务质量－服务对象的期望值。差值为零,表示刚达到相应的护理质量要求;差值为正,表示超过了护理质量要求;差值为负,表示服务对象不满意。

二、护理质量管理的概念

（一）质量管理

质量管理(quality management)是组织为使产品质量满足不断更新的质量要求达到顾客满意而开展的策划、组织、实施、控制、检查、审核以及改进等有关活动的总和。

质量管理的过程包括质量策划(quality planning)、质量控制(quality control)、质量保证(quality assurance)和质量改进(quality improvement)。质量策划是确定质量目标和要求以及采用质量体系要素并规定必要运行过程和相关资源的活动。质量控制是为达到质量要求所采取的贯穿整个活动过程的操作技术和监控活动,是针对企业内部而言。质量保证是为了向服务对象表明组织能够满足质量要求,在质量体系中实施并根据需要进行证实信任度的有计划、有系统的活动过程,是针对用户而言的。持续质量改进是指增强满足顾客需求的能力的循环活动。

（二）护理质量管理

护理质量管理(nursing quality management)是指按照护理质量形成的过程和规律,对构成护理质量的各要素进行计划、组织、协调和控制,以保证护理服务达到规定的标准,满足服务对象需要的活动过程。护理质量管理的主要特点包括伦理性、时间性、连续性、技术性、科学性、整体性和安全性。

三、全面质量管理

（一）质量管理的发展历程

1. 质量检验阶段

20 世纪前，产品质量基本上依靠操作者的技艺和经验保证。到 20 世纪初，科学管理之父泰勒提出了在生产中应该将计划与执行、生产与检验分开的主张。对产品质量进行检验的"三权分立"（即有人负责制订标准、贯彻标准、按标准对产品质量进行检验）的质量管理是质量检验阶段的开始。

2. 统计质量管理阶段

由于"事后把关"的检验难以预防不合格产品的发生，从 20 世纪 20 年代开始，一些国家相继制订并发布了公差标准，以保证批量产品的质量一致性。后来，美国人道奇和罗米格又提出了抽样检验法。第二次世界大战期间，为了提高军品质量和可靠性，美国制订了战时质量控制标准。一般认为 20 世纪 40 年代的这些理论和实践的进步是质量管理开始进入统计质量管理阶段的标志。统计质量管理把"事后把关"变为事先控制、预防为主，开创了把数理方法应用于质量管理的新局面。

3. 全面质量管理阶段

从 20 世纪 50 年代起，科技进步加速，产品的复杂程度和技术含量不断提高，人们对产品质量的要求越来越高。在这样的社会历史背景推动下，20 世纪 60 年代初，菲根堡姆和朱兰提出了全面质量管理的科学概念及理论。质量管理的历史从此进入了全面质量管理的阶段。

（二）全面质量管理的含义

关于全面质量管理，在国际标准 ISO8402:1994 中的定义是"一个组织以质量为中心，以全员参与为基础，目的在于通过让顾客满意和本组织所有成员及社会受益而达到长期成功的管理途径。"

四、护理质量管理的基本原则

质量管理过程中，应该遵循的原则有以下几点。

1. 以患者为关注焦点的原则

组织依存于顾客。因此，组织应当调查、识别并理解顾客当前和未来的需要以及期望，确保组织制订的目标与顾客的需要和期望相结合，满足顾客要求并争取超越顾客的期望。患者是医院赖以生存和发展的基础，医院的医疗和护理的中心就是患者，服务于患者满足其需要，并提供超出患者期望的服务，是医院存在的前提和决策的基础。护理质量管理的目的就是保证以最佳的护理服务，满足护理服务对象的健康需求。因此，临床护理工作必须以患者为中心，为其提供基础和专业的护理服务，正确实施各项治疗和护理措施，为患者提供健康指导，并保证患者安全。

2. 发挥领导作用的原则

领导者确立组织统一的宗旨和方向，他们应当考虑所有相关方的需求和期望，为本组织的未来描绘清晰的远景，确定富有挑战性的目标。创造并保持使员工能充分参与实现组织目标的内部环境，为员工提供所需的资源和培训，并赋予其职责范围内的自主权。医院护理工作的领导者应使护士理解组织的目标和目的,并激发护士的工作热情和积极性。要让全体护理人员认识到为患者提供安全、优质、高效、经济的护理服务是医院的根本目标,在组织的所有层次上建立价值共享、公平公正和道德伦理观念,创造良好的内部环境,确保护理质量管理体系得以有效运行。

3. 全员参与的原则

组织内的各级人员都是组织之本,只有所有成员都充分参与到目标的实现过程中,才能充分发挥他们的价值,为组织带来效益。各级护理管理者和临床一线护理人员的态度和行为直接影响护理质量。因此,护理管理者必须重视人的作用,让每个护士了解自身贡献的重要性及其在组织中的角色,使护理工作者能以主人翁的责任感去解决各种护理问题,增强护理人员的质量意识,使他们对自身的表现负责,并积极参与和为持续改进护理质量做出贡献。

4. 过程方法的原则

"过程方法"即将活动和相关资源作为过程进行管理,可以更有效地得到期望的结果。因为所有的工作都是通过过程来完成的,通常一个过程的输入是上一个过程的输出。为了取得预期的结果,管理者应系统地识别和管理组织内的所有活动,一个组织的质量管理就是对各种活动过程进行管理。

管理者识别组织职能之间和职能内部活动的接口,明确管理活动的职责和权限,使工作协调一致并获得可预测的结果。护理管理者不仅要识别患者就诊、住院和出院的全部服务过程,而且要对护理服务质量形成过程的全部影响因素进行管理及控制。

5. 系统方法的原则

管理的系统方法是将相互关联的过程作为系统加以识别、理解和管理,有助于组织提高实现目标的有效性和效率。医院是一个系统,由不同部门和诸多过程组成,它们是相互关联、相互影响的。理解医院体系内各过程和诸要素之间的相互依赖关系以及在实现组织目标过程中各自的作用和责任,并尽力关注关键过程,可以提高组织的协调性和有效性。将护理质量管理体系作为一个大系统,对组成管理体系中的各个要素加以识别、理解和管理,才能实现护理质量管理的目标要求。

6. 持续改进的原则

持续改进是指在原有的基础上不断提高产品和服务质量、过程和效果以及管理体系的效率的循环活动。有效地持续改进,需在整个组织范围内使用一致的方法持续改进组织的业绩,将持续改进作为组织内每位成员的目标,并为员工提供有关持续改进的方法和手段的培训。

如 PDCA 循环模式,调查分析原因,采取纠正措施,并检验措施效果,总结经验并形成规范,杜绝类似问题再次出现,以实现持续质量改进。

7. 基于事实的决策方法

有效地决策是建立在数据和信息分析的基础上。确保数据和信息的精确性和可靠性,并使用正确的方法分析数据,使做出的决策是基于充分的数据和事实分析的基础上,减少决策不当和避免决策失误。

因此,护理质量管理要求管理者对护理服务过程进行监控和测量,从得到的数据和信息中分析患者要求的符合性以及护理服务过程的进展情况和变化趋势,增强对各种意见、决定的评审和改变的能力。

五、护理质量管理的基本任务

（一）建立质量管理体系

护理质量管理体系是医院质量管理的重要组成部分，完善的质量管理体系是开展质量管理、实现质量目标的重要保证。

护理质量是在护理服务活动过程中逐渐形成的，要使影响护理活动过程的诸要素都处于管理控制中，必须建立完善的护理质量管理体系，使各部门、各级护理人员、各项工作活动等各种质量要素组合起来，形成一个目标明确、权责明确、协调一致的质量管理体系，才能保证护理服务质量的不断提高。

（二）进行质量教育

质量教育就是为提高护理人员的质量意识，传授质量管理的思想、理论、方法和手段等科学知识，获得保证服务质量的技能，而对护理人员所进行的培训活动。通过质量教育，可以提高全体护理人员的质量意识，使护理人员认识到自身在提高护理质量中的责任和价值，唤起他们自觉参与质量管理的积极性、主动性和创造性，从而提高整体护理质量，满足患者对护理服务的要求。

（三）制订护理质量标准

护理质量标准是进行科学护理质量管理的基础，是进行质量管理和规范护理人员行为的依据，是保证护理工作正常运行和提高护理质量水平的重要手段。护理活动过程的各个环节若没有科学的质量标准，没有标准化的质量管理，护理工作将不能连续而有秩序地进行。因此，只有建立科学的护理质量标准体系，才能保证为患者提供的护理服务质量。

（四）进行全面质量控制

全面质量管理关键在一个"全"字，把单位质量管理看成一个完整的系统，要求对构成质量系统的诸要素进行全方位管理。涉及范围包括护理人员素质、护理技术管理、专科护理质量、护理服务质量、环境质量、各项护理指标的管理、设备管理、护理信息管理等。全面质量管理的基点是"全"，但必须"有重点"，管理的重点是护理质量体系的确立，如临床护理质量管理、人员素质质量管理等。不抓临床质量、培养高素质的医护人才，全面质量管理就不可能成功。

（五）持续改进护理质量

持续质量改进是现代质量管理的重要观点之一，是质量管理的原动力，质量改进的关键是持续性。在医院就是要按患者的健康需求不断改进护理服务质量，树立追求卓越、不断改进的护理服务意识，不能安于现状。若没有持续质量改进，医院的护理质量控制则是僵硬的、落后的。持续质量改进观点符合现代患者健康需求。

六、护理质量标准化管理

（一）质量管理标准相关概念

1. 标准

我国国家标准的定义是，标准（standard）是对重复性事物和概念所做的统一规定，是衡量事物的准则、榜样和规范。标准是现代化管理的必备条件，只有标准才能规范人们的行为。制订标准的目的就是建立最佳工作程序，取得最佳工作效果。

2. 标准化

标准化(standardization)是指标准的制订、贯彻和修订中有组织的活动过程。标准化就是对标准全部活动的过程,包括制订标准执行标准、改进和修订标准的全过程。这是一种循环,而且每循环一次,标准的质量要提高一次。

3. 标准化管理

标准化管理(standardization management)是指在管理过程中,以标准化的形式来进行计划、组织、协调和控制。标准化管理突出把标准化贯穿于管理的全过程,要始于标准,终于标准。在管理中全面、系统地应用标准化方法进行各项职能管理。

(二)护理质量标准

1. 定义

护理质量标准(nursing quality standard)是依据护理工作内容、特点、流程、管理要求、护理人员及服务对象特点、需求而制订的护理人员应遵守的准则、规定、程序和方法。如护理人员服务质量标准、病房管理质量标准、基本技术操作质量标准、基础护理质量标准、护理文书书写质量标准、护理质量检查标准等。

2. 护理质量标准体系的结构

我国学者把医疗质量管理划分为基础质量、环节质量和终末质量,称之为三级结构理论。该理论也适用于护理质量管理。

(1)基础质量标准:基础质量是指提供护理工作的基础条件质量,是开展护理服务的基本要素。基础质量管理的重点是对构成护理工作的各基本要素进行质量管理,主要内容包括人员、技术、物资、环境、时限和信息等。对基础质量管理要求建立健全护理工作制度、护士的岗位职责和工作标准、各科疾病的护理常规和技术操作规程。同时制订并落实护理质量考核标准、考核办法和持续改进方案。如基础护理质量评价标准、护理文书规范,有定期的质量评价,应急预案与处理程序。

(2)环节质量标准:环节质量又称为过程质量,是各种要素通过组织管理所形成的各项工作能力、服务项目及其工作程序或工序质量。在过程质量管理中强调医疗服务体系的连贯性和衔接性。连贯的护理服务主要指患者从就诊到入院、诊断、治疗、护理及出院等各个护理环节的衔接。

(3)终末质量标准:终末质量是指患者所得到的护理效果的综合质量。是由各种质量评价方法形成的质量指标体系,如技术操作合格率、差错发生率、压疮发生率、患者对护理服务的满意度等。

基础质量、环节质量和终末质量三者是不可分割的整体,它们相互影响、相互制约,最终目标是提高护理质量。

3. 常用的护理质量标准

护理技术操作质量标准(包括基础护理技术操作和专科护理技术操作);临床护理质量标准;护理病历书写质量标准;护理管理质量标准,包括护理人员管理标准、各项工作标准、物资及设备管理等。

(三)护理质量标准化管理

护理质量标准化管理,就是制订、修订护理质量标准、执行护理质量标准,并不断进行护理标准化建设的工作过程。

1. 制订护理质量标准的原则

制订护理质量标准要遵循的原则有以下几点。

（1）目的性原则：目的性原则是指针对制订标准的不同目的，制订不同种类的标准。制订标准必须有明确的目的，要考虑制订目的是什么？什么时间达到什么目的？需要注意的是：目的要适宜，既不能太高，也不能太低。

（2）科学性原则：护理质量标准化管理涉及理论科学和应用科学，护理质量标准必须是科学的，应符合护理质量管理的规律。护理质量标准不仅能够满足护理服务对象的需求，而且有利于规范护士行为，提高护理服务质量，有利于护理人才队伍的培养和护理学科的发展。

（3）可衡量和操作性原则：指各类指标一定要能测量和控制，实施后能达到标准规定要求。在制订护理质量标准时，要尽量用数据来表达，对一些定性标准也尽量将其转化为可计量的指标。

实践证明，护理质量指标太繁琐，不仅浪费人力、物资和时间，而且难以发挥标准化管理的作用。护理质量指标应具有客观性，符合实际工作，这类指标才具有可操作性。

（4）不断改进原则：不断改进是质量管理的精华，护理质量标准和质量标准化管理都要有坚持不断改进的原则。要使护理质量标准适应护理质量管理发展，满足护理服务对象的需要，就需要不断修订标准。

（5）严肃性和相对稳定性：指各项护理质量标准一经审定，必须严肃认真地执行。强制性指令性标准应真正成为护理质量管理法规；其他规范性标准，也应发挥其规范指导性作用。只有保持各项护理质量标准的相对稳定性，才能发挥标准化管理作用，不能朝令夕改。

2. 护理质量标准的制订与修改

制订和修订质量标准的总原则是要注意标准的目标性、科学性、先进性、合理性、现实性、可操作性和效益性。

（1）确定目标：①质量标准的制订首先要根据上级的要求和目标；②根据医院对护理工作的发展规划，确定质量标准目标；③近期护理质量的完成情况；④根据科室、医院内外环境的动态因素变化情况。质量目标可分为长期目标和短期目标。也可以根据实际情况分为年度质量目标、半年质量目标、季度质量目标、月质量目标或周质量目标。

（2）调查研究，搜集资料：制订质量标准前要进行广泛调查研究，包括国内外有关标准资料、以往指标完成的情况、相关方面的研究成果、实践经验和数据统计资料、本院和同级医院质量指标资料。搜集资料是非常重要的阶段，原则上是有用的资料越多越好。调查研究工作完成后，要进行认真的分析、归纳和总结。

（3）拟定提纲，撰写标准并验证：在资料丰富的情况下，拟定质量标准提纲。一个好的质量标准提纲，往往需要一个详细的提纲，最好拟定出五级提纲。五级提纲是标题套大标题，大标题套中标题，中标题套小标题，层层套。在详细的质量标准提纲的基础上，撰写有关标准的初稿。初稿完成后要发给有关单位和人员征求意见，并组织讨论，经过修改形成文件。较大的质量标准要有试行稿，要通过试验进行验证，确保质量标准的质量。

（4）审定标准，发布实施：对拟定的标准进行审批，根据不同标准的类别经有关机构审查通过后公布，在一定范围内发布实施。

（5）评价修订标准：质量标准的评价一般是一个标准目标实施完后的评价，也可以随时评价。评价的主要内容包括质量标准完成情况、指标的适度情况、指标的分配情况等。修订标准是在对标准进行评价的基础上,总结标准的执行情况,并根据工作中的新经验、现代管理的理论和方法、客观事物的发展,对标准进行修订。

(程红群)

第三节　护理质量管理方法

一、PDCA 循环

PDCA 循环,是美国著名的质量管理专家戴明(W. E, Deming)博士于 20 世纪 50 年代初提出来的,所以又称"戴明循环",简称"戴明环"。PDCA 循环,是英文计划(plan)、实施(do)、检查(check)、处理(action)的缩写,它是在全面质量管理中反映质量管理客观规律和运用反馈原理的系统工程方法。

(一)PDCA 循环的内容与步骤

PDCA 循环分 4 个阶段和 8 个步骤。

1. PDCA 循环 4 个阶段

P 阶段是计划阶段;D 阶段是实施阶段;C 阶段是检查阶段;A 阶段是处理总结阶段,并为下一个循环周期计划提供资料和依据。

2. PDCA 循环 8 个步骤

PDCA 循环 8 个步骤为:计划阶段 4 个步骤,实施阶段 1 个步骤,检查阶段 1 个步骤,总结阶段 1 个步骤,处理问题阶段 1 个步骤。

(1)计划阶段 4 个步骤。

列问题步骤:分析质量现状,找出存在的质量问题,并对问题进行归类、整理。

找原因步骤:分析产生质量问题的原因或影响因素。对上一个步骤列出的问题,进行详细分析,找出各种问题存在的原因以及影响护理质量的主要因素和次要因素。

确定目标步骤:根据工作任务,结合具体实际情况,对各种资料及问题进行分析,确定本次循环的质量管理目标。

制订计划步骤:针对影响质量的主要原因研究对策,制订相应的管理或技术措施,提出改进行动计划,并预测实际效果。计划要详尽、指标要具体、责任要明确和赏罚要分明。

(2)实施阶段:实施执行步骤,是管理循环的关键,按照预定的质量计划和实施方案组织实施,付诸实际行动。按照要求将工作落实到各个部门和人员,按时、按量、按质地完成任务。

(3)检查阶段:检查步骤:这是对已实施任务的检查、验收阶段。根据计划要求,以原始记录、统计资料、有关标准检查,对实际工作执行情况进行检查,将实际效果与预计目标做对比,分析进展情况。寻找和发现计划执行中的问题并进行改进。

(4)处理总结阶段巩固成果步骤:这是 PDCA 循环的第 4 阶段的第 1 步,即整个循环的第 7 步骤。把成果和经验纳入有关标准和规范之中,巩固已取得的成绩,防止不良结果的再次发生。

处理遗留问题步骤:也是 PDCA 循环的第 4 阶段的第 2 步,即管理循环的第 8 步骤。把没有解决的质量问题或新发现的质量问题转入下一个 PDCA 循环,为制订下一轮循环计划提供资料。

(二)PDCA 循环的特点

1. 循环往复

PDCA 循环的 4 个过程是一个有机的整体,紧密衔接,周而复始地循环。4 个工作阶段具有完整性、统一性和连续性的特点。在实际应用中,缺少任何一个环节都不可能取得预期效果,只能是一种低水平上的重复。一个循环结束后,解决一部分问题,可能遗留一些问题没有解决,或是又出现了新的问题,再进入下一个 PDCA 循环,依次类推。

2. 相互促进大

循环套小循环,小循环保大循环,作为一种科学的管理方法,PDCA 循环适用于各项管理工作和管理的各个环节。整个大系统要按 PDCA 循环工作,各子系统和环节也要按 PDCA 循环展开工作,各个层次都有更小的循环。整个医院的质量体系是一个大的 PDCA 循环,大循环中套着层层的小循环即各科室部门的质量体系。整个医院的工作质量取决于各部门、各环节的工作质量,而各部门、各环节的活动必须围绕医院的目标协调进行。因此,大循环是小循环的依据,小循环是大循环的基础,彼此相互促进。

3. 不断循环与不断提高

PDCA 循环不是一种简单的周而复始,也不是在同一水平上的循环,每循环一次都要解决一些问题,使质量管理提高一步,,接着又制订新的计划,开始在较高基础上的新循环。这种螺旋式的逐步提高,使质量管理工作从前一个水平上升到更高的一个水平。

二、护理质量缺陷管理

(一)护理质量缺陷相关概念

1. 护理质量缺陷

护理质量缺陷(nursing quality defective)指由于各种原因导致的一切不符合护理质量标准的现象和结果。分为患者不满意、医疗纠纷和医疗事故 3 种。

2. 患者不满意

不满意(discontent)是患者感知服务结果小于期望的恰当服务且超出容忍区所形成的一种心理状态。当患者对医疗服务不满意时会出现两种反应:患者不抱怨,继续接受服务,但容忍区域变窄,期望值提高,或直接退出服务;患者抱怨,问题得到及时解决,就会维持或提高患者满意度,否则,就会发生纠纷。

3. 医疗纠纷

医疗纠纷(medical dispute)是指患者或其家属对医疗服务的过程、内容、结果、收费或态度不满而发生的争执,或对同一医疗事件医患双方对其前因、后果、处理方式或轻重程度产生分歧而发生的争议。

4. 医疗事故

医疗事故(medical malpractice)是指医疗机构及其医务人员在医疗活动中,违反医疗卫生管理法律、行政法规、部门规章和诊疗护理规范、常规,过失造成患者人身损害的事故。

(1)医疗事故构成的条件:根据《医疗事故处理条例》中医疗事故的定义,医疗事故是发生在医疗机构及其医务人员向患者提供医疗服务过程中发生的特定的职业事故。因此,医疗事故的构成条件如下。

发生医疗事故的主体：发生"医疗事故"的主体是医疗机构及其医务人员。"医疗机构"是取得《医疗机构执业许可证》的机构。"医务人员"是取得执业资格并在医疗机构执业的医师、护士等。

行为的违法性：是指医疗机构及其医务人员违反了医疗卫生管理法律、行政法规、部门规章和诊疗护理规范、常规。

过失造成患者人身损害："过失"是指医务人员的过失行为，而不是主观故意，对患者造成的危害后果。同时，这种过失行为必须具有违法性。

过失行为和后果之间存在因果关系：这是判定医疗事故的一个重要方面。有过失行为，但未给患者造成所害，不属于医疗事故；虽然存在损害后果，但医疗机构和医务人员没有过失行为，也不能判定为医疗事故。

（2）医疗事故分级：《医疗事故处理条例》中规定，根据医疗事故对患者人身造成的损害程度，医疗事故分为四级。

一级医疗事故：造成患者死亡、重度残疾的。

二级医疗事故：造成患者中度残疾、器官组织损伤导致严重功能障碍的。

三级医疗事故：造成患者轻度残疾、器官组织损伤导致一般功能障碍的。

四级医疗事故：造成患者明显人身损害的其他后果。

（二）护理质量缺陷管理

1. 患者投诉的处理

当患者对护理服务感到不满意进行投诉时：①要耐心认真地对待，及时受理并做好记录，同时积极采取纠正措施，如解释说明、向患者道歉等，通过及时补救将不良影响降到最低程度。②对患者投诉的问题及时进行调查，确定问题并评估问题的严重性，分析产生问题的原因。如投诉结果属实，要给予适当的补偿措施，争取得到患者的谅解；对投诉结果不属实或与护理无关的，也要认真做好解释工作，并移交有关部门处理。③采取长效纠正措施，防止类似的问题再次发生，并进行追踪调查。

2. 医疗事故的处理

医疗事故的处理原则上应根据《医疗事故处理条例》由当事的医疗机构与患者及其家属进行协商解决。明确责任是处理医疗事故的前提，以事实为依据，以法律为准绳，维护医患双方共同的合法权益。在医疗事故的处理中，应掌握以下原则：必须制订医疗事故预案；要及时、正确、稳妥地处理医疗事故；加强医务人员的教育培训，重在预防。

3. 护理质量缺陷的预防

①要设立护理质量监控机构，加强对护理质量的监督管理、建立健全护理缺陷管理制度、建立预警机制、做好风险管理等。②要对护理人员的专业知识、专业技术水平进行不断提高和更新，严格遵守劳动纪律，严格按照各项护理操作规程执行。按照护理级别要求巡视患者，认真观察患者病情变化，按要求规范书写护理文书等。③要客观评价分析护理缺陷，对护理缺陷的发生做好根源分析，寻找原因，找出关键点。认真执行护理缺陷登记报告制度，进行整理归纳和总结，找出问题的规律和根本原因，吸取经验教训，杜绝类似护理缺陷的再次发生。④加强对护理人员的培训和教育，提高其自身素质和业务水平，减少护理缺陷的发生。

（程红群）

第四节　护理质量评价与持续改进

护理质量评价是质量管理的重要环节,贯穿于护理工作的全过程。所谓评价是指有组织、有计划地通过对活动的调查,就活动中的客观事物的核实对事物的性质的分析,判定被评价对象是否符合事先规定标准或要求的活动,而对质量做出客观的定论。护理质量评价的目的是根据提供服务的数量、质量、效益来评价服务对象对护理需求的满足程度、未满足的原因及其影响因素,对照护理标准找出差距,改进质量。

一、护理质量评价指标

护理质量评价指标一般分为护理工作效率指标和护理工作质量指标两大类。

1. 护理工作效率指标

护理工作效率指标主要反映护理工作数量。是标明负荷程度的,如护士人数、护士床位比、出入院患者数、门急诊人数、手术台次、床位使用率、床位周转率、平均住院日、重症护理率、抢救成功率、卫生宣教人次和健康教育覆盖率等。

2. 护理工作质量指标

护理工作质量指标主要反映护理工作质量。如护理技术操作合格率、基础护理合格率、特护和一级护理合格率、护理文书合格率、护理缺陷发生率、医院感染发生率、病房管理合格率、陪护率、护士培训率、考试及格率、患者满意度等。

二、护理质量评价的方式

根据评价主体不同分为医院外部评价、自我评价、服务对象评价和第三者评审。

1. 医院外部评价

医院外部评价主要是由卫生行政部门对各级医院的功能、任务、水平、质量和管理进行的综合评价。

2. 自我评价

由服务机构提供主体对自己的服务质量进行评价的方式。如由护理部、科护士长、护士长三级质控构成医院护理质量监控网络,此外还有护理质量控制小组等对本机构的护理质量所进行的定期或不定期的评价。根据组织者的不同,自我评价又分为垂直评价和横向评价。垂直评价是上级对下级进行的评价。横向评价是部门和部门之间,或者同级人员之间的评价。

3. 服务对象评价

服务对象评价即护理服务对象对服务质量进行的评价。患者是服务结果的直接受益者,对服务质量最,有评价权。如患者对护理服务满意度评价。

4. 第三者评审

由医疗机构之外与医疗机构和消费者无利害关系的第三者机构进行。评审者既不是服务提供者,也不是消费者。因此,该类型的评审具有中立性、学术性、公正性、透明性等特征。

三、护理质量评价内容与方法

护理质量评价的内容包括基础质量评价、过程质量评价和终末质量评价三个部分。基础质量评价是对构成护理服务所需的基本内容的各个方面进行的评价。过程质量评价是对护理服务各个环节的质量进行评价。终末质量评价是对护理服务的最终结果的评价。

四、护理质量评价结果分析

护理质量评价的结果主要表现形式是各种数据,必须对这些数据进行统计分析,才能对护理质量进行判断。护理质量评价结果分析方法很多,常用的方法有定性分析法和定量分析法2种。定性分析法包括调查表法、分层法、水平对比法、流程图法、头脑风暴法、因果分析图法等。定量分析法包括排列图法、直方图法、散点图等的相关分析。

1. 统计表

统计表是原始数据的一种整理结果,应用最广,用途最大。统计表通常采用表格形式,清晰、对比强烈,便于阅读,是一种非常适用的质量管理工具。统计表的构成通常包括标题、标目格式、线条、数字、备注等。

2. 因果图

因果图是 1953 年日本东京大学石川馨教授提出的管理方法,又名鱼骨图。一个质量问题的发生往往是多种因素综合作用的结果,因果分析图就是从这些错综复杂的因素中抓住关键因素,将影响质量的因素按大、中、小、细小分类,依次用大小箭头标出;判断真正影响护理质量的主要原因。

3. 排列图

排列图又称主次因素分析图,是意大利经济学家巴雷托(Vifredo Pareto)发明的,又称巴雷托图,是一种找出影响工作质量关键因素的统计图。排列图的特点:按问题大小进行排列,找出关键因素;强调分层分析,明确问题,有利于确定问题的次序;强调用数据说话,每一次都有频数和累积百分比。

排列图的作用:确定影响质量的关键因素。在排列图上通常把累计百分比分 3 类:A 类因素是在 80% 以内的因素,即主要因素;B 类因素是在 80% ~90% 的因素,即次要因素;C 类因素是在 90% ~100% 的因素,即一般因素。排列图可用来确定采取措施的顺序,注重措施效果的鉴别。对照采取措施前后的排列图,可以对措施的效果进行鉴别。某医院对某年的医疗质量缺陷的项目进行统计分析。

4. 控制图

首先将高等数学列入管理科学的是美国数理统计学家休哈特,他于 1924 年创立控制图,又称休哈特控制图。休哈特控制图是最基本的、应用最广的控制图,也称常规控制图。控制图可以明确质量究竟是由偶然原因还是系统原因引起的,从而判断质量是否处于控制状态。

控制图的结构:纵坐标表示质量要求,横坐标表示时间发生的事件。一般与横坐标平行画 3 ~5 条线,即中心线(以均值表示)、上下控制线(X ± 2S)、上下警戒线(X ± S)。

5. 条形图

用条形的长短表示数量的多少,显示它们的对比关系。主要用途:①表示医院不同年限、月份、条件下同类指标前后的变化;②表明总体的结构在时间上的变化。分为单式、复式和结构式 3 种。

6. 相关图

用来研究判断两个变量之间相关关系的。它由一个横坐标、一个纵坐标和散点组成。

五、护理质量的持续改进

（一）质量改进

质量改进是对现有的质量水平在控制和维持的基础上加以突破和提高，将质量提高到一个新水平的过程。

质量改进的宗旨就是永远追求更好，因此质量改进活动是永无止境的。从方法论的角度，质量改进活动的过程可用 PDCA 循环来表达和指导。PDCA 循环是开展质量改进活动的科学工作程序，可应用于任何实体组织的质量改进活动。

（二）护理质量改进

当护理质量没有发现问题时，改进活动主要是指主动寻求改进机会，识别护理服务对象的新期望和新需求，寻求改进方向。当护理质量出现问题时，应及时对护理服务过程审查。在质量改进小组的领导下，鼓励全员参与，要有科学的态度和严谨的作风，开展多种形式的质量改进活动。

（程红群）

第五节　护理业务技术管理

护理工作具有很强的科学性、技术性和服务性，护理服务对象主要是身患不同疾病的人，而且随着患者维权意识的增强，加之现代护理工作的特殊性，要求护理人员要有扎实的专业知识和过硬的操作技术。

因此，护理管理者对护理业务技术应用科学的管理手段，积极影响护理服务的效率和效果，保证为患者提供高质量和安全的护理服务。

一、基础护理技术管理

基础护理是指为满足患者基本生理需要、心理需要和治疗需要应具备的护理基本技能。

基础护理是临床工作中最常用、最普遍的基本理论和操作技术，是专科护理活动的基础和提高护理质量的重要保证。

（一）基础护理技术内容

按照护理活动对患者的轻重缓急程度来划分，可分为一般护理技术、常用急救护理技术和基本护理常规和制度。

1. 一般护理

技术包括患者出入院护理、床单位的准备、患者的清洁与卫生、生命体征的监测、各种注射的穿刺技术、无菌技术、给药、吸氧、导尿术、护理文书等。

2. 常用急救护理技术

常用急救护理技术包括心电监护、心肺复苏、呼吸机的使用、止血包扎等。

3. 基本护理常规和制度

基本护理常规和制度包括患者护理常规、病房工作制度、门诊工作制度等。

（二）基础护理技术的管理措施

1. 提高护理人员对基础护理技术重要性的认识

护理人员对基础护理的认识和态度直接影响基础护理的质量。通过对护理人员进行人文关怀和基础护理重要性的教育,使护理人员从思想上和行动上重视基础护理,自觉主动地提供高质量的基础护理。

2. 建立与完善基础护理技术的制度和标准

完善的护理制度和标准可以约束、协调和统一护理人员的行为,避免由于认识的不同和要求的不一致而造成护理行为上的随意性,同时完善的标准也有利于进行护理质量考评。

3. 加强对基础护理技术的培训

通过对护理人员的基本理论、基础知识和基本技能的培训和考核,使护士熟练掌握基础护理技术,促进护理工作的效率和质量的提高。

4. 加强基础护理质量控制

建立健全护理质量监控体系,深入到护理工作中进行监督检查,发现问题,及时纠正,不断提高基础护理质量。

二、专科护理技术管理

专科护理技术是指临床各科特有的基础护理知识和技术,具有专科性强、技术操作复杂、新技术多等特点。

（一）专科护理技术的内容

1. 疾病护理技术

疾病护理技术包括各专科疾病的护理技术,如各类心脏病、心脑血管疾病、各种手术患者的护理。

2. 专科诊疗护理技术

专科诊疗护理技术包括一般诊疗护理技术(如各种功能检查、专项治疗护理技术)和特种诊疗护理技术(如血液净化护理技术等)。

3. 健康教育

健康教育是整体护理的重要内容,根据专科患者的具体情况,开展健康教育,促进患者早日康复。

（二）专科护理技术管理的措施

1. 制订落实专科护理操作规程和标准

要体现以患者为中心,满足患者的期望和需求,遵循科学性、先进性、适应性和可行性的原则,制订专科护理操作规程和标准。同时,应加强质量管理,认真落实专科护理措施,做好定期地指导、监督、检查和评价,提高专科护理质量。

2. 加强专科业务技术的学习和培训

由于专科护理具有操作复杂、范围广、内容多、涉及新技术多等特点,因此,应重视临床专科护理技术的培训。学习内容可包括专科疾病的病因及发病机制、临床表现、诊疗方法和护理要求;专科护理常规和技术操作规程;健康教育的知识和技能;仪器设备的使用。

3. 提高协调与合作能力

专科疾病的检查、治疗和护理是通过多部门和多专业的共同配合而完成,护理人员应提高交流沟通能力,协调好各方面的工作合作关系,促进专科护理质量的提高。

三、新业务、新技术管理

新业务、新技术的狭义概念是指本地区、本单位新开展的诊疗技术和手段。

（一）新业务、新技术的内容

新业务、新技术的内容包括由于观念更新、护理模式转变带来的护理工作制度和流程的改变;新型的护理技术、仪器设备、工具的应用;由于医疗新业务、新技术的开展,护理工作中为配合而形成配套的新业务、新技术。

（二）新业务、新技术的管理措施

对新业务、新技术的管理应注意:成立护理新业务、新技术管理小组;加强对新业务、新技术的论证和审批;建立健全相关规章制度;组织护理人员参加新业务、新技术的学习和培训;选择实施者,应从实施科室和人员的兴趣、专业思想、技术力量和设备条件等方面考虑;明确目标、周密计划以及具体实施;进行效果评价、总结经验、不断改进和创新。

（程红群）

第六节　护理人力资源管理

护理人力资源是卫生人力资源的重要组成部分。如何做好护理人力资源的管理,特别是运用现代人力资源管理新观念,规划开发、合理配置、规范使用护理人力资源,充分发挥其作用,直接关系到护理服务的质量和护理专业的发展,关系到整个医疗卫生护理服务水平。护理人力资源管理的目标是根据医院管理总目标和任务,结合护理工作的科学性、社会性、持续性和女性生理特点,提供科学、合理的人力安排,充分调动每个护理人员的工作积极性,提高护理工作效率。

一、护理人力资源概念

护理人力资源的界定,通常分为广义和狭义两种:①广义的护理人力资源是指在一定的社会组织范围内人口总量中所蕴含的具有从事护理工作劳动能力的人员的总和,包括正在从事护理工作的护理人员和护理专业学生等;②狭义的护理人力资源主要是指有从事护理工作智力和体力的人员的总称,即具有护理专业中专以上学历,通过全国护士执业考试（或免试资格）并取得护士执业证书,在医疗机构直接为患者提供护理服务的护理人员。

护理人力资源按技术职称分类有:主任护师、副主任护师、主管护师、护师、护士、助产士、卫生员、护理员等。

二、护理人力资源管理的特点

为了实现护理人力资源配置的优化组合,稳定护理专业队伍,提高护理质量和护理人员的综合素质,医院护理管理者应掌握护理人力资源管理的特点。

（一）系统性

护理人力资源管理是医院人力资源管理系统中的子系统,而医院又处在社会大环境中,是社会系统中的一个有机组成部分。护理人力资源管理贯穿于护理工作及护理管理之中,不仅关系到护理部及护士长,而且和每个护理人员及患者息息相关。因此,每个护理人员都必须置身于这个系统中,实行全过程、全方位、全员性的系统管理。

(二)规划性

医院的护理管理要有规划或计划,才能实现组织的目标。如果护理人力资源管理没有规划,或规划不及时、不周密,必然会造成人力资源的紧缺或浪费。制订护理人力资源规划时,应对人力资源当前存在的问题和未来护理专业及护理工作的发展进行充分预测及评估。建立以需求为导向、合理使用护理人力的机制,优化人力资源配置,保持人力资源在数量上、专业结构上、学历层次上、素质能力上、工作资历上等方面配置的合理性,要求人力配置与岗位职责相一致。

(三)协调性

护理人力资源管理是医院人力资源的重要组成部分,内涵丰富、环节较多、涉及面广。搞好上下左右里外的协调尤为重要:一是协调机关各个部门,管理工作的各个环节,以期达到统一,不发生或少发生矛盾。当发生问题时,能够及时加以协调,保证护理人力资源管理各个环节之间建立良好的合作关系,以实现共同的目标;二是各级护理人员都有自己职责和工作任务,必须做到全院及全科的统一协调,保持平衡,完成好各项工作任务。同时应与医疗、医技、后勤等科室及部门互相尊重、互相支持、及时沟通、通力协作。总而言之,护理人力资源管理的协调性贯穿护理工作的全过程,只有高度的协调统一才能认真履行岗位职责,团结协作以保证护理质量的提高,达到政府满意、社会满意、患者满意的目的。

(四)人本性

医院的服务对象是患者,护理人力资源管理必须树立"以人为本"思想。首先,应坚持"以患者为中心",教育护理人员要急患者之所急、想患者之所想。不论患者态度如何,在工作中首先要主动关心患者和尊重患者,热忱地为患者提供各种服务和信息,认真回答患者的问题,帮助患者了解和掌握更多有关疾病预防和健康知识,满足患者的需求;其次,是对护理人员的管理也要强调人本思想。

随着管理水平的提高和发展,管理的要素越来越多,但人的因素仍然是管理首位。抓住了人的管理就抓住了关键。护士大多数是女性,她们肩负着工作、家庭的重担,夜班辛苦,实际困难较突出。护理管理中要重视护士的主观及客观因素,注意护士的不同需求,了解护士的疾苦,尊重护士的劳动价值,提高护士的待遇,帮助护士解决困难,充分调动每个护士的工作积极性和创造性。

三、护理人力资源配置原则

(一)以国家卫生部颁发的文件为原则

国家卫生部、国家中医药管理局《医院实施优质护理服务工作标准(试行)》(卫医政发〔2010〕108号文件)中要求。

1.依据护理工作量和患者病情配置护士,病房实际床位数与护士数的比例应当务 1:0.4,每名责任护士平均负责患者数量不超过 8 个。

2.一级护理患者数量较多的病房,护士配置应适当增加。

3.临床一线护士占全院护士比例≥95%。

（二）以满足患者的护理需要为原则

护理工作的目标是为患者提供最佳的整体护理。所以护理人员的配置应结合医院实际情况及各科室护理工作量,结合病床使用率、周转率、平均住院日及专科发展情况,合理设置护理岗位,做到动态补充。

（三）以优化组合为原则

对于不同层级结构的护理人员,在配置管理上要进行人才组织结构优化,配置合理,人尽其才,才尽其用,充分发挥个人潜能,做到优势互补,以最小的投入达到最大效益,发挥人力资源的经济效能。

（四）以合理比例为原则

为提供高质量的护理服务,要合理配置护理人员的结构比例,主要包括分类比例和质量比例。分类比例指从事行政管理、教学科研、临床护理人员数量所占比例。质量比例是指护理人员所具有的不同学历和专业职务所占的比例。要保持目前护理人员高、中、初级的学历、职务和老、中、青梯队的三角形向橄榄形结构的比例发展。

（五）以能力对应为原则

配置上应使护理人员资历、能力等与所负担的工作任务相适应,充分发挥不同年龄段、不同个人才智的潜能,做到优势互补。对各级护理管理者,应达到责、权、利相一致原则。

（六）以动态发展为原则

随着护理专业的发展、服务对象的变化,医院体制、制度、机构等方面的不断变革,在护理人员配置方面也应适应形势发展的需要,不断进行动态调整。理管理者要有预见能力,重视和落实在职人员的继续教育,在人事工作上发挥对护理人员的筛选、调配、选用及培养的权利,使护理人员素质适应社会需要。

（七）以经济效能为原则

在合理配置人员,较大限度地发挥人力资源效能的同时,要考虑预算中人力成本消耗和经济效益。

四、医院护理人力资源配备标准

（一）医院护理人力资源配备标准（临床科室）

1. 按床护比计算

国家卫生部 1978 年经过测算和讨论,颁布《综合医院组织编制原则（试行草案）》,该文件对我国综合医院的人员编制做出了具体规定。此后,我国大多数医院按照此原则进行人员编制,按病床与工作人员之比配备护理人力:①医院 500 张床位以上的医院床护比 1：（0.58~0.61）;②300~500 张床位的医院床护比为 1：（0.5~0.52）;③<300 张床位者为 1：（0.4~0.46）;④临床床护比平均为 1：0.4。

由于医学模式的转变,护理工作的服务对象、服务范畴、内涵及患者的需求发生很大变化,护理人员的工作量已经远远超过 1978 年时段的工作量。一成不变的标准已经不能适应目前医院的护理需求。按照床护比 1：0.4 配备护士人数与按照现有工作量配备所需护士人数相比,前者明显偏低。另外,由于各个医院的科室的床位使用率,病种及护理工作量不尽相同,完全按照床护比机械地配置护理人员,是一种欠科学的人力配置方法。

2.按医护比计算

《综合医院组织编制原则(试行草案)》中规定,卫生技术人员比例占全院编制的70%~72%。护士在卫生技术人员中的比例为50%,医师与护士的比例为1∶2,这是各个医院必须遵循的准则。由于我国护理工作的工作范围和护理人员职责界定不清,许多医院护理人员在编不在岗现象普遍存在。因此,仅从医师和护士的人数比例上无法说明在医院中护理患者方面的护士人力实际投入的状况,也无法衡量患者每天所消耗的护理投入成本。

3.按护理工作量计算

护理工作量计算法配置护理人员是以按需设岗为原则,科学地测算护理工作量(护理工作时间或护理工时),运用公式计算合理配置护理人力资源,并根据医院类别、专科特点、质量要求及其他因素,通过直接或间接的工时测定确定实际工作量,再进一步计算出所需护士人数和设置比例。此测量方法根据患者分类系统及其测量公式的不同而分为不同类别。

(1)按日工作量计算。衡量护理工作量的指标是护理时间及护士提供患者的全部工作时间。Marianne G 在她的研究中将护理时间分为3类:①直接护理时间,包括所有护士与患者互动的操作内容,所有护士与患者直接接触的时间,包括患者的废弃物的处理;②间接护理时间,指所有不与患者发生直接接触的时间,如书写交班报告和讨论病情等;③相关护理时间,指病房内与患者无关的常规工作,如毒麻药计数、检查急救仪器以及文件整理等时间。每个患者每天全部护理时数是每个患者每天的直接护理时数、间接护理时数和相关护理时数的总和。平均护理时数=病房所有患者24 h 护理时数总和÷该病房患者总数。

(2)按级别护理计算。根据患者的躯体疾病的严重程度将其划分为不同的护理级别,然后采用工时测定法分类测算不同级别患者所需要的护理总工时,再根据测算公式算出所需护士人数。测算公式为:护士人数=(每日护理总时数÷每名护士每日工作时数)×休息系数×机动系数。但是,有研究表明,同一护理级别的患者,不论是每日所需护理总时间还是在某一直接护理项目上所需要的时间均可能会因为所属科室不同而有所区别。这说明分级护理与护理需求量不一定成正比,说明现行的以患者躯体疾病严重程度为标准的护理分级方法已经无法真实地反映护理人力资源配置的要求。

(3)按患者的生活自理能力计算。患者的日常生活自理能力,简称(ADL)。ADL 评定按Barthel 指数评定法,将患者分为Ⅰ、Ⅱ、Ⅲ、Ⅳ四个等级。患者对部分直接护理操作所需时间是不同的,有研究指出:每日护理时间=ADL Ⅰ级 CI(护理时间)×N1(患者数)+ADL Ⅱ级95% CI×N2+ADL Ⅲ级 95% CI×N3+AD Ⅳ级 95% CI×N4。

(二)医院护理人力资源配备标准(特殊科室)

根据《等级医院评审标准(2012 年版)》以及《医院实施优质护理服务工作标准(试行)》(卫医政发[2010]108 号)相关要求,特殊科室护理人力资源配置标准应符合以下要求。

1.ICU 护士与实际床位之比不低于(22.5~3)∶1。

2.手术室护士与手术床之比≥(22.5~3)∶1。

3.母婴同室、新生儿护士与床位数之比不低于0.6∶1。

4.NICU、PICU 护士与床位数之比达到(21.0~1.5)∶1。

5.其余科室根据护理工作量做相应的配备。

(三)医院护理人力资源学历和职称标准

按照《中国护理专业发展规划纲要(2011~2015 年)》规定如下。

到 2015 年,全国护士队伍中,大专以上学历护士应当不低于 60%;三级医院中,大专以上学历护士应当不低于 80%,护师以上人员应占 30% 以上;二级医院中,大专以上学历护士应当不低于 50%,护师以上人员应占 20% 以上;一级医院护师以上人员应占 10% 以上。

五、护理人员准入管理

1. 严格执行《中华人民共和国护士管理条例》,制订各级护理人员资质审核规定与程序,相关人员知晓资质审核规定与履职要求,并按期注册登记,依法执业,规范执业。

2. 招聘新护士的条件为国家承认的中专以上护理院校毕业(以毕业证为准)、经面试、考试合格者,统一进行岗前培训,培训考核合格方可进入临床工作。

3. 各临床科室须进行本科室上岗前培训,安排具体的带教老师全面负责上岗前护士的理论和临床技能培训。通过护士执业资质考试,并取得《中华人民共和国护士执业证书》的护士,考核合格后,方可独立从事护理工作。未注册护士在带教老师的指导下从事护理工作。

4. 特殊专科,如急诊科、手术室、ICU、血透室护士、门诊(保健科)预防注射护士须经相关专科知识培训考核,供应室消毒员须持证上岗。

5. 护理部主任、护士长等护理管理人员也须经过岗前培训上岗。

6. 主管部门对护理人员资质审核管理中存在的问题与缺陷进行追踪、评价和持续改进。

六、编制外聘用护士招聘管理

1. 每年对全院护理人力资源进行调查研究,根据需要再确定招聘编制外聘用护士具体的数量和条件。

2. 招聘方法有笔试、技术操作考试、面试等,考核合格方能聘用。

3. 签订招聘的合同规范,必须符合国家颁布的《劳动法》《合同法》《中华人民共和国护士管理办法》等法律、法规。

4. 建立相关职能部门(人事部、护理部)及用人科室共同管理的用人机制。

5. 建立聘用护理人员资质、岗位技术能力及要求、薪酬的相关制度规定和具体执行方案,并有执行记录。

6. 建立健全聘用护理人员技术档案。档案内容包括:个人基本资料、毕业证、护士执业证、工作经历、考绩、考勤、学术成果等。

7. 护理部定期分析编制外聘用护士使用情况。如编制外聘用护士总数、学历、年龄、缺勤率、离职率等情况,针对存在的问题采取相应管理措施。

七、护理人员的分工与排班

(一)护理人员分工方法

1. 按职务分工法

按职务分工包括行政管理职务和技术职称分工。行政管理职务包括护理副院长、护理部主任、副主任(总护士长)、片区(或科)护士长、病房护士长;技术职称包括主任、副主任护师、主管护师、护师、助产士、护士。

2. 按工作任务分工法

按工作内容分工有病房护士、手术室护士、供应室护士、门诊护士等,病房护士又分为办公护士、临床护士、治疗护士等。

3.按工作模式分工法

按工作模式分工有功能制护理、责任制护理、责任制整体护理等。责任制整体护理分为责任包干小组,由组长及责任护士、助理护士组成。

4.按层级分工法

对护理人员按照各自学历、职称、工龄、技术能力等综合情况以及科室人员结构特点,将护士进行分层,并制订不同层级的考核标准、岗位工作职责、工作流程等,使护理人员可以按能上岗、按岗取酬、责权利分明。目前,医院比较常见的护士分层分为 4 个层级,即 N1 为助理护士、N2 为责任护士、N3 为高级责任护士、N4 为护理专家。

(二)护理人员排班

1.责任制排班

(1)排班原则。

1)满足需求原则。根据病区的工作情况和患者的实际需要合理排班,确保各班次的护理人力在质量和数量上都能够完成当班的护理活动,并从整体护理的层面全面满足患者的需求。

2)结构合理原则。科学合理地对各班次护理人员进行搭配是有效利用人力资源,保证临床护理质量的关键。护理人员合理搭配的基本要求:一是基本做到各班次护理人员的专业能力、专科护理水平、资历及技术操作熟练程度等相对均衡,尽量缩小各班次护理人员在技术力量上的悬殊;二是保证每个护理班次都有能够处理临床护理疑难问题的资深护理人员,从而避免因人力安排不当出现的护理薄弱环节,保证各班护理质量。

3)工作效率原则。就是用尽可能少的人力,完成尽可能多的护理工作。在保证护理质量的前提下,护士长在具体排班时,应结合本护理单元每天护理工作量对护理人员进行合理组织和动态调整。护理人员调整参照的内容包括病房当日实际开放床位数、病危人数、级别护理工作量、手术人数、治疗业务配合需求、当班护理人员实际工作能力等。

4)公平公正原则。护士长应根据护理工作需要,合理安排各班次和节假日值班护理人员,做到一视同仁。

5)层级上岗原则。护士长还应结合护理人员的层级进行工作安排。基本原则是:高层级护理人员承担专业技术强、难度大、疑难危重患者的护理工作;低层级护士承担常规和一般患者的护理工作。这样可以从职业成长和发展规律的角度保证护理人才培养和临床护理质量。

(2)排班方法:对病区的所有患者实行"包床到护"的工作方法,每名护士平均负责≤8 名患者。不同层级、不同工作能力和工作经验的护士负责不同病情和技术难度的患者,为患者进行生活护理、基础护理、心理护理、健康教育和专科指导等全程、全面和连续的服务。责任制排班的人员组成分别是护士长、高级责任护士、责任护士及助理护士。这是一个由上到下的层级关系,工作上上一级对下一级监督指导,以保证护理工作的顺畅和安全。班次时间可实行三班制:责任 A 班(8:00~16:00)、责任 P 班(16:00~22:00)、责任 N 班(22:00~8:00);也可实行两班制:责任白班 D 班(8:00~20:00)、责任 N 班(20:00~8:00)。也可根据病区的收治情况进行适当调整,还可根据病区的患者数、危重患者的病情以及病区的护理特点等进行排班时间的调整,同时也增设护理骨干二线班。

2.弹性排班

(1)排班原则与目标。

1)以最少的人力完成最多的工作,但要考虑到护理人员的负荷。

2）以公平的原则排班,对所有护理人员均一视同仁,勿将排班视为奖惩的工具。

3）掌握护理人员的全面情况,合理搭配人力,能级对应,使护理人员得以充分发挥其才能和潜力。

4）按工作量安排人力,使护理人员能在在岗时间最大限度地满足患者对护理工作的需求,体现了"以患者为中心"的服务宗旨。

5）排班应注重连续性。

6）以劳动法、医院规定等作为排班的依据。

7）排班表应事先公布,以利于护理人员安排及处理私事。在不影响科室工作的情况下,尽量满足护理人员的个体需求。

8）排班表一旦公布,不可任意更换,特殊情况经护士长同意后妥当处理。

（2）排班方法。

1）分组管理,周期性排班。每隔一定周期各组固定班轮回。保证一段时间内白班人员相对固定,给予患者持续的整体护理。

2）根据护士的能级,合理分工。如层级高的护士分管病情较重的患者,层级较低的护士分管病情较轻的患者。

3）分析本科室护理工作的高峰时段,加强人员配备。如每日 5:30 ~ 11:30、11:30 ~ 14:00、17:30 ~ 22:00 等时段均属于护理人员相对较少,基础护理工作相对较多时段,应该根据实际情况安排护理加强班。

4）人性化排班。护士长在排班时应根据情况,在考虑保证各班人员搭配合理上尽量满足其要求。

随着优质护理服务和等级医院评审工作的深入开展与推进,护理工作模式也发生巨大变革,各医院均逐渐推行扁平化的责任制整体护理模式,对护理人员的排班也提出更高的要求,但是无论护理管理者根据工作目标、任务、护理人员的配备及工作能力,采取何种不同的排班方式,都应把握以下原则。

a. 排班以患者需要为原则。保证护理工作 24h 不间断的连续性,做到既满足临床护理的需要,又不影响护士的合法权益。

b. 掌握工作规律,科学合理排班,规范工作流程,提高护理工作效率。

c. 根据各班工作量安排不同层次的护理人员,提供不同患者需要的护理时数,特殊情况可采用弹性排班的原则。

d. 排班应储备人员,以便紧急情况下随时调配。

e. 掌握排班规律性,主要班次做到相对固定,分工明确,工作有连贯性。

f. 节假日排班,应以保证患者的安全和工作需要为原则。

八、护理人力资源紧急调配预案

（1）建立护理人力资源紧急调配领导小组,负责紧急调配。护理部掌握全院护理人员的工作动态以及每个护理人员在岗情况,根据收治患者特点、护理等级比例、床位使用率,在部分科室或部分专业实施弹性人力资源调配。

（2）建立弹性护理人力资源调配的人员储备库。有计划、有组织、有系统地对储备护理人员进行院内、院外的业务培训,适应随时接受调配的需要。

（3）各病区护士长须合理安排好本科室内的人力资源,并确定在特殊情况下的替代人选。当科室出现护理人力资源相对短缺,影响科室正常工作时,首先由病区护士长在科室内部协调解决。若本科室不能协调解决时,则向片区(或科)护士长汇报,在片区内协调解决。

（4）出现以下情况的科室,本片区调整仍不能解决护理人力资源短缺时,由片区(或科)护士长向护理部提出申请,护理部安排储备库中的护理人员到该科室进行支援,以保证护理工作的正常运转。

1）科室患者数量激增,加床数超过核定床位的 10% ,且床护比低于配置要求的科室。

2）危重患者及一级护理患者数量激增,护理工作量突然加大的科室。

3）遇各类重大抢救或需临时安排特别护理的科室。

4）长期病假(病假多 3 个月)或突然病假的护理人员较多,且床护比低于配置要求的科室。

（5）凡遇到突发公共卫生事件,院内、外紧急医疗抢救,特殊任务或在岗人员不能坚持正常工作等突发事件时,需启动紧急状态护理人员调配预案。

九、护理人员福利待遇及同工同酬

1.根据《中华人民共和国护士管理条例》及《中华人民共和国劳动合同法》的相关规定,编制内和编制外聘用护理人员在执业活动中按时获取国家或医院规定的工资报酬,享受相同的福利待遇和社会保险;有获得与其所从事的护理工作相适应的卫生防护、医疗保健服务的权利;有获得与本人业务能力和学术水平相应的专业技术职称的权利;有参加专业培训、从事学术研究和交流、参加行业协会和专业学术团体的权利。

2."同工同酬",是指用人单位对于在相同岗位、从事相同工作、付出等量劳动,并且得相应劳动业绩的劳动者应支付同等的劳动报酬。同工同酬的条件如下。

（1）劳动者的工作岗位、工作内容相同。

（2）在相同的工作岗位上,付出了同样的劳动工作量。

（3）同样的工作量取得了相同的工作业绩。

（4）不同种族、民族、身份的人,实行同工同酬。

十、护理人力资源档案管理

（一）档案管理的意义

1.管理手段科学化,有利于提高管理者的工作效率。档案管理内容一式两份,分别由个人和护士长保存,按各年、季度、月份记录,专人负责准确、方便、快捷的录入信息,改进护理信息的处理手段,提供精确、规范的信息,保证数据的准确可信。

2.管理资料数据化,有利于提高人力资源管理效率。根据档案中的具体情况,纳入季度质量考评,与月奖金补贴挂钩,可以在职称晋升和转聘中给予政策倾斜,为护理部及科室年终总结、个人述职提供数据资料。利于选拔、聘用优秀人才,使医院的护理人力资源在良性循环中不断自我优化。

3.人性化管理方法,有利于增强集体凝聚力。管理者根据个人的具体情况,不断地从满足"人"的需要角度出发,把情与管有机地结合起来,多关心她们的日常生活、学习、工作及情感,就会增强集体凝集力,激发下属人员的敬业精神,提高集体的职业价值。

（二）档案管理的内容

1.护理人员综合管理档案

护理人员综合管理档案包括护士基本情况、护士规范化培训、在职培训记录、理论及操作考核成绩、护士工作量情况（包括护士夜班汇总统计及护士考勤情况等）、护士论文发表情况等，护理教学情况、护士奖惩情况、护士论文发表情况及开展科研项目的课题情况。

2.护理人员个人档案

护理人员个人档案包括个人一般资料、护士规范化培训和在职培训内容及结果的记录、院（科室）理论和操作考核内容及结果、继续教育项目及学分获得情况、年出勤率及夜班完成情况、工作考核情况、受奖惩记录、撰写论文情况和参与科研的记录。

（三）档案管理的方法

1.护理人员综合管理档案：护士长根据护士个人档案内容的填写，完成病区护理人员管理档案相关记录。由各科室护士长或委派护士兼职秘书负责计算机输入管理，动态记录护理人员业务工作情况。

2.护理人员个人档案：由护士根据自身实际工作情况，完成个人档案相关记录并经护士长核实后，由计算机输入相同内容进行数据管理。

3.两类档案的原始数据均应妥善储存，数据输入公平、公开，需要时及时调整，并定期提交护理部储存，所有资料均保存至少10年。

十一、护理人力资源管理评价要点

（1）依照国家有关法律、法规要求，严格执行护士执业准入制度，登记注册资料齐全。

（2）护理部主任、副主任、护士长、护士的聘任符合资质条件要求。

（3）护理人员配置合理，医院护士数达卫生技术人员总数的50%。床护比达1:4以上。

（4）护理人员具备大专以上学历比例达到标准。

（5）各层级护士分工明确，能满足患者需要及工作任务完成，排班能体现"以患者为中心"的理念，做到合理、安全、优质、高效、低耗，并备有机动人员。

（6）有护理人力资源紧急调配预案及流程。

（7）有各级各类护士在职培训计划，护理人员岗前培训率达标，有护理人员准入管理规定，特殊专科护士经过准入培训及考核，登记资料齐全。

（8）招聘护士管理制度健全，人力资源档案管理规范。

（9）护理人员的绩效考核做到全面、公平、公正，有激励效果。

（肖爱民）

第七节　护理安全管理

护理安全管理是护理管理的重要内容。护理安全管理是保证患者得到良好的医疗护理和优质服务的基础，是防范和减少医疗差错事故及纠纷隐患的重要环节，对维护医院正常工作秩序和医院声誉及社会治安起到至关重要的作用。护理职业具有高风险性，护理人员在护理工作中要把患者的生命和安全放在首位,落实安全措施,做好安全管理,切实保障患者安全。

一、概述

（一）基本概念

安全是指没有危险,不受威胁,不出事故。护理安全管理是指尽一切力量运用技术、教育、管理三大对策,从根本上有效地采取预防措施,防范事故,把隐患消灭在萌芽状态,确保患者安全,营造一个安全、健康、高效的医疗环境。

（二）护理安全的分类

护理安全有狭义和广义之分。①狭义的护理安全是指在护理工作的全过程中,不因护理失误或过失而使患者的机体组织、生理功能、心理健康受到损害,甚至发生残疾或死亡;②广义的护理安全有三层含义,除上述狭义的概念外还包括因护理事故或纠纷而造成医院及当事护理人员承担的行政、经济、法律责任等,以及在医疗护理服务场所环境污染、放射性危害、化疗药物、血源性病原体、针头刺伤等都会对护理人员造成危害。

（三）护理安全文化

安全文化是安全价值观和安全行为准则的总和,体现为每一个人、每一个组织对安全的态度、思维程序及采取的行动方式。护理安全文化是护理人员对患者安全共同的价值观、信念和行为准则。护理安全文化的实质是一套科学完整的规章制度,是护士遵章守纪的自觉性及良好的工作习惯及人人自觉关注安全的工作氛围,没有"有无之分",只有"优劣、浓淡之分"。

（四）护理安全管理的意义

1.护理安全关系到患者预后

护理工作的特点决定了患者从入院到出院的全过程都离不开护士。医嘱的处理、执行;各种护理技术操作的完成;围手术期的护理等都是护理工作的具体实施。如果护士在工作中不认真履行职责,不认真执行"三查八对"制度,不按规章制度和操作规程实施护理,轻者增加患者痛苦,重者加重病情及增加患者经济负担,甚至危及患者生命。

2.护理安全关系到护理质量

护理安全是实现优质服务的关键,而优质服务是医院生存发展之根本。实现优质服务,就是要全方位的满足患者生理、心理健康和文明服务的需求,其关键环节在于保障护理安全。安全是护理质量的重要内涵和基础;是护理质量管理的重要内容和评价护理质量优劣的重要指标,只有准确及时地执行医嘱,安全有效地进行护理,才能促使患者疾病好转或痊愈,护理质量保障才得到根本的体现。

3.护理安全关系到医院声誉

医院的生存依赖患者的信赖和支持,安全直接影响到医院的声誉,声誉是医院的最大的影响力。患者来医院就医是特殊的消费者,生存、健康是他们的基本权利,疗效和安全是他们最基本的要求。护理的任务是促进健康,维护患者的基本权利。这就决定了护士在为患者提供护理服务时,要时时从法律的角度来审视自己的言行,做到一视同仁、平等待人。《医疗事故处理条例》实施后,人们的自我保护意识和法律意识更加增强。因此,护理安全绝不是无足轻重,而是与医院命运息息相关。

4.护理安全关系到患者健康

如果在护理工作中不重视安全,发生护理差错事故,不仅给患者造成痛苦,增加经济负担,还会给护理工作造成负面影响,损坏护士群体形象,同时给医院造成不良的社会影响及经济损失。《消费者权益保护法》中有规定:"消费者在接受服务时享有人身、财产安全不受损害的权利"。因此,医务人员应该尽最大能力和义务保障患者的人身安全和财产安全。

5.护理安全关系到自身利益

护理安全管理是减少护理缺陷、降低安全隐患、提高护理专业水平的关键环节;是控制或消灭不安全因素、避免发生护患纠纷和事故的客观需要;护理安全除保障患者的安全、护理质量、医院声誉之外,还涉及护理人员的自身利益。如人身安全、身心健康、奖励与惩罚、职称晋升及评优等。情节严重、影响极坏者甚至追究法律和刑事责任。

(五)护士职业安全

护理工作环境是治疗和护理患者的场所,存在诸多的不安全因素。护士是发生职业伤害的高危群体,在为患者提供各项检查、治疗和护理的过程中,可能会受到各种职业性有害因素的伤害。

因此,护士应具备对各种职业性有害因素的认识、处理及防护的基本知识和能力,以减少职业伤害,保护自身安全,维护自身健康。危害护士执业安全的因素有机械性、物理性、化学性、心理性、工作环境等,这些相关损害因素严重威胁护士的身心健康。护理管理者要制订科学合理的职业安全与防护制度,以减少护士职业暴露伤害的发生,增强护士职业安全性。

1.职业暴露的定义

职业暴露是指医务人员在从事诊疗、护理等工作过程中,意外被传染病病原体或者患者的血液、体液污染了皮肤、黏膜或者被含有病原体的血液、体液污染的针头及其他锐器刺破皮肤,致有可能被感染的情况。

2.职业暴露的防护

(1)标准预防:职业暴露的防护原则为标准预防,标准预防是针对所有患者和医务人员采取的预防感染的措施。凡是认定患者的血液、体液、分泌物、排泄物均具有传染性,不论是否有明显的血迹污染或是否接触非完整的皮肤与黏膜,接触上述物质者,均必须采取防护措施。

(2)标准预防的措施:

标准预防的防护措施:①认真落实手卫生、穿隔离衣、戴口罩、戴护目镜或防护面罩;②实施安全注射、正确使用防护用品、加强锐器伤的防护管理;③安全处置医疗废物,加强职业暴露于 HBV、HIV、HCV 人员的管理;④完善职业防护设施,强化护士职业安全教育,护士掌握自我防护技术;⑤实行人性化管理,减轻护士工作压力等。

二、临床护理安全管理

(一)护理工作中常见的不安全表现

1.制度、职责执行不严

护理工作中,不遵守规章制度,不严格按操作规程或简化程序,凭印象草率办事,是造成不安全的严重隐患。有的不认真执行医嘱,错抄或漏抄医嘱;遇到有疑问,不请示,不报告;遗忘重要医嘱、遗忘危重患者的特殊处理;有的交接班不认真,不执行床旁交接班制度,心中无数;有的不严格执行分级护理制度,巡视病房不及时,患者病情变化或病情恶化未能及时发现,失去抢救时机;值班时擅自离开工作岗位;有的存在侥幸心理,"一念之差"往往造成无法弥补的损失等。

2. 工作粗心大意,责任心不强

这类问题主要表现:上班思想不集中,分心走神,未把主要精力放在工作上;护理技术操作不细致、动作粗疏;对危重、昏迷患者不采取必要的安全措施,发生坠床/跌倒、压疮、烫伤等;护理措施不当、不及时,造成非计划性管道滑脱;操作不熟练发生并发症,如灌肠时用力过猛刺破直肠,导尿时引起尿道损伤大出血等。

3. 专业知识与技术水平低

这类问题主要发生在低年资护士及进修、实习护士身上。基础知识差,业务技术水平低,且不懂装懂;病情观察不仔细,不能及时发现存在的问题,特殊、意外情况处理不及时、不恰当;对解剖位置不熟悉,造成放置导尿管误入阴道,放置胃管误入气管等不该发生的错误。

4. 轻视患者的心理变化

护理工作中只注重执行医嘱、完成治疗,对患者的心理变化及反常的思想情绪观察不到位,没有及时做好心理护理;有的违反保护性医疗制度,有意或无意向患者透露病情,使患者丧失治疗信心,产生自杀念头。

从法律角度讲,患者自杀是一种自负的行为,但作为医院,是救死扶伤的机构,应避免发生这类事件。

5. 服务态度生、冷、硬、推

极少数护士对患者缺乏同情心、责任心和爱心,服务态度简单生硬,甚至训斥患者;有的护士对患者提出的疑问简单应付回答,造成不必要的误会;依赖患者家属及陪客做一些护士职责内的事或护理工作范围内的护理,一旦患者病情发生变化或病故,往往引发不必要的纠纷。

6. 监督管理不力

监督管理不力主要是指各级护理管理者预见性差,没有针对性地进行超前预防及安全教育管理;发现和处理问题不及时,督导检查不认真、不严格,流于形式;工作中发现安全隐患和问题隐瞒不报,回避矛盾,甚至推卸责任。

7. 医、护患沟通不畅

沟通不足容易导致医疗安全隐患。有的护士发现医嘱有问题时未及时告知医生,盲目处理、错误执行;操作前后与患者沟通告知不及时、不到位,发生护理并发症而造成纠纷;对患者提出的疑问解释不耐烦、不正确,或与医生的疾病解释不吻合,留下医疗纠纷隐患。

(二)护理工作中常见的不良事件

1. 临床常见护理不良事件的分类

(1)不良治疗:包括给药错误、输血错误、医院感染暴发、手术患者身份及部位识别错误、体内遗留手术器械、输液及输血反应。

(2)意外事件:包括跌倒、坠床、走失、烫伤、烧伤、冻伤、自残、自杀、火灾、失窃、咬破体温表、约束带使用不良、分娩意外等。

(3)医患沟通事件:包括医患争吵、身体攻击、打架、暴力行为等。

(4)饮食、皮肤护理不良事件:包括误吸/窒息、咽入异物、院内压疮、医源性皮肤损伤。

(5)不良辅助诊查、患者转运事件:含身份识别错误、标本丢失、检查或运送中或后病情突变或出现意外。

(6)管道护理不良事件:含管道滑脱、患者自拔。

(7)职业暴露:含针刺伤、割伤、特殊院内感染等。

(8)公共设施事件:包括医院建筑毁损、病房设施故障、蓄意破坏、有害物质泄露等。

(9)医疗设备器械事件:包括医疗材料故障、仪器故障、器械不符合无菌要求等。

(10)消毒供应中心不良事件:包括消毒物品未达到要求、热原试验阳性、操作中发现器械包器械物品不符等。

2.护理不良事件的分级标准

0级:事件在执行前被制止。

Ⅰ级:事件发生并已执行,但未造成患者伤害。

Ⅱ级:患者轻微伤害,生命体征无改变,需进行临床观察及轻微处理。

Ⅲ级:患者中度伤害,部分生命体征有改变,需进一步临床观察及简单处理。

Ⅳ级:患者重度伤害,生命体征明显改变,需提升护理级别及紧急处理。

Ⅴ级:患者永久性功能丧失。

Ⅵ级:患者死亡。

三、影响护理安全的因素

(一)护理人员因素

护理人员素质包括政治思想素质、职业道德素质、业务素质等,当这些素质不符合或偏离了护理职业的要求,就可能造成言语、行为不当或过失,给患者身心带来不安全的后果。主要表现有以下几方面。

1.不安心护理工作

有的护士未把主要精力放在工作上,工作马马虎虎,不负责任。

2.对职业产生厌倦情绪

对患者漠不关心,对病情发展缺乏预见性、主动性。

3.技术水平低

对患者病情突然变化不知道,观察不到病情变化,对药物剂量不清楚,换算错误。

4.不懂装懂

业务生疏,又不主动请教老护士或带教老师。

5.工作责任心不强

在技术操作中图省事、方便,严重违反操作规程,也是造成隐患的根源。

(二)管理因素

管理方面存在的问题主要有以下方面。

1.对护士教育培训不足,护士法律意识淡薄,自我保护意识和安全意识不强。

2.规章制度不完善、不健全,职责分工不明确,制度、常规落实不到位。

3.管理不力、要求不严,督促检查不够,对护理工作中不安全的环节缺乏预见性,未及时采取措施或措施不力。

4.护理人员配置不合理,护士超负荷工作,不能保证工作质量及满足治疗要求而造成安全隐患。

(三)患者因素

1.患者或家属对医院期望值过高,认为医务人员是包治百病的。

2.患者的心理承受能力差。对疾病缺乏全面正确的认识,认为患者住进医院什么病都会治好。

3.患者或家属出于对经济的考虑等。

(四)物质因素

1.设备方面

护理设备是完成护理任务的重要工具,如果设备缺乏或性能不好,不配套,特别是急救物品器材不到位或使用中发生故障,都会影响护理技术的正常发挥,影响抢救、治疗工作,造成不安全因素。

2.物品方面

护理物品质量不过关或数量不足,也是护理工作中存在的不安全因素之一,如一次性输液器、注射器,质量差会造成输液反应等不良事件发生。

3.药品方面

药品质量差、变质、失效也会造成不安全。常见的问题有液体瓶口松动、破损,液体长霉菌、药液中有杂物、消毒液失效等。

(五)环境因素

1.基础设施配备及布局

医院的基础设施,病区物品配备和布局不当也存在着不安全因素。如地面过滑导致跌倒;床旁无护栏造成坠床;热水瓶放置不当导致烫伤等。

2.环境污染

环境污染所致的不安全因素,常见于消毒隔离不严所致的医院院内交叉感染等。

3.危险品管理

医用危险品管理及使用不当也是潜在的不安全因素。如氧气、煤气、蒸汽锅炉等。

4.病区治安

病区的治安问题:如防火、防盗、防止犯罪活动等。

5.社会环境

患者的经济状况,家庭、单位及社会对患者的关心程度,对患者的情绪也构成一定影响。

四、护理安全管理措施

(一)护理安全教育

护理安全教育是指针对护士开展的,在实施护理的全过程中,保证患者不发生法律和法定的规章制度允许范围以外的心理、机体结构或功能上的损害、障碍、缺陷或死亡方面的教育。安全教育是做好护理工作的前提,要把安全教育纳入护理部年度工作计划,从引导护理人员转变思想观念入手,抓好三个方面的教育。

1.经常性教育

医疗护理安全是医院管理永恒的主题,管理部门应坚持不懈地对护理人员进行教育培训,把安全教育作为经常性教育来抓,牢固树立"安全第一"的思想观念。护理安全是职业道德的基本要求,全面提高护士的职业素质,才能为规章制度的顺利贯彻执行、防止差错事故的发生打下良好的基础。

2.法制教育

护理安全与法律、法规有着密切的关系,因护理人员法制观念淡薄而产生的护理缺陷或纠纷屡见不鲜。因此,要加强法制教育,组织护理人员学习法律知识,增强护理人员的法律意识和法制观念,自觉遵守法律、法规,以防范由于法制观念不强而造成的护理事故或差错,并学会运用法律武器,维护自身合法权益。

3. 专题教育

针对管理中存在的某一方面的问题进行专题讲座或个案讨论,以解决某方面或某一主要问题而进行的护士教育。对不同层次的护理人员及在为患者服务中存在的问题等都可以进行专题教育。如在新护士岗前培训中的职业道德教育、护理安全教育等。

（二）护理安全防范措施

1. 职能部门的安全管理措施

(1)医院成立护理安全管理委员会,制订护理安全管理制度、职责和监管措施。各部门及各级人员认真履行安全管理监督指导职能。委员会每季度定期召开护理安全会议,运用质量管理工具分析护理工作中存在的安全问题,持续改善护理质量与安全。

(2)实施护理安全目标管理,把"患者十大安全目标"纳入科室年度责任目标管理,保障护理质量与患者安全。

(3)护理部碑立护理风险管理小组,制订护理风险管理制度、防范程序及监控流程,加强护理风险的分析、评估、控制和监测,防患于未然。

(4)护理风险管理小组每月对各科室护理安全管理进行全面检查,重点检查各项核心制度、护理常规等规范的落实情况。

(5)将护理风险管理纳入医院《护理质量检查标准》,每次安全检查结果均纳入科室当月质量考核及当事人绩效考核。

(6)建立护理安全应急管理机制,加强对重点科室、重点时段、重点环节、重点人群、重点操作的监管力度,杜绝安全隐患。

(7)制订紧急意外情况的应急预案和处理流程,定期组织护士培训及演练,提高护士应急处理能力。

(8)建立护理不良事件成因分析及质量持续改进机制,对全院每月发生的护理不良事件进行统计分析,典型案例进行个案分析讨论,总结经验教训,制订整改方案。

(9)定期对各级护士进行安全警示教育,护士掌握安全管理制度及防范措施、上报流程等。

(10)制订主动报告护理不良事件与隐患信息的制度,实行非惩罚性主动上报不良事件,建立主动上报的激励机制,统一上报系统及流程,统一部门管理。

(11)制订临床护理风险(如坠床、跌倒、压疮、管路滑脱、给药错误)的防范措施,定期监督检查措施的执行情况。

(12)合理配置护理人力资源,减轻护士工作压力及工作强度,保证护理工作安全。

2. 科室(病区)安全管理措施

(1)科室(病区)成立安全管理小组,由护士长牵头做到监管落实的"三不放过":一是事实不清楚不放过;二是认识不到位不放过;三是奖罚不到位不放过。对护士工作责任心不强、失职、离岗等造成的差错事件,必须给予处罚,处理过程越认真,处理结果越恰当,监管的效果也就越实在。

(2)科室定期、反复对护理人员进行质量意识、安全意识、护理缺陷意识的安全警示教育,增强护士对工作的事业心和责任感,不断提高护理风险防范意识。树立"质量、安全、服务、满意"的理念,保障医疗护理全。

(3)科室发生护理不良事件应及时填报《护理不良事件上报表》,按规定及时上报相关部门及领导,不得隐瞒不报或迟报、漏报、错报,并保存好病历。护士长应及时组织讨论,明确不良事件的性质,分析原因,总结经验教训,制订防范措施,记录完整。

(4)让患者及家属主动参与医疗安全活动,是对患者和家属知情同意权、选择权的重视,让患者在医疗活动中实施自己的知情同意权、选择权,并且参与其中,同时获取信息。采取工休座谈会、视频、健康教育处方、黑板等形式,定期对患者及其家属进行相关知识的健康教育并做好记录。

(5)落实出院患者随访制度。科室对出院患者进行回访工作,并记录、总结患者的治疗效果、满意度情况、改进意见等信息,促进医疗质量持续改进。

(6)临床医疗、医技科室医务人员主动为患者及其家属提供相关的安全知识健康宣教,提供安全管理相关信息,积极配合医务人员实施预防和处理措施。

(7)主动邀请患者及其家属参与治疗计划的制订、实施和医疗决策过程。最大限度地促进医患沟通,有利于医务人员根据患者病情及个体差异的不同制订出适应每个患者的详细、科学的治疗(手术)方案。当患者病情变化的时候能够及时调整修改治疗(手术)方案。以提高患者/家属的知情权和自我护理能力,利于改善患者的健康状况。

(8)对需要手术的患者,主动邀请患者参与手术安全核查。术前医师应标示手术部位,主动邀请患者参与认定;手术、麻醉实施前按"患者身份和手术部位确认"程序执行,由手术医生、麻醉师、手术或巡回护士执行最后确认程序后,方可开始实施手术、麻醉。严格防止手术患者、手术部位及术式发生错误。

(9)在实施任何有创诊疗活动前,实施者应亲自与患者(或家属)沟通,作为最后确认的手段,对接收手术、昏迷、神志不清、无自主能力的重症患者及重症监护病房、手术室、急诊抢救室、新生儿室等科室的患者,要使用"腕带"作为操作、用药、输血等诊疗活动时辨识患者的一种必备手段。严格执行"查对制度"和"患者身份识别制度",应至少同时使用两种患者身份识别方式,禁止仅以房间或床号作为身份识别的唯一依据。

(10)科室应加强转科患者的管理,严格执行身份识别制度及转科流程,转科交接记录登记完整。

(11)制订科室医嘱处理制度及流程,监督检查护士医嘱处理与执行情况,防范安全事故发生。

(12)制订病区安全与消毒隔离管理制度,控制院内感染发生。

(13)加强病区物品、药品、医疗设备、设施的管理,保证物品、药品、医疗设施的完好及安全使用。

(14)严格落实患者分级护理制度,及时发现患者病情变化,防范及减少患者压疮、坠床、跌倒等意外事件发生。

(15)公开医院接受患者投诉的主管部门、投诉的方式及途经,保证医患沟通途径及信息畅通。

(16)对护士实施人性化管理,关心、爱护护士,使护士保持良好的工作状态及工作情绪,防范差错事故发生。

（三）护理投诉管理

1.护理投诉的定义

凡在护理工作中因服务态度、服务质量及自身原因或技术因素而发生的护理缺陷，引起患者或家属不满，并以书面或口头方式反映到护理部或其他部门的意见，均为护理投诉。

2.护理投诉的管理办法

（1）护理部设有《护理投诉登记本》，记录投诉事件的发生原因、分析和处理经过及整改措施3每月在全院护士长会上总结、分析，并制订相应的措施。

（2）护理部设专人接待护理投诉，认真倾听投诉者意见，耐心做好安抚工作并做好记录。接待投诉人员要做到耐心细致，认真做好解释说明工作，避免引发新的冲突。

（3）护理部接到护理投诉后，及时反馈，并调查核实，告知有关部门的护士长。科内应认真分析事发原因，总结经验，接受教训，提出整改措施。

（4）投诉经核实后，护理部可根据事件事发情节严重程度，给予当事人相应的处理。①给予当事人批评教育；②当事人认真做书面检查，并在护理部备案；③向投诉者诚意道歉，取得其原谅；④根据情节严重扣科室护理质量考核分。

（5）因护士违反操作规程给患者造成损失或痛苦，按《医疗事故处理条例》规定处理。

（6）护理部一旦收到患者的投诉，包括来信、来访、电话等任一途径的授诉，立即向科护士长和病区护士长了解情况，科护士长和病区护士长应根据当事护士口头或书面所叙述事件的经过，包括事件起因、详细经过、详细对话和操作过程、有关证人，及对所发生事件的认识和今后改进的方法，分析投诉事件的性质，采取相应的处理方案及措施，对患者住院期间的投诉，当事护士要向患者当面解释和表示歉意；如果是患者出院后的投诉，则由护理部向投诉人做出道歉由质量管理委员会对当月的护理投诉进行讨论，决定扣分情况，并在护理质量分析会上予以通报。

五、临床常见护理不良事件的管理

（一）给药安全管理

1.给药错误的判定

（1）根据药物分类、给药错误的类型、给药途径和给药错误导致的后果等情况的轻重，判定给药错误的性质分别定为一般差错、严重差错和事故。

（2）给药差错类型：如给药日期、时间错误；给药途径错误（静脉、肌肉/皮下、口服、舌下含服、其他经眼、鼻、咽、阴道、直肠、皮肤）；遗漏给药；输液速度错误；剂量错误；浓度错误；药物错误；未遵医嘱给药等。

2.给药安全的管理

（1）病房建立重点药物用药后的观察制度与程序，医师、护士须知晓这些观察制度和程序，并有效执行。对于新药特殊药品要建立用药前的培训制度。

（2）建立给药错误的明确判定与预防处理措施。

（3）护理人员要做到常用药物"五了解"，即了解药物性质、了解主要作用、了解常用剂量、了解不良反应及中毒症状、了解中毒解救方法。给药时严格执行"三查八对、一注意"，注射剂在执行中要注意配伍禁忌。给药过程中认真观察患者用药前后的病情变化及不良反应。

（4）对某些易产生不良反应或可能产生不良反应的药物，使用前要向患者进行充分的说明与告知。

(5)建立病房基数药品的存放、使用、限额、定期检查等管理规定及制度;存放毒、麻、精神药品有管理和登记制度,符合法规要求。

(6)病房存放高危药品有管理制度及规范,不得与其他药物混合存放,高浓度电解质制剂(包括氯化钾、磷化钾及浓度超过0.9%的氯化钠等)肌肉松弛剂与细胞毒性药物等高危药品必须单独存放,有醒目标识。

(7)病区药柜的注射药、内服药与外用药严格分开放置,有菌无菌物品严格分类存放,输液处置用品、备用物品、皮肤消毒剂与空气消毒剂、物品消毒剂严格分类分室存放管理。

(8)所有处方或用药医嘱在转抄和执行时,都有严格的二人核对、签名程序,认真遵循。

(9)在转抄与执行注射剂的医嘱(或处方)时要注意药物配伍禁忌。

(10)完善输液安全管理制度,严把药物配伍禁忌关,控制静脉输液流速,制订并执行对输液患者最高滴数限定告知程序,预防输液不良反应发生。

(11)特殊药物的管理

1)严格执行麻醉药品、精神药品、放射性药品、医疗用毒性药品及药品类易制毒化学品等特殊药物的使用管理制度,有存放区域、标识和储存方法的相关规定。

2)对高浓度电解质、化学药物等特殊药品及易混淆的药品有标识和储存方法的规定。

3)对包装相似、听似、看似药品、一品多规或多剂型药物的存放有明晰的"警示标识"。

4)相关人员知晓管理要求,具备识别技能,并遵照执行。

(二)跌倒/坠床管理

1.患者入院后由管床护士对其行入院评估的同时,根据《患者跌倒/坠床风险评估表》评估内容进行坠床跌倒危险因素评估,判定患者坠床或跌倒风险程度。评估有风险的患者,病房护士应为患者建立《跌倒/坠床风险告知书》,根据患者病情变化进行动态风险评估。并主动告知患者跌倒/坠床风险及预防措施,床头悬挂"防跌倒/坠床"醒目标示,并采取预防护理措施,根据患者病情、用药变化进行动态评估,记录规范。

2.患者发生跌倒/坠床,当班护士必须及时填写《护理不良事件上报表》,一式两份,其中一份在24 h内上报护理部,另一份科室保留。

3.相关人员知晓患者发生跌倒/坠床的处置及报告程序。

4.跌倒/坠床管理质量控制。

定期组织护士学习,培训及考核预防跌倒、坠床的管理规范、预防护理措施,护理人员知晓培训内容,有效预防跌倒、坠床事件的发生。

告知患者容易发生跌倒、坠床的原因、危害和预防方法,以引起他们的重视。特别是高危人群,应加强跌倒、坠床风险的评估,评估率达>90%,床头悬挂预防风险的温馨提示牌,并记录预防跌倒所采取的护理措施。

按分级护理制度要求巡视病房,对全病区的患者实行床头交接班,对年老体弱、危重、病情不稳、意识不清、特殊治疗的患者重点交接,并拉床栏保护。

根据年龄、疾病、既往有无跌倒、坠床史、活动能力,确定高危因素和重点人群,并及时填写住院患者预防跌倒、坠床评估表。

制订患者跌倒/坠床的报告制度、处理预案、处理流程,相关人员知晓,知晓率达≥95%,执行率达100%。

制订防范患者跌倒/坠床的相关制度,并建立多部门合作机制,防范意外事件发生。

发生跌倒/坠床事件,科室应及时组织进行分析讨论,制订改进措施。

(三)压疮的管理

1.制订压疮风险评估、报告制度及工作流程,相关人员知晓发生压疮的处理措施及报告程序,高危患者入院时压疮的风险评估率多90%。

2.患者入院后及住院期间,护士根据《压疮风险评估表》(BRADEN评分量表)对存在压疮风险的患者进行动态评估。对存在压疮风险的患者,应填写《压疮风险告知书》,主动告知患者及家属压疮风险,床头悬挂"防压疮"醒目标示,对患者及家属进行健康教育,并采取预防护理措施预防压疮的发生,在护理记录单中记录采取的护理措施及效果。

3.评估为难免压疮的患者,护士应及时填写《难免压疮申报表》,护理部或压疮管理小组进行床旁审核后确认是否属于难免压疮,并给予审核意见及护理指导,持续监控压疮预防护理措施的落实。

4.压疮管理质量控制

(1)病房护士对新入院患者,均进行皮肤评估、筛选。

(2)病区护士应对住院患者的皮肤情况进行严密监控。

(3)病区护士每天在护理过程中应密切观察特级、一级护理患者及二级护理生活不能完全自理者的皮肤情况,根据《压疮风险评估表》进行压疮风险因素的评估。

(4)在皮肤护理过程中,对患者的皮肤进行评估,经过评估,属高度危险患者,须进行预报。

(5)预报需经过护士长的确认,按照压疮管理流程,填写《压疮评估表》,根据病情变化进行动态评估,直至风险不存在或患者出院(或死亡)。

(6)护理部接到预报表后对压疮发生有高度风险的患者适时进行监控和护理指导,有效预防压疮发生。

(7)科室有压疮诊疗和护理规范,并落实预防压疮的护理措施,无非预期压疮事件发生。

(8)压疮发生后及时填报《压疮上报表》,一式两份,一份在24 h内上报护理部,另一份科室保留。

(9)科室对发生压疮的案例进行分析讨论,总结经验教训。

(四)管道滑脱管理

1.带管患者住院期间均由管床护士对其进行评估,根据《患者管道滑脱风险评估表》评估内容进行危险因素评估,判定管道滑脱风险程度。评估有脱管风险的患者,病房护士应主动告知患者及家属相关风险因素及预防措施,床头悬挂"防脱管"醒目标示,并采取预防护理措施,根据患者病情、置管情况进行动态评估,规范记录。

2.患者发生管道非计划性滑脱时,护士应及时填写《护理不良事件上报表》,一式两份,其中一份在24 h内上报护理部,另一份科室保留。

3.相关人员知晓患者管道滑脱的预防措施、应急处理预案、处理措施及上报流程。

4.高危患者管道滑脱的风险评估率达>90%。

5.管道滑脱管理的质量控制。

(1)定期组织护士学习各类管道风险级别和正确固定方式,采取有效措施预防意外事件的发生。

（2）告知患者容易发生管道滑脱的原因、危害、观察要点和预防方法,以引起他们的重视,特别是重点人群,床头应挂有安全温馨提示牌。

（3）按分级护理制度要求及时巡视病房,对带管患者实行床头交接班,对年老体弱、危重、病情不稳、意识不清、特殊治疗的患者重点交接及班班床头交接。

（4）根据患者年龄、病情、活动能力、用药因素、固定方式、留置管道数量及风险级别,确定高危因素和重点人群,及时填写《住院患者管道滑脱风险评估表》,告知患者及家属风险,并采取预防护理措施,预防管道滑脱。

（5）制订患者管道滑脱报告制度及处理预案、处理流程,相关人员知晓,知晓率达95%,执行率达100%。

（五）安全标识管理

1.安全标识的定义

标识是指利用有特征的记号去标记在护理工作中容易出现的各种安全隐患。特征的记号包括图案或文字。规范、醒目的标示能给人们一种警示信息,使之对此有所反应,有所触动,从而对其思想和行为产生影响。护理安全标示是指患者在就医过程中由于生理、病理、心理、社会、环境等诸多不确定的因素,或难以预料的意外事件或风险事件发生,而医院或科室采用特殊制作的各种有针对性强、目的性明确、科学性引导的警示标示,能够使临床护理工作有序进行,保证患者及家属安全,提高患者就医满意度,是一项护理安全管理措施。

2.使用安全标识的意义

（1）规范护士工作行为,强化风险意识。

（2）提高护士的工作效率。

（3）建立和谐的护患关系。

（4）警示作用,防范差错事故发生。

3.安全标识的分类

（1）识别标识:患者身份、病情识别。

（2）管道标识:包括各种引流管。

（3）药物标识:药物分类、特殊药品、高风险药物及药物过敏。

（4）防意外警告标识:防跌倒、防坠床、防滑标识等。

（5）沟通标识:各种流程图、温馨提示、各种简介。

（6）护理形态标识:护理级别、禁饮食、控制滴数等。

（7）其他标识:如区域标识、护理用物分类标识(无菌用品、一次性用品、资料等)、仪器设备标识(各种仪器设备的操作流程及保养情况等)。

4.安全标识在临床中的应用

（1）患者身份识别标识(即"腕带"标识):护士必须认真核对患者的住院证,正确填写患者信息,包括患者姓名、科室、病区、住院号、性别、年龄、药物过敏史,系到患者手腕或脚腕,松紧适宜,并告知患者及其家属佩戴"腕带"的重要性,在住院期间患者及家属不得私自取下或丢弃,出院时由护士将其除去。

（2）病情识别标识:由患者床头卡标识进行识别,危重、分级护理标识采用各种不同颜色的塑料卡片,根据病情需要以插卡方式插于床头牌上相应位置或用不同颜色指示灯标示。

（3）特殊体位标识:如去枕平卧位标识、头高脚底标识、侧卧位标识、神经外科左、右去骨瓣、双侧去骨瓣标识、颅后窝去骨瓣标识等,以明确告知护士患者病情及护理操作中的体位要求。

(4)管道标识:包括中心静脉置管(PICC、CVC)、尿管、胃管及十二指肠营养管、腹腔引流管、脑室引流管、胸腔引流管、结肠造瘘管等,以不同颜色分类,以达到护士在工作繁忙时快速识别不同管道的目的,降低护理风险。

(5)药物标识。

1)高危药品标识:设置专柜存放,红色标签,用颜色的差别来区分不一样的药物,避免错拿错用。

2)毒麻药品标识:采用专柜、上锁、定人管理,并在药柜外粘贴醒目的警示标识,严格交接班。

3)药物过敏者,在患者一览表、床头卡、患者腕带、病历本上用红笔注明药物名称。

4)治疗室常见药物标识用蓝色标签。

(6)防止意外、风险标识:如"防脱管":"防压疮""防跌倒""防坠床""血型标识""青霉素药物过敏"等标识,根据患者病情及风险评估情况在床头悬挂标识牌,病房洗澡的地方贴上"小心滑倒"的标识;开水房上贴"小心烫伤"的标识;用氧安全标识:氧气筒随时悬挂四防卡(即防震、防热、防火、防油)及"空""满"标识;输血安全标识:为患者输血时,可以将危险标识及血型标识与血液同步悬挂于输液架上或输液盆上;特殊治疗标识:非静脉通路用药时应与静脉药物分别悬挂于不同的输液架上,根据不同药物使用途径,悬挂相应的警示牌于输液架上(如"膀胱冲洗""肠内营养"等)。

(7)区域标识:如警示护士遵守消毒隔离制度的标识、无菌区与非无菌区标识、医用垃圾、生活垃圾分类标识、隔离标识(如飞沫隔离标识、耐药菌隔离标识、接触隔离标识等),提示护士按类别要求进行标准的预防操作。更提醒患者家属探视时注意消毒隔离,防止交叉感染。

(8)仪器操作流程及保养标识:使用范围为所有仪器,为白底黑字卡片,外表塑封,悬挂于相应仪器上,使用规范、统一的设备仪器卡,正面填写使用操作流程,反面填写消毒、保养流程。

六、护理不良事件的管理与预防

(一)护理不良事件的定义

护理不良事件是指由于医疗护理行为造成的失能,伤害事件并非由原有疾病所致,而是由于医疗护理行为造成患者死亡、住院时间延长,或离院时仍带有某种程度的失能,包括护理差错及事故、严重护理并发症(非难免压疮、静脉炎等)、严重输血、输液反应、特殊感染、跌倒、坠床、管路滑脱、意外事件(烫伤、自杀、走失等)等情况。护理不良事件分为可预防性不良事件和不可预防性不良事件两种。

(二)护理不良事件的处理

1.不良事件发生后,当班护士要及时向护士长及当班医生汇报,本着"患者安全第一"的原则,迅速采取补救措施,尽量避免或减轻对患者健康的损害,或将损害降到最低程度。配合值班医生做好伤情认定,家属签字等工作。

2.根据护理不良事件报告流程逐级上报事件的经过、原因、后果,并按规定填写《护理不良事件上报表》,情节严重的突发事件2 h内上报护理部,其他不良事件24 h内上报护理部,护理部接到上报后及时了解情况,给予处理意见,尽量降低对患者的损害。

3.各种有关记录、检查报告、药品、器械等均应妥善保管,不得擅自涂改、销毁,必要时封存,以备鉴定。

4.科室和护理部如实登记不良事件。不良事件发生后,病区进行成因分析和讨论,定期对护士进行安全警示教育。

5.护理部对护理投诉和纠纷应热情接待、认真调查、尊重事实、耐心沟通、端正处理态度,5个工作日内给以答复。重大护理投诉,上报医院备案、讨论。医院成立护理质量管理委员会,对上述事件每月汇总进行讨论,从制度合理性、制度执行、环节管理、工作流程、职业道德、主观态度等方面综合分析,根据事件的情节及对患者的影响,确定性质,提出奖惩意见和改进措施,在全院护士长会上传达,共享经验教训,不断提高护理工作质量。

6.执行非惩罚性护理不良事件报告制度,并鼓励积极上报未造成不良后果但存在安全隐患的事件以及有效杜绝差错的事例。如不按规定报告,有意隐瞒已发生的护理不良事件,一经查实,视情节轻重给予处理。

7.统一护理不良事件的上报管理系统,保证上报网络及流程、信息畅通。

8.定期对科室及全院发生的护理不良事件进行统计分析,并进行院内、科内同期对比,总结护理安全管理存在的问题,制订质量整改方案,持续改进护理质量与安全,降低护理不良事件的发生,保障患者安全,提高患者满意度。

(三)护理不良事件的防范措施

1.护理风险的正确评估。护理人员在实施医疗行为之前应充分评估医疗行为可能面临的各种风险,护理人员预测医疗行为风险是通过责任护士的评估、具体执行护士的观察、上级护理人员查房指导等环节来实现的。护理人员决定对患者实施护理行为之前,应当对特定患者实施特定的护理操作所面临的各种风险和利弊有一个全面和科学的判断,这种判断的准确性是护理操作成功的基本保证。护理人员准确判断护理操作所存在的各种风险,一般包括以下三个层次。

(1)护理操作中的一般风险:护理操作中的一般风险是指所有护理操作都将面临的风险,是护理操作中普遍存在的问题,具有共性,因而是所有护理操作都必须重视和严格防范的问题。如无菌操作防止感染的问题,"三查八对"以防止出错的问题。

(2)具体护理操作的风险:就某一具体护理操作而言,由于具体的护理操作需要达到特定的护理目的,涉及患者身体特定部位或者有特定的技术风险,如输液操作后阻止液体混入空气、防止输入液体回流等。每一个具体的护理操作,既有其技术要领,也有经常出问题的薄弱环节,分析、评估清除或降低这些风险,让护理人员牢记并在实际工作中谨慎注意,可以有效避免护理不良事件的发生。

(3)针对具体患者的特殊风险:主要是患者个人身体状况、其他疾病、既往损伤和治疗对患者的影响,特殊风险因人而异。其预防主要取决于护理人员对患者健康情况的掌握,如术后出汗较多的患者其在输液过程中因敷贴固定不牢极易出现留置静脉通路管道滑脱的情况,必须要向患者家属交代相关风险和预防要点。而普通患者此类风险发生的概率相对较低。

2.护理部及科室应根据要求建立各类护理不良事件的预防及处理规范,定期组织学习并列入护士绩效考核内容。

3.严格执行鼓励主动上报护理不良事件制度及相关管理制度,定期对不良事件有统计分析,护理管理部门及时将科室存在的质量安全问题进行反馈,督促整改,改进优化工作制度流程,持续改进护理安全管理工作。

4.组织护理人员学习《护士条例》、开展护理安全相关法律法规和规章制度的培训,加强护理人员责任心,牢固树立"患者第一、安全第一"的意识,培养良好的慎独精神自觉履行岗位职责,严格落实核心制度。

5.通过组织开展培训、讲座等,提高护士综合素质,包括医德、专业、技术、身体和心理等各方面素质。

6.抓实"六个关键",即关键核心制度、关键人员、关键患者、关键环节、关键事件、关键终末质量管理,确保护理安全。

7.护理部在质量监管过程中,将护士操作规范及不良事件处理规范同步管理,各级护理管理人员应深入了解一线护理人员的工作状况,及时发现、清除护理工作中的安全隐患,对违反护理工作要求、操作常规的现象及行为,要及时进行教育和纠正,情节严重的给予处理。

8.各级护理管理人员对护理工作环境及护理工具深入考察及论证,从患者安全角度出发,为不断完善环境建设、更新护理用具提出建议,为护患提供安全的工作环境和治疗休养环境。

(四)护理差错事故评定标准

1.护理事故分级

护理事故是由护理人员在护理活动中,违反医疗卫生管理法律、行政法规、部门规章和诊疗护理规范、常规,过失造成患者人身损害的事故。《医疗事故处理条例》中对医疗事故的分级做了具体规定。

(1)一级医疗事故:是指对患者造成死亡,中毒残疾医疗事故。具体又分为一级甲等和一级乙等医疗事故两种:一级甲等医疗事故是指造成患者死亡;一级乙等医疗事故是指造成患者重要器官确实或者完全丧失,其他器官不能代偿,生活不能完全自理,例如植物人状态等。

(2)二级医疗事故:是指对患者造成中毒残疾、器官组织损伤导致严重功能障碍的医疗事故。具体分为甲、乙、丙、丁四个等级。

(3)三级医疗事故:是指对患者造成轻度残疾、组织器官损伤导致一般功能障碍的医疗事故。具体分为甲、乙、丙、丁、戊五个等级。

(4)四级医疗事故:是指造成患者明显人身损害的其他后果的医疗事故。在医疗事故中常见的造成患者明显人身损害后果的由 16 种情况,如拔除健康恒牙、剖宫产术引起胎儿损伤等。

2.护理差错分级

护理差错是指在护理工作中,护理人员虽有失职行为或技术过失,但未给患者造成死亡、残疾、组织器官功能障碍的不良后果。护理差错分级如下。

(1)一般差错:指未对患者造成影响,或对患者轻度影响但未造成不良后果的护理过失。

(2)严重差错:指由于护理人员的失职行为或技术过失,给患者造成一定痛苦,延长了治疗时间。

3.护理差错的评级标准

(1)严重差错:①护理监护失误造成了不良后果者(如病情观察不周失时抢救、仪器监护违反操作规程者);②不认真执行查对制度,打错针、发错药、灌错肠等造成严重不良后果者;③因护理不周,导致昏迷、坠床或绝对卧床患者自动下床并有不良后果者;④擅离职守,延误护理、治疗和抢救,造成严重后果者;⑤凡需要做皮试的注射药,未做皮试或标号不符即行注射,产生严重后果者;⑥输液或静注外漏,造成组织坏死达 3 cm×3 cm 以上者;⑦执行医嘱错误造成严重后果者;⑧因交接班不认真,延误治疗、护理工作,造成严重后果者;⑨发生Ⅲ度压疮者。

(2)一般护理差错:①执行查对制度不认真,发错药、打错针,给患者增加痛苦者;②护理不周发生Ⅱ度压疮;③实施热敷造成Ⅱ度烫伤面积不超过体表的 0.2% 者;④未进行术前准备或术前准备不合适,而退出手术,尚未造成严重后果者;⑤各种护理记录不准确,影响诊断、治疗者;⑥监护失误,对引流不畅未及时发现,影响治疗者;⑦监护失误,致使静注外漏,面积达到 3 cm×3 cm 者;⑧患者入院无卫生处理又无补救措施。

七、护理安全管理评价

(一)患者"十大安全目标"评价

1. 严格执行查对制度,提高医务人员对患者身份识别的准确性。

2. 确立在特殊情况下医务人员之间有效沟通的程序、步骤,做到正确执行医嘱。

3. 严格防止手术患者、手术部位及术式发生错误。

4. 严格执行手卫生,落实医院感染控制的基本要求。

5. 提高用药安全。

6. 建立临床试验室"危急值"报告制度。

7. 防范与减少跌倒、坠床事件的发生。

8. 防范与减少患者压疮发生。

9. 主动报告医疗安全(不良)事件。

10. 鼓励患者参与医疗安全。

(二)护理安全评价敏感指标

1. 高危患者入院时压疮的风险评估率达 >90% 。

2. 住院患者非预期压疮发生率为"0"(难免压疮除外)。

3. 高危患者入院时跌倒/坠床的风险评估率达 >90% 。

4. 护士对患者跌倒/坠床意外事件报告、处理流程知晓率达 >95% 。

5. 护士对患者跌倒/坠床意外事件的报告制度、处理预案与工作流程的执行率达 >100% 。

6. 护士对护理安全(不良)事件报告制度的知晓率达 100% 。

7. 护士对高危患者非计划性管道滑脱的风险评估率达 >90% 。

8. 护士对患者管道滑脱报告制度、处置预案、处理流程的知晓率达多 95% ,执行率达 100% 。

9. 护理人员手卫生依从性英 95% ,外科洗手依从性达 100% 。

10. 护理人员"七步法"洗手正确率达 >90% 。

11. 高危药品贮存要求符合率达 >90% 。

12. 患者身份识别正确率达 100% 。

13. 手术安全核查执行率达 100% 。

(三)护理安全管理评价

1. 制度管理评价

(1)有健全的护理差错防范和安全管理制度和措施并监督落实。护理部设有《护理登记本》及《护理不良事件登记本》,记录投诉及不良事件的发生原因、分析和处理经过及整改措施。每月在全院护士长会上总结、分析,并制订相应的措施,对全院无投诉无不良事件发生的科室给予表扬。

(2)发生不良事件后,护士长及时组织讨论,明确不良事件性质,总结经验教训,制订防范措施,记录完整。

(3)对典型的护理不良事件,质量和安全管理委员会应组织相关科室及当事人进行根因分析,杜绝再次发生。

(4)制订临床护理技术操作常见并发症的预防及处理规范,并落实到位。

(5)护士掌握常见护理技术操作常见并发症的预防及处理流程。

(6)有重点环节应急管理制度及处理预案,相关护士知晓。

(7)定期对相关人员进行应急预案的培训及演练。

2.护理标识评价

(1)各种护理标记齐全、醒目(药物过敏、防压疮、防跌倒/坠床标识)。

(2)药物过敏标识做到"病历夹、医嘱单、腕带、治疗单"四统一,注明过敏药物名称,患者知晓。

(3)腕带标识规范佩戴。

3.药品管理评价

(1)有健全的药品管理制度、毒、麻药品管理制度、高危药品管理制度、基数药品管理制度等。

(2)加强毒、麻药品管理,设专人保管,专用处方,定量存放,加锁管理,定期清点。并执行交接班制度,做到帐物相符。

(3)根据药品种类、性质(针剂、内服、外用等)分别放置,定数量、定位置,标签清晰,专人管理。

(4)高危药品单独放置,标识醒目规范。

(5)抢救车固定在抢救室内,专人管理,药品用物班班交接并做好记录。

(6)有基数药物登记本,记录规范。

4.病房安全管理评价

(1)严格执行查对制度,做到"三查八对"。

(2)定期检查急救物品及器械的性能是否完好。电源等有明显标志,并定期检查维护。

(3)病室内禁止吸烟、饮酒、使用电热杯及任何个人用电,有标识提示。

(4)冰箱功能完好清洁,定时除霜,无过期药品及私人物品。

(5)病区安全通道无杂物堆放,保证畅通。应急灯功能完好。

5.患者风险管理评价

(1)对儿童、老年人、神志不清的患者有加床档及其他安全防护措施。

(2)对高危患者进行护理风险评估(压疮、跌倒、坠床、自杀、走失、管道脱落、烫伤、突发事件等),制订有效的防范措施及处理程序,认真落实,规范记录。

(3)熟知护理差错事故防范、报告及处理程序,有记录。

(四)护理安全持续改进

1.护理组织管理

(1)根据医院的功能任务建立完善的护理管理组织体系;完善护理工作制度、岗位职责、护理常规、操作规程,护理安全考核标准,制订重点环节工作交接流程,护理安全管理敏感指标。

(2)严格按照《护士条例》规定实施护理管理工作。制订健全的护理工作制度、岗位职责、护理常规、操作规程、应急预案等,并保证有效落实。

(3)护理管理部门实行目标管理责任制,职责明确。

(4)护理管理部门结合医院实际情况,制订护理工作制度,并有相应的监督与协调机制。

(5)组织护理人员加强制度的学习,特别是核心制度要做到熟练掌握,如查对制度、不良事件管理制度、分级护理制度、抢救制度、交接班制度、消毒隔离制度等。

2.护理人力资源管理

(1)有明确的护士管理规定,有护士的岗位职责、技术能力要求和工作标准。

(2)对护士的资质、各岗位的技术能力有明确要求,同工同酬。

(3)对各护理单元护士的配置有明确的原则与标准,确保护理质量与患者安全,重症监护室、手术室等重要部门护患比达到国家规定标准。

(4)有紧急状态下对护理人力资源调配的预案,并定期进行演练。

(5)制订并实施各级各类护士的在职培训计划。每月坚持护理讲座和护理技术操作培训及考核,促进护理人员的理论水平和工作能力不断提高。

(6)有紧急状态下护理人力资源调配制度,确保等级护理的护理要求和患者安全需要。

(7)科室实行弹性排班制,科学合理使用护理人力资源。制订各级护理人员的岗位任务和工作标准,实行护理人员分层管理。

(8)根据专业特点拟定专业护士培训计划,并严格落实到位。加强年轻护士的"三基"训练,拟订"三基"培训计划,进行理论和技能培训及考核,提高护士护理水平,保证患者安全。

3.护理质量考核管理

有护理质量考核标准、考核办法和持续改进方案。有基础护理、专科护理质量评价标准,并建立可追溯机制;定期与不定期对护理质量标准进行效果评价;按照《病历书写基本规范(试行)》书写护理文件,定期质量评价;有重点护理环节的管理、应急预案与处理程序;护理工作流程符合医院感染控制要求。

(1)完善各项质量考核标准,严格落实查对制度、分级护理制度、安全管理制度、压疮上报制度和患者跌倒、坠床、导管脱落上报制度,学习掌握常见应急预案。

(2)加强护理安全教育,增强风险意识,及时发现和处理一切不安全因素,确保患者就医安全。

(3)充分发挥护理质量与安全管理委员会的作用,定期进行护理质量监控,每月要至少进行质量检查一次,并做到及时反馈,要克服敷衍了事的工作作风,切实发现质量问题,促进护理质量不断提高。

(4)科室做到日有抽查,周有检查,月有分析和总结,及时纠正护理疏漏,杜绝差错隐患。

(5)护理部强化质量意识,抓好安全管理,倡导护士"慎独"精神,严格监督约束机制,对护理质量监控要做到平时督导和定期检查相结合,加强对高风险科室和危重患者的巡查,了解临床护理工作中护士的思想动态和工作中遇到的困难,及时疏导、及时协助解决,指导护理人员和护士长做好临床护理工作,确保临床护理质量不断提高。

(6)护理工作实行三级质控制,护士长质控组按分工要求每月检查 1 次,科护士长加强日巡查和督导检查,护理部组织每季度全面督查。

（7）科室及护理部定期进行护理安全工作全院检查,及时发现及排查隐患问题。

4. 临床护理管理

（1）体现人性化服务,落实患者知情同意与隐私保护,提供心理护理服务。

（2）基础护理合格率达>90%,危重患者护理合格率达英90%。

（3）护士对住院患者的用药、治疗提供规范服务。

（4）对围手术期患者有规范的术前访视和术后支持服务制度与程序。

（5）提供适宜的康复训练和健康指导。

（6）各项特殊检查护理措施到位。

（7）密切观察患者病情变化,根据要求正确记录。

（8）加强住院患者用药指导、饮食指导、康复指导、检查前后指导等健康教育工作,实现以社会医学、生悉环境医学为指导的健康管理。

（9）护理人员要加强学习,掌握专科知识、康复知识和预防保健知识。

（10）各科室要开通患者咨询热线,以满足患者的需求,确保住院患者健康教育工作扎实有效开展。

（11）对特殊出院患者要进行出院护理随诊,实施延续护理服务。

5. 危重症患者护理

（1）对危重患者有护理常规,措施具体,记录规范完整。

（2）护理管理部门对急诊科、重症监护病房、手术室、血液净化等部门进行重点管理,定期检查、改进。

（3）保障监护仪等急救设备的有效使用。

（4）保障对危重患者实施安全的护理操作。

（5）保障呼吸机使用、管路消毒与灭菌的可靠性。

（6）建立与完善护理查房、护理会诊、护理病例讨论制度。

（7）加强危重患者的管理,制订危重患者上报制度并有效落实,护理人员掌握危重患者护理常规,护理部加强对危重患者的督导,对重点科室如急诊科、重症医学科、心胸外、手术室、神经外、神经内、呼吸科等危重患者较多的科室进行定期和不定期督查。

（8）对特殊病例组织相关人员进行危重病例讨论。

（9）临床科室加强急救器械、物品的管理,确保急救器械物品完好率100%,消毒灭菌合格率达100%。

6. 手术室与中心供应室管理

（1）手术室与中心供应室工作流程合理,符合预防和控制医院感染的要求。

（2）制订并实施相关的工作制度、程序、操作常规。

（3）与临床保持良好的沟通机制,满足临床工作和住院患者的需要。

（4）进一步完善接、送手术患者等各项流程、各项操作常规。

（5）护士长保持与临床科室良好的沟通,注意征求科室及手术医生意见,严格各种工作程序,满足临床工作和住院患者的需要。

（6）制订与后勤、保卫等部门的沟通协调机制,保证水、电、暖气供应畅通。

（7）做好手术器械集中清洗消毒管理,保障无菌物品的安全使用。

7. 护理不良事件报告管理

(1) 有护理不良事件报告和管理制度,鼓励主动报告护理不良事件,加强各类导管脱落、患者跌倒、压疮等上报制度的落实。

(2) 完善专项护理质量管理制度,如各类导管脱落、患者跌倒、压疮等。

(3) 能够应用对护理不良事件评价的结果,改进相应的运行机制与工作流程、工作制度。

(4) 护理部加强对上报病例的跟踪观察,定期组织护理不良事件讨论会,查找发生事件的原因,制订整改措施,以促进护理质量稳步提高。

护理安全管理是保障患者安全的必要条件,是避免护理缺陷、减少护理纠纷的重要措施,是提高护理质量与护理水平的关键环节。对患者实施安全管理是医院管理中的重要内容之一。科室应将安全管理运用到患者的整个住院过程中,从健全安全制度、提高护理人员专业素质人手,强化重点环节、重点时段、重点人员以及医疗设施的管理,构建安全管理组织架构,提高护理人员危机意识,防范差错事故的发生,确保患者安全和自身安全。

(肖爱民)

第八节 病区护理管理

一、病区工作管理制度

1. 各护理单元实行护士长负责制,护士长在护理部、科护士长领导及科主任业务指导下,负责全病区护理工作。

2. 各护理单元应有各级护理人员岗位职责、工作流程、质量标准、操作规范、疾病护理常规、消毒隔离制度、护理文件书写标准等,并严格执行。

3. 各护理单元须有与护理部相对应的护理质量、安全、教学等匹配的兼管人员,并认真履行职责。

4. 各种抢救设备、仪器、物品,定点放置,专人管理,定时清点,定期检查、维护,定量供应,呈备用状态。

5. 加强病区药品管理。严格执行药品、制剂分类管理,各类药品管理符合要求。

6. 病区设施安全、规范,物品放置有序,位置固定,病区仪器、设备除全院调配外未经护士长同意,不得随意外借挪用或任意搬动,禁止使用电炉、明火,病房冰箱不准放置私人物品。

7. 病区保持整齐、舒适、安全、安静,避免噪声,禁止吸烟,工作人员做到走路轻、说话轻、开门关门轻、操作轻。

8. 病区使用护理部统一标识、指示、警示牌,提示牌应醒目、清晰、明确、温馨,使用规范,病区走廊、各出入口、通道保持通畅、安全。

9. 加强对患者及陪护人员安全知识教育和管理,确保人身及财产安全。

10. 病区应备有护理安全约束保护用具以及轮椅平车等,并保持功能良好,使用安全、方便。

11. 病区财产、设备、精密贵重仪器,建立账目,定期清点,有记录,如有损坏或遗失应及时查明原因,及时维修,保证安全使用,指定专人管理。管理人员变动时,应办妥交接手续。

12.病区每天按时进行卫生清扫,保持病区清洁卫生,注意通风。住院患者要穿病员服,病床单位的被套、床单、枕套定时换洗,保持清洁卫生。出院后,按医院感染要求终末处理。

13.在班医务人员,必须穿工作服,戴工作帽,着装整洁。进行无菌操作必须戴口罩。在班期间不准在办公室聊天、打闹嬉笑、玩牌等,无特殊情况不准打私人电话,不准干私活和看非医学书籍、报纸、杂志。

14.定期对患者及家属进行健康教育,科普知识宣传,定期召开座谈会沟通交流,征求意见,改进工作。做好陪护的管理工作。

15.督促患者自觉遵守住院规则。患者未经许可不得进入办公室及治疗室等工作场所。未经医生或护士同意不得随意离开病房。

16.护士长负责召开本护理单元护士工作讨论会或护理质量讲评会。

二、病区安全管理制度

1.有健全的护理安全告知制度,凡为患者进行有创性的检查及特殊治疗时,必须认真履行告知制度,如深静脉穿刺置管、化疗等,实行口头或书面告知,并填写"知情同意书",签署全名存档。如患者不能自理。依照法律法规向具有法律监护资质人员告知和签署"知情同意书"。

2.有规范的护理安全警示制度,对安全隐患应及时、规范使用警示标识,如药物过敏、注射特殊药物、防滑、防跌倒、防走失、防坠床等,提示适时、醒目,做到防患于未然。

3.有护理安全制度,各护理单元定期查找安全隐患,行安全教育,强化安全意识,加强安全管理。

4.有安全保护措施和保护用具,护理人员须掌握职业暴露和职业防护基本知识;医院应提供必需的防护用具如手套、口罩、隔离衣等;为危重患者提供并正确、规范、有效使用护理安全防护用具,如约束带、护栏等。

5.有完善的安全检查制度,护理部定期对各护理单元进行安全检查;护理单元定期对本病区护理用具、仪器、设备、建筑通道等进行安全检查,发现隐患及时上报,督促维修并做好记录。

6.有严格的护理缺陷管理制度及上报流程,发现缺陷、事故及时汇报,采取补救措施,将损害减至最轻。及时组织讨论分析,吸取教训,制订有效措施,严防重复发生。

7.有护理危险因素防范预案和应急处理流程,有跌倒、坠床、烫伤、压疮、自杀、药液外渗等预防措施及发生后的应急处理流程。护士应人人知晓,熟练运用。

三、患者入院管理制度

1.入院患者应持门诊、急诊医师签发的入院证到住院处,办理入院手续。护士在护送危重患者时应密切观察病情,注意保暖,防止输液或用氧中断。注意外伤者体位,以确保安全。

2.病房护士接到入院通知后应准备床位及用物,对急诊手术或危重患者,需先做预处理:吸氧、吸痰,开放静脉通道等,等医师赶到后立即配合抢救。

3.病房护士应与门诊急诊科护士做好交接工作,做到治疗、病情、护理清,并尽快将患者安置到病房。

4.测量体温、脉搏、呼吸、血压。填写住院病历及各种登记手续。各科室在收治参合患者住院时,必须要验证患者的医保病历并核对照片、姓名、性别、年龄,防止冒名顶替住院。

5.护士应了解患者参保参合类型,并告知患者及时备齐医保局审批资料。

6. 除危重患者需要立即投入抢救及其他特殊情况外,应仔细评估患者并向患者详尽地做入院宣教,包括住院规则和有关病房制度、安全告知,协助患者熟悉环境,主动了解病情和患者的心理状态、生活习惯等。对危重、老年患者进行跌倒、烫伤、压疮、导管等高危状况评估,酌情采取护理保护措施和上报。药物过敏者根据医院规定悬挂统一醒目的标识。填写安全告知书,并请患者及家属签名。

7. 通知医生检查患者,及时准确执行医嘱。

四、患者住院管理制度

1. 护士有职责不断向患者进行安全、健康教育;住院患者应尊重医务人员,听从医护人员的指导,遵守住院规则,遵从医嘱,与医护人员密切合作,为治疗疾病,恢复健康,共同努力创建和谐就医环境。

2. 患者应按时作息。在查房、诊疗时间内请勿擅自离开病房。特殊情况外出时,应请假并签字,经值班医务人员同意后方可离开。

3. 搞好个人卫生,患者原则上穿患服,定时更换。

4. 患者请勿进入治疗室和医护办公室,不得翻阅医疗文书,不准私自到院外求医购药,或自行邀请院外医生到医院为个人诊治。

5. 患者的饮食、护理级别由医生根据病情决定,不得随意更改。陪护人员送来的食物,须经医务人员同意后方可食用。

6. 患者可携带必需生活用品,其他物品谢绝带入病房。

7. 患者请勿串病房或私自调换床位,非探视时间不会客,预防院内交叉感染。

8. 管理好医院及个人财产,病区内禁止吸烟及使用电器,节约水、电,爱护公物,保持病区环境整洁、安静、安全、舒适。

9. 发扬团结友爱精神,患者之间应当做到互相关心,互相爱护,互相帮助。

10. 医护患密切配合,时时事事进行有效沟通,避免信息不对称造成的隐患,特别是进行有创治疗、检查、护理前,须沟通和告知;住院期间患者对治疗、护理、管理方面有意见可向护士长和科主任反映,管理者应及时处理、反馈。

11. 患者如有不遵守院规或违反纪律者,院方必要时可以给予劝阻教育。

五、患者出院管理制度

1. 患者出院由主治医生和经管医生决定,护士按医嘱预先通知患者及其家属。病情不宜出院而患者或家属要求出院者,医师应加以劝阻,如说服无效,应报上级医师和科主任批准,并由患者或其家属签字。应出院而不出院者,通知有关部门或所在单位接回或送走。

2. 护理人员应根据医嘱办理出院手续。停止住院期间的一切治疗、护理,撤出所有诊疗、治疗、护理卡片,核对治疗、护理、检查、化验等项目申请单与费用,做好出院登记,微机办理出科。

3. 将出院卡片、出院小结及诊断证明交与患者,嘱患者及家属携带相关资料到住院收费处办理结算手续。

4. 取得出院结算清单后,做好出院指导,告知注意事项,将出院带药交给患者,并说明服用方法,主动征求患者对医院的意见。对患者或家属提出的相关问题做出说明。

5. 协助患者整理物品,收回医院用物。热情送患者至电梯口,向患者道别。

6. 整理病床单位,按常规进行各类物品的终末消毒处理。

7. 按出院病历顺序整理病历,及时归档。

六、分级护理制度

1. 分级护理是指患者在住院期间,医护人员根据患者病情和生活自理能力,确定并实施不同级别的护理。分级护理分为四个级别:特级护理、一级护理、二级护理和三级护理。分别设有标记。

2. 医院临床护士根据患者的护理级别和医师制订的诊疗计划,为患者提供基础护理服务和护理专业技术服务。

3. 医院应当根据本指导原则,结合实际制订并落实医院分级护理的规章制度、护理规范和工作标准,保障患者安全,提高护理质量。

4. 确定患者的护理级别,应当以患者病情和生活自理能力为依据,并根据患者的情况变化进行动态调整。

具备以下情况之一的患者,可以确定为特级护理。

(1)病情危重,随时可能发生病情变化需要进行抢救的患者。

(2)重症监护患者。

(3)各种复杂或者大手术后的患者。

(4)严重创伤或大面积烧伤的患者。

(5)使用呼吸机辅助呼吸,并需要严密监护病情的患者。

(6)实施连续性肾脏替代治疗(CRRT),并需要严密监护生命体征的患者。

(7)其他有生命危险,需要严密监护生命体征的患者。

具备以下情况之一的患者,可以确定为一级护理。

(1)病情趋向稳定的重症患者。

(2)手术后或者治疗期间需要严格卧床的患者。

(3)生活完全不能自理且病情不稳定的患者。

(4)生活部分自理,病情随时可能发生变化的患者。

具备以下情况之一的患者,可以确定为二级护理。

(1)病情稳定,仍需卧床的患者。

(2)生活部分自理的患者。

具备以下情况之一的患者,可以确定为三级护理。

(1)生活完全自理且病情稳定的患者。

(2)生活完全自理且处于康复期的患者。

5. 对特级护理患者的护理

(1)严密观察患者病情变化,监测生命体征。

(2)根据医嘱,正确实施治疗、给药措施。

(3)根据医嘱,准确测量出入量。

(4)根据患者病情,正确实施基础护理和专科护理,如口腔护理、压疮护理、气道护理及管路护理等,实施安全措施。

(5)保持患者的舒适和功能体位。

（6）实施床旁交接班。

6.对一级护理患者的护理

（1）每小时巡视患者,观察患者病情变化。

（2）根据患者病情,测量生命体征。

（3）根据医嘱,正确实施治疗、给药措施。

（4）根据患者病情,正确实施基础护理和专科护理,如口腔护理、压疮护理、气道护理及管路护理等,实施安全措施。

（5）提供护理相关的健康指导。

7.对二级护理患者的护理

（1）每2小时巡视患者,观察患者病情变化。

（2）根据患者病情,测量生命体征。

（3）根据医嘱,正确实施治疗、给药措施。

（4）根据患者病情,正确实施护理措施和安全措施。

（5）提供护理相关的健康指导。

8.对三级护理患者的护理

（1）每3小时巡视患者,观察患者病情变化。

（2）根据患者病情,测量生命体征。

（3）根据医嘱,正确实施治疗、给药措施。

（4）提供护理相关的健康指导。

七、患者饮食管理制度

1.患者饮食由医师根据病情决定,护士根据医嘱,输入电脑,新患者通知营养室。

2.进餐前30min停止一切非紧急的治疗及检查,停止清扫工作,保持安静整洁的环境。住院患者的床头牌上应有饮食标记,禁食患者应在饮食牌或床尾设有醒目标志,并告诉患者禁食的原因和时限。掌握当日需要禁食或限量以及延迟进食等要求,防止差错。

3.对卧床患者协助洗手,扶持老弱患者坐起。

4.患者进食时护士应巡视并观察患者的进食情况,随时征求患者的意见,及时与营养室联系,对不能自行进食的患者协助进食。

5.护士有责任主动关心患者家属送来的食物,在病情允许情况下指导患者食用。进食后,协助危重患者漱口或口腔护理,必要时做好记录。

6.特殊病情需要的饮食,如鼻饲流质、无渣饮食及对温度、时间、喂食量有严格要求的饮食,护士应严格执行医嘱,必要时对家属给予指导。

7.对治疗饮食、试验饮食的患者向患者说明治疗饮食的目的,对禁食或限制的食品要多向患者解释,争取配合。开饭时护士必须亲临患者床边,指导患者正确进食。

8.新患者入院后已过开饭时间,应主动关心与配餐员和营养室联系,保证患者吃到热饭、热菜。

9.餐具每餐消毒,传染病患者使用一次性餐具。

10.饮食护理中注意患者文化差异,尊重患者风俗习惯,尽量给予满足。

八、患者告知制度

患者作为一名特殊的消费者,有权利了解自己患病的信息和治疗、护理方案,并做出适当选择。因此护理人员必须自觉维护患者的合法权益,充分尊重患者的知情同意权、选择权、健康自主权及隐私权,侵袭性操作前,护士有义务如实告知,并尊重其选择。

1. 护理人员在实施护理过程中,应与患者和家属进行有效的交流沟通,及时解答患者和家属的有关问题,在不影响治疗前提下,应如实告知患者和家属护理计划、护理措施、护理风险等,以取得患者和家属的理解、知情和合作,酌情作相应记录。

2. 患者入院后须先征求患者意见是否需要委托他人履行自己在医院期间的有关法律手续,如需要应由患者亲自签订委托书,并告知住院期间注意事项。

3. 患者病情危重时,医师出示病危通知,告知并交与家属。

4. 患者住院期间,病情突变,急需抢救、手术等,应立即告诉监护人和委托人,来不及告知应报告院总值班或医务科。

5. 尊重患者的自主权、知情权,给患者实施特殊治疗、检查、用药、护理时,做到知情同意,特别是实施化疗、创伤性护理、治疗,护理人员须切实履行告知义务,必要时填写"告知书"。

6. 护士执行护理活动中,应尊重患者人格,保护患者的隐私权,任何人任何时间不得向他人泄露患者的隐私,各类检查室均有隐私保护性措施。

下列列举一些告知技巧。

1. 告知态度要诚恳、和蔼、耐心、诚心,充满关切,忌训斥、命令。语言要通俗易懂,忌用医学术语、暗示诱导、误导、欺骗、隐瞒,确保患者在理解的基础上行使自己的权利。

2. 告知内容应有利于治疗操作或康复,与此无关内容不可告知。一次告知内容不能太多,使用资料、数据准确无误,不能含混。

3. 告知过程中,对患者提问耐心解答,难以理解的应反复解释,防止用语不当。

4. 操作失误时,要诚恳道歉,操作结束时,要感谢患者及家属的合作。

九、探视、陪护制度

1. 应当按医院规定探视患者,监护室患者、新生儿病房患儿不得入室探视、陪护,传染患者(儿童除外)不得陪护。

2. 每次探视要领取"探视证",每次不超过2人,学龄前儿童不得带入病房。

3. 需要陪护的患者由主治医生、护士长共同商讨并发给"陪护证",停止陪护时应将陪护证收回。

4. 探视和陪护人员必须遵守院规,文明礼貌,服从医护人员的管理并遵守以下规定。

(1) 不得翻阅医疗文书及资料,查房或进行诊疗工作时,陪护应退出病房。不得谈论有碍患者健康的事宜,不得私自将患者带出院外。

(2) 探视和陪护者只允许到所探视、陪护的病房,不得进入其他病房或进入办公区域逗留。

(3) 不得使用患者的用具,吃患者的膳食,不得在患者的床上坐、卧和在病区(病房)内洗涤。

(4) 探视和陪护者发生传染性疾病(如上呼吸道感染时),不得探视和陪护。

(5) 爱护公物,节约水、电,保持病区(病房)的清洁整齐,不得在病房内吸烟和随地吐痰。

十、工休座谈会制度

1. 工休座谈会每个月召开 1 次,由护士长或其他指定的高年资护士召开。

2. 工休座谈会除向患者宣传医院制度及健康教育外,着重听取患者对医疗、护理、饮食、服务态度和管理工作的意见和建议,患者家属的意见要落实到具体人和事,并据此改善和提高工作质量。

3. 开会前两天,召集人应通知患者代表收集意见和建议。

4. 临床科室应建立工休座谈会记录本,每次记录应由患者代表签字。

5. 对患者的意见和建议能够改进和采纳的应及时协调有关部门及人员解决。因故暂时不能改进和采纳的应向患者解释,并取得患者的谅解。

6. 有关部门或人员接到临床科室送交的意见应在 3 个工作日内做出反应,并做出处理。由临床科室负责人及时向患者代表反馈。

7. 医务人员不得因患者意见而以任何方式刁难及报复患者。

十一、健康教育制度

1. 患者入院后,首诊护士应热情接待安置患者,应在入院 4h 内对患者或家属进行入院介绍,包括病区环境、疾病相关知识、生活作息制度、饮食、安全等有关事宜,语言通俗易懂,态度平易近人。

2. 结合每位患者疾病具体情况,制订有关疾病治疗、饮食、用药、护理、功能锻炼及注意事项等健康教育计划,分阶段实施,并及时评估患者认识水平和自我管理现状。

3. 结合病区收治的病种、季节变化等特点,对病区患者、家属、陪护进行健康知识普及和安全防范教育,也可利用工休座谈会进行相关内容的传播。

4. 各病区备有语言简明、通俗易懂的健康教育宣传手册、宣传折页供患者自行阅读。

5. 各病区备有展板,进行专科疾病健康知识普及,展板做到标题醒目、图文并茂。

6. 患者出院前,责任护士必须做好出院前健康指导.如出院后药物治疗的重要性,药物的疗效、剂量、不良反应及饮食起居、康复训练、复诊等事宜。

7. 护士长、护理部定期对患者健康教育实施情况进行评估、调查,及时反馈,确保健康教育的覆盖率和知晓率符合医院质量标准。

十二、护理质量自控制度

1. 护理质量管理是护士长工作的核心和重点,护理质量自控是维持质量稳定和不断提升的根基。因此,各病区的护士长必须不断强化质量意识,将质量管理落实到位。

2. 护理质量是由每位护士的护理行为所构成。因此,要充分发挥每位护士的主观能动性,加强教育,培养每位护士自觉依照标准和制度努力工作,倡导"第一次就把事情做对、做好"的好作风,真正做到"我的工作我负责"。

3. 各病区必须认真学习、落实护理部下达的各项护理工作质量标准。

4. 病区可参照护理质量管理委员会的相应项目,组织与其匹配的病区质控小组,在护士长直接领导下,每个月各小组进行不定期的检查、评估、记录,及时做好资料整理、反馈,充分发挥一级质量监控网络的作用。

5. 病区每个月至少召开一次质量分析、讲评会,出席人数≥80%,质量分析、评估应有实效,有整改措施并积极落实。

6.各病区应以正确的态度迎检、配合护理部质量管理委员会各组对病区护理质量进行监控,对查处的问题应虚心接受,积极整改。

十三、护理查对制度

1.医嘱查对制度

(1)开医嘱、处方或进行治疗时,应查对患者姓名、性别、床号、住院号(门诊号)。

(2)医嘱经两人查对无误方可执行,医嘱每天大查对1次,护士长每周总查对1次。

(3)临时执行医嘱,需经第二人查对无误,方可执行。

(4)对可疑医嘱,应核实查清后方可执行。

(4)抢救患者时,医生下达口头医嘱,执行者应复诵一遍,经医生核实后方可执行。

2.给药、注射、输液查对制度

(1)执行医嘱及各项处置时要做到"三查""七对"。三查:操作前、操作中、操作后查对;七对:对床号、姓名、药名、剂量、时间、用法、浓度。

(2)清点药品时和使用药品前,要检查质量、标签、失效期和批号,如不符合要求,不得使用。

(3)给药前,注意询问有无过敏史;使用剧、毒、麻、限药时要经过反复核对;静脉给药要注意有无变质,瓶口有无松动、裂缝;给多种药物时,要注意配伍禁忌。

(4)发药、注射时,患者提出疑问,应及时查对医嘱和向开具医嘱的医生问清后方可执行。

3.输血查对制度

(1)取血标本时,必须核对患者姓名、性别、床号、住院号,要求准确无误;凡两位以上患者同时配血时,血标本要分别采取。

(2)输血时要严格"三查""八对"制度。"三查":血的有效期、血的质量及输血装置是否完好;"八对":姓名、床号、住院号、瓶(袋)号、血型、交叉配血试验结果、血液种类及剂量。

(3)输血必须经两人核对无误后,方可执行,并在输血核对登记本上签名。

4.手术室查对制度

(1)接患者时,要查对科别、床号、住院号、姓名、性别、年龄、诊断、手术名称及手术部位(左、右)、术前用药、输血前检查结果、手术医嘱所带的药品、物品(如CT、X线片)。评估患者的整体状况及皮肤情况,询问过敏史。

(2)检查手术器械是否齐全,各种用品类别、规格、质量是否符合要求。患者体位摆放是否正确,尽可能暴露术野并防止发生并发症,如坠床、压疮、神经损伤等。

(3)手术前,手术医生、麻醉师、巡回护士三方必须查对姓名、诊断、手术部位、配血报告、术前用药、药物过敏试验结果、麻醉方法及麻醉用药并签名。

(4)手术使用的一切无菌物品需查对灭菌指示胶带和化学指示剂,符合要求,方可使用。

(5)凡进行体腔或深部组织手术,要在术前与缝合前、后清点所有敷料和器械数。

(6)手术取下的标本,应由洗手(巡回)护士与手术者核对后,再填写病理检验送检。

5.供应室查对制度

(1)准备器械包时,要查对物品名称、数量、质量及清洁度。

(2)发器械包时,要查对物品名称、数量及灭菌日期。

（3）收器械包时,要查对名称、数量、质量、有无破损及初步清洁处理情况。

（4）灭菌时查温度、压力、时间,灭菌后查灭菌效果指示剂及有无湿包情况,达到要求方可发出。

十四、医疗文件管理制度

1.由病房护士长负责医疗文件的管理,护士长不在时,由主班护士负责管理。各班人员均须按管理要求执行。

2.各护理单元应当严格管理医疗文件,病历中各种表格应排列整齐,病历不得随意放置,应放置于病历柜内并上锁,病历用后必须归还原处,严禁任何人涂改、伪造、隐匿、销毁、抢夺、窃取病历。

3.患者不得翻阅病历及自行携带病历出病区。住院病历因医疗活动或复印、复制等需要带离病区时,由病区指定专门人员负责携带和保管。

4.患者出院或死亡后,病历须按规定排列整齐,由情报信息科负责保管。

5.病室工作日志交情报信息科保管。

十五、输血、输液反应的处理报告制度

1.输液反应的处理报告制度

当输液患者可疑或发生输液反应时,及时报告值班医师,积极配合对症治疗,如寒战者给予保暖,高热者给予冰敷,必要时吸氧,并按医嘱予药物处理,同时做好下列工作。

（1）立即停止输液,更换新的输液器,改用静脉滴注生理盐水维持静脉通路,并通知值班医生。

（2）严密监测生命体征,配合值班医师对症治疗、抢救。

（3）留取标本及抽血培养。

（4）检查液体质量,输液瓶是否有裂缝,瓶盖是否有松脱;记下药液、输液器及使用的注射器名称、剂量、厂家、批号,用消毒巾、保鲜袋把输液瓶(袋)连输液器包好放冰箱保存,与药剂科、检验科联系,填写药物不良反应报告单,上报至药剂科。输液器等用具送检验科细菌室做相关的细菌学检验。

（5）上述各项均应填写输液反应报告表,24h 内上报护理部,并做好护理记录及交班工作。

（6）准确记录病情变化及处理措施。

2.输血反应的报告处理制度

输血过程中应先慢后快,再根据病情和年龄调整输注速度,并严密观察受血者有无输血不良反应,如出现异常情况应及时处理。

（1）减慢或停止输血,使用新的输液管静脉注射生理盐水维持静脉通道。

（2）立即通知值班医师和输血科值班人员,报告医务科、护理部,及时检查、治疗和抢救,并查找原因,做好记录。

（3）疑为溶血性或细菌污染性输血反应,应立即停止输血,启用新的滴管滴注,静脉注射生理盐水维持静脉通路,及时报告上级医师,在积极治疗抢救的同时,做以下核对检查。①核对用血申请单、血袋标签、交叉配血试验记录。②尽早检测血常规、尿常规及尿血红蛋白,如怀疑细菌污染,除上述处理外,应做血液细菌培养。③将血袋连输血管包好送血库做细菌学检验。④准确做好护理记录。

十六、青霉素注射管理制度

1. 注射青霉素类制剂前必须做青霉素皮肤试验,阴性者方可注射。凡医生开具青霉素免试单或免试验医嘱时,护士必须询问患者有无青霉素类药物过敏史及最后一次青霉素使用日期。

2. 皮试前必须询问患者"三史"即用药史、过敏史、家族史。有过敏史者禁止做青霉素过敏试验,并做好"青霉素阳性"标记。如对患者青霉素阳性史有怀疑,必须在有医嘱和医生在场、备好急救药品、严密观察下重做皮试。

3. 皮试期间嘱咐患者不要离开病房、不做剧烈运动、不要按压注射部位。如出现气急、胸闷、皮肤发痒等症状应立即处理,并通知医生。

4. 青霉素试验阳性患者禁用青霉素,同时在白板、医嘱单、治疗单、门诊病历、住院病史首页、护理记录单及电脑内注明青霉素阳性,并在床头挂青霉素阳性标记,告知患者、家属以及分管医生。

5. 每次注射青霉素制剂时,应严格执行"三查七对"制度,并询问青霉素过敏史。

6. 注射青霉素制剂时必须现配现用,并加强巡视,严密观察用药后反应。一旦患者有不适主诉,应立即停止输液,通知医生,配合对症处理并加强观察。

7. 停青霉素类制剂超过 3d 或更换其他批号者,如需再次注射,须重做青霉素皮试。

8. 不在空腹状态下注射青霉素类制剂,注射过程中严密观察患者有无过敏反应,注射完毕后嘱咐患者 30min 内不要离开,以便观察。

9. 正确判断过敏反应及掌握处理方法(青霉素过敏抢救措施)。

(1)立即停药,就地抢救,同时呼叫,将患者平卧,保暖。

(2)立即用 0.1% 盐酸肾上腺素 1ml 皮下注射,如症状不缓解,可每隔 30min 皮下或静脉注射 0.5ml,直至脱离危险。并建立静脉通道,保持通畅。

(3)心搏骤停者立即行胸外按压,吸氧,并通知麻醉科,做好气管插管准备。

(4)按医嘱快速、正确应用激素、呼吸兴奋药、血管活性药物等,并做好记录。

(5)保持镇静,抢救争分夺秒,密切观察体温、呼吸、脉搏、血压及尿量、神志等变化。

(6)安慰患者,在相应各处标明青霉素阳性,并将注意事项告知患者及家属。

十七、化疗药物注射管理制度

1. 执行静脉化疗护理人员的资格要求:护师以上职称,从事本专科护理 1 年以上,静脉穿刺技术娴熟、准确率高。

2. 建立静脉化疗患者档案,掌握每位化疗患者的所有资料,包括一般资料、诊断、手术、化疗方案、血管评估表等,为执行化疗的护理人员提供完整的资料。

3. 操作前必须确认有效医嘱,并由经治医生向患者或家属说明化疗药物可能引起的不良反应,获得患者(家属)知情同意书。经双人核对床号、姓名、剂量、用药途径。

4. 护士必须了解患者病情及化疗方案。熟悉药物的剂量、用法、治疗作用、并发症、药物间的关系、配伍禁忌、避光等注意事项,药物必须现配现用,严格按照药物说明书配制药液和给药,联合化疗时,应注意化疗药物的先后顺序。

5. 操作前必须向患者及家属解释化疗程序、注意事项及可能出现的不良反应等,如静脉输入期间患者出现躁动不安,陪伴家属不得随意离开,如需离开必须向护士说明,以免化疗药物外渗。

6. 做好自我防护和隔离工作:戴口罩、帽子、手套,穿一次性隔离衣等。配药时最好在有生物层流室的操作台上。怀孕和哺乳期的工作人员应避免接触化疗药物。

7. 严格执行无菌操作和"三查七对一注意"制度,确保化疗药物安全输入。选择粗且弹性较好的静脉,有计划地使用静脉,提高一针见血率并妥善固定。静脉条件差或长期化疗者应考虑中心静脉穿刺。

8. 注射时必须用0.9%生理盐水做引导,确认在血管内后,方可注入化疗药,注射期间必须经常检查回血情况以及局部有无肿胀,注意倾听患者主诉,一旦滑出,立即停止,汇报后及时妥善处理,注射完毕后也必须用0.9%生理盐水冲洗,并用干棉球按压进针处5~10min,甚至更长时间。

9. 使用过的废弃物应放置在专用的塑料袋内集中封闭处理,以免药物蒸发污染室内空气。

10. 必须加强巡视制度,原则上30~60min巡视一次,主要观察输注局部有无肿胀、疼痛,滴液是否通畅及全身反应,在输液卡上做好巡视记录,并给予健康宣教和心理支持。

11. 加强交接班制度,在执行静脉化疗操作时,应有专人负责护理,从药物的核对、配制、静脉穿刺、用药到结束,尽量在当班内完成,如需交班,应严格床边交接。并详细记录,发现异常应及时处理并逐级上报。

12. 如果发生化疗药物外渗,要按规范及时处置并填写护理缺陷报告单,逐级上报,并进行跟踪监控。

13. 并发症处理

(1)化疗药物外渗:①立即停止,回抽针头中残留的化疗药物,予0.9%生理盐水冲洗血管。②24h内局部冰袋冷敷,24h后25%硫酸镁湿敷或金黄散外敷。③局部用利多卡因5mL+地塞米松5mL局部封闭,每日1次,连续3d(根据情况而定)。必要时请医生选用相关拮抗药治疗。④抬高患肢。⑤如局部已形成溃疡,必须按时换药处理。

(2)栓塞性静脉炎:局部用硫酸镁或金黄散湿敷。

(3)对白细胞严重减少的患者,应采取保护性隔离措施。

14. 建立定期随访制度,化疗结束患者出院时,必须提供详细的出院指导,出院后还要定期随访,了解化疗后患者的恢复情况,为患者提供必要的指导,保证下个周期化疗按期顺利执行。

十八、危重患者安全管理制度

1. 危重患者的特点是病情重而复杂,变化快,随时都有发生生命危险的可能,因此对危重患者必须给予严密、全面的观察,及时分析、评估病情变化和治疗护理的效果,严防业务技术导致的不安全。

2. 危重患者初诊或病变时,如医师未到场,接诊护士应做初步抢救处理,如吸氧、建立静脉通道等,待医师赶到后密切配合抢救,执行口头医嘱必须复述无误后方可执行,并保留所有安瓿,经两人核对后方可弃之。抢救结束后督促医生及时、据实补记医嘱,护士签名。

3. 危重护理记录应正确、准时、清晰,记录患者病情、用药、特殊治疗及检查的时间、出入量等,时间记录到分,并签署全名。

4. 做好各项临床基础护理,如眼、口、皮肤、大小便及呼吸道的护理,防止并发症的发生。

5. 做好各种管道护理。当患者身上导管较多时,各导管标识应明确、醒目、清晰,衔接正确、牢固,避免误用,观察各引流液的色、质、量并准确记录,保持通畅。

6. 及时正确采集各种血、尿、便、痰、引流液等标本,及时送检。

7. 严密观察和记录患者病情及生命体征的变化,掌握患者主要治疗、护理及潜在并发症的风险,做好预防性护理。

8. 对意识丧失、谵妄、躁动的患者主要保护其安全,酌情使用保护用具,防止意外发生(使用保护用具必须告知)。

9. 严格按操作规程进行各项操作,注意安全,必要时两人配合进行,严防误伤、烫伤、咬伤、抓伤、撞伤、坠床等情况的发生而加重病情、危及生命。

10. 加强与患者家属的沟通交流,增加了解、支持,对创伤性检查、护理必须取得患者或家人知情同意,尊重患者人格,维护患者隐私和自主权。

11. 护理中遇到疑难问题时,本病区护士长应及时组织讨论,酌情申请院内护理会诊,解决护理难题。

12. 因病情需要转科、转院、手术时,须严格执行转交接制度。

十九、危重患者转交接制度

1. 凡大手术、危重患者转运,必须由护理人员全程陪护。

2. 根据转科医嘱,评估患者,填写急危重患者院内转科交接本,电话通知转入科室。

3. 保证转运工具功能完好,确保患者在转运过程中的安全,酌情准备应急物品及药品。

4. 转入科室在接到患者转科通知后,护士立即准备备用床及必需物品。

5. 患者入科时,护士主动迎接并妥善安置患者。

6. 认真评估患者,转出、转入双方必须做到"五交清":患者生命体征要交清;患者身上各种导管要交清;患者使用各种仪器要交清;患者皮肤情况要交清;患者病情要交清。据实填写急危重患者院内转科交接本及护理记录单,并通知医生诊治患者。

二十、值班、交接班制度

1. 各科应设昼夜值班人员,值班人员必须坚守岗位,履行职责,保证诊疗护理工作不间断地进行及科室安全,并认真填写值班记录。

2. 值班护士确需离开岗位时,必须向护士长报告,并由护士长指定人员代班。

3. 值班护士要掌握患者的病情变化,按时完成各项治疗、护理工作;要严密观察危重患者;负责接收新入院患者;检查指导护理员的工作。

4. 值班人员要做好病区管理工作,遇有重大问题,要及时向上级请示报告。

5. 每天早晨集体交接班一次,由科主任主持,全体在班人员参加,值班人员报告患者流动情况和新入院、危重、手术前后、特殊检查等患者的病情变化,管理者小讲评,布置当日的工作。交接班一般不超过15min。

6. 对规定交接的医用毒性药品、精神药品、麻醉药品及器械要当面交清。

7. 严格执行交接班检查制度,按常规做到"五看""五查""一巡视"。

(1)五看:①看计算机:医嘱是否录入,是否执行无误。②看病室报告:包括全日患者流动情况,新人、危重手术及有特殊变化患者的重点病情,所给予的医疗处理及护理措施等是否记录正确,有无遗漏。③看体温本:是否按要求测试体温,有无高热或突然发热患者。④看各项护理记录:是否真实、客观、准确、及时、完整,有无遗漏或错误。⑤看特殊治疗、护理是否落实。

（2）五查：①查新入院患者的初步处理是否妥善，病情有特殊变化者是否已及时处理。②查手术患者准备是否完善。③查危、重、瘫痪患者是否按时翻身，床铺是否平整，有无压疮。④查大小便失禁患者护理是否到位，皮肤、衣被是否清洁干燥。⑤查大手术后患者创口有无渗血，敷料是否妥帖，是否排气、排尿，各种管道是否通畅。

（3）一巡视：对危重、大手术及病情有特殊变化的患者，交接班人员应共同巡视，进行床旁交接班。

二十一、医嘱制度

1. 开医嘱或执行医嘱时，医护人员要严肃认真，医师下达医嘱后应复核一遍，再由护士认真核对后执行。

2. 医师开医嘱时要内容完整、层次分明，不得涂改，如必须更改或撤销，应开说明医嘱告知护理人员，并在医嘱单上用红笔填写"取消"字样，签全名。

3. 开临时医嘱时应注明执行时间要求，并向护士交代清楚，及时执行，下医嘱者及执行者应签名。

4. 护士及时校对、审核、保存、发送医嘱，并签名。对可疑医嘱，应核实查清后方可执行。

5. 计算机打印出输液卡、注射单、处置单、口服药单、化验粘贴单须经两人查对后方可执行。一人当班处理医嘱，准确执行后，须由下一班再次查对，并签名于注射单和输液卡上。

6. 医嘱每天大查对 1 次，阶段小核对 4 次，做到"五看"：看输液卡、注射单、口服药单、病历、记事板，护士长每周总查对 2 次并签名。

7. 除抢救外，不得执行口头医嘱。执行口头医嘱时，护士应复述 2 遍。经医师核实后方可执行，抢救结束后督促医师即刻据实补记医嘱。

8. 医嘱须按时执行，凡需下一班执行的临时医嘱，应交代清楚并做好记录。

二十二、护理缺陷、纠纷登记报告制度

1. 在护理活动中必须严格遵守医疗卫生管理法律，行政法规，部门规章和诊疗护理规范、常规，遵守护理服务职业道德。

2. 各护理单元有防范处理护理缺陷、纠纷的预案，预防缺陷、事故的发生。

3. 各护理单元应建立护理缺陷登记本，及时据实登记病区的护理缺陷。

4. 发生护理缺陷、事故后，要及时上报，积极采取挽救或抢救措施，尽量减少或消除由于缺陷、事故造成的不良后果。

5. 发生缺陷、事故后，有关的记录、标本、化验结果及造成缺陷、事故的药品、器械均应妥善保管，不得擅自涂改、销毁。

6. 发生护理缺陷后的报告时间：凡发生缺陷，当事人应立即报告值班医师、科护士长、区护士长和科领导，由病区护士长当日报科护士长，科护士长报护理部，并提交书面报表。

7. 各科室应认真填写护理缺陷报告表，由本人登记发生缺陷的经过、原因、后果及本人对缺陷的认识。护士长应对缺陷及时调查研究，组织科内讨论，护士长将讨论结果呈交科护士长，科护士长要将处理意见 1 周内连报表报送护理部。

8. 对发生的护理缺陷，组织护理缺陷鉴定委员会对事件进行讨论，提交处理意见；缺陷造成不良影响时，应做好有关善后工作。

9. 发生缺陷后，护士长对缺陷发生的原因、影响因素及管理等各个环节应做认真的分析，及时制订改进措施,并且跟踪改进措施落实情况,定期对病区的护理安全情况分析研讨,对工作中的薄弱环节制订相关的防范措施。

10.发生护理缺陷、事故的科室或个人,如不按规定报告,有意隐瞒,事后经领导或他人发现,须按情节严重给予处理。

11.护理事故的管理按《医疗事故处理条例》参照执行。

二十三、护理投诉管理制度

1.设专人负责,并执行首次负责制(专人不在时,首次接待者负责或引给他人)。

2.接待者态度应诚恳,倾听要认真,尽力选择合适的环境,让投诉者能无拘束地畅述不满事件及观点,酌情做有理有节的解释和说明,禁忌粗暴、冷落、强词夺理、不礼貌等行为,避免引发新的冲突。

3.接待者必须详细记录事件概况、地点、人员、投诉者的意见、观点等。

4.各病区设有意见箱,专人定时开启。

5.接到投诉,应尽快做调查核实,及时反馈,责任科室、责任者必须认真分析原因总结经验,接受教训,提出整改措施,并向投诉者反馈、致歉、致谢,护理部应根据事件情节和有关条例,给予相应的处理。

6.事件处理完毕后,各级管理者应结合事例进行剖析、讲评,引以为戒,避免类似事件重新发生。

（肖爱民）

第七节　健康管理服务要求

在综合性医院开展健康管理工作时,医院应该在机构编制、任务上积极努力达到卫计委的要求,配备相应的专业人员,规定各层级人员的工作职责,明确科室和各工作岗位的工作目标、工作内容与考核目标。在注重内涵建设的同时,应当加强环境建设,使健康管理工作落实到实处。

一、综合管理

（一）健康监测

(1)建立个人健康档案,按照国家卫生行政部门要求应包括个人信息、个人健康信息、疾病家族史、个人疾病信息、生活方式等内容。

(2)通过健康体检、健康咨询等多种健康管理服务形式进行动态健康监测,保障健康信息在医院与健康管理对象之间的及时传递,掌握即时、全面的健康状况。

（二）风险评估

(1)以问卷形式收集健康管理对象生理生化、生活行为、个人或家族健康史及其他相关数据,发现并确定与疾病有关的危险因素。通过健康监测数据对健康管理过程中生活危险因素进行评估,帮助个体识别到这些行为和风险对他们生命和健康造成的不良影响,并针对性提出改善建议,促使个体修正不健康的行为。

(2)根据风险评估结果生成风险评估报告,对疾病发生的危险性、主要影响因素、影响程度等结果以多种图表形式展现。

(三)健康干预

(1)依据风险评估结果,采取多种干预形式对健康危险因素进行干预,降低疾病风险,主要包括个体干预、群体干预、生活行为方式干预、临床干预等手段。

(2)在干预实施过程中,对健康干预对象进行健康状况追踪,通过多种方式跟踪健康管理计划的实施状况,根据对象健康状况对干预方案进行实时调整完善。

(四)效果评估

(1)通过干预前后相应指标对照、健康管理实施过程及结果分析,获得真实的健康管理效果评价,并根据健康管理效果提出合理化建议,提升健康服务对象的健康状况和生命质量。

(2)同时开展健康服务对象满意度评估,了解健康服务实施过程中的不足之处,以便进一步完善今后的健康管理工作流程。

二、院前健康管理

(一)健康教育

(1)各科健康管理责任人在健康管理科指导下负责本科日常健康教育工作的落实,包括门诊患者健康指导,入院宣教,相关疾病知识宣教,住院患者住院期间健康知识宣教,手术患者术前、术后宣教,出院患者健康指导等。

(2)医院相关部门通过报纸、电视等媒体宣传手段对居民进行健康知识的普及。

(3)各科须按健康教育工作要求,将健康教育工作列入科室工作计划,明确目标任务,并督促人员落实。

(二)孕产妇健康管理

(1)医院孕产妇健康管理包括孕早期、中期、晚期健康管理及产后访视等工作。

(2)掌握辖区育龄妇女情况,进行基本公共卫生服务项目的宣传,督促和协助孕12周前的孕妇到县妇幼保健院为其建立"孕产妇保健手册""保健卡"并进行第一次孕早期检查随访,填写相关记录。同时做好相关宣教和咨询工作。

(3)根据各项目要求,创造各项目需要的基本条件及设备,积极完善各项目。

(三)儿童健康管理

(1)儿童健康管理包括新生儿疾病筛查、婴幼儿家庭访视、托幼机构儿童健康管理和儿童健康本地调查和监测等工作。

(2)开展儿童健康管理服务的机构必须为卫生行政部门已颁发医疗机构执业许可证的医疗卫生机构,且应当具备所需的基本设备和条件。

(3)从事儿童健康管理工作的医护人员应取得执业医师资格或执业护士资格,并接受县级及以上卫生行政部门组织的健康管理保健专业技术培训,考核合格。

(4)在岗人员需定期接受儿童健康管理专业知识与技能的继续医学教育培训。

(四)慢性病健康管理

(1)慢性病健康管理包括筛查、建档、健康干预和定期随访等工作,医院专家团队定期或不定期指导社区和基层医疗机构做好服务人群健康管理工作并落实所属辖区内居民的高血压、糖尿病等慢性病的认定和干预工作。

（2）对纳入管理的慢性病患者每年应至少进行 1 次较全面的健康检查,可与随访相结合,具体内容参照《城乡居民健康档案管理服务规范》中的健康体检表。

（3）慢性病患者的健康管理由医生负责,应与门诊服务相结合,对未能按照管理要求接受随访的患者,医务人员应主动与患者联系,保证管理的连续性。

（4）每次提供服务后及时、如实地将相关信息记入患者的随访记录表。

（五）老年人健康管理

（1）健康管理科制订老年人健康管理方案,做好宣传告知工作。及时收集整理体检资料,建立健康档案并录入电子系统。

（2）按要求为辖区内 65 岁及以上老年人建立健康档案,老年人建档率应不低于 80%,老年人健康管理率也应不低于 80%。

（六）健康管理专家巡诊

（1）成立健康管理专家巡诊指导团队,专家巡诊指导团成员应具有中级以上技术职称,临床经验丰富,具有较高的医疗业务技术及健康管理水平。每次下基层巡诊及健康管理指导的牵头专家应由副高及以上技术职称的业务骨干担任。

（2）健联体均要根据各健联体成员单位的业务需求,有针对性地选择巡诊及指导科目,解决基层单位急需解决的技术难题和问题。

（3）对基层单位的巡诊及指导要按需求进行合理安排,原则上每周不少于 1 次。巡诊指导内容包括查房、会诊、组织疑难病探讨、手术,以及健康管理的评估、干预的相关技术指导工作。

（4）建立、完善各种登记制度,要将专家的巡诊及健康管理意见在病历及相关登记本上进行详细记录,并进入信息管理系统进行跟踪管理。

（5）对基层医疗单位的巡诊及指导工作,要注重加强基层单位的人才培养,开展临床示教、病例剖析、技能操作及手术带教等工作。

三、院中健康管理

（一）门诊人群健康管理

（1）治疗处方必须由医师开具,并严格遵循处方权限制度、管理制度和审核制度方能使用;健康教育处方主要以科学健康的方法和理念,引导患者促进健康、维护健康。

（2）凡来院就诊的患者,医师根据诊断结果下达治疗处方的同时,一并发放疾病相关的健康处方,健康管理干预门诊应做到健康教育处方发放率为 100%。

（二）服务人群健康管理

（1）医疗机构要开展由临床医师、护师、药师、健康管理师、心理咨询师共同参与的健康管理查房工作。

（2）医院内每年各科室至少开展 2 次五师查房,也可根据各科室专科患者情况酌情增加查房次数;院外健联体内每月组织一次查房,按计划完成,也可根据实际情况酌情增加查房次数。

（3）管床医师根据需要向健康管理科提出口头或书面申请。健康理科接到申请后,根据其专科或患者需要,负责组织相关专家安排时间完成。

（4）各医疗机构原开展的三级医师查房制度仍照常开展，五师查房与三级医师查房可同步进行，相互融合、相互补充。

（5）患者出院时，五师要对其提出系统的健康干预方案，将方案提供给健联体下级医疗单位或辖区医疗机构进行跟踪管理，并将其相关信息进行登记。

四、院后健康管理

（1）出院后的患者一般均须予以随访（联系不上、临终患者等情况可不随访）。对需要院外急需治疗、护理康复和定期复诊的患者以及其他具有特殊情况的患者重点关注，须100%随访，酌情家访。

（2）各专科应根据各科室实际情况及患者病情和治疗需要制订随访时间。对治疗用药不良反应较大、病情复杂和危重的患者出院后应随访一次，此后根据病情及治疗需要定期随访。

（3）建立随访档案，每位住院患者应用健康教育路径表，随表登记患者姓名、住院号、性别、年龄、联系电话、入院时间、管床医生、责任护士、诊断、出院时间、随访情况等内容。病区护士长每月将健康教育随访资料装订成册，统计分析。

（4）由管床医生落实电话随访，首次随访最好由治疗患者的副主任级以上医师负责。第二次随访由责任护士、专科护士、护士长协助落实，确保随访工作及时、规范的完成。

（5）对各病区的电话随访落实、统计分析工作，健康管理科每月督导、抽查、分析。

（6）护士长负责对出院随访情况每季度进行一次分析、记录，上报一份健康管理科，对存在的问题采取改进措施，不断提高健康服务质量。健康管理科、护理部定期对病区出院患者随访工作进行督导、检查。

五、体检人群健康管理

（1）在院长领导下，实行体检中心主任负责制，健全科室二级管理制。组织社会各界人士的健康体检工作，以服务大众健康为目的。

（2）体检主检医师应当具有内科或外科副主任医师及以上专业技术职务任职资格，并经卫生部门培训考核合格。

（3）工作人员要求严格遵守国家的法律法规和医院制订的各项规章制度，按照卫计委的《中华人民共和国执业医师法》《医疗机构管理条例》《护士条例》《医院工作制度》等法律法规开展各项工作。保证健康体检科学化、规范化、制度化。

（4）加强健康体检中的信息管理，确保信息的真实、准确和完整。未经受检者同意，不得擅自散布、泄露受检者的个人信息。

（5）通过健康体检，实现健康促进与干预，为受检者提供检后全程式的健康咨询与医疗服务。

（谭文秀）

第十九章　公立医院收益管理

第一节　公立医院收益管理的相关概念

一、公立医院

公立医院一般是区域内医疗服务中心、卫生科研中心、人才培养中心和卫生业务增长中心,是我国医疗卫生事业的主体与中坚力量。公立医院按其功能、任务不同划分为一、二、三级。公立医院是我国医院的主体,一般是指设有一定数量的病床,分有内科、外科、妇产科、眼耳鼻喉科等各种专科及药剂、检验、放射等医技部门以及相应的人员、设备的医院。为了满足公立医院的功能要求,一般至少应设有100张以上病床。公立医院通常对众多疾病进行综合诊治,这样才能充分发挥公立医院的功能。现代医疗的特点是具有较高深技术的专科医务人员的协作诊疗,由于疾病的多样性,常常需要多专科的协作会诊、治疗,公立医院最易发挥这种功能。现在城市公立医院还有以一、二个有特长的专科为重点,也就是重点专科和一般专科相结合的体制,这样既有利于加速专科建设,又能发挥院内多专科协作的优点。至于儿童医院、中医医院,实际上是儿童公立医院、中医公立医院。

本文涉及的公立医院是指市级以上并向全省或全国范围提供医疗卫生服务的医院,其功能、任务、设施条件、技术、医疗服务质量和科学管理等综合水平一般在各大医院中都处于领先地位。它具有以下3个方面的特点。

(一)公益性

公立医院一般为公益性非营利组织。公益性的特点体现在其根本宗旨是救死扶伤、实行革命的人道主义,全心全意为人民服务。它的这一性质决定了其不是以营利为目的,必须把社会效益和医疗顾客满意放在首位,注重社会效果,不能片面追求经济效益。

(二)经营性

首先,随着医药改革深入,国家财政投入比例减少,公立医院逐步走向医疗服务市场。其次,医疗服务是具有商品属性的特殊产品,医疗服务市场也受到价值规律的制约。经济效益是实现社会效益的基础,社会效益是目的,经济效益是手段。最后,公立医院只有自身价值得到补偿,才能使医院工作正常运转,达到提高全民族健康素质,保障社会和经济可持续发展之社会效益。

(三)垄断性

从两方面看,第一,由于医疗服务是一种技术性强、知识性高的服务,医疗顾客通常缺乏足够的医学知识,对所需的服务内容和数量难以选择和判断。医疗顾客尽管可以选择医院和医师,但供需关系一旦形成,医疗服务内容的决策和医疗费用的控制权则很大程度上掌握在医院和医师手中,医疗顾客的大部分需求是根据医院和医师的建议产生的,由此造成供需双方关系事实上的不对称。第二,由于公立医院的科研、治疗和教学三方面能力的超强地位,决定它比其他医院有更强的垄断性。

从经济学角度看,营利性与非营利性医疗机构的主要区别在于营利性医疗机构是以追求利润最大化为运行目标,其医疗服务所得收益可以给予投资者一定的回报。非营利性医疗机构并非没有营利,而是指为社会公众利益服务而设立和运营的医疗机构,不以营利为目的,其收入用于弥补医疗服务成本,实际运营中的收支结余只能用于自身的发展。我国的公立医院均为非营利性医院,从事具有一定福利性质的公益事业,但主要收入来源于医疗服务,而医疗服务又必须通过竞争获得,故从经营形态看,公立医院兼具企业与非营利组织的特点。

本文以公立医院为研究对象,旨在探索不仅仅以追求经济效益最大化为目标的医疗机构的多目标收益管理问题,期望研究得到一套普适性的医疗服务收益管理方法。

二、医疗服务

对于医疗服务,至今学术界尚无权威的定义。不同部门根据出发点和利益动机不同对医疗服务给出了不同的解释。如《国家财政部、税务与医疗卫生机构有关税收政策的通知》文中指出:"医疗服务是指医院对医疗顾客进行检查、诊断、治疗、康复和提供预防保健、接生、计划生育服务等方面的服务,以及与这些服务有关的提供药品、医用材料器具、救护车、病房饮食等业务。

国内有些学者对医疗服务的含义提出了自己的看法。有学者定义的医疗服务为:医疗是指疾病的治疗,特指医务人员运用医学科学技术进行诊断和治疗疾病的职业活动,医疗服务是医疗与服务的有机融合,包括伴随疾病的预防、诊断、治疗、康复、预后等医疗活动过程,医院及医务人员以实物和非实物形式满足医疗顾客需求的一系列行为。有学者从医疗服务的特点与本质属性出发,综合医疗服务的社会性与市场性给出了这样的定义:医疗服务是由具有特定服务资质的专业人员,同时具有人文关怀理念、科学技术手段、基础服务设施,以法律关系为依据,以道德关系为补充,通过服务组织和服务让渡,尽力为特殊顾客(医疗顾客)提供生命与保障,满足其生命与健康服务需求,并在完成救死扶伤社会义务的同时,使服务提供者获得合法利润的互动过程。

综合以上观点,本文将医疗服务的概念界定为:医疗服务(Medical Service)就是医疗服务机构(典型代表是医院)以医疗顾客为主要服务对象,以医学技术为服务手段,向社会提供能满足不同层次医疗服务需要,为社会、医疗顾客和医疗服务机构带来实际收益的健康服务。本文对公立医院医疗服务的收益管理进行研究,不包括药品等其他医疗产品的收益。

三、医疗顾客

顾客的概念是广义的,宽泛的。一般情况下,医院把他们的服务对象称作病人或患者,事实上这只是一种狭义的说法。到医院要求服务者除了患有各种不同疾病的患者以外,还有一部分是健康的人,比如产妇、体检者、保健咨询者等就不是患者。

按照国际标准化组织(ISO)的定义,服务的对象即顾客,顾客是指接受产品和服务的组织或个人,如消费者、委托人、最终使用者和受益者等。

从医疗服务的对象来看,医疗服务的顾客分为现实顾客和潜在顾客。现实顾客主要指接受医疗服务组织(主要指医院)所提供的疾病治疗、健康咨询、保健护理等医疗服务的人群;潜在顾客则包括在医院陪同或者看望患者的家属、亲友等,也包括健康人、亚健康人,甚至包括整个社会。

本文将所有到医院寻求服务的人群统称为医疗顾客(Healthcare Customer)。医疗顾客价值的考察对象主要指医院的现实顾客。

(肖爱民)

第二节 收益管理与医疗服务收益管理

一、收益管理理论研究现状

(一)国外收益管理研究发展历程

服务业收益管理理论从提出至今虽然已经有 40 年,但真正对其进行研究却是从 20 世纪 90 年代初开始。这一新的理论虽然已经过 20 多年的研究与发展,但其内涵和外延仍都处于不断发展变化中,在理论界并没有形成一致的认识,至今尚未形成完整的学科体系,但在一些理论探讨方面取得了众多的研究成果。

服务业收益管理理论是伴随着西方管理学界对服务特征和服务管理的认识、理解而逐步形成和发展起来的,经历了从早期概念性的争论到如今对一些具体问题进行深入细致的研究过程,从航空业应用到其他服务业广泛应用的过程。服务业收益管理研究的发展历程大致经历了以下 3 个时期。

1. 奠基时期(20 世纪 70 年代末—80 年代末)

收益管理的提出可以追溯到 20 世纪五六十年代,但是直到 20 世纪 70 年代末,美国政府放松对民航的管制后,美国民航客运业经历了空前的激烈竞争,推动了收益管理理论迅速发展。20 世纪 70 年代末,美利坚航空公司率先开发和使用了收益管理系统,在 20 世纪 90 年代初航空运输业普遍亏损的大环境下,创造了年收入增长 6% 的纪录,在 1989—1992 年的四年里,获得了近 20 亿美元的收入,从而引起世界各大航空公司的关注和效仿。美国三角洲航空公司于 1984 年开发出自己的收益管理系统,当年公司便扭亏为盈,获得了 3 亿美元的收入。

Belobaba 指出,通过收益管理的应用和实施,航空业能够提高 5 个百分点甚至更高的收益。此后,美洲航空公司、荷兰皇家航空公司、德国汉莎航空公司以及加拿大国际航空公司等先后使用收益管理系统,平均年收入增长达到了 3% ~ 5%。通过使用收益管理系统,美国联合汽车租赁公司第一年就增加收益 5600 万美元,不仅使公司从清算的边缘摆脱出来,而且在运营上重新焕发生机。20 世纪 90 年代初,美国的马里奥特酒店率先在酒店业引入收益管理系统,当年酒店的销售收入就增加了 7%,在仅支出少量变动费用的基础上,这些增加的收入几乎全部转化为利润,占当年酒店利润的 50%。收益管理在航空、酒店等服务业取得的成就引起了学术界与商界的巨大重视,并且在对其他行业包括租赁、旅游等进行成功应用的基础上,开始作为一支独立的管理交叉学科分支进行研究。

对收益管理最早感兴趣并做出开创性工作的是 Littlewood 和 Roth - stein。Littlewood 提出了边际座位收益规则并将其应用于单航段、两等级航空订票与舱位分配,Rothstein 提出了超额预订决策。而收益管理研究的起点应数 Belobaba 建立概率模型并提出 EMSR(Expected Marginal Seat Revenue 期望边际座位收益)规则应用于美洲航空公司。

2.初步形成时期(20世纪80年代末—90年代末)

进入90年代之后,服务业收益管理开始作为一门独立交叉学科进行研究,并得到普遍的认可。研究者开始尝试对其进行全面的定义,提出服务业收益管理运用的行业特征,初步构建了服务业收益管理概念模型和框架体系。

在这个时期先后有近百篇文献从不同行业或同一行业的不同角度对收益管理理论和应用进行了研究。其中,Weatherford 和 Bodily 对一般易逝性产品收益管理的研究作了文献回顾,Van Westering 和 Kimes 等学者对航空、酒店餐饮等行业应用收益管理理论进行长期研究后,提出适用该理论的行业的6个重要特征,Donaghy 等对相关研究进行了综述,RobertG. Cross 提出7个核心观点将收益管理的本质较为完整地体现出来,McGill 和 van Ryzin 则对近40年来收益管理(早期多称为 Yield Management)的发展作了全面的综述,该文搜集了大量有关收益管理研究的参考文献。

3.深入研究时期(20世纪90年代末至今)

20世纪90年代末,世界经济飞速发展,研究者不再停留在一般性的描述上。许多著名的经济学家、运筹学家、管理学家、交通运输专家都加入了这一研究领域,使得这一研究领域硕果累累。这一时期西方服务业收益管理理论的研究主要集中在以下3个方向。

(1)针对服务业收益管理的框架体系进行深入研究,围绕体系中的市场细分、需求预测、价格策略、存量控制等核心内容的方法和模型展开纵向(深)研究,并向网络收益管理研究方向发展。

市场细分:虽然有大量市场细分的文献存在,但是由于市场细分权威技术的缺失,这些文献对实际操作的帮助却非常小。因此,Hung 和 Tsai 设计了一种新颖的更形象化的市场细分方法—分等级的自组织细分模型(Hierarchical Self-Organizing Segmentation model,HSOS)。这种方法作为一种分等级二维形象图的决策工具,为经理人提供市场细分的详细步骤,被认为是其他分等级聚类市场细分方法的潜在替代方法。

同时市场细分也越来越关注新兴行业,例如电子商务。Vellido 等的研究主要探索了这一领域的市场细分,主要运用以聚类分析为基础的串联方法分析在线用户的市场细分,这些串联方法包括 Kohonen 创建的自组织地图(Self-Organizing Map,SOM,一种无人监管的神经网络模型)、其他因素分析、神经网络分析、聚类分析等串联方法的一部分。他们将 SOM 作为一种有力的说明和数据分析工具,而将聚类分析作为填补差距的方法。新技术的出现也在推动市场细分的科学化和精细化。已有的聚类分析已经被广泛使用到市场细分的领域,常规的研究通常使用多元分析方法。然而,随着工程技术的计算能力不断提高,他们同样被引入市场细分领域。其中,遗传算法(Genetic Algorithms,GAs)无论在理论上还是实践中都被认为是全面的、近乎最优的解决方案。因为 GAs 善于搜寻,它可以根据数据的相似性进行聚类。此外,人工神经网络同样在工程和管理方面都有不俗的表现。所以,Kuo 等使用两阶段方法,第一阶段使用 SOM 以确定聚类的数量,第二阶段使用遗传算法为基础的聚类方法寻找最终解决方案。文章的仿真结果显示这种方法比 K-means 聚类或先做 K-means 聚类再做 SOM 的结果都更加优秀,值得作为一种新的聚类方法应用到市场细分中。

Kuo 等同样采用了两阶段方法,第一个阶段使用 SOM 确定聚类数量和起始点,然后第二阶段用遗传 K-means 算法寻找最终解决方法。最终结果也显示了其优越性。

需求预测:随着科学技术的发展和进步,出现了越来越多的需求预测手段,也解决了更多的遗留问题。Thomas 等构建了一种预测间歇式(或不规则的)服务需求(也就是有一大部分零值的随机需求)的新方法,而这类需求预测一直是个难题。他们用一种新的时间序列预测一段交货时间内的需求累积分布,并采用概率积分变换间歇需求以测算整个分布中的需求。在对九个大型产业数据的验证后,证明了这一方法较指数平滑和 Croston 等方法更加准确。Srinivasan 等使用多种模糊神经技术的预测,分析执行结果,其中混合了神经网络模型、模糊逻辑技术和模糊模式理论,这种技术的有利之处在于可以精确预测各种假日及其前后的需求。

市场的变化也推动了需求预测向更多的领域发展。例如报纸经销人曾经面临的经典问题是选择最优的产能应对需求(显然这只需要一次预测),相反他们现在面临的问题是为固定的产能选择需求分布(显然提高了需求预测精确度的要求)。事实上,需求管理相对于产能调整成本更低的行业都可能面临这个转变。

这使得更多的研究者关注新领域的需求预测。例如 Scott 和 William,Jully 都对需求预测的广度和精度进行了深度的探索。

定价策略:定价策略的发展有不断细化的趋势,研究者对各种问题提出了更加有针对性的解决方案。Ioannis 和 John 对提供在线服务的供应商提出了定价策略。对每一项服务收取的费用取决于当时的网络拥挤程度及其影响用户需求的程度。他们针对这样的定价策略设计了动态定价的程序算式,并以此算法选取最优的解决方案。根据其核算,这种方法相较其他方法更加适当。Ioannis 和 Yong 的研究建议固定路径、提供多样等级服务的通信网络不要按照提供服务时的网络拥挤程度进行动态定价。他们认为在考虑收益和福利最大化时,在一个很多相关小用户的政权内部,单一定价是近乎最优的。Lin 研究的是实时需求信息动态定价情况,公司事前没有精确的需求预测,只能根据销售前的顾客抵达率粗略估计,随着销售的进行,公司使用实时销售数据微调抵达率的估计值。他们的研究主要说明如何最先使用调整后的抵达率预测更精准的未来需求分布并动态定价以达到预期总收益最大化。

同时,定价策略还向简化决策过程的方向发展。Constantinos 和 Joern 关注的是拥有一种或多种产品的固定产能的公司,这类公司面临的是在有限范围内如何预期收益最大化,以及通过为每个产品选择动态定价策略或动态规则以控制所有产品的产能分配。而在他们的研究中,将这些重要的收益管理问题都简化为一个常见的表达公式,从而极大地方便了管理者的决策。

动态定价策略的研究广度不断加深,随着仓储技术和需求预测等其他技术的成熟,应用也更加广泛。在很多行业,公司由于对存货和未来需求分布的深入了解,从而采用了动态定价策略。Yossi 和 Amit 研究了战略性(具有前瞻性)的顾客购买季节性产品的最优化定价。他们区别了两类定价战略:可能的折扣和已知的折扣,并进行了比较。

存量控制:存量控制的研究深度和广度都有新发展。Feng 和 Xiao 研究的问题是航空公司的多个起点、一个中心点、一个目的地的座位存量控制。

顾客从起点到达目的地必须经过中心点,因此对于中心点—目的地的航班座位存量是固定的,起点的需求符合泊松分布。他们面临的问题就是如何分配座位的存量使得预期收益最大化,结果是用随机控制模型和最优控制制度解决了这个问题,他们的研究成果得到了广泛认可。Cooper 的研究发现了确定性最优化问题中的收益管理政策具有渐近性。其主要研究成果是在一个随机和动态的框架下,从一个众所周知的线性程序中得出的解决方案可以用于产生分配政策,其中的标准化收入将收敛于最优值的恒定上限。这样的定理对于预期收益同样适用。这些结论加深了对分配政策的理解并且拓展了存量控制的研究领域,也增加了其可操作性。

(2)关注收益管理与其他管理方式关系的横向研究,包括收益管理与顾客满意度、价格担保、价格竞标管理、在线拍卖、风险管理、生产计划管理、电子商务以及收益管理的竞争分析等。相关研究可参见 Levin 等,Caldentey 和 Vulcano,Adelman,Levin 等,Lindenmeier 和 Tscheulin。

(3)将航空业相对成熟的理论向其他行业推广,开展不同行业的调查与案例研究。大量研究者更倾向于采用实证、定量的研究方法,并试图探索不同行业应用的理论及方法,包括酒店业、航空货运、电信业、零售业、出租业以及不同特性生产企业的收益管理研究等。

(二)国内收益管理研究现状

国内收益管理的研究涉及了收益管理所包括的各个方面,主要可分为理论的引进吸收、在航空业以外的行业推广应用和局部深化等 3 个方面,而又主要集中于引进吸收和推广应用两个方面。其中,介绍收益管理理论和将收益管理的某些技术推广应用到航空业以外其他行业的相关文献较多。

引进吸收方面,目前研究成果中多数都是对国外现有模型进行延伸,缺乏根据国内现实情况进行分析构建的新模型。主要研究和延伸的模型是 Littlewood 提出的应用于单航段、两等级航空订票与舱位分配的边际座位收益规则和 Belobaba 提出的 EMSR 模型。

推广应用方面,研究成果没有与国内现实情况相结合。许多研究成果还没能得到真正的运用,如研究收益管理在酒店业、铁路运输、租车业、海运业等行业的应用,大都停留在一般性的描述上,缺乏不同行业的调查与案例研究,较少采用实证、定量的研究方法,对不同行业应用的理论及方法还有待做进一步深入研究。

在局部深化方面,虽然文献不多,但体现了国内研究者较高的学术水平。目前公开发表的研究成果主要集中在定价策略研究上,而需求预测技术、存量控制技术和超订问题相对较少。从中国期刊网上的文献可见,定价策略研究文献近 40 篇,涉及航空业、酒店业、旅游业、电信业、海运业和供电业等各种服务行业。

二、收益管理在医疗服务业的研究现状

(一)国外研究现状

收益管理自 20 世纪 70 年代在航空业发展起来后,在酒店、餐饮、汽车租赁等行业中多有应用,并成为增加收益和利润的关键工具。Lieberman 在对收益管理的未来展望中的分析引发了医疗服务领域的收益管理研究。后来学者大多围绕收益管理的局部问题进行研究,尚未形成医疗服务收益管理理论体系,以下对市场细分、需求预测、定价策略和存量配置等局部问题的研究现状进行回顾。

1.市场细分

Cayirli 通过对患者的分类来安排门诊部的预约调度问题,他指出医疗服务中的患者可以分为"新的"和"返回的"患者,其中新的患者是指第一次来医院的,返回的患者则是指那些由于新毛病或后续问题而来医院的;Bosch 和 Dietz、Robinson 和 Chen、Su 和 Shih 都认为门诊部的患者可分为预先登记的患者和新来就诊的患者,所以主要问题就是设计一个能够平衡患者等待时间和医生空闲时间的预约时刻表。Raghunandan 认为当存在有限的可用存量且顾客会为同一种服务支付不同的价钱时,收益管理会发挥最大效用。他们将医疗服务比作其他旅馆行

业来解释如何在一般的医院,尤其是康复门诊部推广收益管理的使用,提出了在需求为确定时以利润最大化为目标的最优预约调度的数学模型,考虑了在同一时间会有不止一个病人接受治疗的情况,所采用的患者分组方法可以最低限度地占用医疗专家的业余时间。他们还进一步提出了在需求为随机时,可以使收益和总利润最大的收益管理框架,并通过大量的模拟研究检验了这种框架的有效性。数学模型和模拟模型的分析结果都表明他们所提出的方法在容量有限而需求很高时能增加收益和利润,收益管理框架还能够显著增加门诊部接受治疗的新患者数量。

后来 Green 等分析了核磁共振成像 MRI(Magnetic Resonance Imaging)鉴别诊断设备面临的病患调度问题,并证实了阈值政策可以通过运用有限水平动态程序来管理病患需求和容量分配。他们假设接受检查的时间相对固定且时间分配均等,每个点的政策决定都基于指标切换,从而接受服务的患者类别可分为:住院患者、门诊患者或紧急事故。

2. 需求预测

Arrow 对卫生医疗特点的分析奠定了医疗服务需求理论的基础。早期的医疗服务需求模型源于效用最大化假设下的简单平衡方程,通过在需求方程中引入时间和人口变量对模型进行了边际改善。但是,这些模型并没有注意到卫生医疗质量的重要性,直到 Heller 和 Akin 及其他研究者利用发展中国家的数据,研究了卫生医疗影响因素的非连续性选择方程,卫生医疗质量对于需求的意义才得到经济学家的重视。对有关发展中国家医疗服务需求的研究进行了梳理。此后,经济学家一方面不断丰富该模型的理论内涵,另一方面利用该模型取得了大量经验分析结论。国外许多研究人员对医疗顾客的医疗服务需求量与价格变化的反应进行了研究。

对医疗服务需求模型估计方法的讨论,是一个非常重要的问题。最初研究医疗服务需求模型估计,是使用 MNL(multinomial logit model)对需求建模,再进行估计。但 MNL 需要满足 IIA 条件(Independence of Irrelevant Alternatives),即医疗顾客每次治疗时对卫生医疗服务的选择是唯一的。如果个人需求模型并不遵循 IIA 条件,MNL 估计将使得参数估计量产生严重的不一致性。为解决该问题,McFadden 提出,如果个人需求模型并不遵循 IIA 条件,需求函数可采取 NMNL(Nested MNL)形式。

研究发现,等候时间、就医距离、医疗顾客年龄、受教育程度、性别、就医成本、疾病严重程度等,在特定的地区对个人医疗服务需求的影响都非常显著。

由于需求预测对收益管理体系的结果有巨大影响,Strum 等人着重对医院的外科部门进行了研究,他们通过数学方法证实了对数正态(用 2、3 个参数)和正态分布是较好估计持续时间的方法,而通过对更大样本的测试验证表明对数正态要更胜一筹。Moore 等提出的时间序列分析方法可有效地洞察手术需求的周期性并更好地解释其他因素如何影响服务需求的变化。在医疗服务行业,预测一种服务类别未来需求、估计时间和其他医疗资源的分配以满足该需求,必定会更加复杂,这是因为许多因素影响和支配着服务的提供。运用时间序列分析方法可以有效地洞察手术需求周期和更好地理解影响服务需求变化的因素。

Lan 等提出了在静态和动态政策下的网上预约限制的几种模型,这时只需要有限的需求信息,特别是各种需求类别的,上界和下界。他们从竞争比和绝对性能标准角度进行分析,得到平均的在线和离线嵌套预定限制,类似于广泛使用期望边际座位收益(EMSR)和期望边际座位收益 b 版本(EMSRb)。虽然有限需求信息在实践中很有吸引力,作者指出事实,上预定限制对真正所指定的需求参数分歧十分敏感。

3. 定价策略

Chapman 和 Carmel 使用阈值曲线对杜克大学饮食和健身中心进行研究,决定是否以及以何种折扣来增加容量的使用和收益。Born 等专门对得克萨斯州儿童医院的合约优化进行了研究。在 1998 年在面临不断增加的财务压力,付款人设法减少开支,而医生想要提供最优质的医护服务、研究和教学的情况下,得州儿童医院率先倡议在行政运作中引入更多的分析能力。因保险合同中含有潜在的收益杠杆,医院开始关注如何最优地履行合同,并在这方面做了很多工作:①通过预测量化未来需求;②构建衡量合约履行的重要手段的风险模式;③将潜在的贝叶斯预测和非线性优化模型嵌入软件系统,以支持合同谈判和日常活动。实践证明采用 PROS(Pricing and Revenue Optimization Solutions)收益管理系统的重新谈判合同给医院带来许多直接好处,包括每年增加高达 1700 万美元的收入,同时这个初步成功的项目还开创了改善医院规划和业务的活动。研究表明医疗优化技术可完善相关诊断分类系统,并极有可能会在业界产生广泛影响。

为了追求社会福利、医疗机构收支平衡和控制费用(考虑效率),各国根据自身实际情况,采取了不同的医疗服务定价模式。目前,较为主流的有以下 4 种:①成本定价模式,医疗服务的价格能回收提供服务的全部成本,却无法满足现实的需要,存在许多缺陷。②就医者承受能力定价模式,强调就医者的承受能力,医疗服务价格被限制在就医者承受范围内。按照这种模式,部分就医人群享受的定价会低于医疗服务的成本,典型的应用国家是新加坡。③投资机会成本定价模式,提供医疗服务的价格是为了回收投资的全部机会成本,即同样的投资如投到其他地方可能取得的社会价值,以及实施现有投资计划而放弃的其他机会可能实现的收益,美国和英国是其代表。④边际成本定价模式,它能满足产生收入和激励的基本功能,将由于医疗服务增加的负担施加于那些引起医疗服务增加的就医者身上,但由于这种定价模式的假设是在完全竞争市场上使用,大多数国家还限于对其进行研究的阶段,只有法国对这种定价模式有所应用。

4. 存量配置

在研究医疗服务收益管理这一问题之前,很多学者研究的是医疗行业中存量配置中的预约调度问题,而传统的预约制度就是围绕力求提高资源利用率来减少患者等待时间这一研究课题展开的。如 Bailey 等认为现实生活中的调度问题大多是 NP 难题,由于解空间呈指数级规模,计算程序对即使是中等大小的问题也很难将其解决;随后 Fries 和 Marathe,Ho 和 Lau 等分析了在患者和医疗提供者等待时间上的政策实施情况;Gerchak 等在手术室的容量对紧急手术和预约手术都开放时为非急需手术病患开发了一套先进的预订计划政策。近些年 Strum 等的研究也认为由于外科手术的等待时间不断增加而使等待的队伍不断堆积,需要寻找能够在维持可接受服务质量下减少等待时间的方法。

预约调度和收益管理在发展过程中相互融合、相互交叉,如何从预约调度方面发展收益管理成为了很多学者的研究课题。后来很多学者采用了一系列的数学方法建模,目标是尽可能以最低的成本来满足需求。Lowery,Ever - ett,Ivaldi 等,通过模拟和(随机)线性及多目标数学规划,提出用以决策不同日常住院和手术调度的模型。结论表明在紧急类别下医院通常会采取先到先服务(FCFS)规则,而且不会考虑不同病患类别的经济特征。Ozkarah - an 提出了一种可以在大量预定系统下安排公平的日常手术室调度的目标编程函数,这样就可以平衡现有手术室环境中一些不一致的目标并减少设备使用能力的不足和过量。Cai 和 Li 认为单一标准的方法没有考虑到需求的变化,而且模型中假设员工的技术水平是一致的在实际情况中也不成立,因此提出了一个由三个重要目标即:使员工成本最小化,剩余员工最大化和剩余员工变动最小化形成的多目标模型,此外还考虑了拥有多重技能员工的可能性。Gupta 和 Denton 总结出影响调度系统实行的诸多因素,如到达和服务时间的变化、患者和医生的偏好、现有的信息技术以及调度人员的经验水平等,其中最为关键的是工业工程与运筹学(IE/OR)技术的应用。

存量配置更多关注的是实现资源的优化配置。医疗服务在某些方面不同于传统的收益管理行业,比如航空业的容量是座位数、旅馆的是房间数,而医院的容量就是床位数,对于门诊部门来说则是服务的时间长度。医院的资源更是包含了多重方面,资源利用最大化、患者等待时间最小化对获取最大收益是至关重要的,如何协调整体的运营便成了收益管理关注的焦点。Naidu 等证明了在医疗服务中资源安排的重要性,并概述了如线性规划、基于专家体系、探试法等一系列可以实现最优资源配置的不同数学方法。Patrick 等认为使 CT 扫描诊断设备的未使用时段最小受限于设备的超时利用率,由此提出一个优化模型:在住院需求降低而有空余的时段时,可通过召集一些患者来平衡设备使用能力的不足,增加资源的利用和服务的患者数量。Gupta 和 Wang 提出了几点启发式方法来帮助医院决策如何将可用的时间分配给刚来的(当天预约)患者和常规病患(提前预约),认为接受/拒绝一个需求是由当天的需求、病患的特点和医生的时间共同决定。因此分别提出了在只有一个医生和存在两个或两个以上医生的情况下的数学模型,分析预订限制政策如何发挥最大效用。虽然他们的大量结果显示预定限制的启发式法趋于最优,但他们没有假设所提供服务的变化性(即假定每个病患的访问不会超过分配时段)。

Corwin 等对纽约长老会医院并购前后产生的问题进行了分析,并提出相应解决方法。在并购时,医院面临着重大挑战,其中最主要的是两个医疗中心的临床整合,而规模、独立的医疗学校、地理、不同的历史和文化都造成了合作过程中的障碍。为了实现所需的临床结合,医院将临床路径作为一种在没有强制部门合并的情况下仍能实现临床一体化好处的方法。他们的分析表明,医院高级管理人员在医院使用临床路径后要重新思考它们的发展和运作,以及它们在数量、临床质量、临床疗效、最佳实践和收入管理方面的积极作用。他们讨论如何使用临床路径来汇集两个医疗中心的文化和它们在医院的运作、管理中产生的影响,以及与那些在尝试后又放弃的其他医院相比,临床路径为什么可以在纽约长老会医院运作。结论表明,临床路径在医院的临床和商业战略中发挥日益重要的作用,并正扩展到纽约长老会医疗保健制度中去。

Patrick 等提出了一种在公立医疗服务环境下,为不同优先权的病人调度诊断设施的动态安排方法。他们指出,资源管理者面临的挑战不是要使收益最大化,而是能够将可用的容量动态地分配给新来的需求,用成本效率的方式达到等待时间的目标。他们通过近似动态规划来解决线性规划中状态空间及成本参数值范围过大的问题,并给出了函数近似最优线性值形式和由此产生的政策分析结果,还进一步通过仿真模拟研究这种动态安排方法的实际意义和政策质量。

Alia Stanciu 指出收益管理或可补充现有的调度制度和定价政策,并能通过更好的容量需求管理来帮助机构显著提高利润。他们对传统的收益管理模型进行了改进,提出了一种在服务时间是随机的情况下,解决有限资源容量在多重顾客类别中最优分配的数学模型,用以确定为每个患者和手术类别保留的时间,并将这一模型应用到不同顾客类别的服务需求上,以研究收益管理技术的使用情况。结论表明,时间安排和容量分配政策使医疗服务的收益和质量都有所提高,所提出的模型可以更好地为管理层决策服务,更好地进行时间权衡,并可以应用到实际生活中的各个领域,他们的研究主要改进了医疗服务中收益管理随机资源利用的方法。

(二)国内研究现状

国内虽有部分学者曾分别对收益管理中的市场细分、需求识别、定价策略和存量配置等进行过一些局部的探索,有学者对社区医院中的收益管理进行过一些理论分析和应用研究,但是,尚未有学者对公立医院医疗服务收益管理理论进行过系统的、整体的研究。

1. 市场细分

有学者从医疗市场细分标准、细分市场选择和细分市场管理等 3 个方面进行了探讨。有学者运用利益价值细分方式,根据医疗顾客对医疗服务的需求特征进行细分,将公立医院市场细分为 6 类医疗顾客:经济务实型、治疗导向型、费用敏感型、利益优先型、随意型和低调型,这些医疗顾客对医疗服务需求的侧重点各有不同。

2. 需求识别

国内对于医疗服务需求的研究不多,这些研究通常可分为 3 类:从医疗顾客角度;从医疗机构角度;以及从医疗服务区域角度。有学者利用需求的弹性经济学模型对影响门诊医疗服务需求的因素进行分析;有学者通过自行设计的问卷调查门诊医疗顾客的需求,从护理的角度有针对性的实行有序管理,改善就诊流程,简化就诊手续,最终赢得医疗顾客的认可,使医疗顾客满意度提高至 95% 以上;有学者从个人效用理论出发,通过建立医疗服务需求模型,利用三省实地调研数据进行经验分析,说明影响中国城乡地区居民医疗服务需求的各种因素及其影响效果,该文是对整个中国而不是医疗机构的医疗服务需求进行分析;有学者针对医疗机构和伤病员之间的供需情况进行系统分析,阐述了军人医疗服务需求与供给的变化情况;有学者描述了中国农村居民医疗服务需求的特征和影响因素,探讨了居民医疗卫生服务的可及性、可得性问题。

3. 定价策略

关于医疗服务定价问题,很多研究者提出了对策。如有学者提出医疗行业的产品差别化策略,将医疗服务分为高科技、品牌化和网络化等;有学者提出建立市场定价与医疗保险制度相结合的医疗体系;有学者提出改革我国医院收费的驱动体制、财政体制和加强医疗保险作用的建议;还有一些学者如有学者对医疗服务的价格建立了模型。这些研究都有着十分积极的作用,但所提出的措施实施难度比较大,推进需要多方面的合作,条件还不是很成熟。

对于医疗服务差别定价,理论方面,有学者分别运用价格歧视理论和从医院利润最大化角度论述我国医院实现医疗服务差别定价的可能性与合理性;有学者从客户关系管理的角度提出医疗服务差别定价的意义。政策方面,2009 年,国家出台的《关于深化医药卫生体制改革的意见》指出对非营利性中不同级别的医疗机构和医生提供的服务,实行分级定价。与之相关的药品差别定价已进入试点阶段,2009 年 8 月 10 日《广东省物价局药品差别定价办法》的试行标志着中国唯一药品差别定价试点正式启动,随后安徽等也逐步开展试点。而医疗服务的差别定价尚处于理论探讨阶段,有待进一步理论完善和落实推广。

4. 存量配置

对于医院医疗资源管理的研究相当缺乏,很多学者都着眼于地区医疗服务资源优化配置问题。有学者对医院资源管理的效率进行了分析,定义了医疗服务机构的生产效率、经济效率、规模效率以及社会效益。该文在定性分析的同时,对各种效率都提出了量化指标,为医疗服务机构整合资源、优化决策提供了依据。有学者定义了医院资源利用能力,并将其衡量指标体系细化,划分为人力资源利用能力和物理资源利用能力,为医院的日常管理提供了指导。有学者以缩短平均住院日为切入点,通过分析患者住院的整个流程,发掘提高医院资源利用效率的途径,得出医院要统筹管理以及建立综合考核体系和办法的研究结论。

通过对国内外收益管理理论和应用研究现状的分析,尤其是收益管理在医疗服务领域中的文献回顾,可以看到目前的研究存在以下不足之处。

(1)收益管理理论历经30多年的发展日趋成熟,在航空业、酒店业、出租业均获得成功应用。但是,国内外少有学者对医疗服务业予以全面的关注,往往会认为收益管理在医疗服务业中的应用会因为医院的非营利性和公益性受到争议,而且并不一定能得到收益最大化,事实上这种观点并非正确。医院只有在对广大医疗顾客提供不同服务并获得一定经济收益的前提下才能继续生存和提供优质服务。因此,很有必要将收益管理理论和思想应用于医院医疗服务管理中,明确地界定医疗服务收益管理概念,并针对医疗服务的特点探索公立医院医疗服务收益管理的理论和方法,为我国新医改和公立医院改革的有效实施提供理论依据。

(2)收益管理理论包括市场细分、需求识别、动态定价和存量控制等内容。纵观国内外现有研究成果,尚没有对这几个方面之间的内在关系以及如何系统解决医疗服务收益管理的问题提出建设性的措施,现有研究也就难以真正应用到医院医疗服务管理决策中。从国内外医疗服务管理可见,大多数学者较多关注医疗服务的预约和调度问题,也有学者研究定价和存量控制问题,但尚未对医疗服务机构的整体收益管理问题进行综合全面地阐述。其中很少有学者对医疗服务市场细分进行研究,目前少量的研究也只将注意力集中在概括性的说明上,缺少系统分析的程序性方法,或者采用的分析方法和工具不够完善,因此难以解决医疗顾客市场细分的现实问题。以何种标准进行医疗顾客的细分,如何合理有效地衡量医疗顾客价值,以及运用何种算法聚类分析,以获得有效可行的医疗顾客细分群体,这些都值得进一步深入和探索。

(3)现有文献分析收益管理中的定价策略时,较多关注如何实现动态定价策略,即实时调整产品价格,以保证使合适的顾客在合适的时间享受合适的服务,这在医疗服务业无法实现。公立医院运用收益管理制订价格的核心思想是,将医疗顾客划分为不同的群体,对不同群体收取不同价格,在医疗顾客满意的前提下实现医院收益价值即社会效益和经济效益整体最大化目标。因此,如何根据医疗顾客接受服务的时间进行需求区间的最优决策,如何在最优需求区间选择后,针对不同医疗顾客细分群体合理定价是值得深入研究的问题。

(4)现有研究成果对两类经典模型及其改进的讨论,适用于多级动态定价策略下的资源存量配置。然而,对公立医院进行差别定价策略下的存量控制,其核心思想应类似于公立医院医疗服务定价方式,都是要通过划分出不同的细分医疗顾客群,从而提高医患双方的整体收益。目前,由于公立医院尚无大幅调整价格的权力,但却能够控制、决定所提供的医疗资源数量,故存量控制方法在目前状态下的公立医院中更具有应用价值。因此,深刻、全面地研究基于顾客类别的细分顾客单资源分配问题,构建医疗服务资源存量配置的最优模型,发掘模型实施中的应用难题,提出新的算法等都值得进行深入的研究。

(肖爱民)

第三节 公立医院医疗服务收益管理基本问题

一、公立医院医疗服务收益管理概念

1. 收益管理概念

关于收益管理的概念有很多种,以下是有代表性的几种:Talluri 和 van Ryzin(2004)根据经济学的需求理论,将收益管理定义为需求决策管理(DDM),即对市场需求进行决策管理的过程,核心是决定在何时、何地以何种价格向谁提供产品或服务,通过扩大顾客需求来提高企业收益。这个定义体现了收益管理是一种使决策更加智能化的方法,其适用行业极其广泛,只要这个行业重视战略需求管理并且拥有战略需求管理的系统和应用战略管理的企业文化,这个行业就适用收益管理。

McGill 和 van Ryzin 认为收益管理是指企业基于消费者行为和不确定性环境的预测,通过时机、价格和能力等决策要素,有效分配资源,从而管理需求以实现收益最大化。一般而言,收益管理过程包括 4 个环节:数据收集、预测、优化及控制。数据收集是指对决策相关参数与预测相关信息的收集;预测主要是对决策环境中不确定因素进行概率预测;优化是通过选择产品数量、价格与商业结构组合,有效地分配资源,实现期望收益最大化;控制是在对消费者行为和决策环境深入理解的情况下,通过重新优化以提高企业收益。收益管理的上述 4 个环节是可循环执行的,其中预测和优化是整个收益管理过程中的两个核心环节。

Robert G. Cross 提出收益管理是在微观市场水平上预测顾客现实需求,并优化配置生产能力和价格的艺术和科学。这个概念将收益管理提升到艺术和科学相结合的高度,运用优化理论达到收益最大化的目的。Cross 认为实施收益管理的核心观念有 7 个:①以价格平衡供需;②基于市场而不是成本为基准定价;③定价要面向细分市场,而非单一大众市场;④保留产品给最有价值的顾客;⑤作决策时基于知识而不是假设;⑥把握产品的价值周期;⑦不断更新收益管理方案。

Donaghy 等和 Lieberman 从技术出发,认为收益管理是企业生产能力的管理工具,即通过对信息系统、管理技术、概率统计、组织理论、经营实践和知识等进行优化组合,以增强企业的收益能力和对顾客的服务能力。这种认识强调了技术手段在收益管理过程中的作用。

Weatherford 和 Bodily 从企业产品或服务易逝性的角度,认为收益管理是易逝性资产管理(Perishable – Asset Revenue Management),即对不同时段的资源(如航空的飞机座位、医院的病房等)和价格进行有效管理,通过充分利用资源来提高企业收益。该概念认识到资源创造的价值随时间变化的重要性。

Kimes 提出 4R 理论,即在正确的时间和地点(Right time and place),以正确的价格(Right price)向正确的顾客(Right customer)提供正确的产品或服务(Right product or service),实现资源约束下企业收益最大化目标。这个理论反映了收益管理中的市场、运作机制和企业目标等内涵。

对以上关于收益管理基本内涵的观点进行归纳,可以看出,收益管理的目标是提高企业收益即利润。但是关于收益管理的定义很难做到全面而又准确,而且还存在局限性,因为它们过于强调企业利润的显性收益指标,忽略了企业信誉、社会价值等隐性收益指标;强调资源、价格对企业收益的影响,忽略了组织结构、企业文化等企业内部要素和顾客价值、国家政策、市场参与者等企业外部要素对收益的影响。

因此,综合以上概念,给出收益管理的定义:在有效协同影响收益价值的内外要素基础上,在顾客满意的前提下,通过对各细分市场顾客需求的识别,合理差别定价和优化资源配置,实施差异化服务,将产品/服务销售或提供给最有价值的顾客,从而实现收益价值最大化目标。

2. 公立医院医疗服务收益管理的内涵

公立医院不以营利为目的,不刻意谋求利润,但不是说公立医院就可以不注重资金使用效益,就不能有盈余。相反,通过加强内部管理,以较少的资源消耗在以医疗顾客为中心的前提下取得最大的社会效益和经济效益恰恰是整个社会所提倡的。本文将收益管理应用于公立医院,旨在新医改实施过程中帮助公立医院回归公益性的同时,使其医疗服务的收益能够最优化,从而实现转型期公立医院经营的良性循环,保持公立医院可持续竞争力。

本文提出公立医院医疗服务收益管理的定义是,公立医院在有效协同影响收益的内外要素基础上,本着公平和效率兼顾的原则,在准确细分医疗服务市场和识别医疗服务需求的基础上,合理制订最佳医疗服务价格,提供优质的医疗服务,并动态调控医疗服务资源的供给以满足医疗顾客的多层次需求,实现医院收益价值即社会效益和经济效益整体最大化的目标。

医疗服务收益管理的含义是以医疗顾客满意为前提,在适当的时间将适当的医疗服务以适当的价格提供给适当的医疗顾客,取得最大的社会效益和经济效益。这是一个多目标的需求管理决策问题。这里,适当的医疗顾客是指目标细分市场(需求对象),适当的医疗服务是指针对细分市场提供差异化的医疗服务。适当的时间和适当的价格体现了医疗服务需求的两个特征,医疗服务收益管理则是以这两个属性为主要手段去调节需求。

目前收益管理在医疗服务业中应用很少,也许是因为该行业主要是基于非营利性以及收益管理会产生公平性问题。2009 年中国卫生总费用达 17204.81 亿元(人均卫生费用 1192元),占国内生产总值比重达 4.96% 。(2008 年卫生费用占 GDP 的 4.8% ,2007 年卫生总费用占 GDP 的 4.52%),由此可见这一比例还在不断增加。一方面百姓医疗费用负担加重(城市居民年均收入增长 8.9% ,农村增长 2.4% ;而在年医疗消费支出上,城市和农村居民分别增长 13.5% 和 11.8%),国家负担也加重;另一方面医疗机构医疗服务部分却人不敷出。如何有效管理医疗服务,如何在医疗服务管理中寻求一套可行的方法使医疗机构获得可持续收入和未来增长,是本文期望实现的目标。

二、公立医院医疗服务收益管理适用条件分析

(一)收益管理的应用特征

由于收益管理在航空业中的成功应用为航空公司带来了巨大的利润,因此它逐渐被广泛推广应用于酒店、货运、租车、旅游和广告等领域,目前正在向通信、金融服务、电力供应和医疗服务等领域发展。Van Westering 和 Kimes 等学者通过对航空、酒店餐饮等行业应用收益管理理论进行长期研究,认为适用该理论的行业应具有以下 6 个重要特征。

1. 企业具备相对固定的服务能力

以航空、酒店、银行、医院等行业为例,它们存在前期投资规模大(如购买新的飞机、修建新的酒店、开设新的营业网点、医院的医疗设备和病房投入等),最大服务能力在相当长一段时间内固定不变,短期内很难改变其生产或服务能力来满足需求变化。

2.服务具有易逝性

航空、酒店、银行、医院等企业的服务都具有易逝性特征。易逝性亦称为时效性,即其服务的价值随着时间递减,不能通过存储来满足顾客未来的需要,如果在一定时间内销售不出去,企业将永久性地损失这些资源潜在的收益。

3.具有随机波动性需求且需求可预测

如果顾客的需求确定且无波动,企业可通过调整服务能力来满足顾客需求。然而,航空、酒店、银行、医院等行业面临顾客需求不确定,呈季节性或时段性波动的问题。企业运用收益管理,在需求旺季时提高价格,增加企业的获利能力;在需求淡季时通过折扣等策略来提高资源利用率,减少资源闲置。

航空、酒店、银行、医院等服务性企业的资源可分为有形资源(如飞机座位、酒店客房、银行服务窗口、医院病房)和无形资源(如酒店入住时间、银行窗口排队时间、医院医疗顾客排队就诊时间等);顾客可分为预约顾客和随机顾客;销售可分为旺季和淡季。通过对计算机或人工预订系统收集的顾客信息进行分析和预测,管理者能够了解不同顾客需求变化的规律,据此制订出合理的资源存量和价格控制机制,以实现企业收益价值最大化。

4.具有高固定成本和低边际成本的特点

航空、酒店、银行、医院等行业的经营属于前期投资较大的行业,短期内改变服务能力比较困难,但增售一个单位资源的成本非常低。以波音 737 - 300 机型的航班为例,根据某航空公司机型成本数据,平均每个航班的成本如下:总成本大约为 6 万元,其中固定成本大约为 5.5 万元,而边际成本仅为 0.033 万元。固定成本是边际成本的 1833 倍,因而多载旅客能在不明显增加成本的基础上获取更大利润,提高企业总收益。

5.市场具有可细分性

航空、酒店、银行、医院等行业面临以顾客为中心、竞争激烈和需求多元化的市场。不同顾客对企业服务的感知和敏感度各不相同,采用单一价格策略将会造成顾客流失或潜在收益流失。如航空市场上存在两类顾客,一类是对价格不敏感,但对时间和服务敏感的商务顾客;另一类是对价格敏感,而对时间和服务不敏感的休闲顾客。如果采用高价策略,休闲顾客可能选择低成本的航空公司或其他交通工具,造成航空公司座位资源闲置。反之,如果采用低价策略,商务顾客可能会因对服务质量不满而流失,造成航空公司潜在收益下降。

6.产品或服务具有可预售性

企业面对需求多元化的顾客运用收益管理,一方面,通过提前预订,以一定折扣价格将资源预售给对价格敏感的顾客,降低资源闲置概率;另一方面,设置限制条件防止对时间或服务敏感的顾客以低价购买资源,造成高价顾客的潜在收益流失。同时,对预订数据进行分析和预测,根据不同需求层次的顾客消耗资源的概率分布情况,在确保资源不闲置的基础上,尽量将资源留给愿出高价的商务顾客。

(二)公立医院医疗服务收益管理应用可行性分析

公立医院提供的产品/服务主要可以分为 4 类:医护人员提供的医疗服务、医疗设备、病房和药品。虽然药品收入已成为公立医院经费来源中的主力军,但新的医改方案推行医药分离、分开核算,取消药品顺价加成销售,因此公立医院提高医疗服务收入显得尤为重要。以下将根据 Kimes 等研究收益管理理论的 6 种行业应用特征,对公立医院医疗服务管理中全面运用收益管理的可行性进行分析,主要阐述除药品以外的 3 类服务的适用性。

1. 相对固定的服务能力

医护人员提供的医疗服务总量(比如医生看病、护士护理、手术治疗)是相对固定的,要想增加公立医院所能提供的服务就必须涉及医护人员招聘扩充等诸多环节,这在短期内不可能实现。医疗设备大多是一些治疗和检查的大型设备,这些设备每天所能够服务的医疗顾客数量是固定的,一旦某个设备在一天内的使用已经被预订满,那么接下来的医疗顾客只能等待第二天再使用该设备。病房同酒店的客房类似,公立医院病房的数量在短期内是固定的,建造新的病房在短期内是不可能的,而且建造病房所需的投资也十分巨大。

由此可见,公立医院所能提供的服务能力在相当长的一段时期内是固定不变的,而在某些医疗服务需求高峰期,由于现有医疗服务不能充分满足用户需求会使公立医院失去很多增加收益的机会,比如有的公立医院病房床位不能满足医疗顾客的需求,等等。

2. 服务具有明显的时效性

医护人员如果在某个时刻没有为医疗顾客提供服务,那么其为医院创造收益的该次机会也就随之消失,不可能把前一天的医护服务(比如诊疗、手术等)储存起来,在第二天提供给医疗顾客。医疗设备比如 CT、心电图等器械每天的服务也是无法被储存起来的。如果某一天某个设备没有为医疗顾客提供服务,那么这个设备在这一天为医疗顾客提供服务并且给医院带来收益的机会也就消失了。病房同医疗设备类似,也是属于无法被储存的产品。

正因为医疗服务具有易逝性(不可储存性),故其具有明显的时效性。因此,公立医院只有尽可能提高医疗服务的利用率(效率)才能实现更大的收益价值。

3. 需求随时间而变化

医疗服务的需求时间性很强,一年中的节日和平时,一周中的工作日和休息日,一天中的上午、下午和夜间,用户的医疗需求都不同。医疗顾客的需求还具有季节性和不确定性。一年中,流行病暴发的时间段,需求量会明显增加;一般而言,在夏秋两季,由于气温变化剧烈,感冒等大范围流行病盛行,所以医疗顾客对于医疗服务的需求会比较大。

另外,某些特殊疾病的突然爆发,也会导致需求的巨大变化,而这些疾病的爆发时间通常都是不确定的。

因此,对公立医院的需求研究一般是对门诊量、住院量和手术量进行预测的,这并不能完全反映医疗顾客对医疗服务的需求,故对于不同层次的医疗服务需求识别显得尤为重要。通常对于不同细分市场医疗服务需求,公立医院采用差别定价和医疗资源优化配置策略,可以平缓市场需求的不稳定性,以增加公立医院的总体收益。

4. 高固定成本,低可变成本

医疗服务业是典型的高固定成本、低可变成本的行业。对于医护人员提供的医疗服务,其固定成本可以看做是他们的薪酬支付,而他们在给一个医疗顾客提供服务的过程中,所需要耗费的变动成本基本不存在(医疗材料消耗在公立医院系单独计算)。对于医疗设备和病房,公立医院中购买一批医疗设备、建设一栋住院楼的初期投资大多在几十万、几百万或上千万,而利用这些医疗设备给医疗顾客提供一次服务所需的变动成本,如水电费、日常维护费用等,相对于高昂的固定成本而言都很低,甚至可以忽略。

根据变动成本定价法,只要有医疗顾客愿意就医,并且其愿意支付的价格只要略高于管理成本,就能给公立医院带来收益。因此,通过差别定价来满足不同医疗顾客的医疗服务需求,可以创造更大的社会效益和经济效益。

5.可细分的市场

由于医护人员提供的医疗服务、医疗设备、病房这3大类医疗服务都面临着相同的需求，所以它们所面临的细分市场是相同的。通常会根据医疗顾客对价格、时间和服务的敏感程度不同而细分为不同的群体。如：非自费医疗顾客、部分自费医疗顾客、全部自费医疗顾客，各个群体都有着差异化的需求。非自费医疗顾客希望得到优质服务，但价格考虑较少；全部自费医疗顾客同样也希望得到良好的服务，价格却是重点考虑因素；部分自费医疗顾客介于两者之间。张大亮等（2007）运用利益价值细分方式，根据医疗顾客对医疗服务的需求特征进行细分，将公立医院医疗顾客群细分为6类群体：经济务实型、治疗导向型、费用敏感型、利益优先型、随意型和低调型顾客，这些医疗顾客对医疗服务需求的侧重点各有不同。

因此，通过对医疗服务对象进行市场细分，可以针对不同需求层次的医疗顾客采取不同的价格和资源分配策略，这是有效解决公立医院资源闲置或潜在收益流失的重要途径。

6.服务可以预订

医护人员提供的医疗服务：由于医护人员的服务与时间有着紧密的联系，所以该服务是可以提前预订的。比如，某个医疗顾客需要作一个手术，通常他都需要向公立医院预订该手术；目前很多公立医院也陆续推出了专家门诊的预约服务。医疗设备：某个医疗顾客提出请求使用医疗设备时（比如B超、CT等），通常都需要等待一两天。因此，医疗设备的使用也是可以预订的。病房：类似于酒店客房，通常也都可以提前预订。

由于公立医院的医疗服务价格相对固定，并不像其他行业那样预订会降低价格，因此在研究公立医院医疗服务收益管理的预订问题时应多考虑超订（Over－booking）问题。

综上所述，公立医院除药品以外所提供的3大类服务符合收益管理的适用条件。由此可见，起源于航空业的收益管理同样也适用于医疗服务业，公立医院医疗服务管理中运用收益管理理论是切实可行的。公立医院医疗服务收益管理针对医疗顾客的不同需求进行市场细分，采用一定的机制和策略使得有限的供给能够和变化的市场需求达到一个平衡，从而实现公立医院收益价值即社会效益和经济效益整体最大化目标。

（肖爱民）

第四节　公立医院医疗服务收益管理要素分析

一、公立医院医疗服务收益管理目标定位

公立医院收益管理的决策目标是，依据医疗顾客医疗服务需求，在医疗顾客满意的前提下，通过准确细分医疗服务市场和识别医疗服务需求，有效控制价格、医护人员和病房床位等医疗资源的配置和利用，实现公立医院社会收益和经济收益整体最大化。

（一）医疗顾客满意

医疗顾客是医院的顾客，同时也是医院的医疗服务价值最大化的追求者，他们首先形成一种价值期望，并根据这种期望做出行动反应，然后再了解医院所提供的医疗服务是否符合他们的期望价值。这将影响他们的满意度以及对医院的印象。

医疗服务行业最初为了提高服务质量而引入医疗顾客满意度作为衡量指标之一。医疗顾客满意度(patient satisfaction)通常是指医疗顾客凭着自己对健康的理解,权衡自己的经济条件,结合自己对医疗服务的要求,对所接受的医疗服务做出的综合评价。Pascoe认为医疗顾客满意度是医疗服务接受者对自身的医疗经验,包括结果、内容等各方面的反映,其经验是同主观性感受相关联的,包含对过去接受的医疗服务的平均感受,医疗顾客由其就诊经验形成其认同的医疗服务应该达到的水平。Koichiro着重研究了医疗顾客满意与医疗顾客忠诚之间的关系,得出的结论是,医疗顾客满意度反映了医疗顾客对医疗服务质量的主观感受,是医疗顾客选择医疗服务提供者和向他人推荐医疗服务提供者的驱动因素。

在现代医院服务管理评价指标体系中,医疗顾客满意度是衡量治疗效果和医疗服务质量的重要尺度。国外许多专家认为,在改进医疗质量的活动中,重视医疗顾客满意度的评估十分重要,医疗顾客对医疗活动的参与有助于医疗质量的保证。在医疗设备、诊疗环境差异较小的情况下,包括医、技、护水平在内的服务质量就成为医院竞争的主要内容,而医疗顾客是否满意则是衡量公立医院服务质量的准绳。医疗顾客满意度的高低直接反映了医院的服务水平、管理水平和技术水平,在很大程度上影响着整个医院的服务质量,也间接地影响着医院的形象和声誉。因此,定期评估医疗顾客的满意度是提高医疗服务质量、增强医院竞争力的基础和前提。

虽然医疗顾客满意度不是对医疗服务的客观评价,只是服务对象(医疗顾客)的主观感受,但它作为一种被动信息来源,反映了服务对象对医疗质量和服务水平的要求和满意程度。如果医疗顾客不满意或者满意度比较低,一般来说医疗顾客会转而寻找其他能满足其需求的医院,从而给公立医院带来机会成本,或更严重地引起公立医院信誉的损失,特别是在竞争如此激烈的环境下,对公立医院未来的发展非常不利。

公立医院医疗服务主要包括门诊和住院两大主要方面的服务,门诊医疗顾客满意度一般从医疗花费、医护服务、等待时间、检查与辅助科室服务、治疗效果、医疗环境与设施、知情选择等7个方面进行衡量;住院医疗顾客满意度通常从入院过程、医生服务、辅助科室服务、治疗效果、花费、伙食供应、护理、医疗环境与设施、知情权等9个方面进行评价,其中无论是门诊还是住院医疗顾客满意度,每个方面都可以包含更细化的条目进行评价。

(二)社会效益

公立医院的社会效益是指在为社会提供医疗服务过程中,合理利用有限的卫生资源,优质、低耗、高效、快捷地为社会提供物化的医疗服务产品,最大限度地提高社会整体人群的健康水平和生命质量。公立医院的社会效益就是其对社会的贡献,医院按照国家规定经营就是服务社会,其具体表现就是医院的公益行为。

公立医院的社会效益本质体现在通过公立医院提供的医疗服务真正满足医疗顾客对其价值的需要。

公立医院属福利事业单位,因此其所有收入不向国家纳税,这意味着国家主要不是依靠卫生事业经费去积累国民经济的资金。正因如此,国家不可能把公立医院变成单纯的营利单位。为此,国家每年对公立医院都要进行一定限额的输入性且又是无偿的拨款和投资,其主要目的是对公立医院医务劳动补偿,否则医院的医疗活动就难以维持现状和发展。而国家在考察公立医院的医务劳动消耗与医务劳动成果的比例关系时,不要求公立医院给国家产生利润,主要要求公立医院合理地使用与分配卫生资源(包括人力、物力和财力),将有限的卫生资源主要用于治病救人和提高人民群众的健康素质。

因此,公立医院除了要降低医疗成本,提高服务价值外,还要承担更多的社会责任。对于政府指令性任务必须坚决执行,如征兵体检、高考体检、各种特大事故的抢救以及各种社会性突发性疾病的治疗和防治工作。参与这些工作,可以为公立医院树立更好的社会形象,使群众对医院的认识发生改变。像SARS、甲型流感等流行性疾病的诊治就为公立医院树立了良好的社会形象。公立医院还可以开展更多的全民健康教育活动,如开办健康教育讲座、大型义诊等,一方面增强公立医院的影响力,吸引更多的病患,使那些有病不愿意看病的人来院接受治疗,提高病源总量;另一方面通过全面健康教育,使民众认识医疗活动的特点和某些疾病知识,有助于配合医院的诊疗工作。

(三)经济效益

经济效益是公立医院在一定时期内在医疗服务过程中劳动与服务成果的比值,即有效产出与其投入之间的一种比例关系。公立医院通过运用现代科学管理理论和方法,充分调动全员的积极性和创造性,合理配置和使用有限卫生资源,使公立医院在提供优质医疗服务的同时能最大程度得到绩效补偿,并有所积累,从而具备扩大再生产和长远发展的经济实力。

经济效益是公立医院在激烈市场竞争中得以生存和发展的基础。我国公立医院是不以营利为目的的福利性公益事业单位,承担着区域医疗卫生服务的责任,属于国家改善基本医疗服务的主要载体。它不同于一般性质的企业,不能单纯追求经济效益最大化。公立医院的经济效益不仅限于医疗服务成果的收入,还包括医院盈亏和卫生资源积累率。对公立医院经济效益的具体要求是,合理分配与使用医疗服务资源,即在分配与利用有限医疗服务资源时,使其达到优质、高效、低耗之目的。

经济效益的具体体现是指医院在提供医疗服务消费品的过程中,劳动耗费、奖金占用同医疗服务成果的比较。医院讲求经济效益,就是要使医疗服务在质和量两个方面都必须符合社会需要,只有符合社会需要的医疗服务才能具有经济效益。所以,医院经济效益要以尽可能少的劳动耗费和资金占用,提供符合社会需要的医疗服务。提高经济效益的根本途径在于提高医疗服务能力、质量和效果,注意投入与产出之合理比例。具体来说,提高经济效益有以下两条途径:第一,有效地进行成本管理,使医疗耗费最小化,国内医疗管理界有很多专家学者和实务工作者都已经对此进行了深入的研究,成本要素是公立医院收益管理中不可忽视的主要要素;第二,有效地进行收益管理,即通过对不同医疗顾客的医疗服务需求进行合理的市场细分和需求行为识别,通过医疗环境的改善,医疗服务质量、医疗顾客满意度的提高,以同等的劳动消耗提供多、快、好、省的医疗服务,用最少、最合理和有限的医疗资源(人、财、物等)实现经济效益最大化的目标。

综上所述,公立医院医疗服务具有伦理性和公益性的特点,这是医疗服务不同于其他服务的主要特点。医疗服务提供者要发扬救死扶伤、人道主义精神和对医疗事业无私奉献的价值观念以及高尚的医德情操。医疗服务首要强调的是社会效益,公立医院要服务于全社会。医疗服务的伦理性、公益性决定它必须坚持社会效益为首位。同时医疗服务要兼顾经济效益,以增强公立医院实力,提高为医疗顾客服务的水平与效果。

因此,如何在医疗顾客满意的前提下,对公立医院医疗服务收益即社会效益和经济效益进行有效管理是本文研究的重点,这对于公立医院实施新医改方案中的医院改革具有一定的借鉴价值和理论意义。

二、公立医院医疗服务特征及收益要素分析

（一）公立医院医疗服务特征

公立医院医疗服务是服务业中一个比较特殊的服务领域。它不仅具有一般服务业所拥有的4大特征，即无形性、差异性、不可分离性和不可储存性，而且还具有不同于其他服务领域的5个独有特征，即伦理性、公益性、高风险性、高技术性和医患关系特殊性。

1. 医疗服务的无形性

医疗服务是诊断过程和治疗过程产生的结果，它是一种行为和绩效，而不是实物，故医疗服务一般具有无形性。顾客在购买有形产品时，可以在购买前通过观察、触摸、测试来判断产品的质量、外观特点，决定是否购买。但医疗顾客不能像感觉有形产品那样看到、触摸到医疗服务，顾客在"购买"医疗服务之前，往往不能肯定他能得到什么样的服务。医疗服务质量的优劣在相当程度上取决于医疗顾客的主观评价。

2. 医疗服务的差异性

一是在医务人员之间由于医生、护士专业技能、实践经验上的差异，使顾客得到的医疗服务有差异；二是在临床各科室之间，由于各科室专业水平上的差异、医院财力投入的差异，因此不同科室的医疗服务也有差异。此外，医疗服务的差异性还指服务的构成成分及其质量水平经常变化，很难统一界定。一方面，由于医疗服务人员自身因素（如心理状态、精神状态、体力状态等）的影响，即使同一医务人员在一天中不同时间所提供的服务也可能会有不同水准；另一方面，由于医疗顾客直接参与医疗服务的"生产"和"消费"过程，于是医疗顾客本身的因素（如知识水平、经济状况、个人体质、需求期望等）也直接影响服务的质量和效果。

3. 医疗服务的不可分离性

医疗服务的"生产"过程与"消费"过程是同时进行的。医务人员向顾客提供医疗服务的时刻，也正是顾客消费医疗服务的时刻，两者在时间上不可分割。顾客在接受治疗时不是被动无关的，他是医生的重要协作者，医疗的质量并不完全由医生决定，而在很大程度上会受到双方的合作意识、指导、接受能力以及参与配合程度的影响。

4. 医疗服务的不可储存性

它是由医疗服务的无形性和医疗服务的"生产"与"消费"同步性所决定的。

由于医疗服务的无形性和医疗服务"生产"和"消费"同时产生，使得医疗服务不可能像有形产品那样事先生产并储存起来，以备未来销售或供顾客未来消费。

5. 医疗服务的伦理性

医疗服务的使命区别于其他服务的独特之处就在于其伦理性。医疗服务的伦理性是医疗服务组织在医疗服务活动中必须共同遵守的道德准则和伦理规范体系，也是医疗服务组织在通过提供医疗服务获取经济利益的活动中完善员工素质和协调医患关系的善恶价值取向的行为规范。医疗服务的伦理性要求医疗服务组织大力提高医疗服务质量水平，要求医务人员发扬救死扶伤、人道主义精神，树立高尚的医德情操。

6. 医疗服务的公益性

医疗服务的公益性决定了医疗服务首先要强调的是社会效益。医疗服务组织服务于全社会，必须在坚持以社会效益为首位的同时兼顾经济效益，使社会效益与经济效益有机统一，以增强医疗服务组织的竞争实力，提高为消费者服务的水平与效果。而提高经济效益的根本途

径在于提高医疗服务的水平与质量,这就要求医疗服务组织注意投入与产出的合理比例,还要求医务人员树立对医疗事业无私奉献的价值观念。同时,由于医疗服务的提供者与消费者对医疗检查、治疗方案、处方配药等专业信息的掌握呈绝对不对称性,这就要求医务工作者必须具有爱心和责任心,要充分尊重消费者的医疗选择权、知情同意权、安全保障权以及医疗隐私权,为消费者提供优质低价的医疗服务。

7. 医疗服务的高风险性

它是指医患双方可能遭受损失的风险。这种损失既包括医疗顾客遭受的伤害,也包括医院为此付出索赔的代价和医院市场份额的丢失。由于医疗技术本身的局限性及人体疾病的复杂性、疾病诊断的模糊性与经验性、病情发展与变化存在突变性、药品毒副作用等,使医疗服务具有高风险性。

8. 医疗服务的高技术性

由于人体的复杂和医疗服务的高风险,又决定了医疗服务具有很高的技术性。医务人员必须具有较高的专业技术水平并且严格执行技术操作规程与要求,才能胜任医疗工作,才能保证医疗质量,才能降低医疗风险。

9. 医患关系的特殊性

医患关系是医疗服务人际关系中的关键。医患关系在医疗服务活动中由技术性关系和非技术性关系两大部分组成。非技术性关系是指医疗服务过程中医务人员与顾客的社会、心理等方面的关系,两者之间应提倡具有相互平等、相互尊重、相互理解、相互配合以及共同与疾病作斗争的合作关系。非技术性关系的处理要靠医务人员的处事态度和社交技巧,在医疗过程中对医疗效果有着无形的作用,是医疗服务质量的重要标志之一,不容忽视。

(二)公立医院医疗服务收益管理内外部要素分析

公立医院医疗服务收益管理是一个完整的系统。以下从系统的角度分析医疗服务收益管理决策的内外各个要素及其相互关系,这是收益管理结构体系构建的基础。

1. 成本要素

公立医院的成本包括医疗服务过程中发生的全部成本。每单位成本不仅包括与工作量变动相一致的变动成本,还要分担与医疗资源存量相关的固定成本。

在院级的成本核算上,通过"收支结余"这一科目汇总反映公立医院总的经营成果。它核算公立医院一定期间各项收支相抵后的结余,包括医疗收支结余、药品收支结余、财政专项补助结余、其他结余以及应缴超收款等。公立医院的支出由医疗支出、药品支出、管理费用、财政专项支出和其他支出等组成。按照财政部和卫生部制订的《医院财务制度》)规定,医院医疗收支和药品收支分开管理,分别核算。因此,实际上医院的总成本又分为医疗总成本和药品总成本,通过医疗成本及药品成本两个科目归集反映。管理费用采用一定的比例分摊到上述两个科目之中。管理费用的分摊一般采用人员比例法,即按医疗、药品部门人数分配管理费用。

公立医院医疗支出主要包括:工资福利支出、商品和服务支出、对个人和家庭补助支出、其他资本性支出等。通常将其分成以下3类:工资性支出、相对固定支出、消耗性支出。工资性支出包括基本工资、补助工资、其他工资、职工福利费、社会保障费等项目;相对固定支出包括仪器折旧维修费、一般设备折旧维修费、办公用品折旧费、房屋租赁费、行政管理费、水电气费用;消耗性支出包括放射材料、化验材料、卫生材料、印刷品、低值易耗品、布类费用、手术成本费、麻醉成本费、洗衣费、邮电费、差旅费、办公费、一般维修费等项目,这些费用均按实际发生额计入成本。其中工资性支出和相对固定支出与公立医院医疗工作量没有太密切的关系，通常它占医疗支出的70%左右，这在航空业称为固定成本；而与工作量密切相关的消耗性支出则占30%左右，航空业称之为变动成本。航空业的固定成本相比变动成本大得多，以波音737-300机型的航班为例，平均每个航班的总成本大约6万元左右，其中固定成本大约5.5万元，而变动成本大约0.5万元。固定成本大约是变动成本的11倍，所以一般都认为总成本基本上等于固定成本。在公立医院如果将医疗专业材料单独核算，那么变动成本相对于固定成本也很小。从固定成本与变动成本的数量关系以及对总成本的影响来看，一般认为降低随医疗顾客或旅客人数变化而变化的可变成本的效果不是很明显，而在短期内降低固定成本的可能性很小，因此在收益管理中一般不考虑降低成本的手段，而是着力研究提高收入的技术，因而收益管理的研究都以收入最大化为目标。但是，进一步分析以及在收益管理的整体结构中考虑成本，情况就有所不同。例如，若公立医院不将医疗专业材料单独核算，固定成本就会是变动成本的23倍，这样随医疗顾客人数变化而变化的可变成本对整个医院的成本核算影响就比较大；再如公立医院医疗服务和药品收支不单独核算，医疗服务收入往往低于医疗服务支出，为了保证医院的收支平衡，往往通过提高药品加价、增开药量和品种来增加药品的收入，从而弥补医疗服务收不抵支的情况。随着医疗顾客人数的增加，医疗服务反而亏损越多，相反而药品的盈利却增多，综合起来公立医院的整体收入都往往增加并不多。从医疗服务行业这种特殊性来看，在公立医院医疗服务收益管理中就有必要考虑成本的因素。

　　综上所述，公立医院科学准确地进行成本核算、成本控制（包括医疗项目成本核算和单病种成本核算管理），最大限度地控制医疗专业材料费，这些都有利于降低医疗成本，提高运营效率，实现公立医院管理的基本目标；有利于缓解公立医院内外环境压力；有利于实现合理利用医疗卫生资源的精细化管理。为了提高公立医院的整体收益，降低成本的手段是可行的，在公立医院医疗服务收益管理的决策中不应忽略成本的因素。成本管理是各行业财务成功的关键并且是控制国家卫生保健费用的当务之急，但随着预付制及竞争机制的引入，成本管理作为医院财务工作的一个独立项目正在减弱。补偿机制的转变促使医院必须维持稳定的收入来源，因而收入要素自然成为医院收益管理成功的关键和瓶颈环节。

　　2. 收入要素

　　随着医疗卫生系统改革的不断深化，提高公立医院社会效益和经济效益是当前公立医院管理的首要任务。由于财政补贴不再成为公立医院固定的差额补助，这就要求公立医院管理者要按市场经济规律来管理，其目的就是要使医院以最少的耗费取得最佳的效益（收益）。如何使医院效益（收益）最大化，是医院管理者最为关心的问题。

　　从收入的累计构成来看，公立医院的收入由财政补助收入、上级补助收入、医疗收入、药品收入和其他收入等组成。其中财政补助收入、上级补助收入占总收入的5.74%左右，一般只能用于离退休人员经费、医疗欠款和公共卫生服务项目的部分补偿，各级卫生部门均普遍反映政府财政补助相对不足，财政补助在医院补偿中的作用甚微。在公立医院收入中，除财政补助和上级补助外，均属服务收入。医院服务收入基本由医疗收入和药品收入组成，分别占总收入的47.02%和45.56%，其他收入占总收入的1.67%，比例很小。而公立医院的支出除财政专项支出外，主要由医疗支出和药品支出两部分组成。

　　医疗收入也称医疗服务收入或医疗业务收入，通常包括门诊服务收入和住院服务收入。门诊服务收入主要包括：挂号、诊察、检查、治疗、手术、化验、放射、输血以及其他收入等；住院服务收入主要包括:床位、诊察、检查、治疗、手术、化验、放射、输血以及其他收入等。公立医院医疗收入通常低于医疗支出,医疗服务属于亏损状态。

但有数据显示,近年来城市三级甲等综合性大型公立医院的收支大体平衡,其他小型公立医院则收不抵支。公立医院药品收支,在扣除经营成本之后,大约还有13.0%左右的结余。由于医疗技术劳务性项目收费价格严重偏低,主要还是来自药品的批零差价收入,药品在总体医疗收入中所占比例居高不下已是不争的事实。国家规定,医院按批发价格购进药品后,西药可加价15.0%出售,中药加价25.0%~30.0%出售。售药收入归医院,并免征流转税和所得税。大型公立医院依靠药品收支结余推进医院的发展(如盖新房和买设备等),小型公立医院则依靠其维持正常的经营,这就是通常所说的"以药养医"。目前大多数公立医院基本是略有盈余或者持平,甚至亏损,目前药品收支差额是赢利的,医疗收支差额是亏损的,公立医院目前仍然靠药品收入来维持正常的经营活动。新医改方案实施要求取消公立医院药品顺向加成,公立医院势必出现严重亏损的情况。

公立医院服务收入是医院一定时期的经营成果,是医院生存和发展的资金源泉。公立医院服务收入主要受医疗服务价格和医疗服务工作量的影响。其中工作量的增加又是医院服务收入增长的主要因素。

因此,运用卫生经济学、现代管理科学的理论和方法研究如何合理制订医疗服务价格,如何提高医疗服务工作量,有效地进行医疗服务收益管理,努力提高医疗收入,使我国公立医院在实施新医改方案中保持医疗服务收入稳定增长,调动医务工作者的积极性以便更好地为医疗顾客服务,满足社会多层次的医疗服务需求。在医疗顾客满意的前提下,努力使经济收益达到最大化是非常必要和可行的,这也正是本文的研究初衷。

3. 需求要素

上面分析了影响公立医院收益的内部因素,而影响其收益的外部因素主要是指市场,亦即作为供给方的公立医院和作为需求方的医疗顾客所构成的医疗服务市场。一个公立医院面对的外部环境主要是医疗顾客和它的竞争者(其他医院),还有作为市场管制因素的政府等。我国公立医院面临越来越激烈的竞争,民资和外资的进入将对公立医院形成强有力的挑战;公立医院之间的竞争越来越激烈;医疗顾客对医疗质量、服务水平有着越来越高的需要,对医院的管理、服务水平提出了更高要求。本文将公立医院医疗服务作为一个整体考虑,其中主要考虑医疗顾客的需求因素(忽略市场的竞争因素),以此了解医疗服务需求对整个内部决策变量的影响。

医疗顾客对医疗服务的需求是在对医疗服务有需要的条件下,对应于一定的价格水平,所寻求的医疗服务,本文称为医疗服务需求。由于医疗服务的种类繁多,难以测量其数量,因而严格经济学意义上的医疗服务需求量很难获得,而现有文献在用微观数据考察医疗服务需求时,均将其看作是一种主观愿意并且打算"购买"医疗服务的行为。这种需求行为体现在人们的选择行为上,包括了以下几个连续的过程:当一个人感觉身体不适时,产生了对医疗服务的需要,他会根据疾病的严重程度和自己的经济水平等经验判断是实行自我治疗还是进入正规医疗机构治疗。自我治疗包括自己做一些简单的护理,或者到药店去买药。进入正规医疗机构治疗的医疗顾客又将面临两个选择:一是决定在哪个医疗机构就诊;二是选择何种类型的医疗服务。一般来说,医生会根据病情并征求医疗顾客的意见,决定治疗的方案和治疗费用。需要说明的是,在这个过程中,由于医疗技术的复杂性和医患双方信息的不对称,虽然医生在治疗方案和治疗费用上具有主动地位,但是,医生的作用也只是为医疗顾客做出建议,并在尊重医疗顾客意见的基础上,经医疗顾客同意并由医疗顾客最终做出决定。

由上述可见,医疗服务需求是指,医疗顾客因生理或心理存在疾患,或者希望进行医疗预防和保健(比如健康咨询、体检等),或者虽属人体正常的生理现象但需要公立医院提供服务(如孕妇分娩)而产生的医疗服务欲望并具备满足这种欲望的经济支付能力的总称。医疗服务需求主要分为质和量两个层面的需求。

质的层面的需求主要包括以下 3 个方面:医疗技术需求、服务品质需求、品牌形象需求。

(1)医疗技术需求它是医疗顾客对医疗服务的最基本需求。医疗服务最基本的功能就是以优良的医疗技术治愈疾病,确保医疗顾客身体和心理的康复,从而满足人民群众的医疗、保健、预防和康复等需求。医疗技术需求主要是指预防和治疗疾病的效果需求,具体包括诊断是否正确、及时、全面;治疗是否合理、有效、彻底;护理是否周密、细致、贴切;检查设备是否先进和结果是否准确等。医疗顾客到公立医院就医,只有医疗技术得到保证,才能谈到疾病的痊愈,医疗顾客的权利才能得以实现。

(2)服务品质需求它是指医疗顾客在医疗服务中对名医院好医院或有特色的优质医疗服务的需求。从医院方面来看,凡是知名度高、社会形象和声誉好的公立医院,医疗顾客的数量也就比较多,而且抱怨少。从医护人员方面来看,医生诊断是否及时、耐心、全面;治疗是否合理、有效、彻底;护理是否周密、细致、贴切;服务是否方便、快捷。这些都是医疗顾客对医疗服务的品质需求。此外,在接受医疗服务过程中,医疗顾客还希望感受到医务人员和医院员工对其的热情、尊重、诚信和负责等。

(3)品牌形象需求这是指医疗顾客对医疗服务形式、就医环境等方面的要求。由于医疗服务的特殊性,即使相同疾病,不同医疗顾客对医院、医生和治疗方法等的选择也不相同。许多公立医院提出"个体化服务"正是基于医疗顾客的不同需求而考虑的。

量的层面的需求主要是指医疗顾客对医疗服务价格的需求,是指医疗顾客将医疗服务的质量与价值进行比较后对价格的要求。在分析医疗顾客的价格需求时,应从质量与价格两个方面进行,一是在给定价格时医疗顾客对医疗服务质量水平的要求;二是在给定医疗服务的质量时医疗顾客对价格水平的要求。前者考虑的是质量与价格之比,后者考虑的是价格与质量之比。根据我国国情和医疗卫生事业的发展水平,国家提出的卫生改革目标是,用比较低廉的费用提供比较优质的服务,努力满足广大人民群众的基本医疗需求。

公立医院医疗服务收益管理的目标是实现收益价值最大化,即社会效益和经济效益整体最大化。公立医院社会效益通过医疗行为提供优质、符合医疗顾客需要的医疗服务来实现。它包括医疗服务工作量、医疗服务价格以及每个医疗顾客价值判断 3 个主要影响因素,其中医疗顾客价值体现了医疗顾客对医疗服务的需求。公立医院经济效益是以较少的劳动耗费和劳动占用向社会提供较多的优质医疗服务,即由业务收入减去成本得到的结余。从公立医院经济效益的成本要素分析,固定成本和变动成本是影响总成本的因素,医院医疗服务工作量对变动成本产生影响,而医疗服务资源存量则对固定成本产生影响。由于平均可变成本(药品费和医疗专业材料费等)的管理在收益管理业务范围之外的其他部门,因此,在收益管理的决策范畴之内,影响总成本的关键要素是医疗服务资源存量和医疗服务工作量。从公立医院经济效益的收入要素分析,医疗服务工作量、医疗服务价格和医疗服务资源存量是影响总收入的因素。

因此,可以确定公立医院医疗服务收益管理的决策变量(内部要素)是医疗服务工作量、医疗服务价格和医疗服务资源存量。影响公立医院医疗服务工作量的主要因素是医疗服务市场中医疗顾客需求的实现,即通过医院在对医疗服务优化组合和准确市场细分的基础上,识别医疗服务需求类别,有针对性地提供差异化医疗服务,来满足不同层次的医疗服务需求,使医疗顾客对本次医疗服务感到满意,愿意再次就医,从而达到提高医疗服务工作量的目的。医疗服务资源存量和价格的决策同样也要根据医疗顾客的需求来决定。

由此可见,医疗顾客医疗服务需求就是影响所有内部决策变量的主要外部因素,自然也是影响收益的主要外部因素。医疗顾客医疗服务需求并不是决策变量,它通过医疗顾客价值体现从而达到医疗顾客满意,是收益管理决策的约束条件。

根据医疗顾客医疗服务需求来控制价格、医疗工作量和医疗服务资源存量可以使公立医院在医疗顾客满意的前提下达到经济效益最大化,这就是收益管理的决策目标。集成收益管理的内部和外部诸要素,反映其相互之间的关系。

(肖爱民)

第五节　公立医院医疗服务收益管理体系结构

一、公立医院医疗服务收益管理结构体系

在激烈的市场竞争环境下,为了在顾客满意的前提下实现社会效益和经济效益整体最大化,公立医院有必要构建一个医疗服务收益管理框架体系,以帮助其进行医疗服务管理。通过对相关要素的分析,一个有效的公立医院医疗服务收益管理系统至少应包括下述几个模块,本节先对各模块作一扼要说明,后续章节将依此框架结构为基础,对其中的部分关键问题进行深入研究。

公立医院医疗服务收益管理以医疗服务需求为决策前提,通过对市场进行决策分析,从而制订医疗服务价格和资源策略。公立医院医疗服务工作量、医疗服务价格和医疗服务资源存量3个基本要素的决策内容按照功能和相互关系可以划分为如下几个子模块。

决策分析阶段,主要目的是提高医疗服务工作量,包括医疗服务市场细分、医疗服务需求识别和医疗服务组合设计3个部分。收益管理强调在微观市场上针对市场需求的特点,开发适当的服务,并且在适当的时间把适当的服务以适当的价格提供给适当的顾客。因此,提高公立医院医疗服务收益的第一件工作是进行医疗服务市场细分,即根据医疗顾客的需求特点,依据医疗顾客价值,细分医疗服务市场,继而有针对性地设计医疗服务和定价。医疗服务需求识别是根据影响医疗顾客价值变化的因素识别医疗顾客的医疗服务需求类别。它是医疗服务差别定价和医疗资源存量控制的基础。医疗服务组合设计是根据市场需求结合战略目标和规划,确定提供医疗服务组合策略、价格和限制条件。

决策制订阶段,主要目的是解决医疗服务定价和医疗资源存量控制问题,包括医疗服务差别定价、医疗资源存量配置和利用以及医疗服务超额预约3个部分。医疗服务差别定价是根据医疗服务细分市场需求特征调整价格升降的方向和时间,实施差别定价。医疗资源存量配

置是根据整个市场需求确定医疗服务结构和计划,确定人力财力和物力的分配。医疗服务超额预约是根据医疗服务需求识别,接受的医疗顾客预约超过医院最大允许医疗服务量,以缓和因医疗顾客取消预约、重复预约或预约不出现等原因造成的医疗服务空缺损失,是结合容量限制确定每单位服务的可销售数。值得一提的是,公立医院的超额预约才刚刚开始,研究方法和策略还在摸索中,因此它将作为本文的后续研究内容。

这些子模块构成了公立医院医疗服务收益管理决策系统的结构体系。每个子模块的决策对象不同,分别对应作为供给方的公立医院的服务中的医疗资源存量、医疗服务工作业务量、医疗服务价格,这些要素集成在一起提供给社会和市场来满足医疗顾客不同层次的需求。

二、公立医院医疗服务收益管理分析框架

从全局的角度综合以上的分析结果,探讨各要素的关系,构建公立医院医疗服务收益管理的分析框架,包括医疗服务需求分析、医疗服务市场细分、医疗服务需求识别、目标市场选择、医疗服务组合设计和医疗服务策略选择等6个环节。

(一)医疗服务需求分析

需求分析是整个市场细分流程的第一个环节,正确的需求分析可以使公立医院对当前的医疗顾客医疗服务需求有着清晰的认识,也能对自身的市场定位做出更准确的判断。需求分析是对医疗顾客目前现有的医疗服务需求进行分析,当然也可以对医疗顾客的潜在需求做进一步分析。现有医疗服务需求分析主要包括质和量两个层面,如医疗顾客对医疗服务的基本需求是否已经得到满足,公立医院的医疗服务在需求定位上是否有独特之处,等等。潜在需求分析是指公立医院要对顾客未来可能产生的新的需求做出判断,通过推出新的医疗服务来满足医疗顾客新的需求。只有对现有需求和潜在需求都做出正确的分析,才能使公立医院在制订发展战略时进行正确的决断。需求分析阶段需要收集医疗顾客数据,其主要途径有问卷调查、专家访谈、与医疗顾客互动交流等。医疗顾客数据是进行市场细分的基础资料。

(二)医疗服务市场细分

市场细分是医院认识市场和制订营销策略的基础。它不仅能够更有效地看清医疗顾客细分群体,还能发现价值差异,并帮助医院找到有价值的顾客,以改进医疗服务,从而更为有效地进行医疗服务收益管理。因此,在对细分变量进行选取时,一方面在选取时要充分结合医疗行业的特点;另一方面要注意选取的方式,以便使最终得到的细分结果更加准确,更能为公立医院收益管理策略的制订提供依据。一般来说,细分变量的选取方法包括自我选择法、整体选择法和专家评议法。在选择过程中要注意变量的恰当性、可测量性和操作价值。

(三)医疗服务需求识别

在医院管理现代化进程中,需求识别已越来越广泛地被应用到公立医院的科学管理中。通过对公立医院医疗顾客类别进行科学的识别,可以为医院管理提供可靠的决策依据,使其更好地了解人们对医疗的需求,更合理地制订医院工作规划,同时对医院的现代化、科学化管理和宏观调控起到积极有效的推动作用。

本文中的医疗服务需求通过医疗顾客期望价值来体现,据此构建基于顾客价值的公立医院医疗服务需求识别模型。在医疗服务市场细分的基础上运用支持向量机算法识别医疗顾客医疗服务需求类别。对公立医院医疗服务需求进行识别,实时发现医疗需求的变化,挖掘并转化潜在的顾客需求。

(四)目标市场选择

细分后会得到若干个细分子市场,每一个子市场的特征都要进行清晰地描述。医疗顾客基本信息、期望价值、感知价值、感知成本等都可以作为特征描述变量,通过这些不同的特征变量,可以清楚地认识到这些子市场之间的差异。针对不同的侧重点,医院可以根据自身的需要对其进行科学的定位。同时应当注意的是,细分后的子市场可能会有很多,但并不是每一个细分出来的子市场都是医院的目标市场。这时,医院就需要对细分后的子市场进行有效性分析,只有通过有效性分析,再结合医院自身目标战略而选取的子市场才能真正成为公立医院的目标子市场。由于现实中不同级别、不同类别的公立医疗经营战略不同,其目标市场的选择也不同,因此本文不对此内容进行深入探讨。

(五)医疗服务组合设计

医疗服务组合是一个医疗机构提供的全部医疗服务的服务结构。它通常由若干服务线组成,一条服务线通常就是指一个临床科室或一个战略业务单位。医疗服务组合是一个动态过程,需要医院的经营管理者不断捕捉市场动态,不断实施服务组合创新,充分利用医院现有的人、财、物等各种资源存量,充实自己的核心竞争力,从而满足就医者的多元需求,实现收益管理最优化。需要说明的是,本文的重点不在医疗服务组合设计部分,后续的所有研究都是基于已经进行了医疗服务组合设计的前提,至少默认其组合策略是优化的。

(六)医疗服务策略选择

在选择出目标细分市场后,公立医院就要针对不同的目标群体制订不同的医疗服务策略。从收益管理决策目标的分析可以看出,在保障医疗顾客价值实现和医疗顾客满意的前提下,提高收入和降低成本都可以实现其决策目标。在收益管理中,降低成本(支出)的主要手段有:①降低医疗服务中药品费的支出,如降低药品的加成,少开进口药品,等等;②降低医疗服务人均费用中其他支出,控制和降低平均可变成本;节约医疗专业材料,可降低变动成本。

从公立医院医疗服务支出分析可以得出结论,成本(支出)控制也是收益管理的一个重要组成部分。固定成本控制通过医疗资源存量利用能力调整来实现,本着公平的原则根据医疗服务需求识别进行医疗资源的配置;变动成本则通过控制平均变动成本来实现,这是针对一段时期内所有医疗服务的决策工作。两者的有效控制,可以降低总成本,以达到提高公立医院医疗服务收益的目的。

比起成本(支出)控制,提高公立医院医疗服务收入则显得更为重要,现提出以下两方面的策略保证。

1. 价格策略

价格是医疗消费者为获得医疗服务而支付的费用和其他非货币的代价,如候诊时间、交通便利程度以及是否能还价等因素。就诊完毕后,医院会列出所有的治疗费用,如果医疗顾客参加了医疗保险,医疗费用就由保险公司部分或全部承担,医疗顾客的开销将在一定程度上减少。但对医疗顾客来说,看病的成本还不只是花钱,比如,医疗顾客及其亲属可能要请几天工假并且花费排队、挂号和候诊的时间,这些都应算作看病的成本。"看病贵"是当前社会的热点问题,群众对医院药品及医疗服务的价格也十分敏感。因此,制订合理的医疗服务价格(药品的定价问题不在本文的研究范畴内)是赢得医疗顾客和提高公立医院收益的一个重要因素。公立医院医疗服务定价策略主要有二级差别定价和三级差别定价两种。

(1)基于消费的二级差别定价策略因职业、年龄、收入水平等原因,对于同一种服务产品来说,不同的医疗顾客有着不同的效用评价,其所愿意接受的最高价格就不尽相同。因此,公立医院也可以根据医疗顾客群体不同的需求心理及需求强度制订不同的价格。这是提高医院收益价值和增强竞争力的一种有效手段,同时医疗顾客也可以从价格差别中达到自我满意。具体可以根据医疗顾客接受医疗服务的时间、设施等不同,制订多种价格标准。这样制订出来的价格参数是非均匀的。非均匀定价(非线性价格体系)也具有"以收支平衡为条件实现经济福利的最大化"的性质。可以说,非线性价格体系是对按平均成本定价(帕累托效率不理想)的一种改进方法。

(2)基于医疗顾客的三级差别定价策略公立医院取消医疗服务政府定价,实行政府指导价,这样公立医院在医疗服务的定价方面就有了一定的自主权,可根据自身情况调整医疗收费标准。比如,位于大、中城市的医院医疗服务定价可以高于县级、乡镇医院;不同档次的病房与护理服务可制订不同的价格;对不同层次技术服务的医疗服务实行等级定价,即技术高的医务人员收取较高的诊查费;对医务人员的点名手术、点名服务等实行高定价;在降低大型医疗设备使用价格的同时提高那些高技术含量、高风险、高难度的医疗设备服务价格。总之,采用差别定价法,可以体现时间差别、地区差别、医疗服务差别以及医疗顾客差别等等。

在医疗服务收益管理定价决策中,公立医院可以利用技术手段实现对医疗顾客市场的细分,识别具有不同需求弹性的医疗顾客群体。根据医疗顾客特征把他们分为不同组,不同的组对同一医疗服务按不同价格支付。新加坡的医疗服务定价决策采用了类似这种买者差别定价的方法,即按照医疗顾客的收入水平进行分组,强制医疗顾客按照组别以不同价格购买医疗服务。但与我国有所不同的是,他们为不同的价格提供了不同质量的医疗服务,只是高收入组别的不能以低价格购买低收入组别的低质量医疗服务,反之,低收入组别的则可以以高价格购买高收入组别的高质量医疗服务。

在医疗服务资源存量确定的前提下,有效控制医疗服务价格,可满足医疗服务收入最大化的要求。

2. 资源策略

公立医院医疗资源同其他资源一样具有稀缺性和随机性,即人们同时面临医疗资源需要的无限性和可利用的医疗资源的有限性。在医疗卫生领域,社会面临着3个基本选择:医疗服务产出的决定,如何以最佳方式"生产"医疗服务,以及医疗服务如何分配。个人在收入和时间的约束之下,同样面临着对医疗产品或服务投入和其他商品投入(如保健品)之间的选择。因此,在有限的医疗资源和无限增长的医疗服务需求的矛盾交织中,在国家对公益性要求与价格限定的框架下,注重公立医院医疗资源的整合和医疗资源配置效率是全球医疗服务管理的方向和焦点。

(肖爱民)

参 考 文 献

[1]程梅,那娜,等.实用专科护理理论与实践[M].北京:科学技术文献出版社,2015

[2]贾灵芝.实用 ICU 护理手册[M].第五版.北京:化学工业出版社,2012

[3]尤黎明,吴瑛.内科护理学[M].第五版.北京:人民卫生出版社,2014

[4]宋秀红,张芙蓉,李岩等.现代临床常见疾病护理[M].北京:科学技术文献出版社,2015

[5]黄茜,李红波,朱虹逸.实用血液净化护理[M].武汉:华中科技大学出版社,2015.

[6]张萍,张梅英,樊海宁.外科护理学[M].北京:人民军医出版社,2015.

[7]李小寒.尚少梅.基础护理学[M].北京:人民卫生出版社,2014

[8]石荣光.实用骨科护理学[M].北京:中医古籍出版社,2009.

[9]李乐之.外科护理学[M].5 版.北京:人民卫生出版社,2012.

[10]李卡,许瑞华,龚姝.普外科护理手册[M].2 版.北京:科学出版社,2015.

[11]李小寒.基础护理学[M].北京:人民卫生出版社,2012.

[12]曾建平.护理专业技术实训[M].北京:人民军医出版社,2010.

[13]杨惠花,童本沁,候建全.急诊急救护理实践手册[M].北京:清华大学出版社,2016.

[14]王惠珍.临床护理教学技能[M].广州:暨南大学出版社,2011.

[15]张少羽.基础护理技术[M].北京:人民卫生出版社,2010.